泪道病图谱

Atlas of Lacrimal Drainage Disorders

编　著　〔印〕穆罕默德·贾韦德·阿里（Mohammad Javed Ali）

主　译　陶　海

审　阅　马志中

北京科学技术出版社

First published in English under the title
Atlas of Lacrimal Drainage Disorders
by Mohammad Javed Ali
Copyright © Springer Nature Singapore Pte Ltd., 2018
This edition has been translated and published under licence from
Springer Nature Singapore Pte Ltd.

著作权合同登记号　图字：01-2020-4145

图书在版编目（CIP）数据

泪道病图谱 /（印）穆罕默德·贾韦德·阿里（Mohammad Javed Ali）编著；陶海译. —北京：北京科学技术出版社，2020.9

书名原文：Atlas of Lacrimal Drainage Disorders

ISBN 978-7-5714-1035-3

Ⅰ.①泪… Ⅱ.①穆… ②陶… Ⅲ.①眼泪器疾病–诊疗–图谱 Ⅳ.①R777.2–64

中国版本图书馆CIP数据核字（2020）第107074号

责任编辑：杨　帆
责任校对：贾　荣
责任印制：吕　越
封面设计：北京永诚天地艺术设计有限公司
图文制作：北京永诚天地艺术设计有限公司
出 版 人：曾庆宇
出版发行：北京科学技术出版社
社　　址：北京西直门南大街16号
邮政编码：100035
电话传真：0086-10-66135495（总编室）
　　　　　0086-10-66113227（发行部）
网　　址：www.bkydw.cn
印　　刷：北京捷迅佳彩印刷有限公司
开　　本：889mm×1194mm　1/16
字　　数：600千字
印　　张：42
版　　次：2020年9月第1版
印　　次：2020年9月第1次印刷
ISBN 978-7-5714-1035-3

定　　价：498.00元

译者名单

主　译　陶　海

审　阅　马志中

副主译　叶　琳　李光宇　龚　岚　王　朋

译　者　周希彬　白　芳　柳　川　王立华

　　　　王　菲　余伟群　向蜀芳　王　艳

　　　　郭　慧　王　媛　张咏鑫　崔治华

　　　　逢作祥　王海彬　钟建光　王婷婷

　　　　李　坚

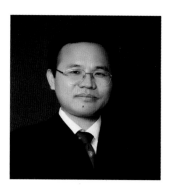

主译简介

陶海，医学博士，中国人民解放军总医院眼科医学部泪器病中心主任，眼三科主任，主任医师，教授，博士研究生导师。中央保健会诊专家，"全国十佳好医生"，军队优秀人才岗位津贴获得者。中国医师协会眼科泪器病专业委员会主任委员，中国中西医结合眼科专业委员会常委、泪器病学组组长，中华医学会眼科分会青年委员，中国医师协会眼外伤专业委员，《中华眼科杂志》等十余种核心期刊编委。曾赴美国、德国等地交流学习，是我国最先开展内镜微创泪道手术和微创玻璃体切除手术的专家之一。

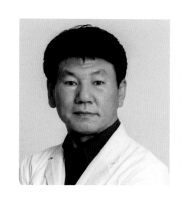

审阅者简介

马志中，著名眼科专家，北京大学眼科中心学科带头人，北京大学国际医院眼科主任，北京大学第三医院眼科中心主任，主任医师，教授，博士研究生导师，中央保健专家及北京市保健专家，享受国务院政府特殊津贴。中华医学会眼科分会眼外伤学组名誉组长，中国微循环学会眼微循环专业委员会理事、国际眼外伤学会中国代表、亚太玻璃体视网膜学会理事。主要从事眼外伤、玻璃体视网膜病的临床及研究工作，在眼显微外科等诸多领域有很高的造诣，是我国玻璃体视网膜显微手术的开拓者和奠基人之一。

译者前言

泪道病是眼科常见病和多发病,以泪道阻塞为主要病理特点,轻者表现为眼睛流泪、流脓,重者继发急性炎症出现局部红、肿、痛症状,部分病变甚至蔓延至眶内和颅内,引起不良后果,严重影响患者的身心健康。疾病图谱是临床医生在工作中可进行参考比对的工具书,阅读疾病图谱是医学学习的最佳方法之一。近年来,国外在泪道病诊断和治疗方面取得了突飞猛进的发展。国内不少医生,包括眼科医生和耳鼻喉科医生也想深入学习这方面的最新理论和诊治技术,但苦于目前国内缺少泪道病图谱方面的专著,为此,我们翻译了此书。

此书原版由印度著名泪道病专家穆罕默德·贾韦德·阿里(Mohammad Javed Ali)博士主编,包含多位印度眼科泪器病专家提供的图片和资料。当我初次阅读此书原版时,对作者们的诸多创新感到惊讶,感叹同样是发展中国家的印度,他们在泪道病诊治方面却不逊色于欧美发达国家的水平,有的方面甚至已经超越!虽然此书里有一些新技术和新方法尚值得商榷,但有许多新知识是值得我们认真学习和借鉴的。可以说这是至今国际上第一本全面展示泪道疾病的专著图谱,全书共分77章,内容主要包括:泪液引流系统的胚胎学和解剖学,泪液引流系统的多种检查,泪道的多种疾病(先天性疾病、外伤、炎症、结石、泪囊憩室、肿瘤),多种泪道手术和其他治疗方法(包括:新的立体定向泪道手术、丝裂霉素C的使用技术、泪腺靶向疗法),生活质量与泪道疾病等方面,并在最后一章附有图谱练习题及答案。图片清晰丰富,直观易懂,涉及眼科、耳鼻喉科、整形科和放射科等多个领域,较全面地反映了目前国际泪道疾病的诊治水平和发展趋势。

译者结合多年泪道病诊治的临床实践经验和操作体会进行翻译,力求忠实原文、简明扼要、通俗易懂。努力把这本《泪道病图谱》作为之前翻译出版的《泪道病学》和主编出版的《实用泪器病学》的配套用书奉献给大家。由于译者学术水平和实践经验有限,加上时间仓促,虽然尽了极大努力,但书中的缺点、错误再所难免,恳请各位专家、同道批评指正。

本书的出版得到了泪道内镜供应商美国世通医疗公司(Century Light Medical Service)、泪道内镜供应商上海保琼医疗科技有限公司、手术影像录播系统供应商北京智林仪诚科技有限公司、人工泪管供应商济南润视医疗器械有限公司、法国FCI人工泪管中国总代理上海普延医疗设备有限公司的大力支持,特此感谢!

　　在这里，要特别感谢我的授业恩师马志中教授，衷心感谢他多年来对我的严格要求和悉心教导。在本书的翻译过程中，他在百忙之中抽出时间对译稿进行了审阅、修改。同时，本书也是我献给老师最好的礼物，以回报老师多年的培养。

中国人民解放军总医院眼科医学部　陶　海

2020 年 4 月于北京

序言一

应邀为这本《泪道病图谱》写序，对我而言是一种荣幸。

作者穆罕默德·贾韦德·阿里（Mohammad Javed Ali）博士，来自印度海德拉巴（Hyderabad），在他的泪道外科医生生涯的早期，他就已确立了自己在这一领域的世界权威地位，并成为泪道系统相关疾病临床护理、教育和研究的国际领导者。事实上，他已经成为这个领域中最多产的作家之一。他的教科书《泪道手术的原理和实践》被认为是 21 世纪泪道系统领域的巅峰之作。我想不出还有哪个眼科医生能像他那样把自己的整个职业生涯都奉献给了泪道系统研究。

为了表彰阿里博士在这一领域的杰出工作，印度海德拉巴的普拉萨德眼科研究所（Prasad Eye Institute）于 2016 年成立了泪道病研究所，阿里博士被选为该研究所的负责人。这是国际上唯一完全致力于泪道系统疾病的研究机构。我想不出还有哪个眼科医生像阿里医生一样，每年都有如此丰富的有关泪道系统疾病的临床和手术经验。

《泪道手术图谱》的出版将是对现有文献的一大补充，而且不仅眼科医生（尤其是眼整形外科医生）感兴趣，耳鼻喉外科医生、头颈外科医生和整形外科医生也会对其感兴趣。阿里博士是最适合撰写这本图谱的人。

在眼科领域，泪道系统常常被忽视。然而，如此多的眼科患者有流泪的症状，而这只是泪道系统疾病症状表现的一部分。阿里博士已经把泪道手术领域变成了一门真正的科学。这本图谱将在患者诊疗、临床医生培养，以及最终为泪道系统争取应有的重视等方面提供有力的帮助。

杰弗里·杰伊·赫维茨（Jeffrey Jay Hurwitz），医学博士

加拿大多伦多大学眼科学与视觉科学系（DOVS）

加拿大　安大略省　多伦多市

序言二

2014年，一位对我而言十分陌生的印度眼科医生问我，他是否可以来德国与我谈谈我十多年前关于鼻泪系统的基础工作。在我回答"可以"的几个星期后，穆罕默德·贾韦德·阿里（Mohammad Javed Ali）敲开了我们解剖研究所的门，进行了为期一周的参观交流。两年后，穆罕默德·贾韦德·阿里再次来到这里，但这一次是以冯·洪堡（von Humboldt）的高级研究员的身份来的，这是著名的亚历山大·冯·洪堡基金会（Alexander von Humboldt Foundation）授予的一项荣誉，极少有人能在他这个年龄获此殊荣。我很荣幸能让他在我们部门工作约一年时间，在共同研究期间，使我获得了对鼻泪系统的解剖学、生理学和病理学的新见解。现在我清楚地知道谁是穆罕默德·贾韦德·阿里了——一个全身心地投入到鼻泪系统的研究工作及其挑战中，在鼻泪系统方面领先世界的人。据我所知，穆罕默德·贾韦德·阿里是第一个将鼻泪系统疾病诊治作为一个独立专业的人，他专门治疗鼻泪系统疾病患者。与些同时，他并没有将他的观点局限于手术方面，而是提出了一个整体的方法来理解整个鼻泪系统。因此，他成为了国际公认的泪道疾病专家，并在他的家乡海德拉巴建立了第一个此领域的研究所：普拉萨德眼科研究所（Prasad Eye Institute）下属的戈文德拉姆·塞克萨（Govindram Seksaria）泪道研究所。

在完成他的第2版教科书《泪道手术的原理和实践》之后，贾韦德写出了一本泪道病的手术图谱。我很荣幸被邀请来为它作序。贾韦德日常的工作和成绩都很突出，尤其是他还这么年轻。我很有信心，贾韦德通过帮助他的患者将在这一领域取得前所未有的进步。这本全新的图谱从临床和基础研究角度汇集了快速发展的泪道病学领域的所有基础知识和进展。毫无疑问，这本书将是对鼻泪系统领域研究的又一个重大的补充。我相信在未来的岁月里，我们将会听到和看到贾韦德·阿里的更多成就。

弗里德里希·包尔生（Friedrich Paulsen）

纽伦堡－埃尔兰根弗里德里希·亚历山大大学副校长

埃尔兰根，德国

自序

泪道手术：辉煌的过去，激动人心的现在，充满希望和无所畏惧的辉煌未来。

不要害怕怀有怪念头，因为现在人们接受的所有观念都曾是怪念头。

——伯特兰·罗素（Bertrand Russell，1872—1970）

泪道疾病及其治疗的发展充分体现了 20 世纪英国哲学家伯特兰·罗素（Bertrand Russell）的上述名言。泪道手术早在古代就已经出现，最早的文献记载是公元前 2250 年《汉谟拉比法典》中的泪囊切开手术[1]。今天看来依旧辉煌的泪道手术史，是由古代埃及人（Ebers Papyrus, 1500 BC）、希腊人（Hippocrates and Celsus, 25 BC）和罗马人（Galen, 200 AD）克服了许多困难，写下第一篇的[1,2]。中世纪时，阿拉伯人伊本·西纳（Ibn Sina）和拉齐（Al-Razi）在此领域做出了他们的贡献。此后乔瓦尼·摩根尼（Giovanni Morgagni, 1682—1771）和约翰·津恩（Johann Zinn, 1727—1759）的标志性泪道解剖学著作以及颇具影响力的珀西瓦尔·波特（Percivall Pott, 1714—1788）和约翰·施米特（Johann Schmidt, 1759—1809）的泪道病论著推动了现代泪道病学的发展[3]。

19 世纪美国著名诗人拉尔夫·瓦尔多·爱默生（Ralph Waldo Emerson）曾说："人们的好奇心，就是科学的种子"。在过去的两个世纪里，泪道手术经历了翻天覆地的变化。最初的泪囊切除术伍尔夫斯（Woolhouse）术式（1724）在技术和方法上经历了许多变化，但适应证越来越少。而从 Addeo Toti（1904）第一次描述泪囊鼻腔吻合术 (DCR)，到今天各种切口和泪道置入物的使用[4,5]，这些因素使泪囊鼻腔吻合术得到了更大的发展。随着硬性内镜检查技术和更好的手术视野的引入，经鼻泪囊鼻腔吻合术在实践中迅速得以复苏（McDonough, 1989）[6]，而这时已距它最初被报道（Caldwell，1893）[7] 且未能被广泛接受有一个多世纪之遥了。然而，自 1992 年莱文（Levin）和斯托默吉普森（Stormogipson）将经泪小管激光泪囊鼻腔造口术（DCR）引入泪道病学领域以来，虽进行了多次改进，但至今仍未能获得广泛接受[8,9]。同样，经结膜泪囊鼻腔吻合术（CDCR）的发展历程也是如此，这一术式随着琼斯管的多次改进而演变为内镜微创手术[10,11]。泪道球囊管扩张成形术的发展主要依赖适应证的选择，而不是仪器或技术的发展[12,13]。

当前的泪道病工作既令人兴奋，同时又充满挑战。先进的设备，包括高清晰度内镜系统、诊断和治疗性泪道内镜技术，以及更高分辨率和更安全的成像技术，正日益帮助我们了解这些疾病，并改进微创手术。今天的许多争论集中在泪囊鼻腔吻合术的入路、骨孔大小、丝裂霉素 C 的应用和置管的方法上。最新的研究结果已经能够为这些领域的临床应用提供急需的信息 [14,15]。PEDIG 研究在临床规范制定和结果方面对先天性鼻泪管阻塞的治疗有很大帮助 [16,17]。在泪道内镜引导下，泪小管和鼻泪管的再通术越来越受到重视，从而避免行泪囊鼻腔吻合术 [18]。

尽管这些技术似乎带来了希望，但在现阶段，存在争议也是非常合理的。在当今时代，人们还进行了许多标准化方面的努力，如专业术语的统一 [19]、药物剂量的确定 [20]、新术语的引入 [21]，以及对泪道解剖学的理解方式的转变 [22,23]。今天的泪道外科医师的医疗设备比其他任何时候都要精良，这也带给我们更多的责任，要求我们以一切可能的方式来推动发展！

充满希望和乐观的勇气将指引我们为未来的泪道疾病患者带来光明的前景。然而，尽管已取得了一些突出的进展，我们在认识和治疗泪道疾病方面还有很长的路要走。这需要在两个不同的维度同时做工作，一是应该与科学研究相关，二是应该与泪道外科医师的培养相关。在科学的前沿，当前需要的是揭开泪道疾病的发病机制，最基本的是阐明原发性和获得性鼻泪管阻塞（PANDO）的发病机制。如果不同时努力搞清楚泪道疾病的复杂的发病机制，只是继续机械地进行治疗是不合适的。我认为，关键在于基础科学的研究。通过研究卡内基（Carnegie）各发育期的胚胎，寻找影响泪道原基的调节性蛋白和表面外胚层的近邻间质可为认识先天性泪道疾病提供有用的线索。已有研究对原发性和获得性鼻泪管阻塞患者泪液中的炎性介质进行细胞化学分析，如果致病因素被锁定，在泪道系统中用药物阻断它们或其受体的研究可能对疾病早期具有预防价值。关于泪液引流相关淋巴组织（LDALT）紊乱 [24] 以及其与其他免疫系统表现的差异的泪道免疫学研究，都应该得到合乎逻辑的结论，因为这可能对泪道生理学的理解产生很大的影响。在不久的将来，其他可能的研究途径包括：泪道干细胞特性的研究 [25]、药物涂层支架，以及泪道疾病中细胞内和细胞间的电子显微镜下改变。

泪道外科医师不仅应该关注循证实践，还应该不断努力探索获得证据的途径。研究的潜力需要被开发，学术机构努力保护和培养的应该是濒危的"研究型临床医师"（clinician-scientists），而不是单纯的临床医师。当务之急是在重要的领域进行跨专业化研究！泪道系统有较长的一段走行于鼻腔之中，很明显，没有良好的鼻解剖和外科知识，是无法完成良好的泪道诊疗工作的。尽管眼耳鼻喉科（EENT）专家因为学科的广泛性及每门学科知识量的剧增，都很难对此领域重拾兴趣，但在一定范围内跨专业化的好处显而易见。跨专业化也能让眼外科医师对另一个专业的一些研究至少有所了解，如果能适当地推广到其他专业应用中，可能会产生有益的效果。基础科学是未来的关键，因此，在分子水平上非常好地理解泪道系统的基本原理，将极大地帮助泪道外科医师在实验室和临床上诊治疾病。泪道外科医师应该努力做有侧重的临床和研究工作，重点放在转化医学上。未来的挑战是：设定大胆的目标，并努力实现它们。我们作为泪道外科医师，需要经常提醒自己肩负着重要的责任，那就是推进医学的发展，并把它以更好的形式传给下一代，并不断地超越。我们在这些方面做得够多了吗？如果没有，让我们从今天开始改变！

　　科学就是一盏灯，照到哪里哪里亮。

——艾萨克·阿西莫夫（Isaac Asimov, 1920—1992）

穆罕默德·贾韦德·阿里（Mohammad Javed Ali），医学博士

戈文德拉姆·塞克萨泪道研究所

印度　海德拉巴

前言

　　未来属于那些"非理性"的人，他们勇往直前，敢于探索未知世界，他们有能力、有信心、独立思考且与众不同。

　　　　　　　　　　　　　　　　　　　——乔治·萧伯纳（George Bernard Shaw）

　　在为我的第二本著作《泪道病图谱》写前言之前，我很高兴收到了来自世界各地的学界同仁对我另一本教科书《泪道手术的原理和实践》的令人鼓舞的反馈。最近几年，关于泪液引流系统的文献数量众多，不仅涵盖了临床核心课题和手术进展，而且还包括了基础科学领域的研究，这些都是令人鼓舞的发展迹象。

　　众所周知，通过观察来学习比仅仅通过阅读学习效果会更好，医学也不例外。这本全面的图谱有 2400 余幅彩色插图，按逻辑顺序分为 77 个主题，不仅内容详尽而且解释清晰。这些主题涵盖了大多数泪道疾病及其治疗方法，并尽可能地对基础科学理论及其与临床疾病的相互关系进行了阐释。我们努力对每一个选定的主题都做了非常精炼的介绍，并附上精选的参考文献供读者进一步阅读。

　　我感谢杰夫·赫维茨（Jeff Hurwitz）教授（眼整形外科）和弗里德里希·包尔生（Friedrich Paulsen）教授（基础科学）为本书所作的序言和给予的鼓励。最后，我感谢施普林格（Springer）公司鼓励我出版这本外科手术图谱，并感谢其在出版过程中给予的所有帮助。我确信这本图谱将成为我此前出版的泪道手术教科书的配套书籍。总之，我希望它们对眼科住院医师、专科医师、眼整形外科医师和耳鼻喉科医师同样有用。

　　　　　　　　　　　　　穆罕默德·贾韦德·阿里（Mohammad Javed Ali），医学博士
　　　　　　　　　　　　　　　　　　　　　　　　　　　　印度　海德拉巴

参考文献

1. Hirschberg J (1984). The renaissance of ophthalmology in the 18th century. In: Hirschberg J (ed) The history of ophthalmology, vol 1. Amsterdam: Wagenborg Publications, 11.

2. Hirschberg J (1984). The renaissance of ophthalmology in the 18th century. In: Hirschberg J (ed) The history of ophthalmology, vol 3. Amsterdam: Wagenborg Publications, 250–255.

3. Albert DM (1996). Ophthalmic plastics surgery. In: Albert DM, Edwards DD (eds) The history of ophthalmology. Cambridge: Blackwell Science, 235–254.

4. Ekinci M, Cagatay HH, Oba ME et al (2013). The long term follow-up results of external dacryocystorhinostomy skin incision scar with "W" incision. Orbit, 32:349–355.

5. De Castro DK, Santiago YM, Cunningham M et al (2013). A modified lacrimal sac implant for high risk dacryocystorhinostomy. Ophthal Plast Reconstr Surg, 29:367–372.

6. McDonogh M, Meiring JH (1989), Endoscopic transnasal dacryocystorhinostomy. J Laryngol Otol, 103:585–587.

7. Caldwell GW (1893). Two new operations for the obstruction of the nasal duct with preservation of the canaliculi. Am J Ophthalmol, 10:189.

8. Levin PS, Stormogipson DJ (1992). Endocanalicular laser assisted DCR. An anatomic study. Arch Ophthalmol, 110:1488–1490.

9. Henson RD, Cruz HL, Henson RG Jr et al (2012). Postoperative application of mitomycin C in endocanalicular laser DCR. Ophthal Plast Reconstr Surg, 28:192–195.

10. Jones LT (1965). Conjunctivodacryocystorhinostomy. Am J Ophthalmol, 59:773–783.

11. Ali MJ, Honavar SG, Naik M (2013). Endoscopically guided minimally invasive bypass tube intubation without DCR: evaluation of drainage and objective outcomes assessment. Minim Invasive Ther Allied Technol, 22:104–109.

12. Becker BB, Berry FD (1989). Balloon catheter dilatation in lacrimal surgery. Ophthalmic Surg, 20:193–198.

13. Ali MJ, Naik MN, Honavar SG (2013). Balloon dacryoplasty: ushering the new and routine era in minimally invasive lacrimal surgeries. Int Ophthalmol, 33:203–210.

14. Feng YF, Yu JG, Shi JL et al (2012). A meta-analysis of primary external dacryocystorhinostomy with and without mitomycin C. Ophthalmic Epidemiol, 19:364–370.

15. Feng YF, Cai JQ, Zhang JY et al (2011). A meta-analysis of primary dacryocystorhinostomy with and without silicone intubation. Can J Ophthalmol, 46:521–527.

16. Repka MX, Chandler DL, Holmes JM et al (2009). Balloon catheter dilatation and nasolacrimal duct intubation for treatment of nasolacrimal duct obstruction in after failed probing. Arch Ophthalmol, 127:633–639.

17. Repka MX, Chandler DL, Bremer DL et al (2009). Repeat probing for treatment of persistent nasolacrimal duct obstruction. J AAPOS, 13:306–307.

18. Javate RM, Pamintuan FG, Cruz RT Jr (2010). Efficacy of endoscopic lacrimal duct recanalization using microendoscope. Ophthal Plast Reconstr Surg, 26:330–333.

19. Ali MJ, Mohapatra S, Mulay K et al (2013). Incomplete punctal canalization: the external and internal punctal membranes. Outcomes of membranotomy and adjunctive procedures. Br J Ophthalmol, 97:92–95.

20. Ali MJ, Mariappan I, Maddileti S et al (2013). Mitomycin C in dacryocystorhinostomy: the search for the right concentration and duration – a fundamental study on human nasal mucosa fibroblasts. Ophthal Plast Reconstr Surg, 29:469–474.

21. Ali MJ, Naik MN (2013). Canalicular wall dysgenesis: the clinical profile of canalicular aplasia and hypoplasia, associated systemic and lacrimal anomalies, and clinical implications. Ophthal Plast Reconstr Surg, 29:464–468.

22. Park J, Takahashi Y, Nakano T et al (2012). The orientation of the lacrimal fossa to the bony nasolacrimal canal: an anatomical study. Ophthal Plast Reconstr Surg, 28:463–468.

23. Kakizaki H, Ichinose A, Takahashi Y et al (2012). Anatomical relationship of Horner's muscle origin and posterior lacrimal crest. Ophthal Plast Reconstr Surg, 28:66–68.

24. Ali MJ, Mulay K, Pujari A et al (2013), Derangements of lacrimal drainage associated lymphoid tissue (LDALT) in human chronic dacryocystitis. Ocul Immunol Inflamm, 21:417–423.

25. Tiwari S, Ali MJ, Balla MM et al (2012). Establishing human lacrimal gland cultures with secretory function. PLoS One, 7:e29458.

原作者简介

穆罕默德·贾韦德·阿里（Mohammad Javed Ali），医学博士，在海德拉巴的 Dr.NTR 医科大学完成基础医学教育和眼科学培训。他于 2003 年获得英国皇家全科医师学院的会员资格（FRCGP），并于 2008 年获得格拉斯哥皇家内科和外科学院的会员资格（FRCS）。他还在 2008 年完成了眼眶外科的学习，随后在 2010 年完成了眼科整形外科、眼部肿瘤学和美容整形外科的学习。后来，他师从澳大利亚的学科领袖彼得 - 约翰·沃马尔德（Peter-John Wormald）接受了鼻科学培训。贾韦德是少有的获得高级亚历山大·冯·洪堡研究奖（Senior Alexander von Humboldt Fellowship Award）的资深研究人员之一，这是学术界的最高奖项之一。他还获得了 Dr.P.Siva Reddy 眼科金奖、Dr.Pathak 眼科金奖、Mazher 基金会学术杰出表现奖、Vengal Rao 奖章、Raghavachary 奖章、Ranga Reddy 捐赠奖、Honavar 奖和 Sunayna 奖章。他报道了两种新的泪道系统疾病及其分类和临床病理特征。他因在泪道学方面的研究和创新获得了"2012 年医疗保健领导奖"，还因在泪点狭窄的发病机制方面的开创性工作获得了 2015 年 ASOPRS Merrill Reeh 奖。他编写的教科书《泪道手术的原理和实践》被认为是这方面最全面系统的著作。他是 7 种期刊的栏目编辑和 30 余种期刊的审稿人。他的研究领域包括鼻泪管阻塞（NLDO）发病的分子机制、干细胞和微创泪道手术。

电子邮件：javed@lvpei.org, drjaved007@gmail.com

PubMed ID: Ali MJ

目　录

泪道系统的胚胎学

1

了解泪道系统的胚胎学对理解泪道解剖及泪道病的临床诊断和手术治疗至关重要。泪道沿上颌突与外侧鼻突之间的裂隙发育[1-5]。泪道系统发育始于卡内基16期（CRL，11mm），此时泪沟上皮增厚形成泪道基板[4]。在卡内基19期（CRL，17mm），泪道基板与表皮外胚层分离，形成泪索。靠近表皮外胚层的泪索外侧远端分叉形成泪小管。在卡内基20期（CRL，19~21mm），泪索位于鼻囊的外侧面，最后移行至下鼻道板的侧面和外下方。在卡内基22期（CRL，26mm），泪索的细胞在其周围聚集，但在中央连接却更松散，开始向未来的管腔结构发展[4]。

从胚胎发育的第10周（CRL，48~55mm）开始，泪索出现了各种显著的变化，如泪道的管道化和其周围组织的发育[4,5]。鼻泪管系统的管道化发生在同一个时期[5]。泪小管上皮与眼睑结膜上皮接触，两者形成连续的上皮层[4]。泪道尾端与下鼻道板接触，下鼻道板开始空泡化[1,2,4]。在发育的第12周，下鼻道板的再吸收清晰可见（CRL，74mm）。

尽管在怀孕的第4个月泪小管腔已变得通畅，但在第7个月内，眼睑分离之前，泪点在睑缘处还处于关闭状态。然而，在出生时，鼻泪管下端及与之相对应的鼻腔黏膜层所共同构成的膜常常阻碍鼻泪管与下鼻道相通。只有30%的婴儿在出生时，鼻泪管最下端是通畅的[1, 2]，而多数婴儿此部位存在阻塞，鼻泪管下口的开放多发生在出生后。

参考文献

1. Duke-Elder S. Development of ocular adnexa. In: Duke-Elder S, editor. System of ophthalmology, volume 1. St. Louis, MO: CV Mosby, 1938: 364–365.
2. Whitnall SE. The lacrimal apparatus. In: Whitnall SE, editor. The anatomy of the human orbit and accessory organs of vision. Oxford University Press: Oxford, 1921: 223–252.
3. O'Rahilly R. Early human development and the chief sources of information on staged human embryos. Eur J Obstet Gynecol Reprod Biol, 1979,9:273–280.
4. De la Cuadra-Blanco C, Peces-Pena MD, Janez-Escalada L, et al. Morphogenesis of the human excretory lacrimal system. J Anat, 2006,209:127–135.
5. Sevel D. Development and congenital abnormalities of the nasolacrimal apparatus.J Pediatr Ophthalmol Strabismus, 1981,18:13–19.

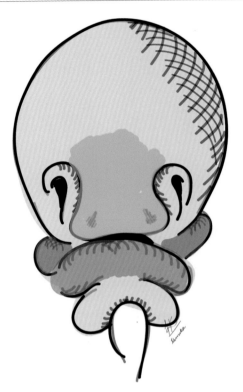

图 1.1　泪道系统发育示意图。最早的阶段是在额鼻突与外侧鼻突之间形成一条裂隙（图片提供者：Himika Gupta, Mumbai）

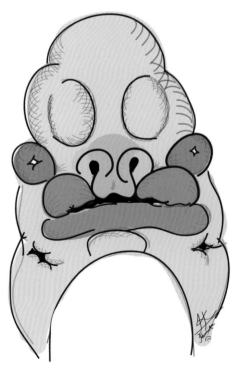

图 1.2　泪道系统发育示意图。图片清晰展示了胚胎发育过程及其间的泪道基板的分化（图片提供者：Himika Gupta, Mumbai）

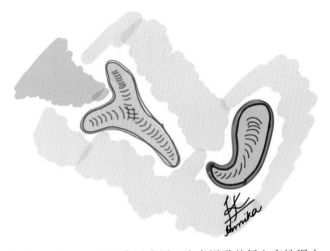

图 1.3　泪道系统发育示意图。注意泪道基板上实性泪小管的出芽（图片提供者：Himika Gupta, Mumbai）

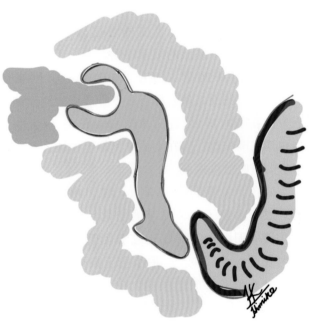

图 1.4　泪道系统发育示意图。注意泪小管的分化，其下端即将与下鼻道接触（图片提供者：Himika Gupta, Mumbai）

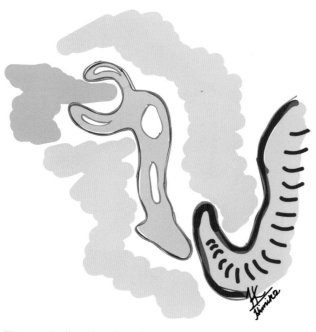

图 1.5 泪道系统发育示意图。成管过程由中央开始扩展到周边（图片提供者：Himika Gupta,Mumbai）

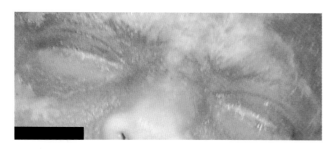

图 1.6 22 周的胎儿，注意眼睑和鼻子的发育

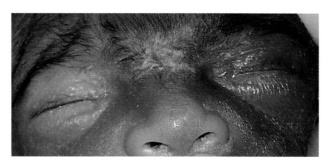

图 1.7 26 周的胎儿，注意发育良好的眼睑和鼻子

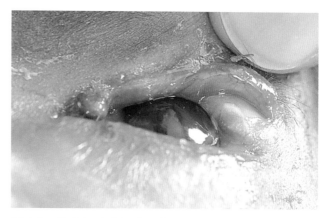

图 1.8 临床胚胎学相关疾病：颅面综合征中泪道系统发育不全

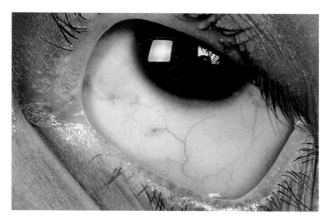

图 1.9 临床胚胎学相关疾病：左眼显示局部的睑缘粘连，近端泪道系统发育不全

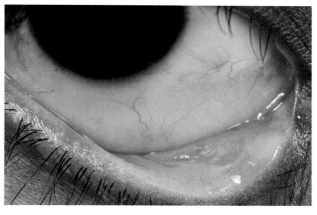

图 1.10 临床胚胎学相关疾病：右眼显示局部的睑缘粘连，近端泪道系统发育不全

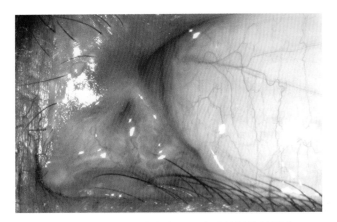

图 1.11　临床胚胎学相关疾病：左内眦处异位的泪点

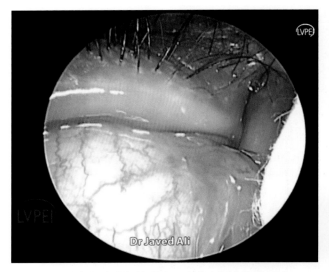

图 1.12　临床胚胎学相关疾病：右眼上泪点发育不全

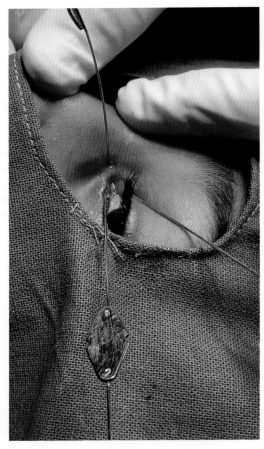

图 1.14　临床胚胎学相关疾病：三探针显示左眼先天性泪道瘘管

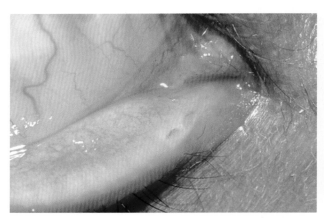

图 1.13　临床胚胎学相关疾病：右眼下睑处副泪点

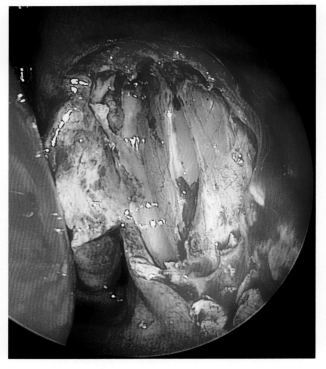

图 1.15　临床胚胎学相关疾病：泪点和泪小管发育不全伴泪囊发育不全。注意较薄的泪囊囊壁

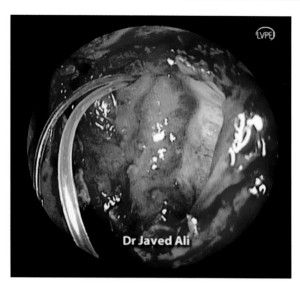

图 1.16 临床胚胎学相关疾病：内镜下观察到左侧泪囊前下方有泪囊憩室

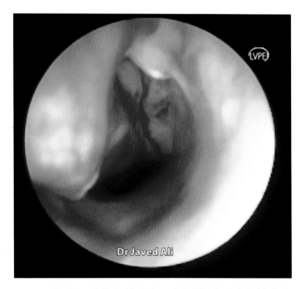

图 1.17 临床胚胎学相关疾病：鼻泪管最下端未管道化

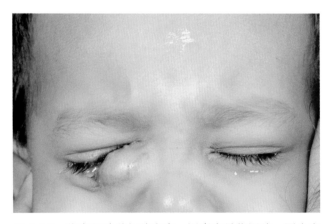

图 1.18 临床胚胎学相关疾病：泪囊内异位泪腺。图为有泪囊大肿物的婴儿

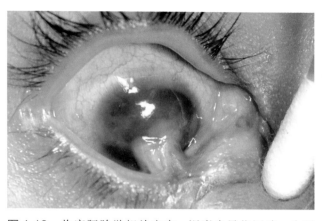

图 1.19 临床胚胎学相关疾病：泪囊内异位泪腺。为图 1.18 患者的临床照片，显示泪点、泪小管发育不全

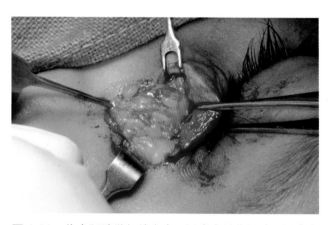

图 1.20 临床胚胎学相关疾病：泪囊内异位泪腺。泪囊内肿物切除术中照片

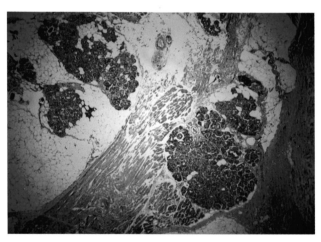

图 1.21 临床胚胎学相关疾病：显微镜下证实泪囊有异位泪腺

泪道系统的解剖学

泪囊和鼻泪管的上半部分位于骨性泪囊窝中，泪囊窝的前、后分别由泪前嵴和泪后嵴所包围[1-5]。泪前嵴是上颌骨额突的骨性突起，向下延伸至眼眶下缘，而泪后嵴是泪骨的突起，末端向下弯曲呈小钩样。骨性泪囊窝继续向下延伸，形成由上颌骨、泪骨和下鼻甲组成的鼻泪管，并继续延伸通向下鼻道。

泪点位于一个小的纤维隆起上，称为"泪乳头"。它的开口直径为0.2~0.3mm，稍向后指向泪湖。泪小管分为垂直部和水平部。它的过渡部分有时会有扩张，形成不规则的扩张腔或壶腹。垂直部分的长度是2mm，水平部分的长度是10mm。95%以上的上、下小管汇合成为泪总管到达泪囊外侧壁泪总管内口[1-5]。泪小管开口于迈尔（Maier）窦。泪囊和鼻泪管是连续的结构。泪囊窝内的部分称为"泪囊"，而骨性鼻泪管上口以下的部分称为"鼻泪管"。在内眦韧带（MCT）上方的泪囊部分称为底部（fundus），其垂直长度为3~5mm[1-5]。位于MCT下方的泪囊长约10mm。鼻泪管的长度约为12mm，向下开口于下鼻道的上部。泪道系统和鼻腔外侧壁及眼眶相毗邻，存在许多重要的位置关系，这些知识在泪道手术中很重要。

参考文献

1. Whitnall SE. Anatomy of the human orbit and accessory organs of vision. 2nd ed. New York: Krieger Publishing Company, 1979. 164–165.
2. Linberg JV. Surgical anatomy of the lacrimal system. In: Linberg JV, editor. Lacrimal surgery. New York: Churchill-Livingstone, 1988. 1–18.
3. Kurihashi K, Imada M, Yamashita A. Anatomical analysis of the human lacrimal drainage pathway under an operating microscope. Int Ophthalmol, 1991,15:411–416.
4. Takahashi Y, Nakamura Y, Nakano T, et al. Horizontal orientation of the bony lacrimal passage: an anatomic study. Ophthal Plast Reconstr Surg, 2013,29:128–130.
5. Ali MJ, Nayak JV, Vaezeafshar R, et al. Anatomic relationship of the nasolacrimal duct and major lateral wall landmarks: cadaveric study with surgical implications. Int Forum Allergy Rhinol, 2014,4:684–688.

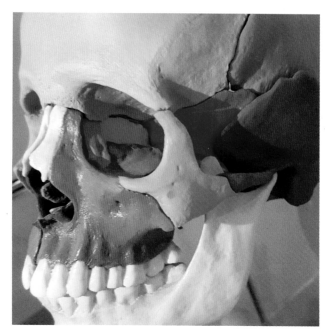

图 2.1　颅骨侧面图显示左侧眶骨细节。注意形成泪囊窝的两块骨是上颌骨额突（紫色）和泪骨（深橙色）

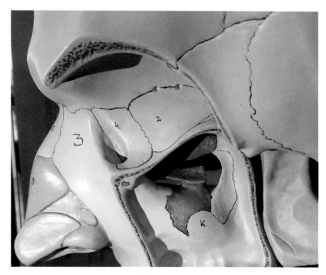

图 2.2　颅骨模型侧面图示泪囊窝细节。注意泪囊窝是由上颌骨额突（3）和泪骨（4）组成。泪骨和筛骨（2）形成眼眶内壁

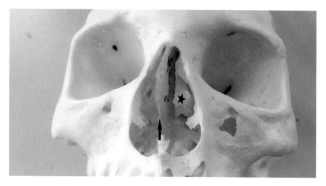

图 2.3　颅骨正面图示鼻骨解剖。注意骨性鼻中隔偏向右侧（箭头）及骨性中鼻甲（黑色五角星）

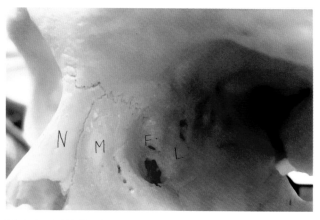

图 2.4　颅骨的左侧面图，显示了鼻骨（N）、上颌骨的额突（M）、泪骨（L）和泪囊窝（F）

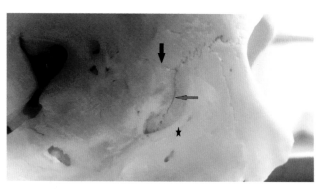

图 2.5　颅骨的右侧面图，显示了额泪线（黑色箭头）、泪颌缝（红色箭头）、骨对合缝（黑色五角星）

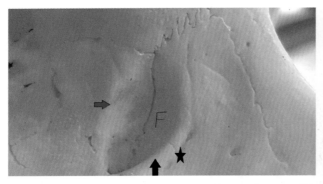

图2.6　右侧泪囊窝图。注意骨性泪囊窝（F）前后分别被泪前嵴（黑色箭头）、泪后嵴（红色箭头）包绕。请注意骨对合缝（黑色五角星）在泪前嵴的前方，泪颌缝正好在泪囊窝（F）中部

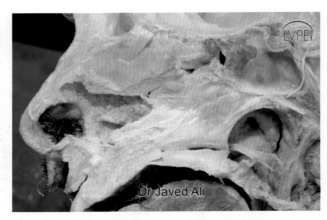

图2.9　解剖标本右侧中央矢状面图：鼻中隔遮盖了鼻外侧壁结构

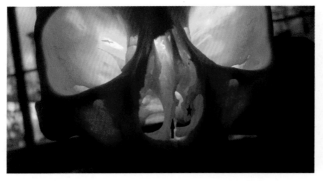

图2.7　背光照亮的人颅骨的正面图示鼻部解剖学细节。注意骨性鼻中隔（黑色箭头）和骨性下鼻甲（黑色五角星）

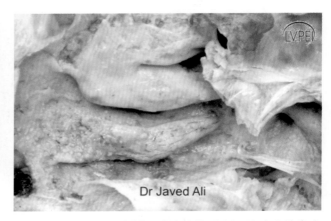

图2.10　与图2.9相同位置的解剖标本图。注意去除鼻中隔后，暴露的鼻外侧壁及多个突起（鼻甲）

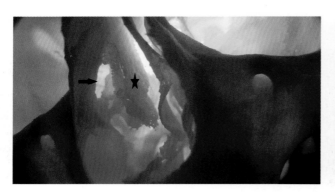

图2.8　图2.7标本局部图示骨性鼻腔解剖细节。注意骨性中鼻甲（黑色五角星）以及泪囊窝（黑色箭头）与中鼻甲的关系

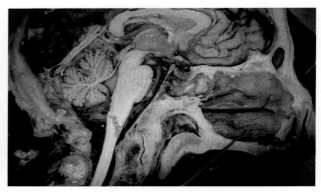

图2.11　解剖标本左侧正中矢状面图，指针示下鼻甲

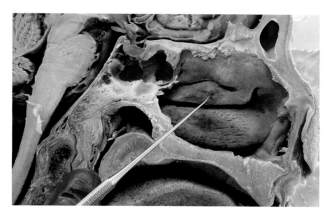

图 2.12 解剖标本左侧正中矢状面图，指针示中鼻甲

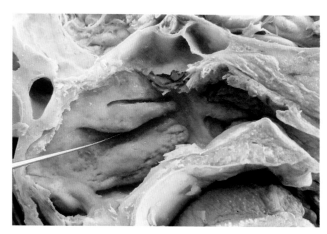

图 2.15 解剖标本右侧正中矢状面图，指针示中鼻道

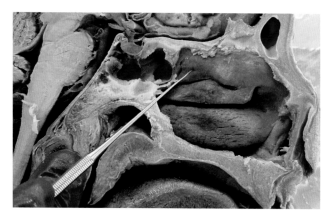

图 2.13 解剖标本左侧正中矢状面图，指针示上鼻甲

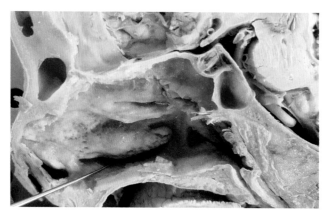

图 2.16 解剖标本右侧正中矢状面图，指针示下鼻道

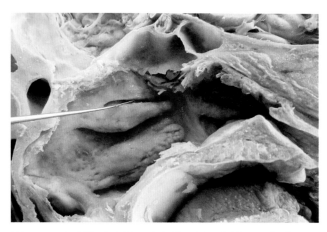

图 2.14 解剖标本右侧正中矢状面图，指针示上鼻道

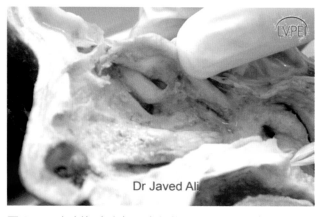

图 2.17 解剖标本右侧正中矢状面图，外翻中鼻甲，注意筛泡和其他中鼻道结构

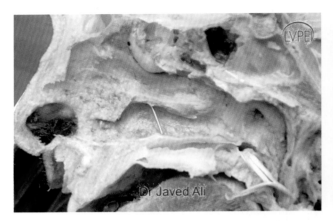

图 2.18　解剖标本右侧正中矢状面图，去除了下鼻甲后，注意下鼻道处穿泪道的探针

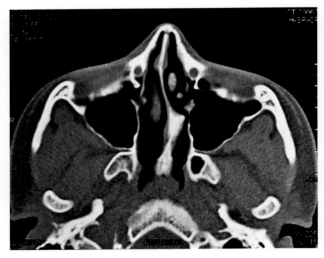

图 2.20　泪道的影像解剖图：CT 水平位片可见上方的骨性鼻泪管

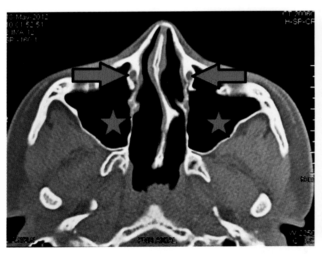

图 2.19　泪道的影像解剖图：泪道 CT 水平位片，可见下方的骨性鼻泪管（红色箭头）。注意骨性鼻泪管与上颌窦（红色五角星）的复杂关系

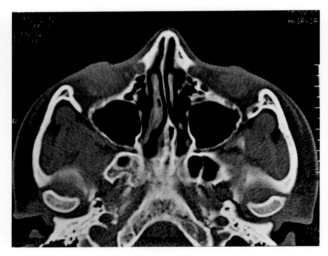

图 2.21　泪道的影像解剖图：泪道 CT 水平位片，可见下方的骨性泪囊窝。请注意泪囊窝并不像骨性鼻泪管一样完全骨化。注意和图 2.19 及图 2.20 比较

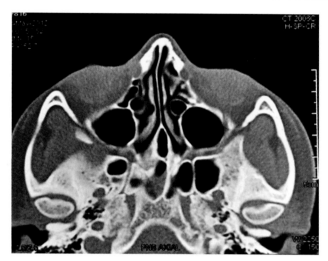

图 2.22　泪道的影像解剖图：泪道 CT 水平位片示骨性泪囊的中部水平轴向切面。注意泪窝的扩大。与图 2.21 进行比较

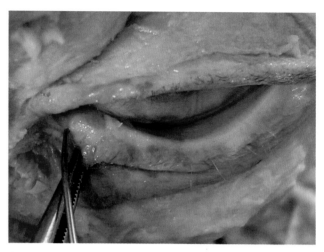

图 2.24　解剖标本左眼图，探针示下泪点位于泪乳头上

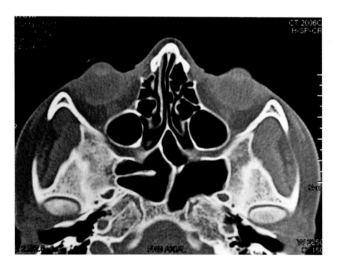

图 2.23　泪道的影像解剖图：泪道 CT 水平位片示骨性泪囊窝的上部水平轴向切面，注意与周围组织的关系

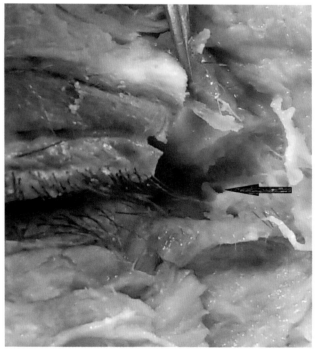

图 2.25　解剖标本右眼图，示泪小管的切断端（黑色箭头）

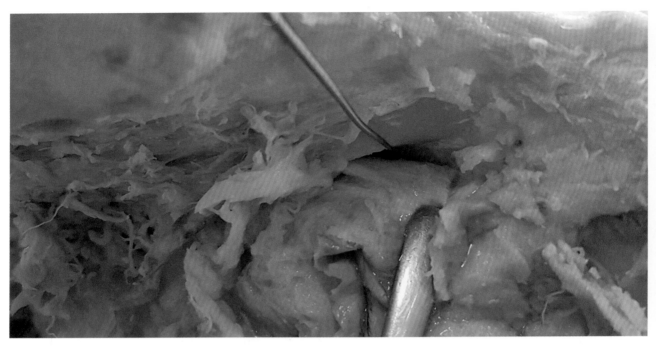

图 2.26　解剖标本示从泪囊窝分开的泪囊侧壁（剥离子处）

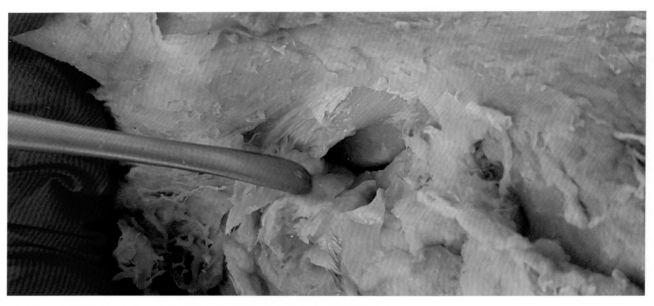

图 2.27　解剖标本示完全翻转的泪囊（剥离子下方）以及骨性鼻泪管的入口

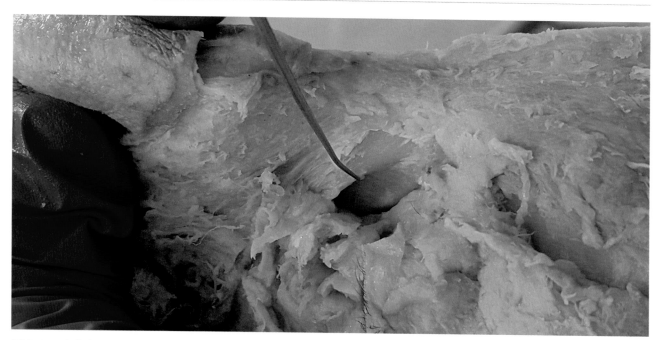

图 2.28　解剖标本示泪囊窝的边界。指针所示为泪前嵴

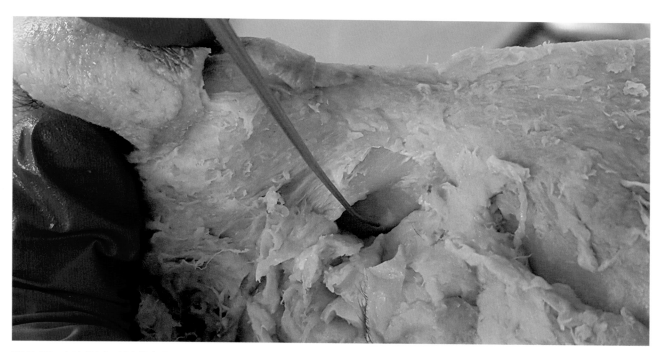

图 2.29　解剖标本示泪囊窝的边界。指针所示为泪后嵴

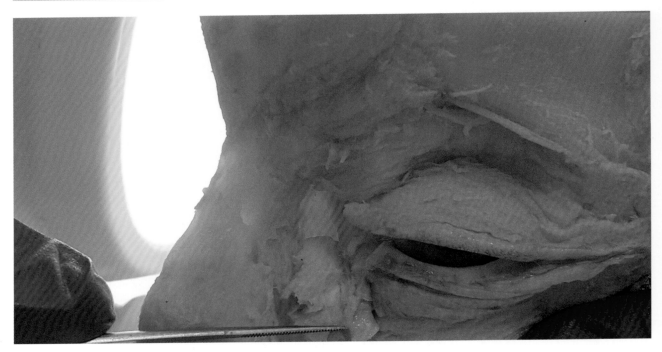

图 2.30   解剖标本示骨性泪囊窝（透光部位）

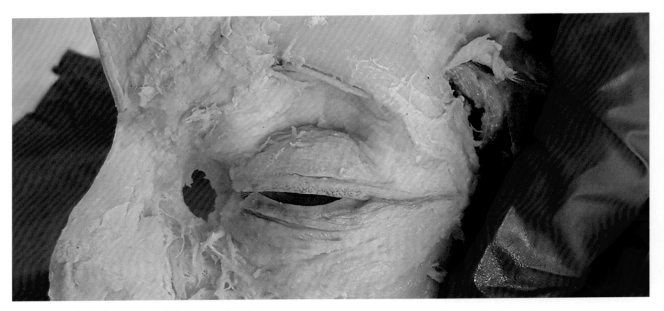

图 2.31   解剖标本示骨性泪囊窝的边界（蓝色）

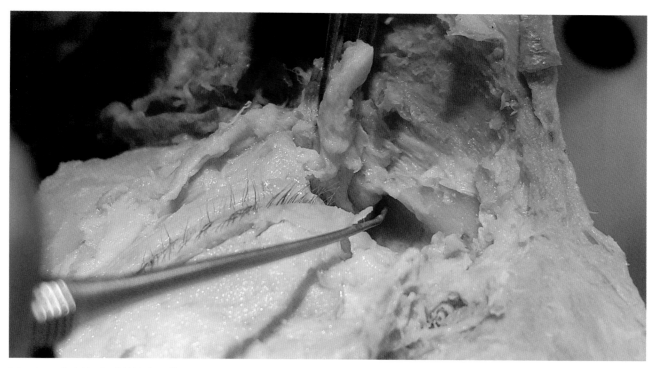

图 2.32 解剖标本示骨性鼻泪管的入口

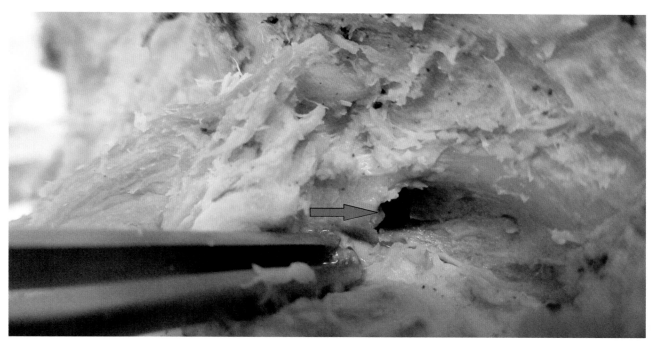

图 2.33 解剖标本示暴露的骨性鼻泪管及入口（红色箭头）

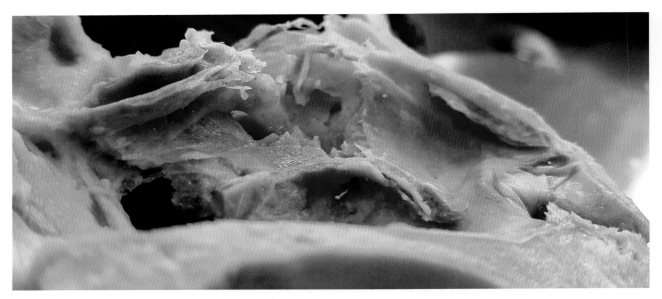

图 2.34　解剖标本鼻外侧壁的下方仰视观，可见鼻泪管进入下鼻道的入口

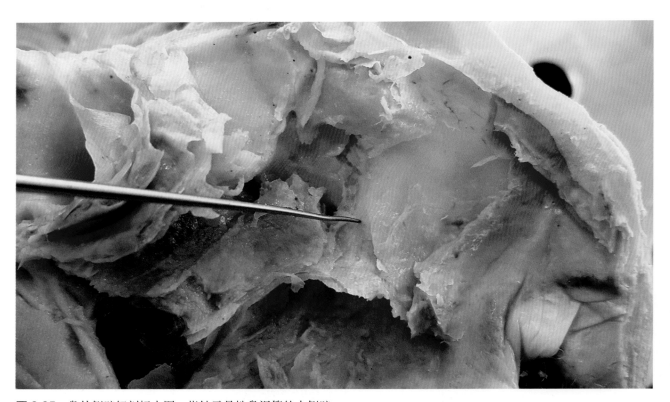

图 2.35　鼻外侧壁解剖标本图，指针示骨性鼻泪管的内侧壁

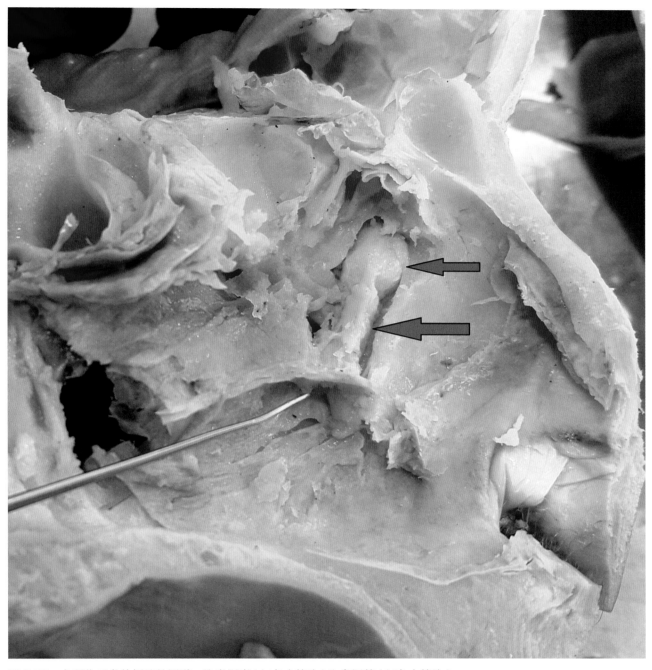

图 2.36　主要位于鼻外侧壁的泪道。注意泪囊（红色小箭头）和鼻泪管（红色大箭头）

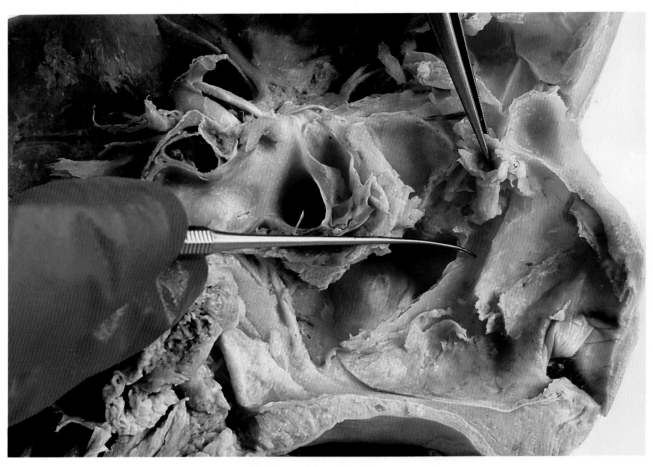

图 2.37　鼻腔外壁解剖标本图，可见翻转出的鼻泪管以及骨性鼻泪管（指针）

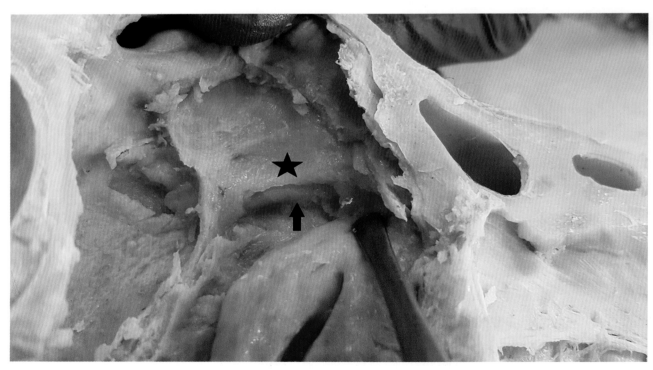

图 2.38　去除了部分的骨性鼻泪管（黑色五角星）和软组织下的膜性鼻泪管（黑色箭头）

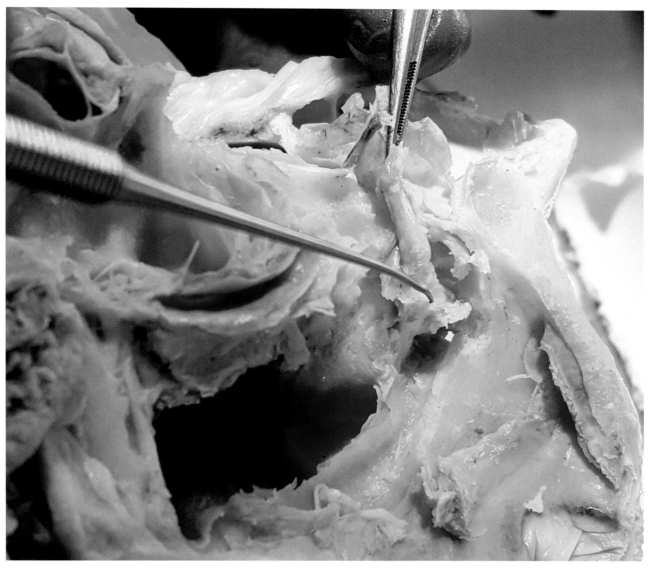

图 2.39 解剖标本示翻转泪囊后暴露下方的骨性泪囊窝及其与鼻腔外侧壁的位置关系

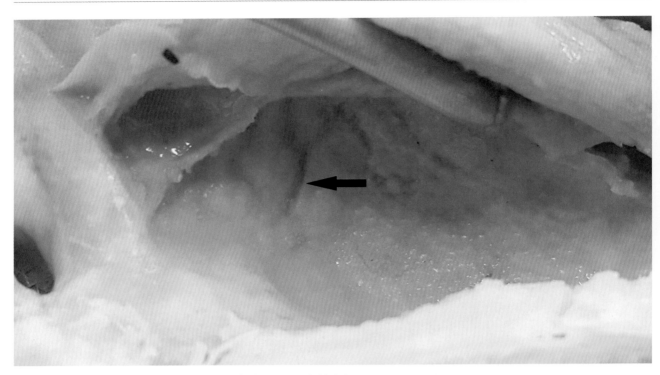

图 2.40　鼻泪管开口：下鼻道鼻泪管的裂隙样开口（黑色箭头）

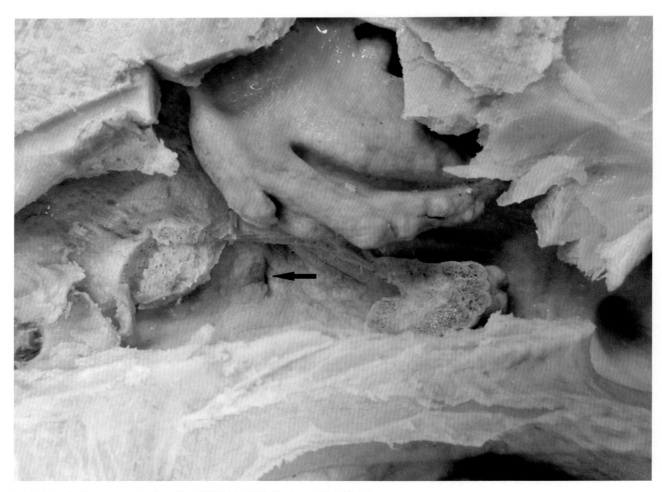

图 2.41　鼻泪管开口：下鼻道鼻泪管明显的裂隙样开口（黑色箭头）

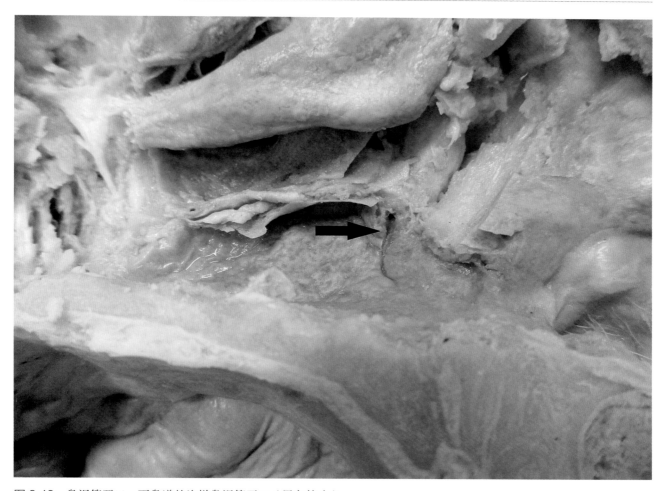

图 2.42 鼻泪管开口：下鼻道的沟样鼻泪管开口（黑色箭头）

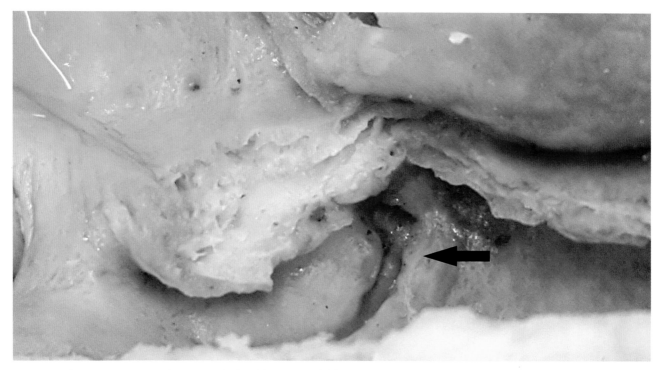

图 2.43 鼻泪管开口：下鼻道明显的沟样鼻泪管开口（黑色箭头）

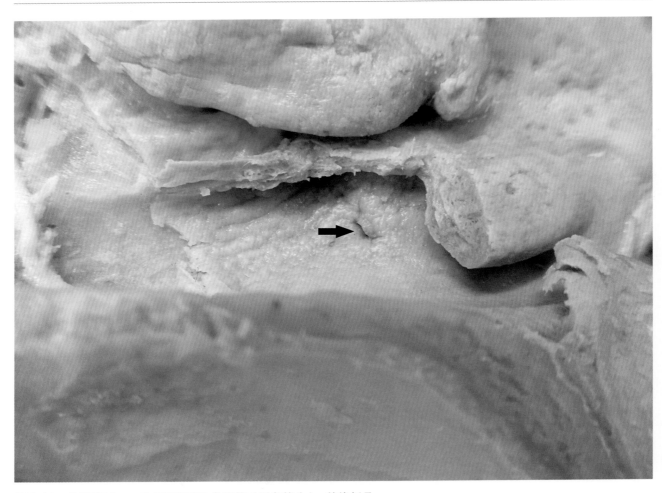

图 2.44　鼻泪管开口：垂直裂隙型的鼻泪管（黑色箭头），前缘折叠

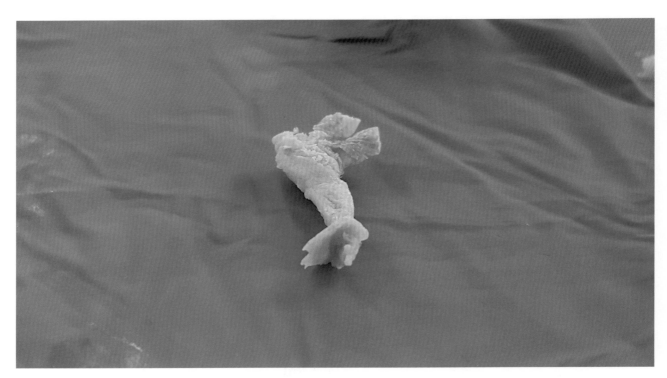

图 2.45　一个解剖完整的泪道系统，从泪点到鼻泪管开口

图2.46 鼻外侧壁上的泪道系统与周围组
织的位置关系：部分骨性泪囊窝位于中鼻
甲头部的前面和侧面。注意透光的泪囊窝
（剥离子）及其与中鼻甲头部的关系

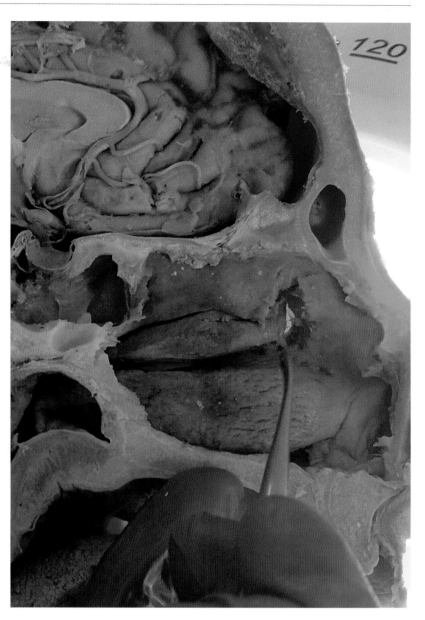

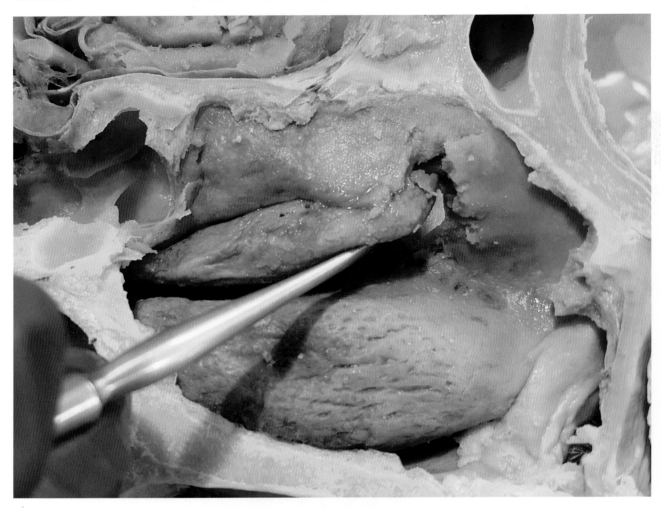

图 2.47 鼻外侧壁上的泪道与周围组织的位置关系：注意骨性泪囊窝与中鼻甲头部清晰的毗邻关系

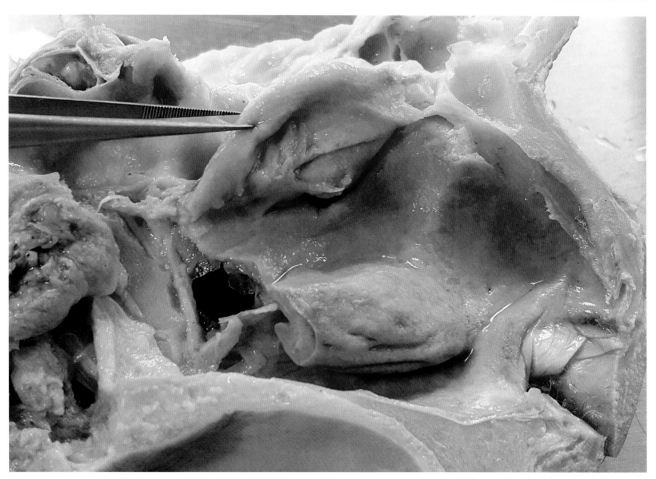

图 2.48　鼻外侧壁上的泪道与周围组织的位置关系：中鼻甲外翻后显露与泪道密切相关的中鼻道

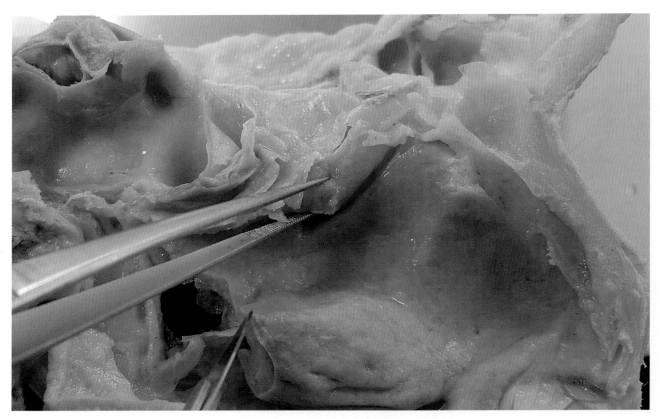

图 2.49　鼻外侧壁上的泪道与周围组织的位置关系：镊子夹住的是筛泡，最大的筛气室

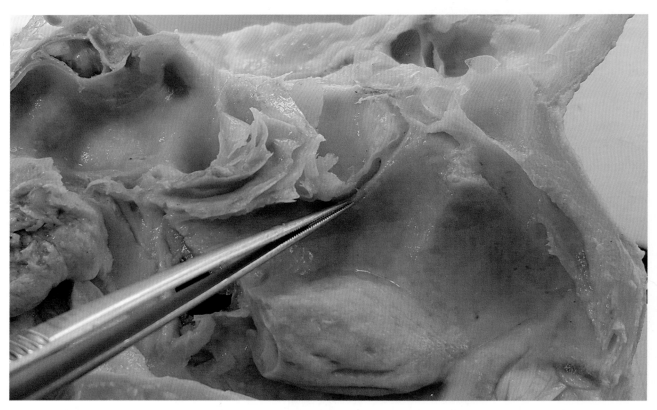

图 2.50　鼻外侧壁上的泪道与周围组织的位置关系：镊子夹住的是钩突

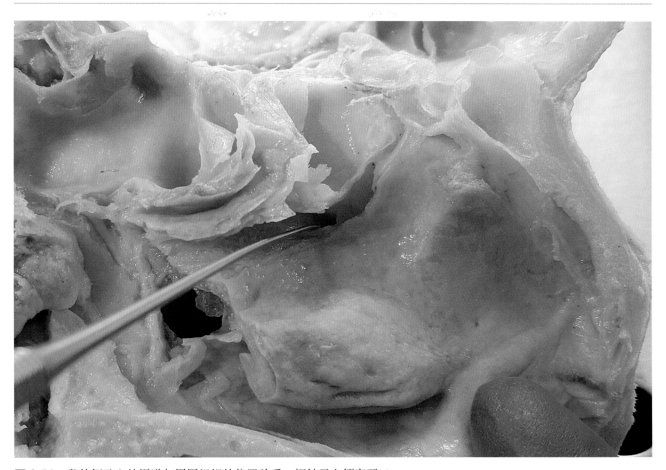

图 2.51　鼻外侧壁上的泪道与周围组织的位置关系：探针示上颌窦开口

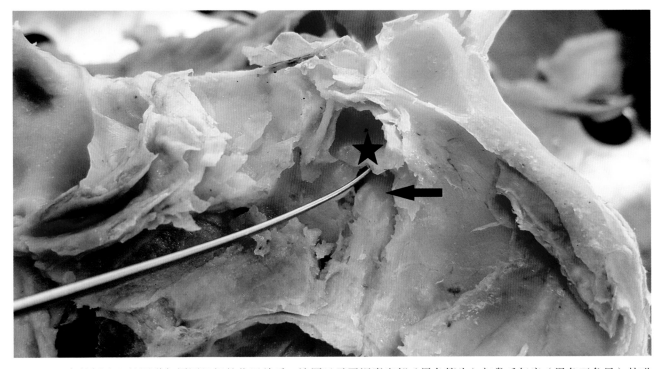

图 2.52　鼻外侧壁上的泪道与周围组织的位置关系：该图显示了泪囊底部（黑色箭头）与鼻丘气房（黑色五角星）的毗邻关系

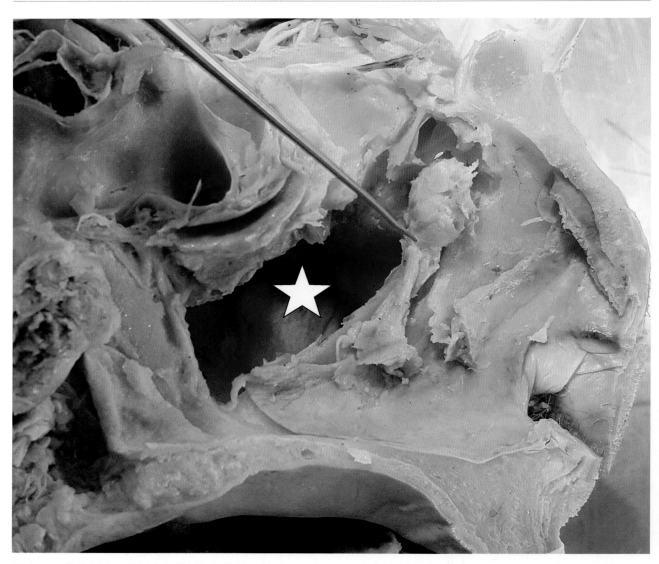

图 2.53　鼻外侧壁上的泪道与周围组织的位置关系：图片显示泪囊鼻泪管交界处（指针）与上颌窦下方的鼻泪管（白色五角星）的毗邻关系

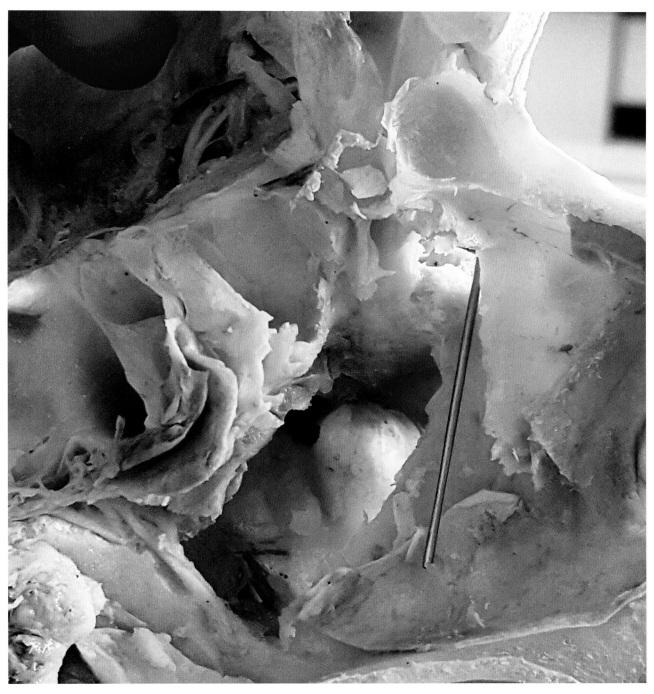

图 2.54　鼻外侧壁上的泪道与周围组织的位置关系：图片可见透光的上颌窦以及探针穿过的骨性泪道

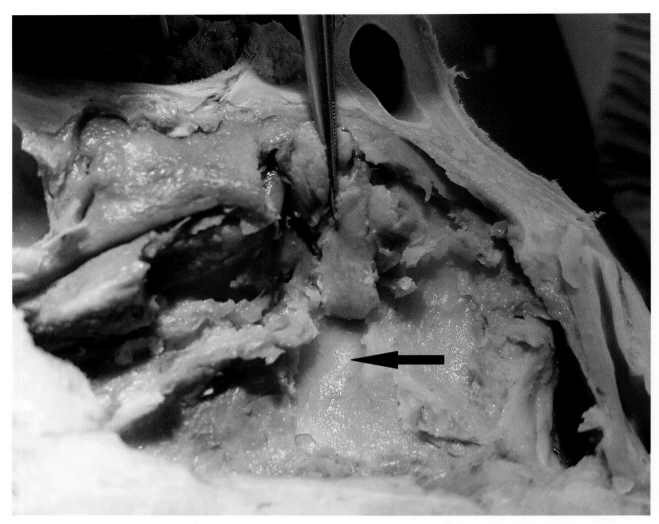

图 2.55 鼻外侧壁上的泪道与周围组织的位置关系：该图显示了鼻外侧壁上骨性鼻泪管（箭头）与周围组织的毗邻关系。注意镊子提起的鼻泪管软组织

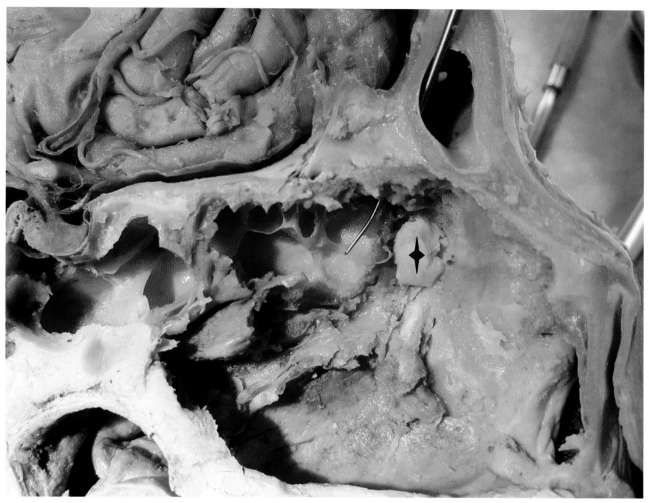

图 2.56　鼻外侧壁上的泪道与周围组织的位置关系：该图显示了泪囊（黑色五角星）、额窦通路（指针所示）和筛窦气室的位置关系

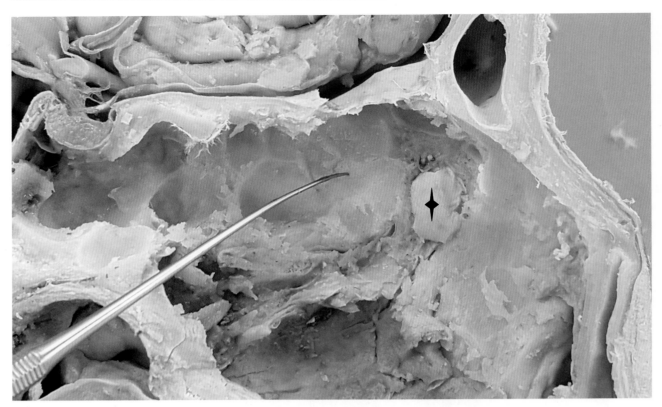

图 2.57 鼻外侧壁上的泪道与周围组织的位置关系：该图显示了泪囊（黑色五角星）与筛骨纸板及眶内侧壁（指针）的位置关系

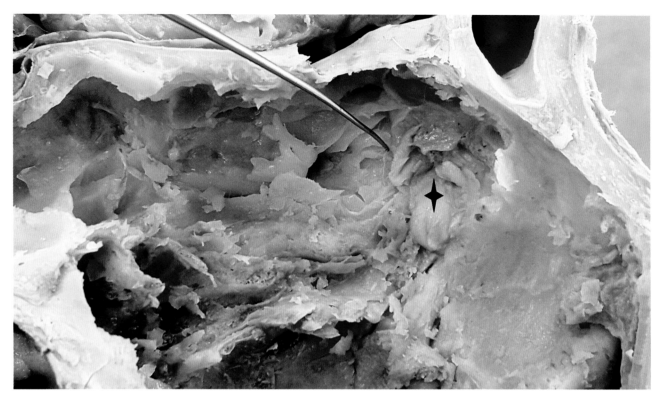

图 2.58 鼻外侧壁上的泪道与周围组织的位置关系：此图为去除了筛骨纸板后。注意泪囊（黑色五角星）与眶脂肪（指针）的密切关系

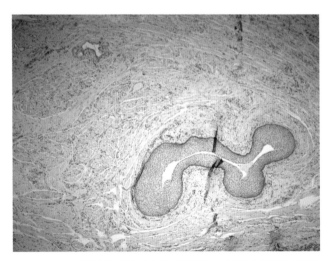

图 2.59 正常泪道系统的组织学图片：上泪小管横切面的显微照片。注意周围包绕大量的肌肉束（HE 染色，×40）

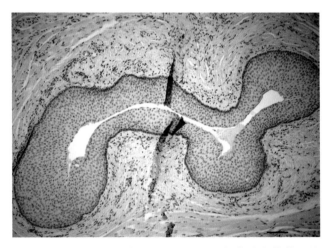

图 2.60 正常泪道系统的组织学图片：较高放大倍数下的上泪小管横切面显微照片。注意泪小管内衬的复层鳞状上皮和中央管腔（HE 染色，×100）

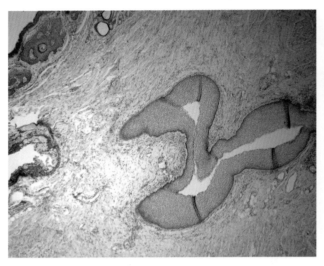

图 2.61　正常泪道系统的组织学图片：下泪小管横切面的显微照片。注意内衬细胞和管腔结构（HE 染色，×40）

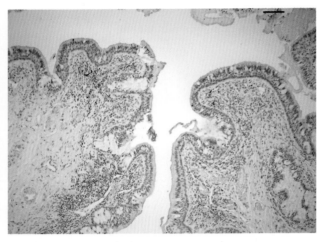

图 2.63　正常泪道系统的组织学图片：高倍显微镜下照片，纵切面，显示泪总管进入泪囊的入口（HE 染色，×100）

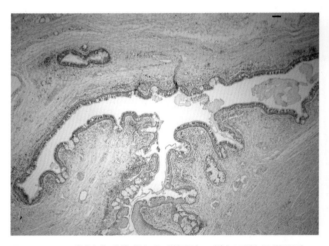

图 2.62　正常泪道系统的组织学图片：纵切面的显微照片，显示了泪总管进入泪囊 Maier 窦的入口（HE 染色，×40）

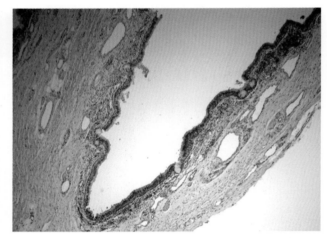

图 2.64　正常泪道系统的组织学图片：泪囊底部纵切面的显微照片。注意内衬的柱状上皮伴少量杯状细胞、浆液性腺体和小静脉（HE 染色，×40）

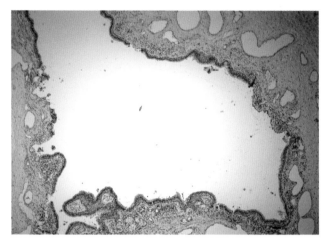

图 2.65 正常泪道系统的组织学图片：泪囊体部横截面的显微照片。注意内衬的柱状上皮、杯状细胞、浆液性腺体以及固有层中更多的小静脉（HE 染色，×40）

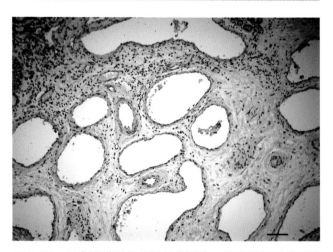

图 2.67 正常泪道系统的组织学图片：泪囊显微照片显示固有层中有致密的海绵体系统，注意容量血管以及节流静脉（HE 染色，×100）

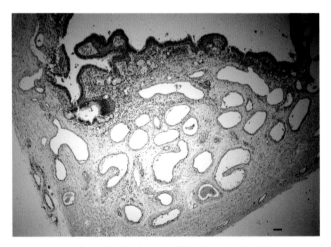

图 2.66 正常泪道系统的组织学图片：泪囊显微照片，显示致密的上皮下静脉丛形成的海绵体系统（HE 染色，×40）

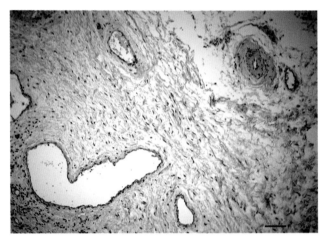

图 2.68 正常泪道系统的组织学图片：泪囊壁的显微照片显示出大的节流静脉和小动脉。该血管系统被认为在泪液生理中起重要作用（HE 染色，×100）

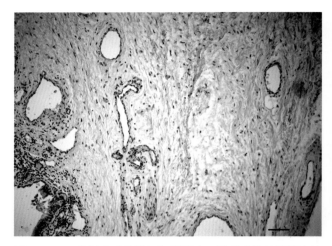

图 2.69　正常泪道系统的组织学图片：泪囊壁的显微照片显示在血管丛之间密集排列的胶原结缔组织（HE 染色，×100）

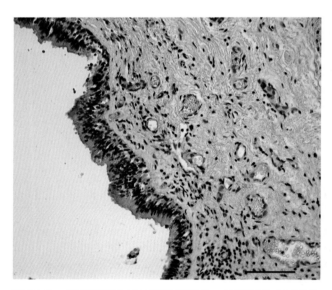

图 2.70　正常泪道系统的组织学图片：显示泪囊内衬的柱状上皮及管腔（HE 染色，×100）

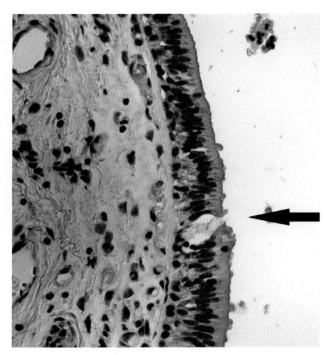

图 2.71　正常泪道系统的组织学图片：高倍镜下显示泪囊的内衬细胞。注意朝向管腔的黏液腺开口（黑色箭头）（HE 染色，×200）

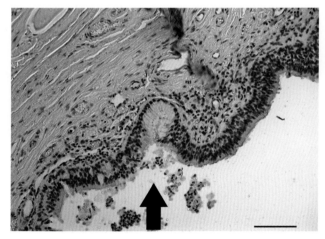

图 2.72　正常泪道系统的组织学图片：高倍镜下显示泪囊的内衬细胞。注意朝向管腔的大黏液腺开口（黑色箭头）（HE 染色，×100）

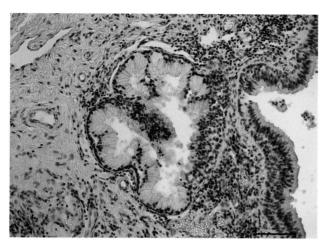

图 2.73　正常泪道系统的组织学图片：高倍镜下可见泪囊上皮下的浆液性腺体（HE 染色，×200）

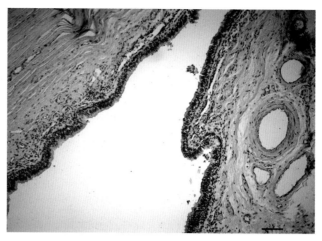

图 2.75　正常泪道系统的组织学图片：纵切面高倍镜下可见泪囊向鼻泪管的过渡。注意与较宽的泪囊相比，鼻泪管的管腔较狭窄（HE 染色，×100）

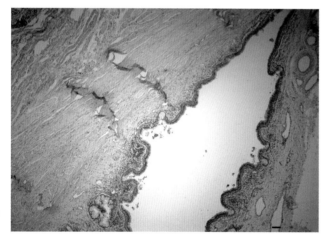

图 2.74　正常泪道系统的组织学图片：显微镜下纵切面显示大泪囊向狭窄鼻泪管的过渡（HE 染色，×100）

正常泪道系统的超微
结构解剖

3

　　超微结构的研究有助于从细胞和亚细胞水平理解组织功能和病变[1-3]，这可通过使用扫描和透射电镜进行检查来实现。健康泪道系统的扫描电子显微镜（SEM）检查显示，泪点的远端部和泪小管垂直部近端的大部之间有明显的解剖学连接。这样的解剖连接也存在于泪囊和鼻泪管之间。与正常的平滑结构相比，泪小管的黏膜偶尔形成皱褶，这些可能代表泪道系统的瓣膜结构。在泪小管附近，可见排列整齐的轮状纤维。泪囊底部发现了其他地方未曾发现的特殊腺体，但其功能尚不清楚。泪囊和鼻泪管管壁显示出密集的血管丛，包括宽管腔动脉、节流静脉和大的容量血管。泪囊的黏膜显示出明显增多的黏膜下淋巴滤泡。这些形态学的研究对于加深我们对解剖生理学的认知很有帮助，可以更好地理解临床和诊治患者。

参考文献

1. Ali MJ, Baig F, Lakshman M, et al. Scanning electron microscopic features of the external and internal surfaces of normal adult lacrimal drainage system. Ophthal Plast Reconstr Surg, 2015,31:414–417.
2. Adenis JP, Loubet A, Leboutet MJ, et al.Ultrastructural morphology at the different levels of the lacrimal passage mucosa. Arch Anat Cytol Pathol, 1980,28:371–375.
3. Thale A, Paulsen F, Rochels R, et al. Functional anatomy of the human efferent tear ducts: a new theory of tear outflow mechanism. Graefes Arch Clin Exp Ophthalmol, 1998,236:674–678.

图像来自 Ali, et al. Ophthal Plast Reconstr Surg, 2015, 31: 414–417, 2015;31:103–107.

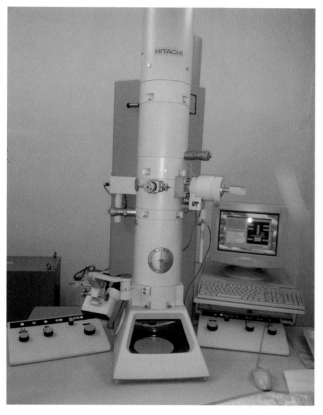

图 3.1　透射电子显微镜 (TEM)

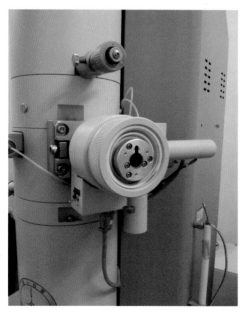

图 3.2　与电子室相连的样品加载室

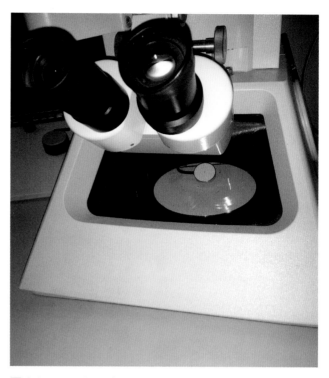

图 3.3　TEM 的观察系统

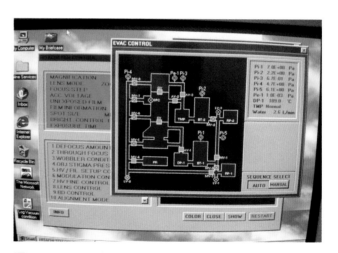

图 3.4　TEM 软件控制台

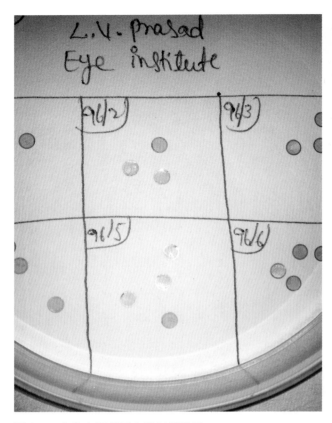

图 3.5 安装在铜载网上的超薄样品

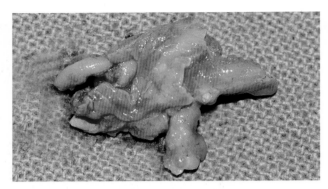

图 3.7 完整的泪道系统样本

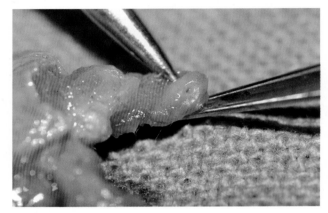

图 3.8 图示组织包括泪道系统近端（含泪点）

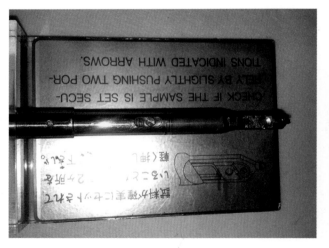

图 3.6 将铜载网牢固地放在载体上，然后将其插入图 3.2
所示的样品加载室

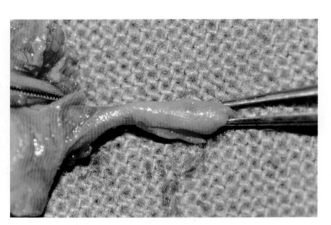

图 3.9 泪囊 – 鼻泪管连接处和较细的鼻泪管

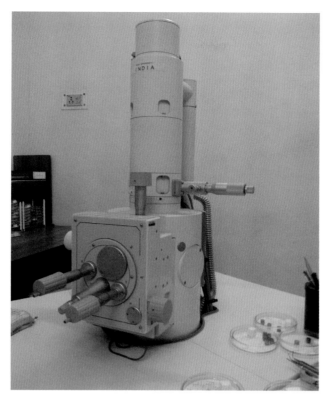

图 3.10 扫描电子显微镜 (SEM)

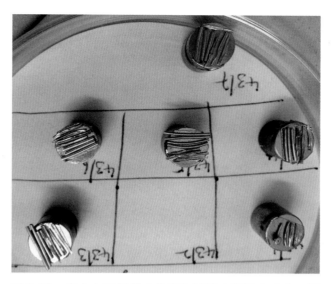

图 3.12 多个人工泪管（单管和双泪小管置入式人工泪管）放置在多个 SEM 的样品柱上

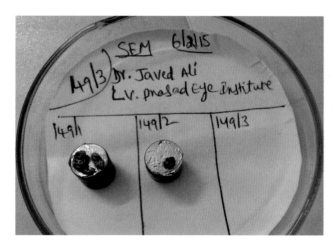

图 3.11 放置在样品柱上的泪道组织。与图 3.5 的 TEM 样本相比较

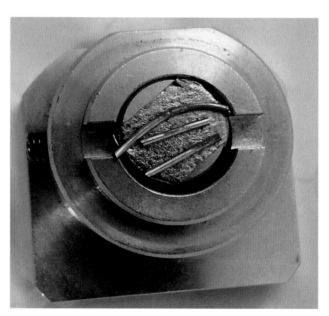

图 3.13 样品柱上的人工泪管放大图像。注意其镀金层

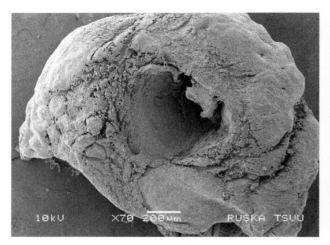

图3.14　泪点的SEM图像：泪点端视图显示泪点的中央腔和边缘（SEM，×70）

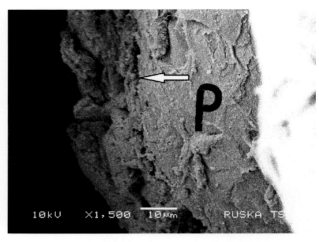

图3.17　泪点的SEM图像：另一例泪道样本示明显的连接区域（箭头）。注意光滑的泪点内表面（P）。（SEM，×1500）（SEM，×1500）

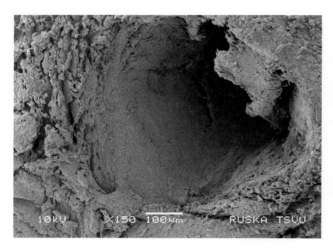

图3.15　泪点的SEM图像：放大显示清晰的管腔细节（SEM，×150）

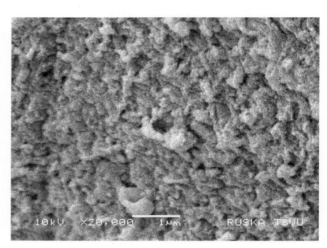

图3.18　泪点的SEM图像：规则的泪小管上皮细胞中偶见大杯状细胞（SEM，×20000）

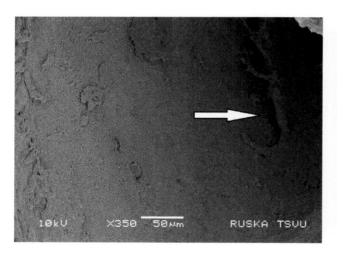

图3.16　泪点的SEM图像：显示泪点光滑的内表面与交界区域（箭头）（SEM，×350）

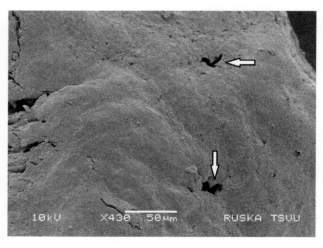

图3.19　泪点的SEM图像，显示泪点边缘超微结构。注意节流静脉的存在（箭头）（SEM，×430）

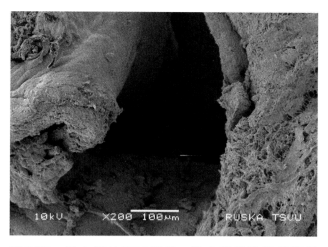

图 3.20　泪小管的 SEM 图像：泪小管管腔的端视图
（SEM，×200）

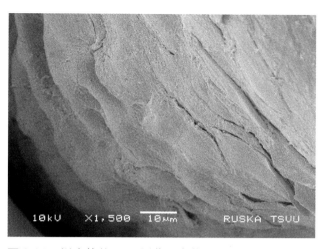

图 3.23　泪小管的 SEM 图像：高倍下显示瓣膜区域表面
有大量的黏膜皱褶（SEM，×1500）

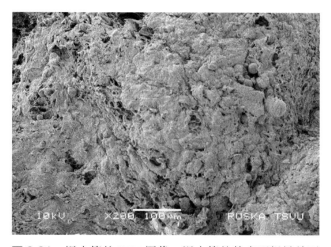

图 3.21　泪小管的 SEM 图像：泪小管的外表面粗糙并可
见大的胶原束（SEM，×200）

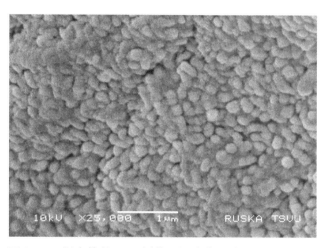

图 3.24　泪小管的 SEM 图像：泪小管上皮区可见光滑上
皮，伴少量杯状细胞（SEM，×25000）

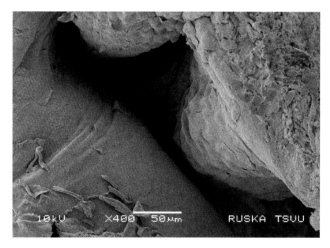

图 3.22　泪小管的 SEM 图像：泪小管端视图可见平滑表
面，在另一端可见瓣膜样隆起（SEM，×400）

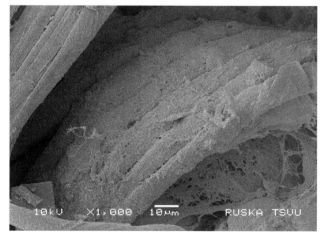

图 3.25　泪小管的 SEM 图像：眼轮匝肌与附近胶原纤维
的清晰排列，可能是 Horner 肌（SEM，×1000）

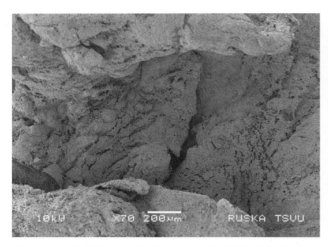

图 3.26　泪囊的 SEM 图像：注意泪囊粗糙的外表面（SEM，×70）

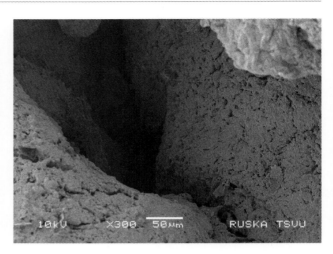

图 3.29　泪囊的 SEM 图像：泪囊端视图显示宽的泪囊腔（SEM，×300）

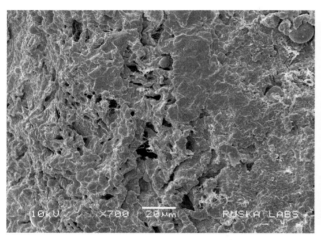

图 3.27　泪囊的 SEM 图像：泪囊壁的图像显示密集的血管丛（SEM，×700）

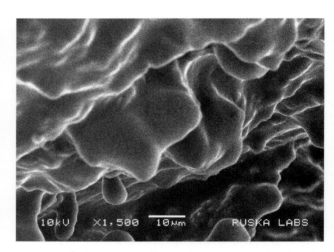

图 3.30　泪囊的 SEM 图像：泪囊表面显示出许多褶皱样不规则突起，以及少量大的绒毛状结构（SEM，×1500）

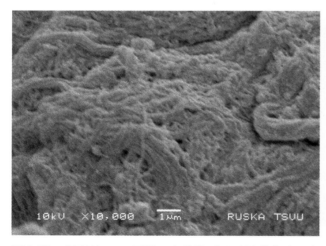

图 3.28　泪囊的 SEM 图像：高倍镜下显示泪囊囊壁肌肉束与胶原纤维的关系（SEM，×10000）

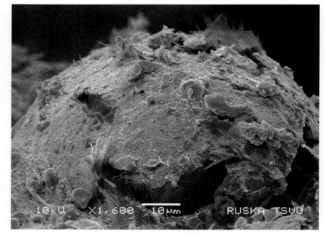

图 3.31　泪囊的 SEM 图像：显示边界清楚的黏膜和其下隆起的淋巴滤泡（SEM，×1600）

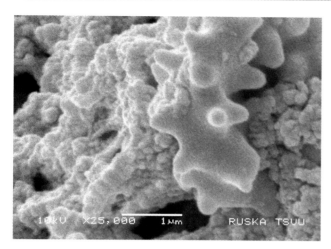

图 3.32　泪囊的 SEM 图像：被覆上皮的腺体结构以及上皮表面的导管开口（SEM，×25000）

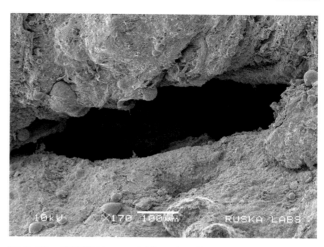

图 3.35　鼻泪管的 SEM 图像：鼻泪管端视图显示的鼻泪管腔（SEM，×170）

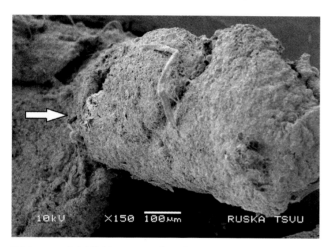

图 3.33　鼻泪管的 SEM 图像：低倍镜下显示泪囊与鼻泪管之间的交界处（箭头）外表面图像（SEM，×150）

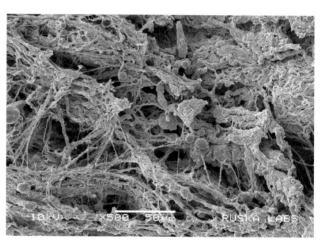

图 3.36　鼻泪管的 SEM 图像：高倍镜下显示嵌于致密大胶原蛋白基质中的血管丛开口（SEM，×500）

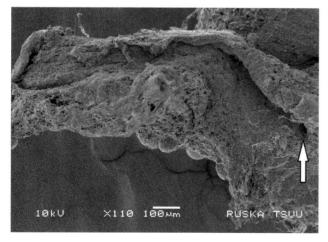

图 3.34　鼻泪管的 SEM 图像：泪囊和鼻泪管远端的纵切面显示鼻泪管的管腔和泪囊 - 鼻泪管交界处（箭头）（SEM，×110）

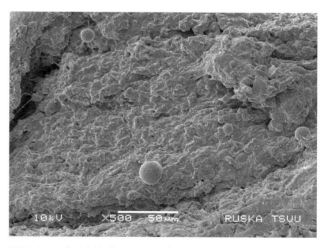

图 3.37　鼻泪管的 SEM 图像：鼻泪管褶皱样内表面（SEM，×500）

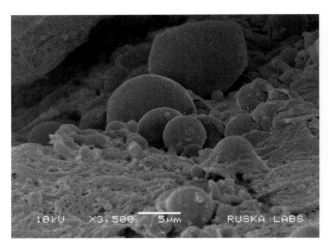

图 3.38 鼻泪管的 SEM 图像：显示鼻泪管内表面具有绒毛状结构的大杯状细胞（SEM，×3500）

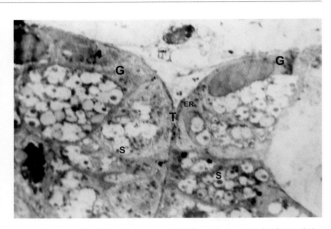

图 3.41 正常鼻黏膜的 TEM 图像：可见具有紧密细胞间连接（T）的腺细胞、大量高尔基体（G）、众多分泌颗粒（S）和致密内质网（ER）（OM，×3474）

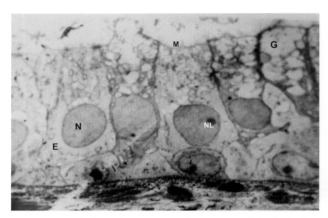

图 3.39 正常鼻黏膜的 TEM 图像：显示正常的鼻黏膜上皮。有紧密连接的正常上皮细胞（E）、正常细胞核（N）和核仁（NL）。注意其中的杯状细胞（G）和微绒毛（M）。原始倍率（OM，×2895）

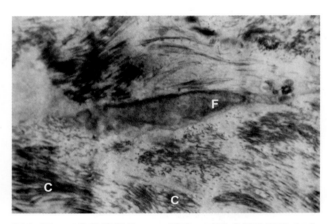

图 3.42 正常鼻黏膜的 TEM 图像：可见成纤维细胞（F）和周围的胶原纤维（C）（OM，×5790）

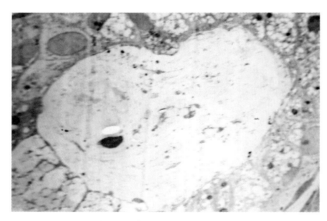

图 3.40 正常鼻黏膜的 TEM 图像：可见大杯状细胞，其细胞核位于一侧（OM，×3860）

鼻内镜系统

4

内镜泪道手术正日益成为泪道科医生日常工作中的一部分。精心设计的手术室和训练有素的助手，与配套的仪器装备同样重要。显然，最重要的是需要有一套良好的内镜系统，尤其是高清晰度的内镜系统，以获得满意的手术体验[1-5]。经鼻内镜泪道手术既需要具有基本功能的鼻窦外科内镜手术配套设备，又需要眼科手术配套设备。其中应包括一组 4mm 和 2.7mm 多角度的镜头，一根指引泪囊位置的导光纤维探头，一个进入鼻腔长度足够的带细长手柄的斜 15° 刀，一个能够自由剥离开黏膜瓣的剥离器；一把可钳夹黏膜及骨碎片的直钳和 45° 角的 Blakesley 钳；一个用于黏膜修整的 4mm Trucut 刀和一个可以去除骨质的 2.5mm 金刚石钻头，一个标准的鼻窦吸引器，一把用于切开泪囊的角膜刀。如果计划置入人工泪管，还需要硅胶人工泪管。

参考文献

1. Olver J. Adult lacrimal surgery. In: Olver J, editor. Colour atlas of lacrimal surgery. Oxford: Butterworth-Heinemann, 2002: 91–145.
2. Tsirbas A, Wormald PJ. Mechanical endonasal dacryocystorhinostomy with mucosal flaps. Br J Ophthalmol, 2002,87:43–47.
3. Costello R, Whittet HB. Rigid endoscopy in the outpatient clinic. J Laryngol Otol, 2015,129:502–503.
4. Tschabitscher M, Di Leva A. Practical guidelines for setting up an endoscopic/skull base cadaver laboratory. World Neurosurg, 2013,79:1–7.
5. Ali MJ, Singh S, Naik MN. The utility of continuously variable view rigid endoscope in lacrimal surgeries: firstintraoperative experience. Ophthal Plast Reconstr Surg, 2016,32:477–480.

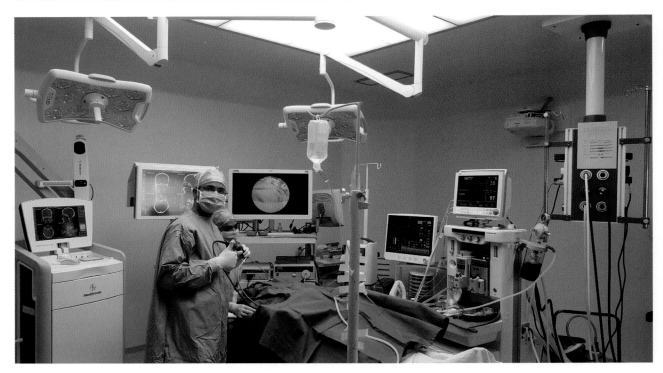

图 4.1　现代化的泪道手术室

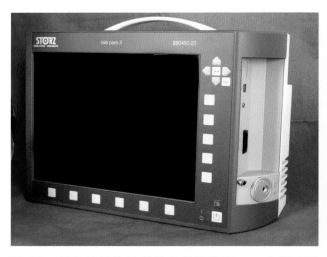

图 4.2　带有显示和录像设备的精致型 OPD 内镜系统
（TelepackX®，Karl Storz）

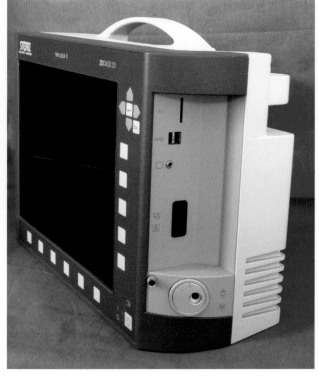

图 4.3　Telepack® OPD 内镜系统，有多个输入和输出插口

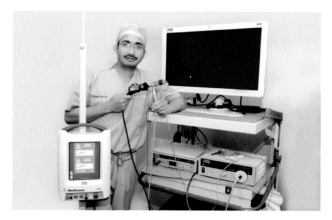

图 4.4 高清内镜手术系统

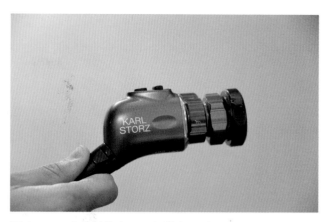

图 4.7 三芯片摄像头，可提供令人满意的术中高清图像

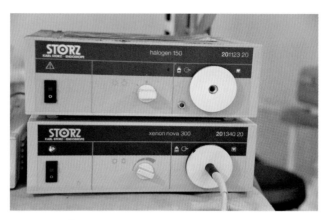

图 4.5 卤素灯和氙灯照明系统。氙灯提供近乎自然的光照

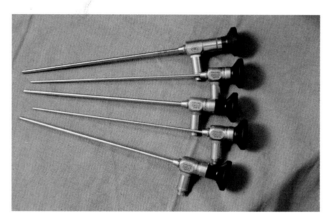

图 4.8 一套不同直径和视角的镜头

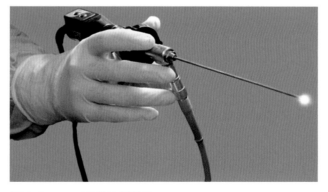

图 4.6 OPD 两芯片摄像头

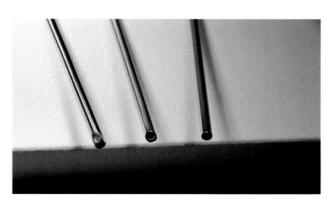

图 4.9 一组不同视角的镜头

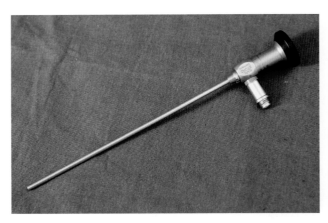

图 4.10　4mm 0° 镜头，最常用于成人

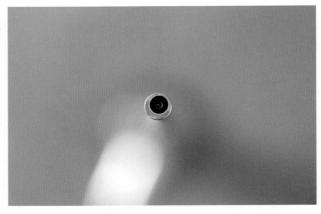

图 4.12　4mm 0° 镜头的头端，其形状决定了成像角度

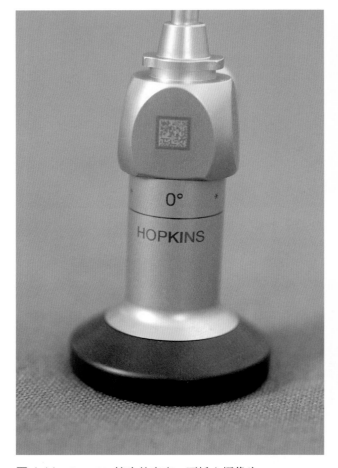

图 4.11　4mm 0° 镜头的底座，可插入摄像头

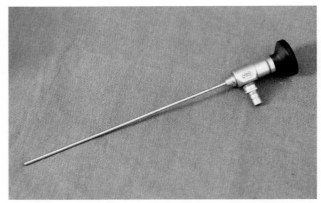

图 4.13　2.7mm 0° 镜头。注意与图 4.10 相比要细得多。这是最常用于 OPD 检查和小儿泪道手术的镜头

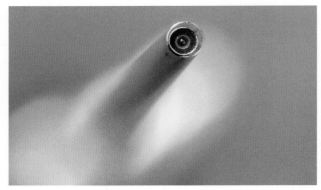

图 4.14　4mm 30° 镜头的头端。注意与图 4.12 进行比较

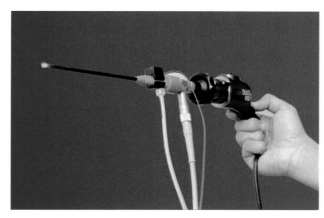

图 4.15 具有三芯片高清摄像头的现代镜头组件。请注意组件中的自灌注清洁镜头护套，必要时，在术中不需要取出镜头就可清洁

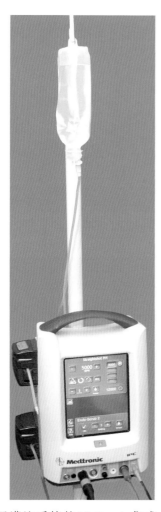

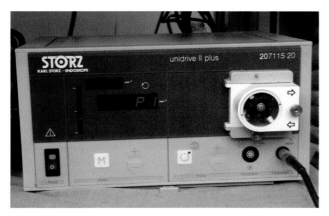

图 4.16 内置灌溉系统的 Storz 内镜骨钻系统

图 4.18 内置灌注系统的 Medtronic 集成式动力控制台（Medtronic Integrated Power Console®）

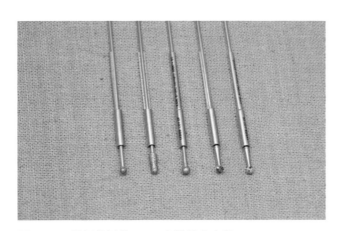

图 4.17 常规使用的 Storz 内镜钻头套件

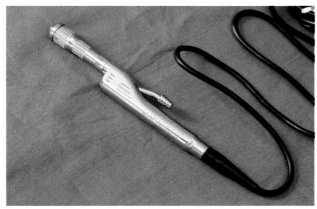

图 4.19 第二代（M2）骨钻手柄

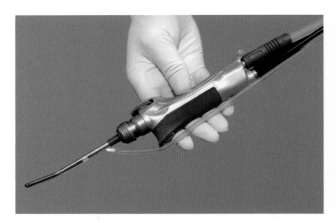

图 4.20 第四代（M4）骨钻手柄

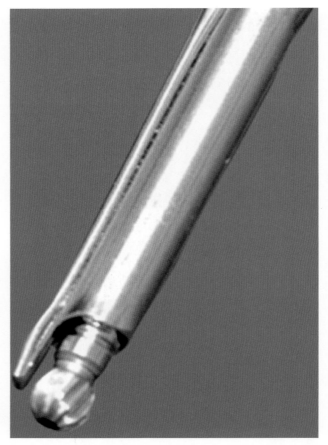

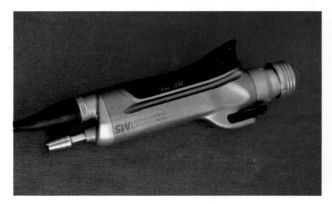

图 4.21 第五代（M5）骨钻手柄

图 4.23 直的 DCR 磨头可以很好地去除骨头。注意邻近磨头的灌注套还可保护附近的组织

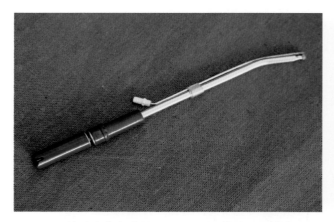

图 4.22 特殊弯曲角度的 DCR 金刚石钻头用于制作上方骨孔。注意邻近钻头的灌注套还可保护附近的组织

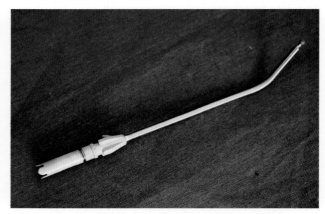

图 4.24 45° 弯曲钻头，适用于较少见的外伤后患者制作骨孔特别困难的情况

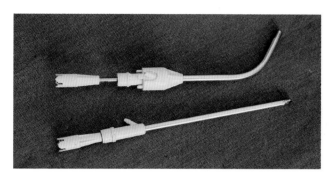

图 4.25 直头和弯头的微钻

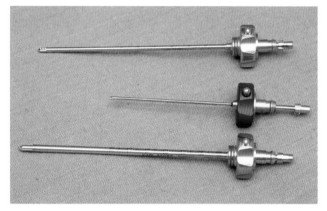

图 4.26 一套直头的微钻

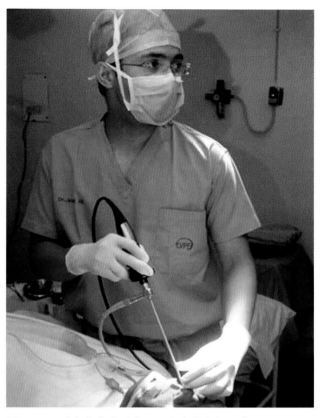

图 4.28 手术中术者通常立于患者的右侧。参见图 4.1

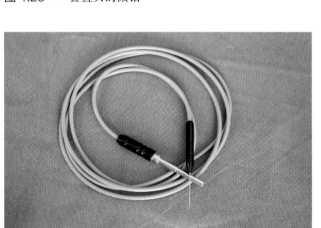

图 4.27 可经泪小管插入的导光纤维，初学者可用其评估泪囊的位置

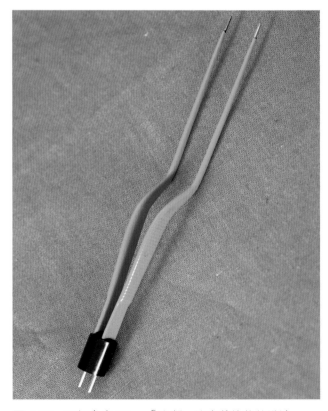

图 4.29 双极鼻内 Ellman® 电凝。注意其枪状的设计

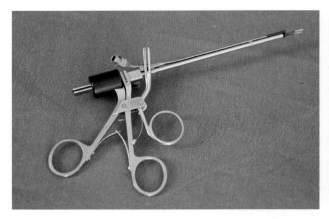

图 4.30　同时具有抽吸功能的 Wormald 双极电凝

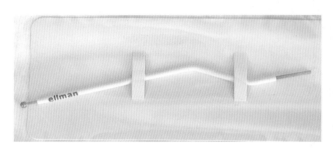

图 4.31　鼻内单极 Ellman® 电凝。注意其枪状的设计

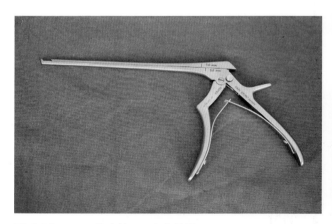

图 4.32　3mm 鼻内镜 DCR 咬骨钳

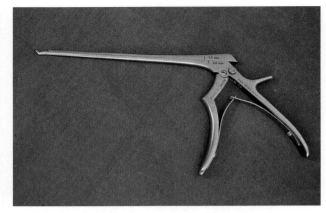

图 4.33　2mm 鼻内镜 DCR 咬骨钳

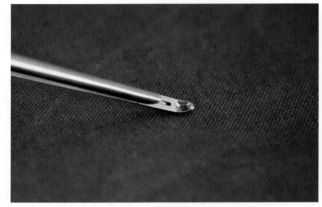

图 4.34　直头鼻内镜 DCR 咬骨钳

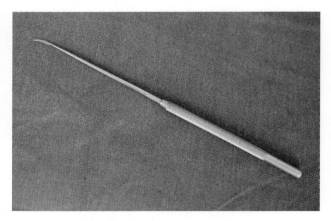

图 4.35　镰状刀

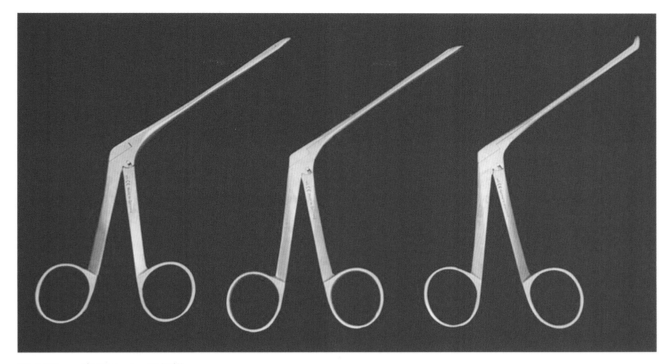

图 4.36　一套 Blakesley 组织钳

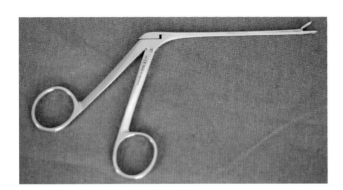

图 4.37　直头 Blakesley 组织钳

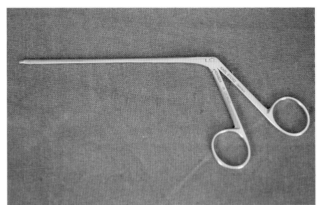

图 4.39　筛窦咬骨钳或鳄鱼钳

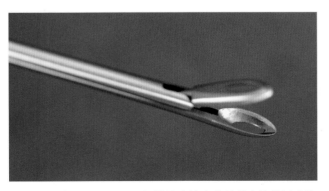

图 4.38　直头 Blakesley 组织钳的尖端有多种潜在的使用功能

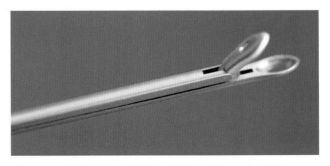

图 4.40　筛窦咬骨钳的尖端。注意与图 4.37 相比较

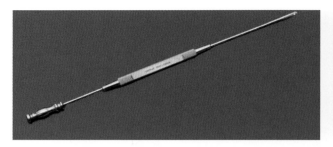

图 4.41 吸引式剥离器

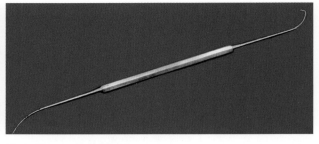

图 4.45 双头球形探针

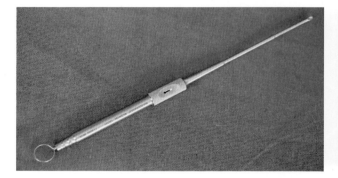

图 4.42 Wormald 可吸引和切割的剥离器

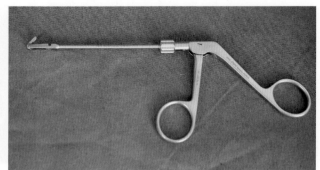

图 4.46 反咬钳

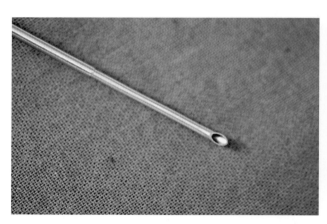

图 4.43 Wormald 吸引式剥离器特写，边缘锐利可以用于切割

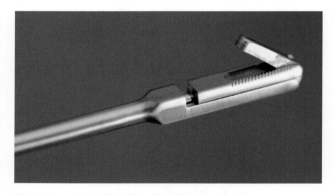

图 4.47 反咬钳的头端。注意翻转的咬切端

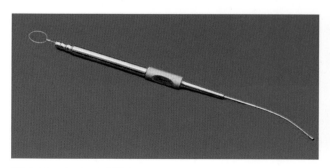

图 4.44 细小吸引器头

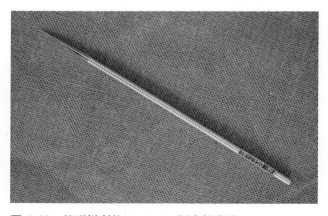

图 4.48 锥形锐利的 Nettleship 泪点扩张子

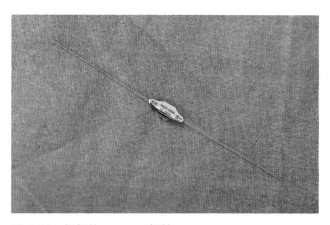

图 4.49 细长的 Bowman 探针

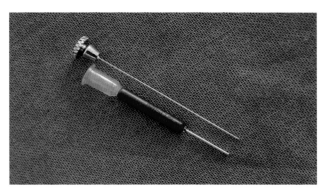

图 4.50 Sisler 环钻

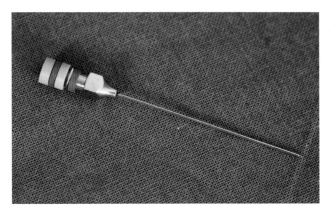

图 4.51 Huco 环钻

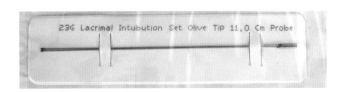

图 4.52 Crawford 双泪小管置管系统

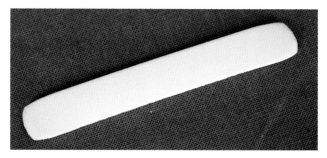

图 4.53 常规 Merocel® 鼻用敷料

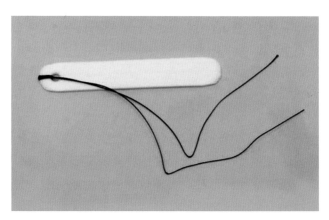

图 4.54 一端带有牵引线的 Merocel® 鼻用敷料

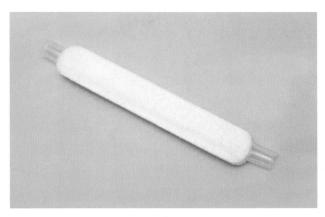

图 4.55 带通气管的 Merocel® 鼻用填塞敷料

溢泪的评估

溢泪或流泪是眼部最常见的症状之一。尽管大多数情况下溢泪都是由于泪液流出途径不畅引起，但其他原因如眼睑及附属器疾病以及角膜和眼表疾病也可导致。在这种情况下，重要的是要区分以下两种情况：溢泪和假性溢泪或泪液分泌过多[1-3]。真正的溢泪是指因泪道流出途径受阻而流泪。而泪液分泌过多是指由于角膜和结膜表面受到刺激而引起的反射性泪液分泌增多导致的流泪，如干眼、角膜擦伤、角膜异物等。区分解剖性和功能性泪道阻塞也很重要。解剖性阻塞是指泪液流出通路中任一位置的病理性阻塞。泪点、泪小管狭窄和阻塞，鼻泪管阻塞（NLDO）等是解剖性阻塞的常见原因。在功能性阻塞中，泪液流出通路在解剖学上是通畅的，但有泪泵功能障碍。这可能是由于泪道之外的疾病，如面部麻痹、眼睑松弛和外翻所致。因此，需要进行详细而全面的评估以明确流泪的原因，并进行适当的处理。评估的目的是区分真正的溢泪和泪液分泌过多，区分病因是阻塞性的还是非阻塞性的，如为阻塞性溢泪，则要确定阻塞的部位。具体的评估包括病史采集、专科检查、泪道冲洗和探查、辅助检查和鼻腔检查等。泪道冲洗和探查见本章后文。

参考文献

1. Hurwitz JJ. The lacrimal system. Philadelphia, PA: Lippincott-Raven Publishers, 1996: 23–29.
2. Kominek P, Della Rocca RC, et al. Diagnostics. In: Weber RK, Keerl R, Schaefer SC, Della Rocca RC, editors. Atlas of lacrimal surgery. New York, NY: Springer, 2007: 29–51.
3. Lavrich JB, Nelson LB. Disorders of the lacrimal system apparatus. Pediatr Clin North Am, 1993,40:767–776.

图 5.37~ 图 5.50 图注由 Swati Singh（LJEI, Ambala）与作者共同完成。

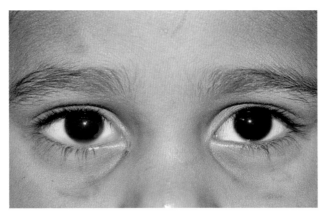

图 5.1 荧光素染料消失试验（FDDT）：图为儿童试验 5 分钟时染料清除不对称的照片。注意染料残留在右眼中，而在左眼完全消失

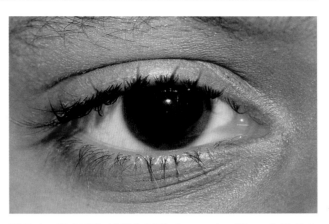

图 5.4 荧光素染料消失试验（FDDT）：图 5.3 中患者右眼的放大图片

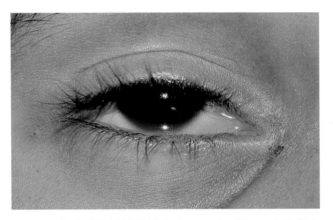

图 5.2 荧光素染料消失试验（FDDT）：图 5.1 中患者右眼放大的图片。注意染料残留

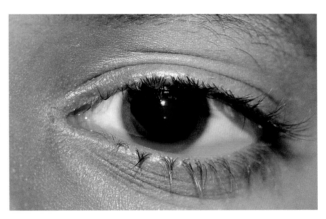

图 5.5 荧光素染料消失试验（FDDT）：图 5.3 中患者左眼的放大图片。注意与图 5.4 的染料残留量相比较

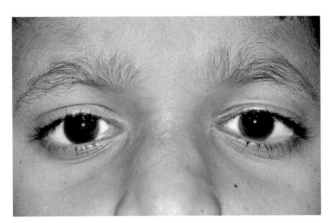

图 5.3 荧光素染料消失试验（FDDT）：图为儿童试验 5 分钟时双眼染料残留的照片。注意左眼残留染料比右眼更多

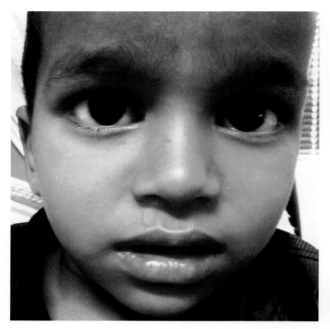

图 5.6 荧光素染料消失试验（FDDT）：先天性鼻泪管阻塞的儿童探通后照片。注意两侧染料都有明显的清除。偶尔，如本例所示，染料可能从鼻孔流出而不是流向鼻咽

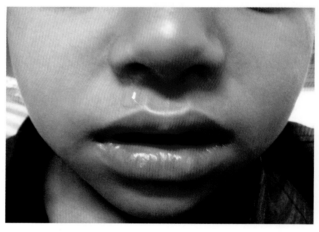

图 5.7 荧光素染料消失试验（FDDT）：图 5.6 中患者照片，注意染料从右侧鼻孔流出

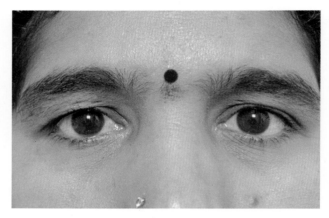

图 5.8 荧光素染料消失试验（FDDT）：试验 5 分钟时双侧染料清除延迟和轻度不对称

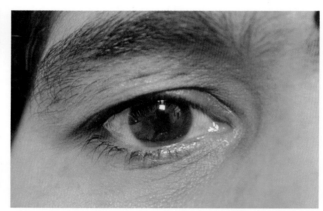

图 5.9 荧光素染料消失试验（FDDT）：图 5.8 中患者的右眼图片。注意右眼的染料残留

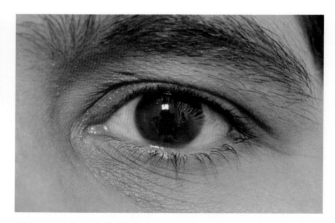

图 5.10 荧光素染料消失试验（FDDT）：图 5.8 中患者的左眼图片。注意与右眼相比较

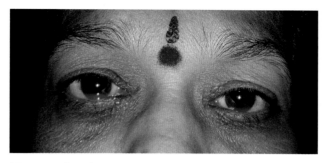

图 5.11 荧光素染料消失试验（FDDT）：试验 5 分钟双眼染料残留的图片。注意与图 5.3 及图 5.8 比较

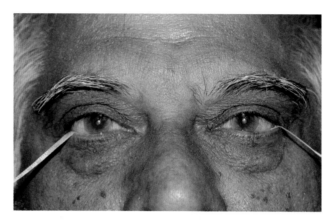

图 5.12 照片示用以评估泪液分泌过多引起溢泪的 Schirmer 实验

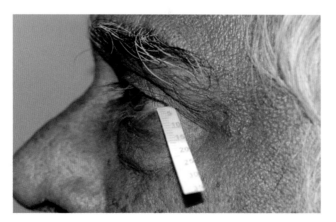

图 5.13 图 5.12 中患者左眼的照片。注意拍照时条带上的标记显示润湿长度达 15mm

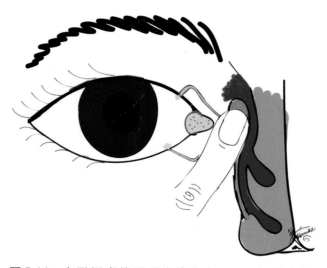

图 5.14 右眼泪囊挤压反流检查（ROPLAS）示意图：ROPLAS 阳性通常会提示鼻泪管阻塞（图片提供者：Himika Gupta，Mumbai）

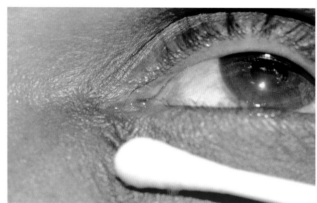

图 5.15 左眼 ROPLAS 检查。注意棉棒压迫肿胀的泪囊区

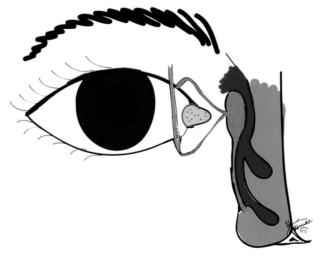

图 5.16 用泪点扩张子扩张右下泪点示意图。注意扩张子应垂直进入（图片提供者：Himika Gupta，Mumbai）

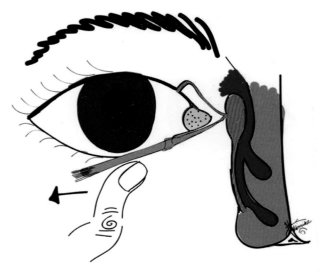

图 5.17 示意图示右下泪点和近端泪小管。注意现在扩张子处于水平位置并向外牵拉下眼睑（图片提供者：Himika Gupta, Mumbai)

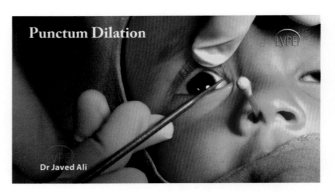

图 5.18 照片示使用 Nettleship 扩张子扩张右上泪点

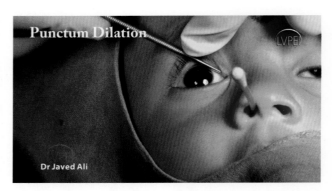

图 5.19 照片示使用 Nettleship 扩张子扩张右上泪点和近端泪小管

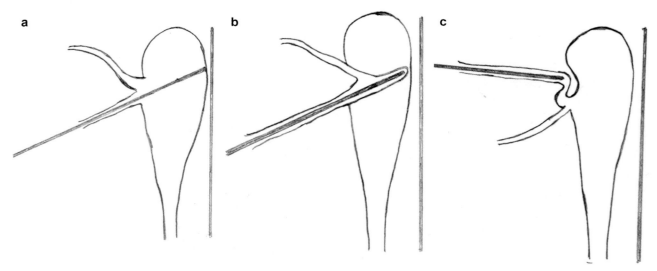

图 5.20 泪道探查示意图：当探针触及泪囊和内侧骨壁时可感受到一个硬性的抵抗（a）。如果发生泪小管阻塞，探针会将泪囊外侧壁顶向内侧壁，并触及一个软性的抵抗（b）。在向外横向牵拉眼睑力量不足时，探针会将泪小管壁顶向泪囊，则会触及一个假性软性抵抗（c）（图片提供者：Sima Das, SCEH, Delhi）

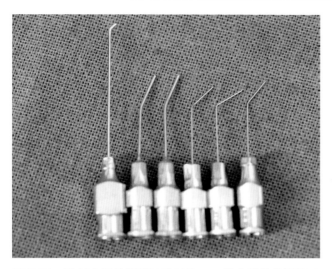

图 5.21　选择合适的泪道冲洗针头：一组尖锐带角度的冲洗针头，应避免用于泪道冲洗

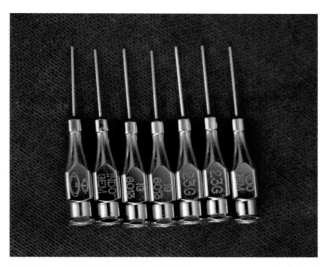

图 5.24　选择合适的泪道冲洗针头：23G 和 25G 直冲洗针头是泪道冲洗的首选

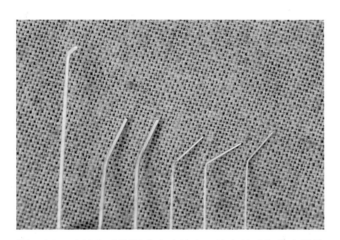

图 5.22　选择合适的泪道冲洗针头：放大显示各种尖锐的带角度的冲洗针头，这类针头应避免用于泪道冲洗

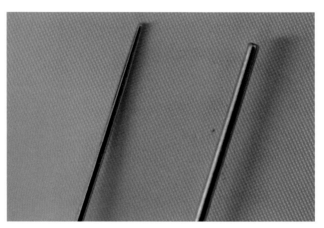

图 5.25　选择合适的泪道冲洗针头：23G 和 25G 直冲洗针头的尖端

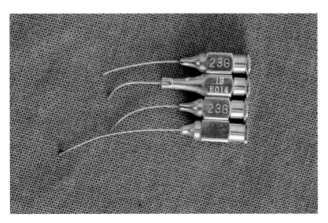

图 5.23　选择合适的泪道冲洗针头：一组弯曲的或带角度的平滑的冲洗针头，应避免用于泪道冲洗

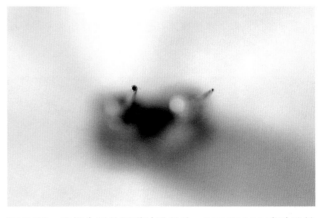

图 5.26　选择合适的泪道冲洗针头：23G 和 25G 直冲洗针头顶端视图。注意光滑的轮廓。23G 用于成人，25G 用于儿童

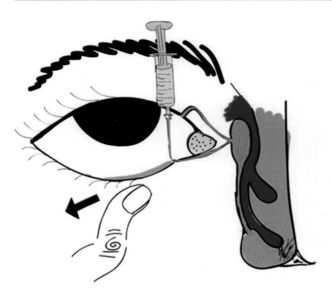

图 5.27　泪道冲洗示意图：自右下泪点进针。注意冲洗针头处于垂直位置（图片提供者：Himika Gupta，Mumbai）

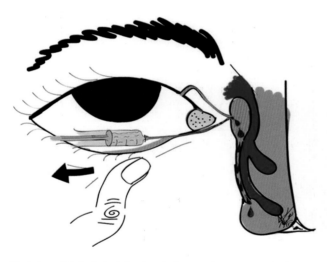

图 5.28　泪道冲洗示意图：自右下泪点进针。注意冲洗针头进入泪囊且处于水平位置，在泪囊内进行冲洗（图片提供者：Himika Gupta，Mumbai）

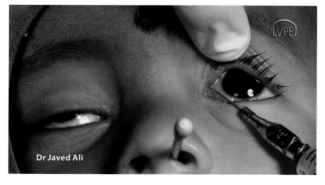

图 5.29　泪道冲洗照片：自左上泪点进针。注意进针时，向外上牵拉上眼睑，以抵消泪小管手风琴效应的影响

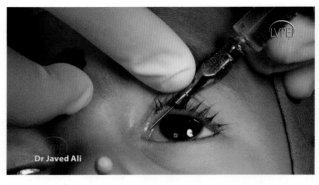

图 5.30　从左上泪点冲洗的照片。注意冲洗针水平进入并与上睑边缘平行，注意向外侧牵拉上眼睑，以抵消泪小管弯曲效应的影响

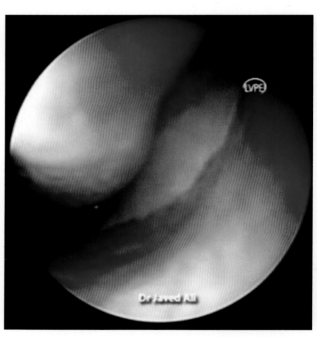

图 5.31　泪道冲洗：左侧下鼻道的内镜视图，示泪道冲洗时染料流出，表明泪道通畅

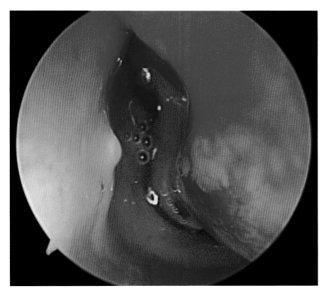

图 5.32　泪道冲洗：右侧下鼻道的内镜检查图像，显示大量染料从下鼻道流出

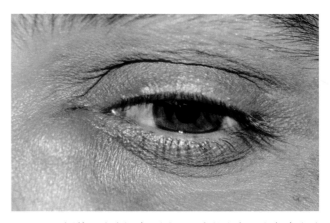

图 5.35　评估无张力泪囊：图 5.34 中的患者，注意冲洗后扩张的泪囊

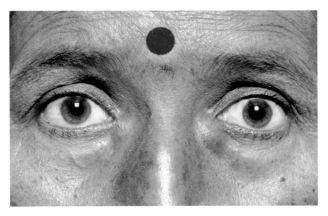

图 5.33　照片显示右侧泪囊膨大扩张，左侧有黏液性囊肿

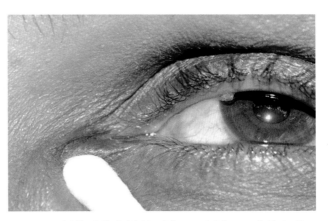

图 5.36　评估无张力泪囊：图 5.34 和图 5.35 中的患者。注意压迫泪囊后，液体进入鼻腔，泪囊减压。但是，上下泪点都没有反流

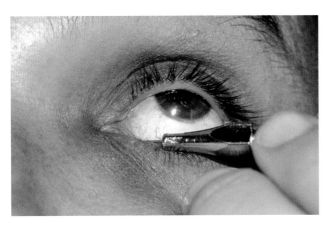

图 5.34　评估无张力泪囊：照片示在左下泪点冲洗，请注意，缓慢冲洗时泪囊扩张并积存液体

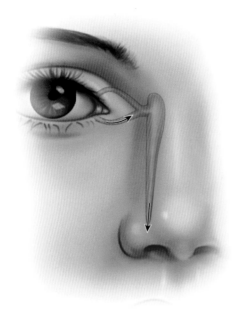

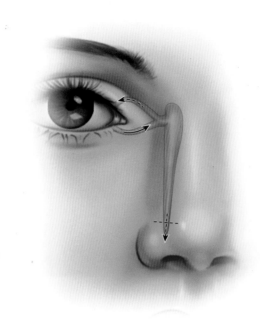

图 5.37　泪道探查冲洗示意图：右侧泪道通畅，自下泪点进针冲洗，鼻泪管通畅

图 5.39　泪道探查冲洗示意图：右侧鼻泪管不全阻塞。从下泪点进针冲洗，冲洗液部分自上泪点反流（虚线），鼻泪管部分通畅（虚线）

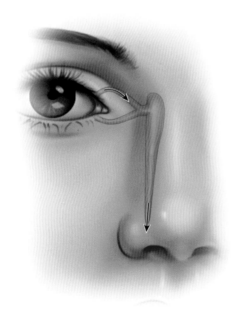

图 5.38　泪道探查冲洗示意图：右侧泪道通畅，自上泪点进针冲洗，鼻泪管通畅

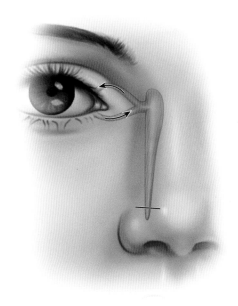

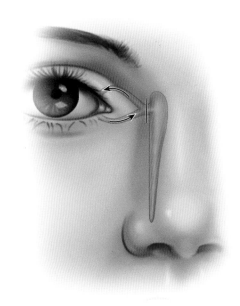

图 5.40　泪道探查冲洗示意图：右侧鼻泪管完全阻塞，从下泪点进针，冲洗液完全从上泪点反流，没有液体通过鼻泪管（实线）

图 5.42　泪道探查冲洗示意图：右侧完全性泪总管阻塞。从下泪点进针，冲洗液完全从上泪点反流。在泪总管水平完全阻塞（实线）

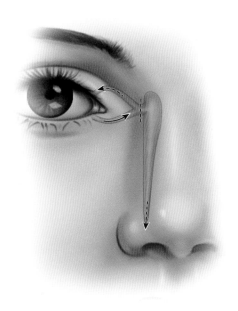

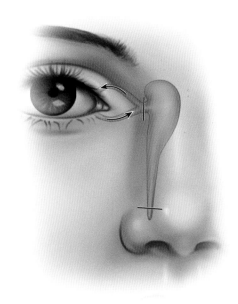

图 5.41　泪道探查冲洗示意图：右侧泪总管阻塞。从下泪点进针，冲洗液部分自上泪点反流，部分通过鼻腔。注意在泪总管处（虚线）遇到的不全性的软性抵抗

图 5.43　泪道探查冲洗示意图：右侧泪囊黏液性囊肿。注意，在泪总管和鼻泪管处完全阻塞，以及扩张的泪囊和明显的冲洗液反流

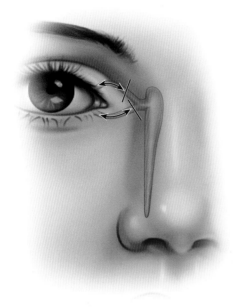

图 5.44　泪道探查冲洗示意图：右侧上泪小管中段和下泪小管远端阻塞，可见明显的冲洗液从原泪点反流

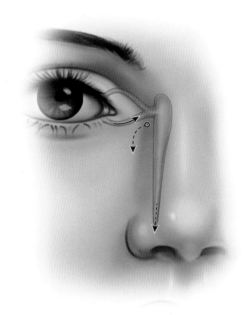

图 5.46　泪道探查冲洗示意图：泪道瘘管。注意从下泪点进针，冲洗液部分从瘘管流出，部分通过鼻泪管流出

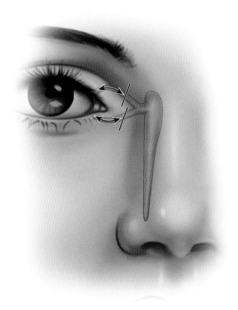

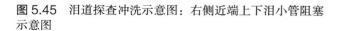

图 5.45　泪道探查冲洗示意图：右侧近端上下泪小管阻塞示意图

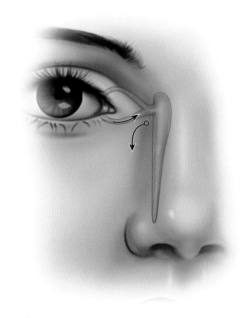

图 5.47　泪道探查冲洗示意图：泪道瘘管。注意从下泪点冲洗，液体全部从瘘管流出，没有通过鼻泪管流出

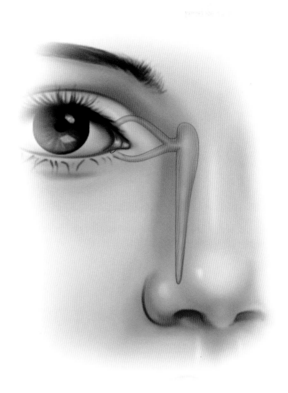

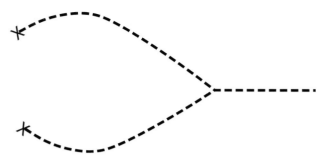

图 5.50 泪道探查冲洗示意图：显示完整的泪点和发育良好的泪小管

图 5.48 泪道探查冲洗示意图：右下泪点狭窄

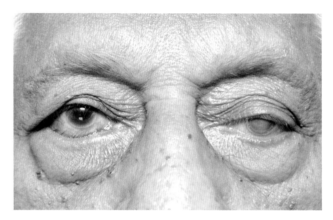

图 5.51 溢泪的其他原因：照片显示右眼下睑睑内翻。注意内翻睫毛在眼睛表面的摩擦

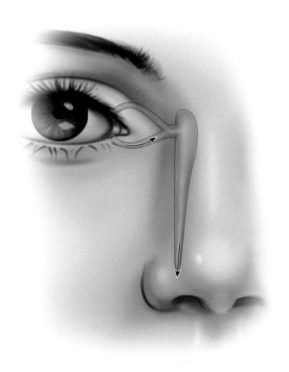

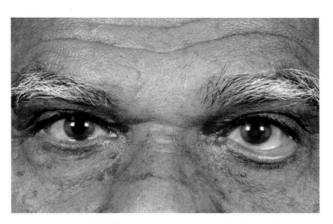

图 5.52 溢泪的其他原因：照片显示左眼下睑睑外翻

图 5.49 泪道探查冲洗示意图：显示右下泪点成形术后从右下泪小管冲洗泪道通畅

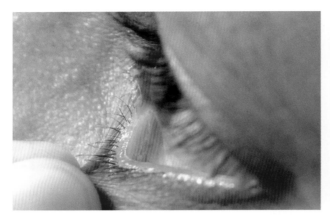

图 5.53 溢泪的其他原因：左眼照片示回弹试验。将下眼睑从眼球上拉开并松开，正常人眼睑会立即回贴到眼球上。这一过程的延迟或患者需要眨眼才能使下眼睑回到原位，反映了眼睑明显松弛，从而可能导致功能性溢泪

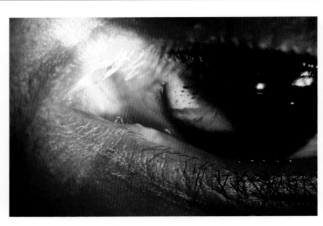

图 5.56 溢泪的其他原因：Centurion 综合征患者左眼裂隙灯显微镜照片。注意泪点 - 眼球分离和明显的泪点外翻

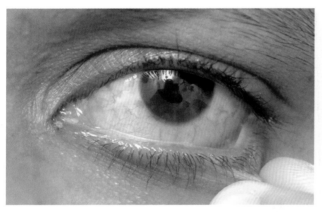

图 5.54 溢泪的其他原因：左眼照片示外侧牵拉试验。下眼睑向外正常拉动，泪点移位不超过 2mm。如果出现明显的泪点移位，反映内眦韧带松弛，这可能导致功能性溢泪

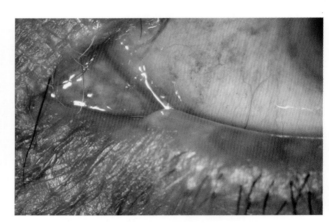

图 5.57 溢泪的其他原因：左下眼睑照片示泪点外翻

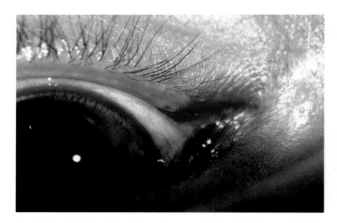

图 5.55 溢泪的其他原因：Centurion 综合征病例的左眼照片（术中视图）。注意泪点 - 眼球不协调和轻度泪点外翻

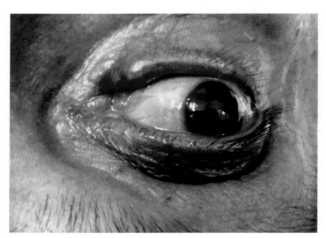

图 5.58 溢泪的其他原因：右下眼睑的照片显示与下眼睑松弛相关的严重的下泪点外翻（图片提供者：Nishi Gupta, SCEH, Delhi）

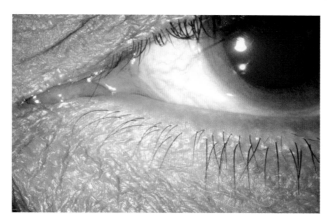

图 5.59 溢泪的其他原因：左下眼睑照片示，泪阜区结膜松弛继发轻微睑 - 球分离

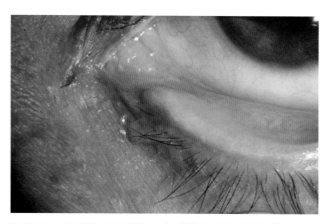

图 5.62 溢泪的其他原因：左下眼睑照片示泪小管水肿，这种炎症虽很轻微，但是在评估溢泪时不应忽视

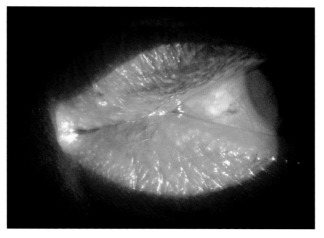

图 5.60 溢泪的其他原因：照片示左眼内侧上下眼睑完全贴合，导致泪点阻塞和溢泪（图片提供者：Abhishek Chandra，Varanasi）

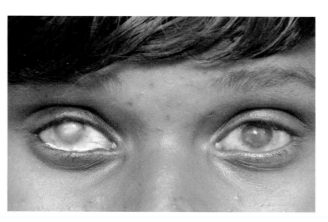

图 5.63 溢泪的其他原因：Stevens-Johnson 综合征患者的照片。任何眼表疾病都可能导致反射性溢泪

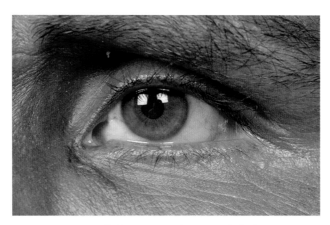

图 5.61 溢泪的其他原因：照片示左眼球内陷，这可导致泪点 - 眼球分离和溢泪

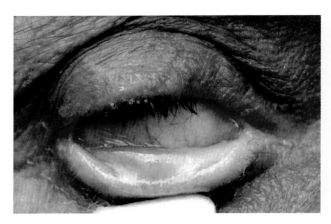

图 5.64　溢泪的其他原因：一例 Stevens-Johnson 综合征患者右下眼睑的照片。注意泪点和泪小管区的角质化

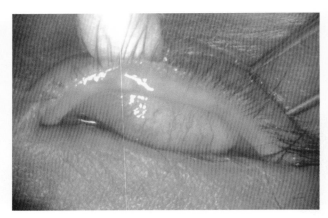

图 5.66　溢泪的其他原因：图 5.65 中患者左上眼睑的照片。注意睑板的水平扭曲（图片提供者：Milind N Naik, LVPEI, Hyderabad）

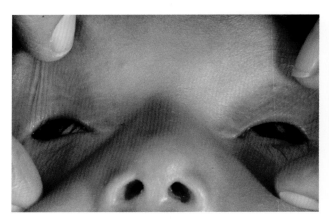

图 5.65　溢泪的其他原因：一例睑板扭曲综合征新生儿的照片。新生儿溢泪是一种常见的症状（图片提供者：Milind N Naik, LVPEI, Hyderabad）

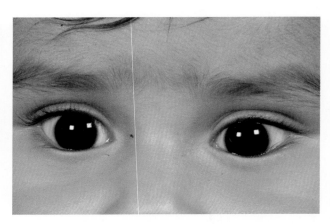

图 5.67　溢泪的其他原因：图 5.65 和图 5.66 中患者的术后照片。注意正常的眼睑，并将它们与图 5.65 中的眼睑进行比较（图片提供者：Milind N Naik，LVPEI，Hyderabad）

溢泪评估表 - 首诊　　　　　　　　　　　　　　　　　编号：

日期：

主诉：

记录

眼别	右眼　左眼　双眼	眼部疾病既往史	
症状持续时间	—— 个月		□ 瘢痕性疾病
			□ 眼睑外伤
相关症状	□ 流泪		□ 泪囊炎
	□ 黏性或结痂	**既往史**	
	□ 视物模糊		
	□ 皮肤刺激 / 表皮剥脱		□ 面部 / 鼻部创伤
	慢性鼻窦炎的症状		□ 慢性鼻窦 / 鼻部疾病
	□ 面部疼痛 / 压痛 / 胀痛		□ 鼻窦 / 鼻部手术
	□ 鼻塞	**药物**	
	□ 鼻腔或后鼻腔分泌物		□ 滴剂 _____
	□ 嗅觉减退 / 丧失		□ 化疗药物 _____
诱因	□ 时间（上午 / 下午）		□ 抗凝剂 _____
	□ 阅读 / 用电脑 / 看电视		□ 抗血小板药物 _____
	□ 寒冷 / 遇风	**过敏**	
	□ 其他_____		

症状评分

（从不　很少　有时　经常　总是）

1. 你流泪的眼睛会影响你吗？	0	1	2	3	4
2. 它是否会影响：					
a 视力	0	1	2	3	4
b 开车	0	1	2	3	4
c 阅读	0	1	2	3	4
d 情绪	0	1	2	3	4
e 工作	0	1	2	3	4
3. 流泪的眼睛会让你感到尴尬吗？	0	1	2	3	4

共计 ——

严重程度评分

右眼　　左眼
（圈一个）

	右眼	左眼
从不	0	0
偶尔流泪	1	1
一天轻擦 2~4 次	2	2
一天轻擦 5~10 次	3	3
一天轻擦 10 次以上	4	4
持续的流泪	5	5

检查

参数	右眼	左眼
泪河高度	□ ≤1mm　□ >1mm	□ ≤1mm　□ >1mm
Schirmer 试验 I * *（如有必要请填写）	□ <10mm　□ 10~30mm　□ >30mm	□ <10mm　□ 10~30mm　□ >30mm
Schirmer 试验 II ** **（如果 Schirmer 试验 I <10mm 请填写）	□ <10mm　□ 10~30mm　□ >30mm	□ <10mm　□ 10~30mm　□ >30mm
泪膜破裂时间	□ ≤10 秒　　□ >10 秒	□ ≤10 秒　　□ >10 秒
眼睑缘疾病（前 / 后睑缘炎）	□ 有	□ 有
倒睫 / 双重睫	□ 有	□ 有
结膜松弛症	□ 中度　□ 阻塞泪点	□ 中度　□ 阻塞泪点
角膜： 　点状浸润 　溃扬 　其他	□ 有 □ 有	□ 有 □ 有
黏液囊肿	□ 有反流　□ 无反流	□ 有反流　□ 无反流

图 5.68　Peter Wormald 的门诊中对溢泪详细评估的评估表（图片提供者：Peter Wormald, Adelaide）

检查（接上表）

参数	右眼	左眼
回弹试验 1 – 2~3 秒　　3 秒至 >5 秒 2 – 4~5 秒　　4 秒至持续外翻	☐ 0　☐ 1　☐ 2　☐ 3　☐ 4	☐ 0　☐ 1　☐ 2　☐ 3　☐ 4
牵拉实验	_____ mm	_____ mm
内眦韧带（MCT）松弛度 1~2mm　　　≥ 3mm 2~3mm　　　4mm 至眨眼也不动	☐ 0　☐ 1　☐ 2　☐ 3　☐ 4	☐ 0　☐ 1　☐ 2　☐ 3　☐ 4
外眦韧带（LCT）松弛度 1 – 2~4mm　　3mm 至 >6mm 2 – 4~6mm　　4mm 至眨眼也不动	☐ 0　☐ 1　☐ 2　☐ 3　☐ 4	☐ 0　☐ 1　☐ 2　☐ 3　☐ 4
泪点位置	☐ 并置　　☐ 向上　　☐ 外翻	☐ 并置　　☐ 向上　　☐ 外翻

其他发现

泪液冲洗

☐ 硬性抵抗　　　　　　　　　　　　☐ 硬性抵抗
☐ 软性抵抗　　　　　　　　　　　　☐ 软性抵抗
在 ___ mm　　　　　　　　　　　　在 ___ mm
部分 ☐　　　　　　　　　　　　　　部分 ☐
完全 ☐　　　　　　　　　　　　　　完全 ☐
☐ 明显反流　　　　　　　　　　　　☐ 明显反流

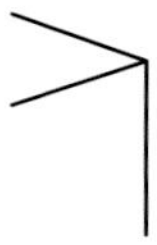

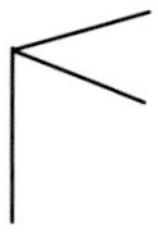

鼻内镜检查

☐ 狭窄　　　　　　　　　　　　　　☐ 狭窄
☐ 鼻中隔偏曲　　　　　　　　　　　☐ 鼻中隔偏曲
☐ 息肉　　　　　　　　　　　　　　☐ 息肉
☐ 鼻窦炎（化脓）　　　　　　　　　☐ 鼻窦炎（化脓）
☐ 其他　　　　　　　　　　　　　　☐ 其他

印象：

检查：　　　　　　　　　　　**计划：**

☐ 泪囊造影

☐ 泪道核素显像检查

☐ CT

☐ 其他

签名　　　　　　　　　　　　　　　　日期

图 5.68　Peter Wormald 的门诊中对溢泪详细评估的评估表（图片提供者：Peter Wormald, Adelaide）（续）

内镜下正常解剖

6

全面了解内镜下的正常解剖对泪道疾病的诊断治疗至关重要。这不仅帮助泪道外科医生辨别正常和病理的情况，而且可为经鼻腔手术奠定基础。鼻孔是通往鼻腔的两个开口[1]，鼻中隔将鼻腔一分为二。鼻中隔由前方的软骨（四边形的／鼻中隔软骨）和后方的骨质（后上方的筛骨垂直板和后下方的犁骨）组成。鼻腔的外侧壁是一个复杂的结构[1-5]。有3~4个成对的鼻甲，每个鼻甲下方有相应的鼻道。中鼻甲是最突出的标志，是筛骨的一部分，通过中鼻甲腋附着于鼻腔外侧壁。泪囊通常位于中鼻甲腋的前面。下鼻甲是最大的鼻甲，占据鼻腔外侧壁的下三分之一。它起源于上颌窦的内侧壁。成人的下鼻甲前端位于鼻腔内1.5~2.0cm，鼻泪管开口于下鼻道[1-5]。

内镜检查技术包括三个步骤，前两个步骤对泪道外科医生来说是很重要的。在第一步中，内镜的位置沿着鼻腔底，在下鼻甲和鼻中隔之间，朝向后鼻孔。第一步可以检查鼻腔的下部，包含鼻泪管开口处的下鼻道以及鼻中隔、鼻咽和咽鼓管开口。然后取出内镜，轻轻地重新插入，以便在中鼻甲和下鼻甲之间进行第二步，以检查中鼻道。在第二步中，检查鼻腔的外侧壁，包括上颌线和中鼻甲的附着处。

参考文献

1. Witterick IJ, Hurwitz JJ. Anatomy of the nose and sinuses. In: Hurwits JJ, editor. The lacrimal system. Philadelphia, PA: Lippincott-Raven, 1996:31–37.
2. Cottle MH. The structure and function of the nasal vestibule. Rhinology. Philadelphia, PA: American Rhinologic Society, 1987:74–86.
3. Woo KI, Maeng HS, Kim YD. Characteristics of intranasal struc-tures for endonasal dacryocystorhinostomy in Asians. Am J Ophthalmol, 2011,152:491–498.
4. Yung MW, Logan BM. The anatomy of the lacrimal bone at the lateral wall of the nose: its significance to the lacrimal surgeon. Clin Otolaryngol Allied Sci, 1999,24:262–265.
5. Ohnogi J. Endoscopic observation of inferior aperture of the naso- lacrimal duct. Jpn J Clin Ophthalmol, 2001,55:650–654.

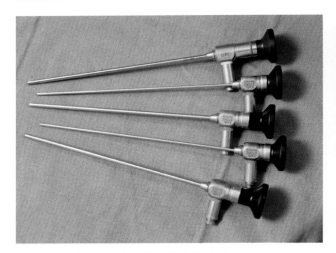

图6.1 一套不同直径和视角的内镜镜头

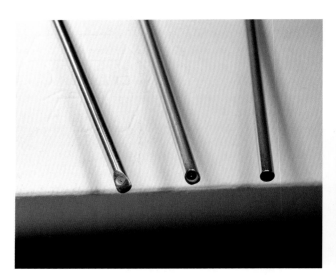

图6.2 不同视角的内镜镜头的头端

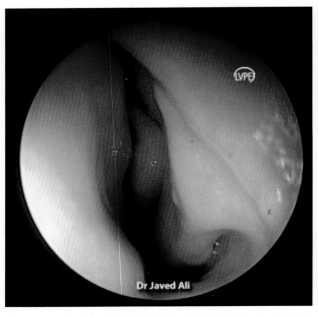

图6.3 左鼻腔入口的内镜视图。注意两个表面，左边的内侧表面是由鼻中隔形成的，与之相对的是附着鼻甲的鼻腔外侧壁

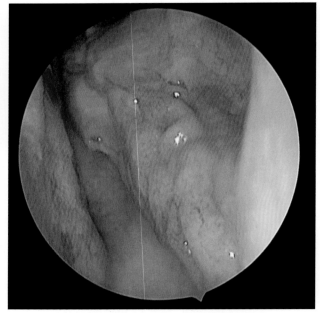

图6.4 左鼻腔的内镜视图，显示鼻腔底

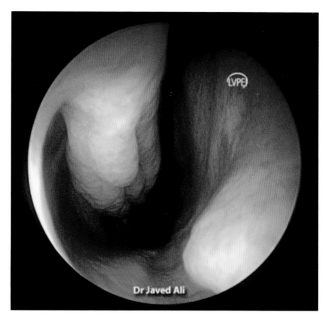

图 6.5 右鼻腔内镜视图，显示下鼻甲和鼻底

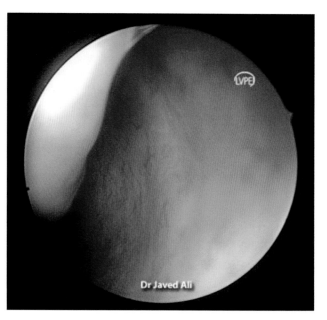

图 6.7 左鼻腔内镜视图，显示下鼻道外侧壁

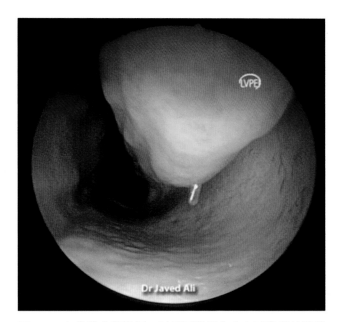

图 6.6 左鼻腔内镜视图，显示下鼻甲和来自下鼻道的泪道探针

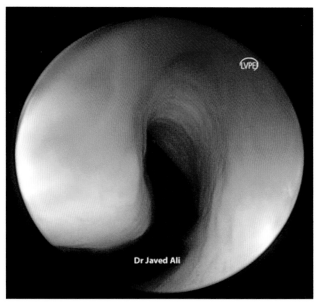

图 6.8 左鼻腔内镜视图，显示左下鼻道

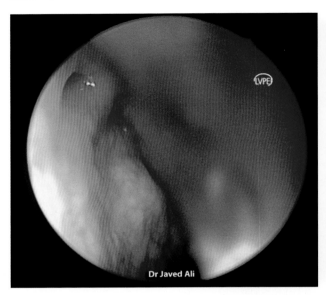

图 6.9　右下鼻道内镜视图，显示鼻泪管在外侧壁的正常开口。注意开口是圆形的

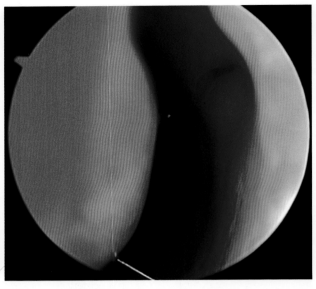

图 6.11　左下鼻道内镜视图，显示鼻泪管开口于外侧壁，位置正常，但开口为裂隙状（图片提供者：Nishi Gupta，SCEH, Delhi）

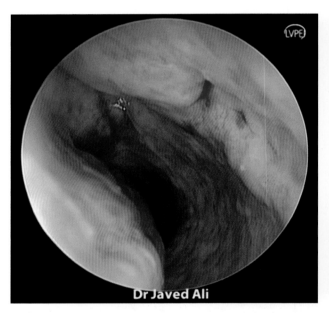

图 6.10　左下鼻道内镜视图，显示鼻泪管正常开口于外侧壁。请注意，开口与图 6.9 可见的形状不一样

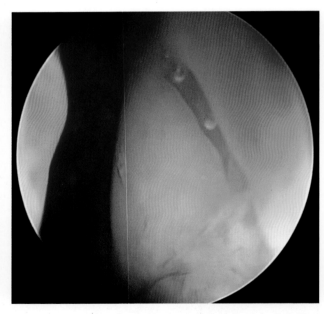

图 6.12　左下鼻道内镜视图，显示鼻泪管垂直裂隙状开口，内镜下荧光素染色试验阳性（图片提供者：Nishi Gupta，SCEH，Delhi）

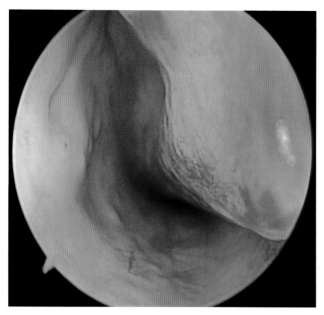

图 6.13 右下鼻道内镜视图，显示正常鼻泪管开口（图片提供者：Nishi Gupta, SCEH, Delhi）

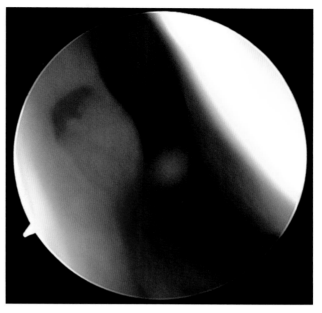

图 6.15 左下鼻道内镜视图，显示鼻泪管的水平椭圆形开口（图片提供者：Nishi Gupta, SCEH, Delhi）

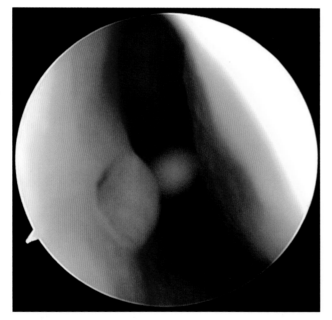

图 6.14 内镜特写视图：右侧鼻泪管开口于隆起的乳头上（图片提供者：Nishi Gupta, SCEH, Delhi）

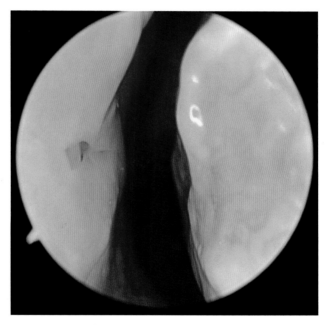

图 6.16 左下鼻道内镜视图，显示鼻泪管开口处残留有 Hasner 瓣膜（图片提供者：Nishi Gupta, SCEH, Delhi）

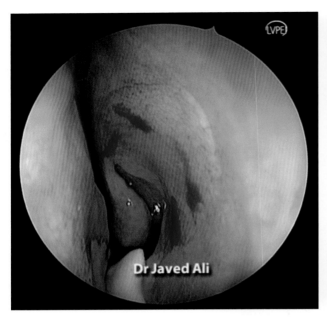

图 6.17　左侧鼻腔内镜视图，可见位于鼻腔外侧壁上的中鼻甲最显著的标志

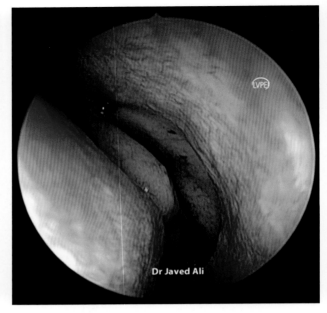

图 6.19　左鼻腔内镜视图。注意中鼻甲外侧的中鼻道

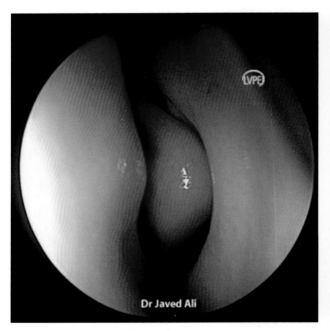

图 6.18　左侧鼻腔的正常中鼻甲内镜特写视图

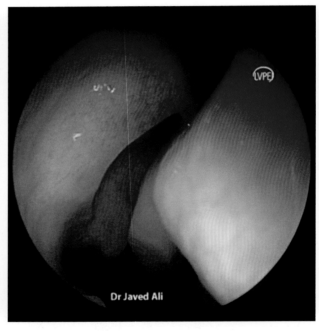

图 6.20　右侧内镜视图下的正常中鼻道

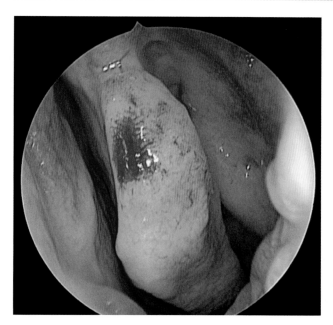

图 6.21 左侧鼻腔正常中鼻甲的内镜特写视图

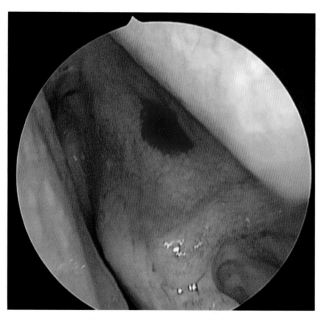

图 6.23 左侧鼻腔内镜视图，显示宽的中鼻甲腋与外侧壁相连

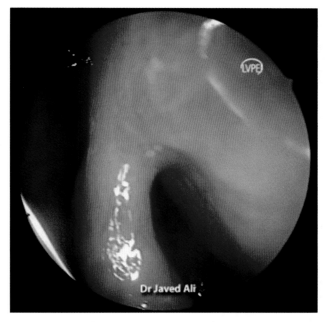

图 6.22 左侧鼻腔内镜视图，显示中鼻甲腋。这是泪囊鼻腔吻合术的一个重要解剖标志

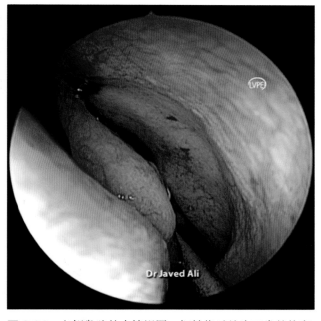

图 6.24 左侧鼻腔的内镜视图，探针指示处为正常的钩突

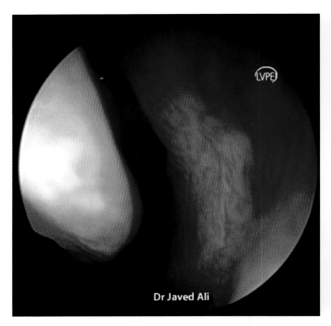

图 6.25　左中鼻道正常钩突内镜视图

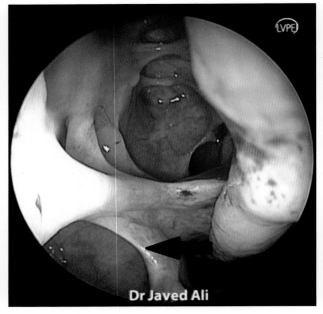

图 6.27　FESS 术后病例的右中鼻道内镜视图，显示宽大开放的上颌窦口（箭头）

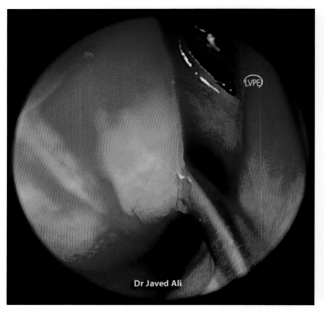

图 6.26　左中鼻道内镜视图，显示副上颌窦口。注意正常的上颌窦口通常是看不见的，除非行钩突切除术

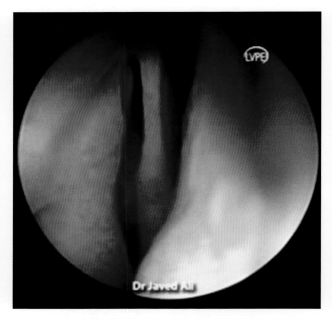

图 6.28　左鼻腔内镜视图，显示上鼻甲及围绕其的上鼻道

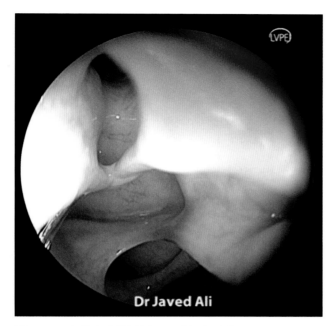

图 6.29　右鼻腔内镜视图，显示额窦顶端开口

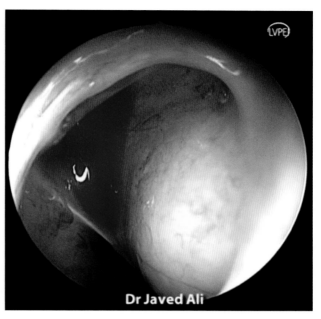

图 6.31　右蝶窦内镜视图，特写图像显示视神经和颈动脉

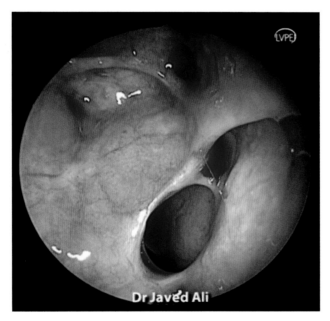

图 6.30　右蝶窦开口内镜视图

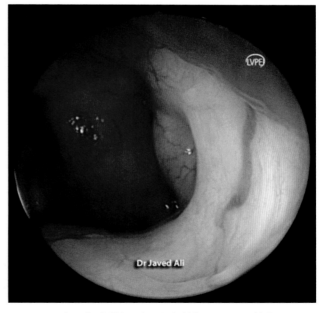

图 6.32　鼻咽部内镜视图。注意外侧壁上的咽鼓管

使用仿真解剖模型的
鼻解剖

7

随着适应证的增加和技术的更新，内镜泪道手术正在迅速应用并被认可。培训是学习外科手术的重要部分；然而，由于鼻腔的复杂结构以及与重要解剖标志的复杂关系，缺乏经验的外科医生在鼻腔内操作手术器械是危险的[1-3]。最常见的培训模式是在手术室里，由缺乏经验者充当助手，或者是由有经验的外科医生协助其手术来进行手术训练。虽然也可使用尸体操作进行培训，但该操作仍存在许多涉及法律和伦理的问题。在计算机软件的帮助下，基于虚拟现实的培训是一种很有前景的模式，这是集多种算法与使用者交流互动的方式。然而，培训中缺乏真正的手术器械的使用以及培训高额的费用限制了它在常规培训中的使用。

仿真解剖学模型是在普通放射学和内镜解剖学的帮助下设计的。它有很多优点，特别是使用真正的器械和材料，就像在实际手术中一样。与其他同事同时在解剖模型上训练有助于增强在手术过程中的协作技能。有许多仿真解剖学模型可供选择，常见的包括功能性内镜鼻窦手术（FESS）训练模型（Karl Storz，Tuttlingen，Germany）和耳 - 神经训练鼻窦模型（SIMONT）（Karl Storz，Tuttlingen，Germany）。FESS 训练模型主要用于学习内镜操作和熟悉正常的解剖结构，而 SIMONT 训练模型则用于学习外科手术过程。构成 FESS 训练模型的解剖板可以拆解，以便进行详细的解剖学习。

参考文献

1. Kamal S, Ali MJ, Nair AG. Outcomes of endoscopic dacryocystorhinostomy: experience of a fellowship trainee at a tertiary care center. Indian J Ophthalmol, 2016,64:648–653.
2. Rivron RP, Maran AG. The Edinburgh FESS Trainer: a cadaver based bench top practice system for endoscopic ethmoidal surgeries. Clin Otolaryngol Allied Sci, 1991,16:426–429.
3. Kirkman MA, Ahmed M, Albert AF, et al. The use of simulation in neurosurgical education and training. A systematic review. J Neurosurg, 2014,121:228–246.

图 7.1 功能性内镜鼻窦手术（FESS）训练模型。请注意模型的真实大小

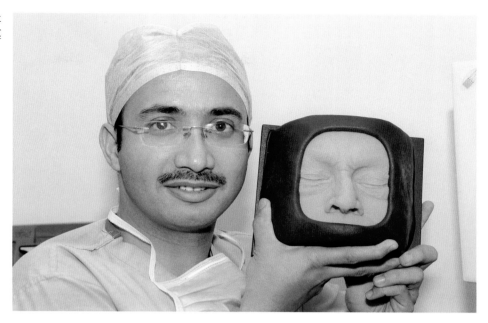

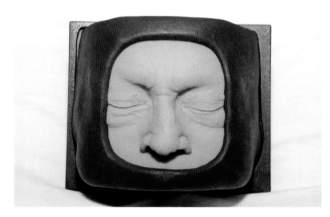

图 7.2 FESS 训练用仿真解剖模型

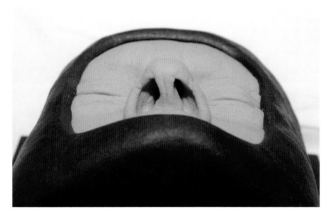

图 7.3 FESS 训练用仿真解剖模型的仰视图

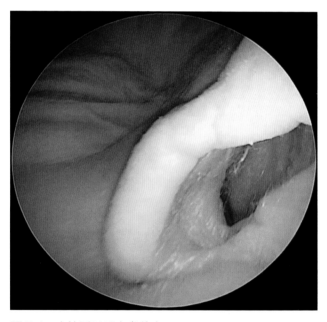

图 7.4 内镜图显示右鼻前庭

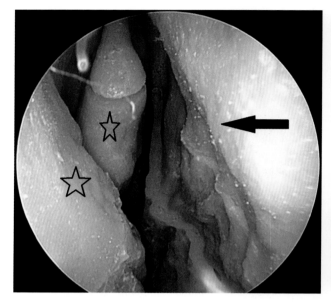

图 7.5 右鼻腔内镜图，显示外侧壁的鼻甲（五角星）和鼻中隔（黑色箭头）

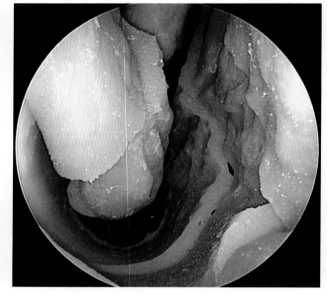

图 7.7 右鼻腔内镜图，显示下鼻甲和鼻底

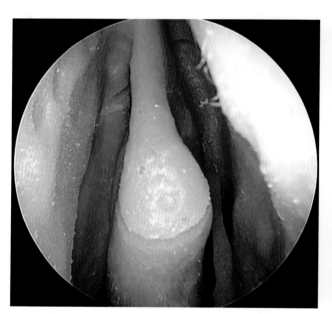

图 7.6 右鼻腔内镜图，显示中鼻甲及中鼻甲腋

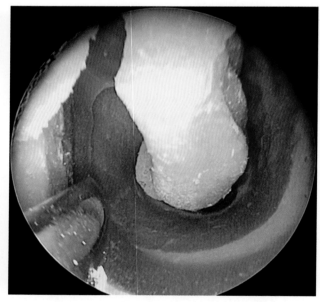

图 7.8 右鼻腔内镜图，显示下鼻甲及下鼻道

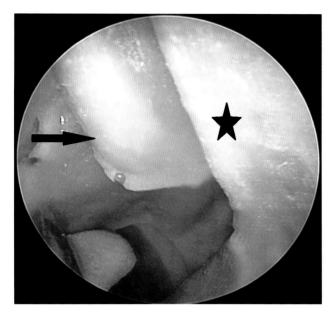

图 7.9 左侧鼻腔内镜图，显示中鼻道的筛泡（黑色箭头）和钩突（黑色五角星）

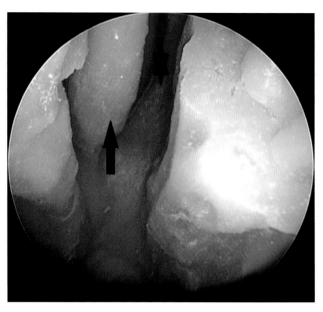

图 7.11 右鼻腔内镜图，显示上鼻甲（黑色箭头）和蝶窦开口（黑色六角星）上方

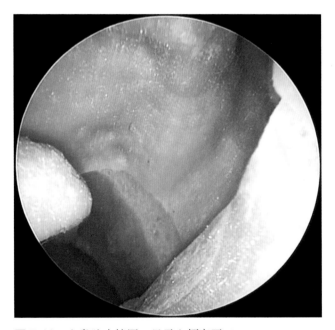

图 7.10 左鼻腔内镜图，显示上颌窦开口

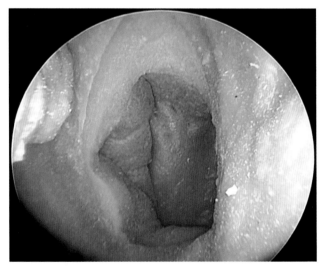

图 7.12 右鼻腔内镜图，显示鼻咽部

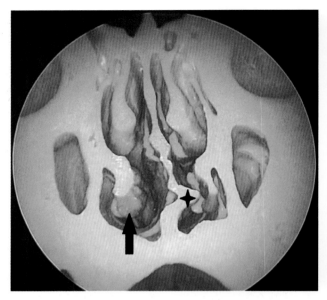

图 7.13 FESS 训练模型内解剖构造的内镜图。注意鼻中隔偏曲（黑色四角星）伴鼻中隔棘突和右侧肥大的下鼻甲（黑色箭头）

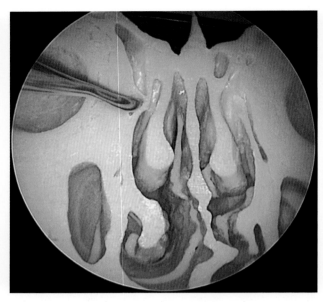

图 7.15 FESS 训练模型内解剖构造的内镜图。注意鼻丘气房（刮刀），它是泪囊底部的重要标志

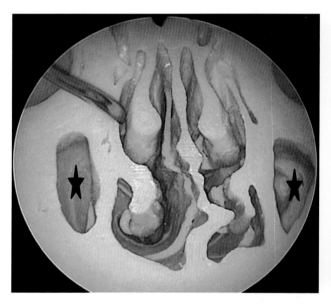

图 7.14 FESS 训练模型内解剖构造的内镜图。注意中鼻道（刮刀）和上颌窦（黑色五角星）

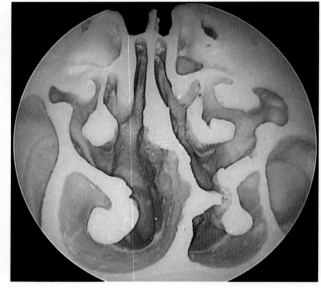

图 7.16 FESS 训练模型内解剖构造的内镜图。注意中鼻道和额窦的解剖细节

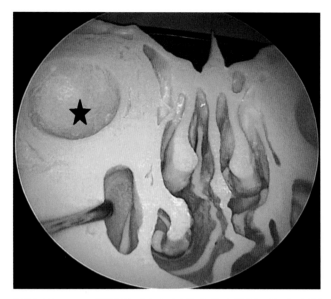

图 7.17 FESS 训练模型内解剖构造的内镜图。注意上颌窦（刮刀）和眼眶（黑色五角星）

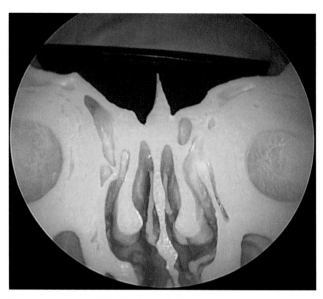

图 7.19 FESS 训练模型内解剖构造的内镜图。注意颅底及其与两侧眼眶和中鼻甲脓的关系

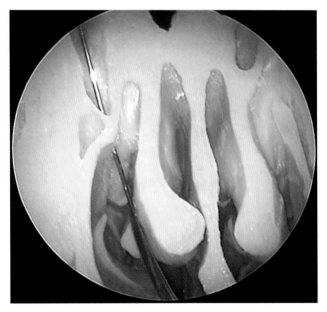

图 7.18 FESS 训练模型内解剖构造的内镜图。注意错综复杂的额窦引流通路（探针）

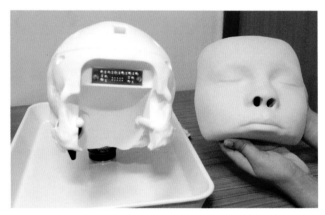

图 7.20 Phacon 训练模型（Phacon Trainer®）。组装式训练模型装置固定在板材上，可进行任意方向、任意角度调节

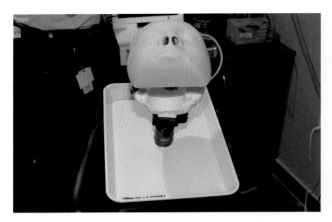

图 7.21 Phacon 训练模型。组装式训练模型装置固定在板材上，可进行任意方向、任意角度调节

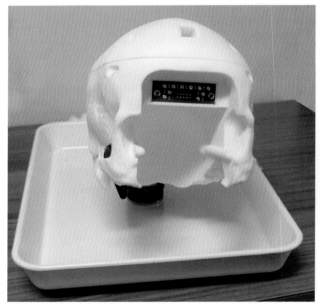

图 7.22 Phacon 训练模型。这种裸露的"头骨"带有电路，可以将其转换为能够导航的训练模型，用于复杂的训练过程

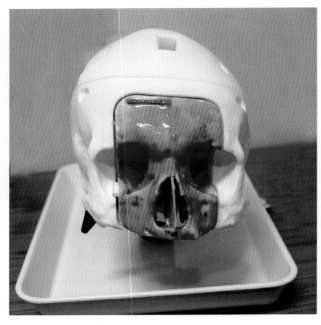

图 7.23 Phacon 训练模型。在放置软组织覆盖物之前，将核心功能内镜鼻窦模型 (红色) 固定在颅骨中央

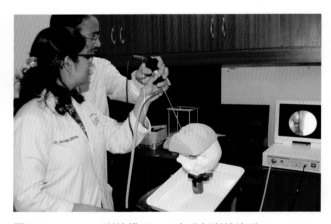

图 7.24 Phacon 训练模型。正在进行训练演示

正常泪道内镜检查

泪道内镜检查是一种利用显微内镜技术对从泪点到下鼻道的整个泪道系统进行可视化检查的过程[1-5]。

它在泪道疾病的诊疗中有着坚实的应用基础，并越来越受到欢迎，因此具有诊断意义和潜在的治疗意义[1-5]。泪道内镜具有纤细的硬性纤维内镜和位于手柄上的侧口。硬性纤维内镜通过光缆连接到目镜上，目镜与摄像头牢固相连，然后，摄像头连接到内镜显示系统。

正常的泪小管有一个狭窄的管腔，逐渐向远端收缩。除了炎症外，泪小管黏膜典型的外观为白色至浅粉红色。泪小管壁均匀光滑，可分为四壁：前壁、后壁、上壁、下壁。当泪道内镜进入泪囊时，可以注意到管腔明显变宽，此时亮度通常会变得暗淡，可能需要增加照明以获得更清晰的图像。泪囊黏膜呈粉红色至鲜红色。与泪总管或泪小管与泪囊交界处的黏膜皱褶相比，泪囊壁上的黏膜皱褶稀疏且隆起程度较低。沿着观察视野向下行，会发现在鼻泪管与泪囊交界处管腔会明显变窄，这可能是因为有黏膜瓣的缘故。如前所述，鼻泪管即始于此交界处后不远处，其管腔狭窄，黏膜呈微红色。管壁通常是光滑的，没有隆起的黏膜皱褶。偶尔，可能会发现残留的 Hasner 瓣膜的边缘。鼻泪管末端可通过鼻黏膜的深红色改变和宽大的鼻腔来辨认。

参考文献

1. Sasaki T, Nagata Y, Sugiyama K. Nasolacrimal duct obstruction classified by dacryoendoscopy and treated with inferior meatal dacryorhinotomy. Part I: Positional diagnosis of primary nasolacrimal duct obstruction with dacryoendoscope. Am J Ophthalmol, 2005,140:1065–1069.
2. Sasaki T, Nagata Y, Sugiyama K. Nasolacrimal duct obstruction classified by dacryoendoscopy and treated with inferior meatal dacryorhinotomy. Part II. Inferior meatal dacryorhinotomy. Am J Ophthalmol, 2005,140:1070–1074.
3. Emmerich KH, Steinhauer J, Meyer-Rüsenberg HW, et al. Dacryoendoscopy—current status. Ophthalmologe, 1998,95:820–822.
4. Küstner M, Clemens S, Tost F. Minimally invasive endoscopic surgery of the lacrimal drainage system—two case reports. Klin Monatsbl Augenheilkd, 2005,222:928–932.
5. Emmerich KH, Meyer-Rüsenberg HW, Simko P. Endoscopy of the lacrimal ducts. Ophthalmologe, 1997,94:732–735. Klin Monatsbl Augenheilkd, 1997,94:732–735.

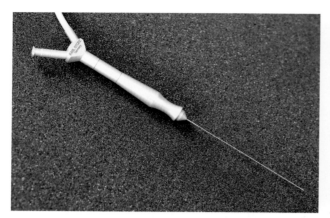

图 8.1　0.6mm 泪道内镜镜头

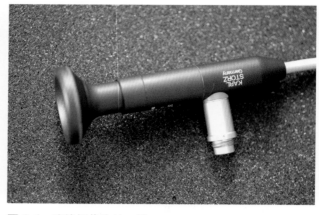

图 8.4　连接摄像头的一端

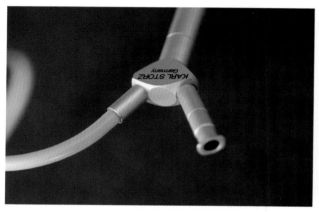

图 8.2　带有光缆和灌注口的工作通道

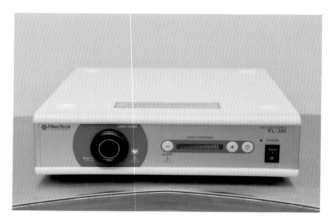

图 8.5　高清晰度泪道内镜（HD-DEN）照明系统

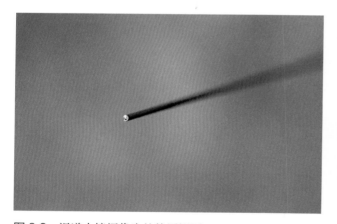

图 8.3　泪道内镜摄像头的特写视图

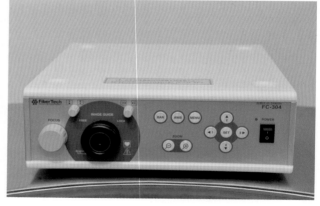

图 8.6　高清晰度泪道内镜（HD-DEN）成像系统

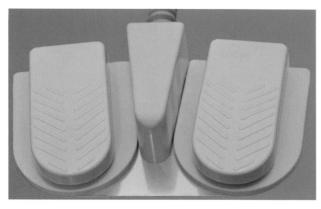

图 8.7　HD-DEN 脚踏控制开关

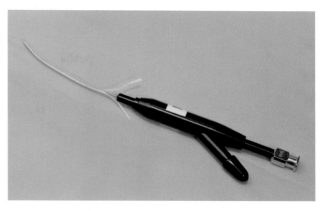

图 8.10　平滑弯曲的 Ruido 纤维内镜镜头

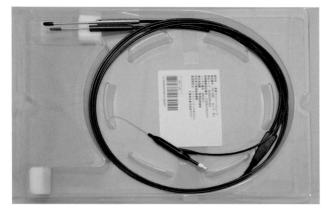

图 8.8　HD-DEN 的探头装置

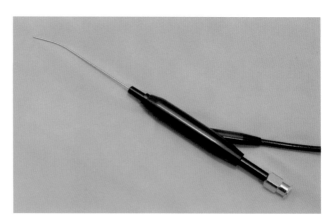

图 8.11　成角度的 Ruido 纤维内镜镜头

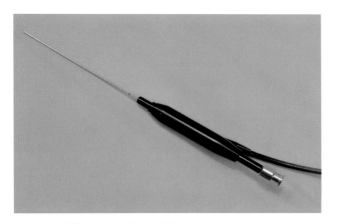

图 8.9　直的 Ruido 纤维内镜镜头

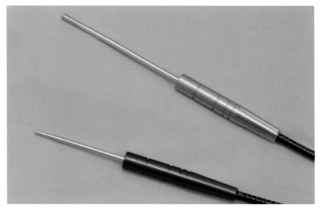

图 8.12　Ruido 纤维内镜镜头的插孔端

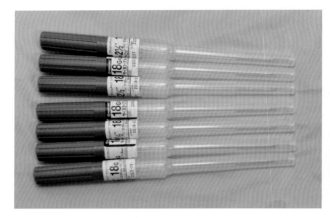

图 8.13　DEN 的保护套

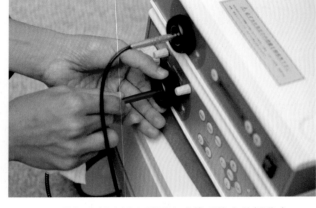

图 8.16　将探头插头插入照明和成像系统上的插孔中

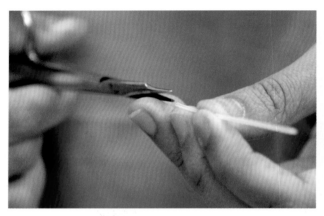

图 8.14　将拟安装在纤维内镜镜头上的套管准备好

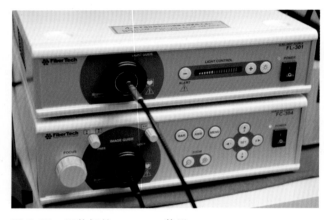

图 8.17　组装好的 HD-DEN 装置

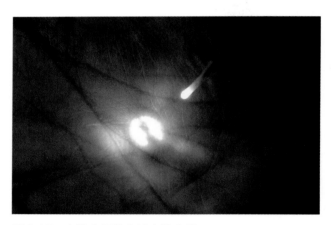

图 8.15　安装在纤维内镜上的套管

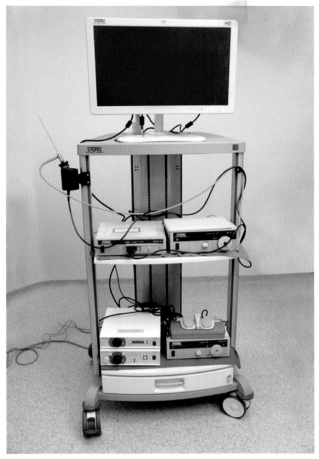

图 8.18　在已有内镜系统上扩展安装上完整 HD-DEN 装置

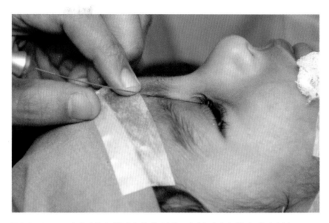

图 8.20　垂直插入的泪道内镜探头检查泪囊和鼻泪管

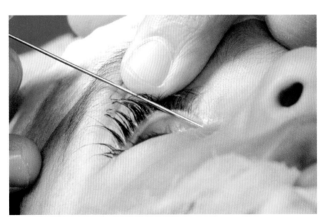

图 8.19　泪道内镜探头通过泪小管

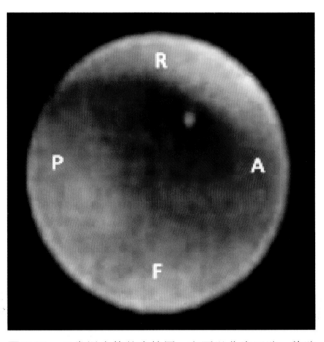

图 8.21　正常泪小管的内镜图。它可以分为四壁：前壁（A）、后壁（P）、上壁（R）和下壁（F）

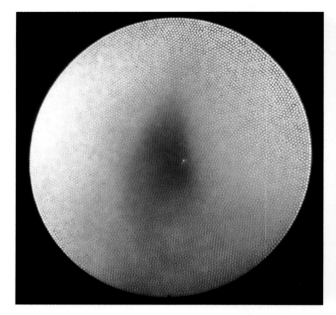

图 8.22　正常的近端泪小管内镜图。注意白色的黏膜和宽大的管腔末端

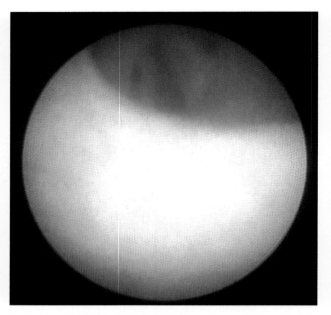

图 8.24　泪总管与泪囊交界处的 HD-DEN 照片。注意探头将进入宽大的泪囊腔

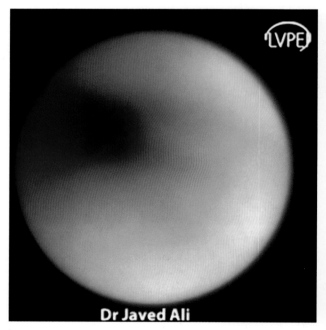

图 8.23　正常的远端泪小管内镜图。注意白色的黏膜以及随着接近末端，管腔变窄

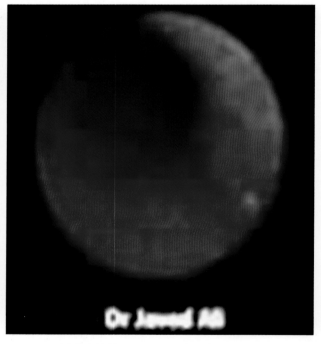

图 8.25　泪道内镜检查显示的正常泪囊。注意管腔宽大，黏膜呈粉红色，需要增加照明

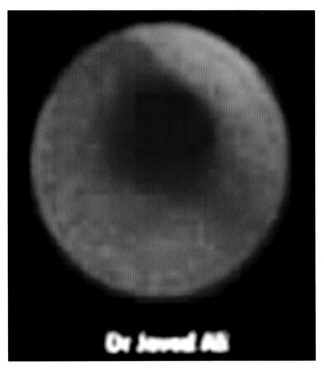

图 8.26 泪道内镜检查显示泪囊和鼻泪管交界处。注意，与宽敞的泪囊腔相反，后部的管腔变窄了

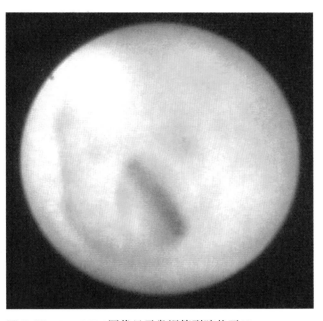

图 8.28 HD-DEN 图像显示鼻泪管裂隙状开口

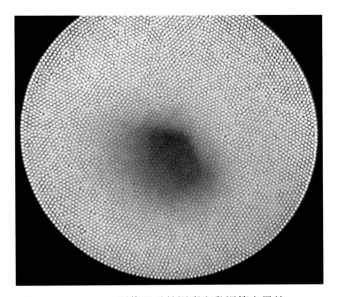

图 8.27 HD-DEN 图像显示的泪囊和鼻泪管交界处

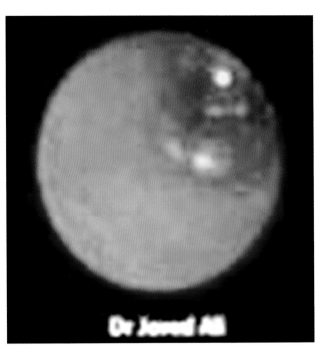

图 8.29 泪道内镜检查显示鼻泪管狭窄，黏膜呈红色

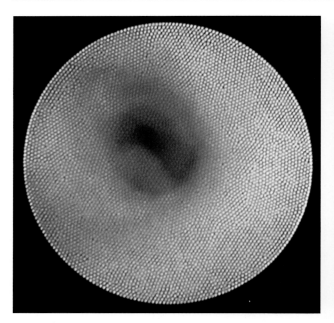

图 8.30　HD-DEN 图像显示鼻泪管远处可见黏膜皱褶

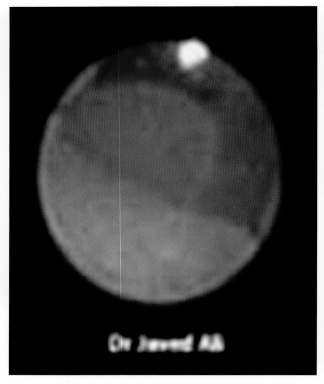

图 8.31　泪道内镜检查显示放大后的鼻泪管黏膜皱褶

正常泪道光学相干断层扫描检查

9

光学相干断层扫描技术（OCT）正在迅速成为泪点和泪小管垂直部重要的影像检查方法[1-5]。它的工作原理是低相干干涉测量法。操作时令患者将下颌放在 OCT 下颌托上，将前额贴在前额支架上。在患者睁开眼睛的情况下，将棉签置于泪点下方轻轻地外翻下眼睑边缘，刚好使泪点能进入垂直于光源的平面。扫描的长轴大致平行于睑缘方向，并记录扫描的线路。使用直径为 6mm 的角膜适配器模块进行扫描。所测量的参数包括泪点外径（ELP），即连接内侧和外侧泪点壁与睑缘表面交界点的线的长度；泪点内径（ILP），其宽度是在距离表面 500μm 深处对应的反射层边界测量的；泪小管垂直部长度或高度（VCL/VCH）的测量值是起自跨泪点的扫描线至泪小管可见最深处的垂直线长度；在泪点和其可见末端之间的中点测量值为泪小管中段直径（MCD）。在正常人群中，各种研究记录的 ELP、ILP、VCL 和 MCD 的平均水平分别为 646μm、（50±104）μm、（890.41±154.76）μm 和（125.04±60.69）μm。

参考文献

1. Wawrzynski JR, Smith J, Sharma A, et al. Optical coherence tomography imaging of the proximal lacrimal system. Orbit, 2014,33:428–432.
2. Kamal S, Ali MJ, Ali MH, et al. Fourier domain optical coherence tomography with 3D and En Face imaging of the punctum and vertical canaliculus. A step toward establishing a normative database. Ophthal Plast Reconstr Surg, 2016,32:170–173.
3. Allam RS, Ahmed RA. Evaluation of the lower punctum parameters and morphology using spectral domain anterior segment optical coherence tomography. J Ophthalmol, 2015,2015:591–845.
4. Timlin HM, Keane PA, Day AC, et al. Characterization of the lacrimal punctum using spectral domain anterior segment optical coherence tomography: an exploratory study. Acta Ophthalmol, 2016,94:154–159.
5. Kamal S, Ali MJ, Naik MN. Incomplete punctal canalization: report of Fourier domain optical coherence tomography features. Ophthal Plast Reconstr Surg, 2015,31:251–252.

图 9.6~ 图 9.12 引自 Kamal, et al. Ophthal Plast Reconstr Surg, 2016,32:170–173.

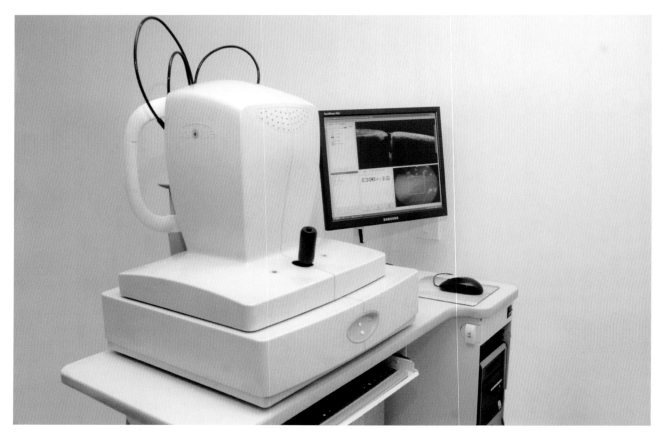

图 9.1　傅里叶域光学相干断层扫描系统（Optovue®）

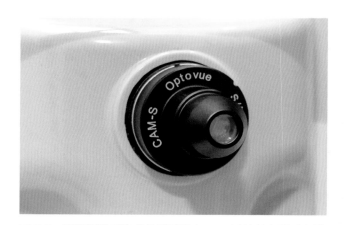

图 9.2　近端泪道系统成像需要配有 6mm 透镜的角膜适配器

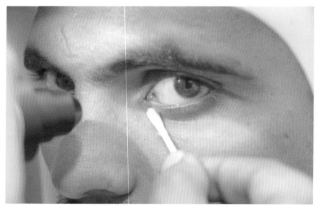

图 9.3　照片示使眼睑轻微外翻，避免使泪道结构变形

图 9.4 泪道 OCT 图像采集

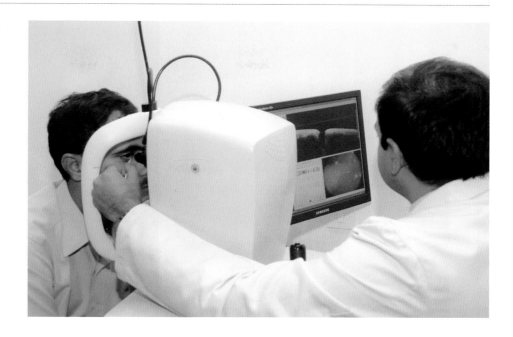

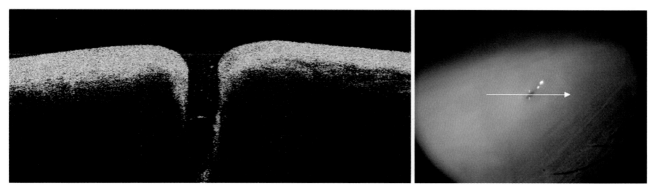

图 9.5 正常泪点和泪小管垂直部的 FD-OCT。注意泪点周围不同层次的不同反射条带

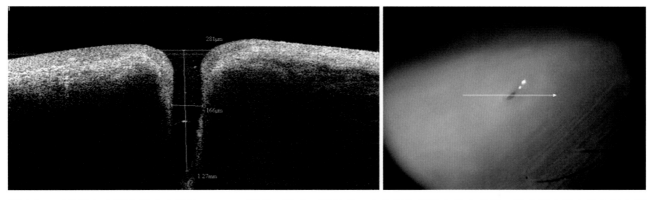

图 9.6 正常泪点和泪小管垂直部的 FD-OCT 图像。注意：测量的 3 个参数包括泪点最大直径、泪小管中段直径和泪小管垂直部高度

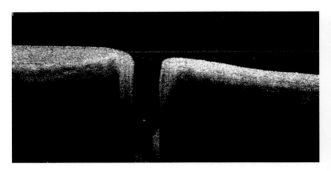

图 9.7　正常宽大的泪点和泪小管垂直部的 FD-OCT 图像。注意泪膜的高反射面，正好在泪点边界内

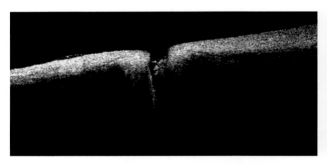

图 9.8　正常的 FD-OCT。注意泪小管垂直部近端内有不规则的高反射泪液碎沫

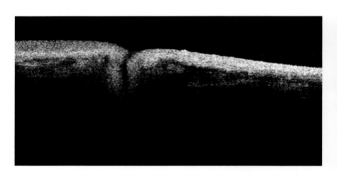

图 9.9　无症状成人的 FD-OCT。注意泪点和泪小管垂直部狭窄，并与图 9.7 和图 9.8 进行比较。请注意正常值的范围

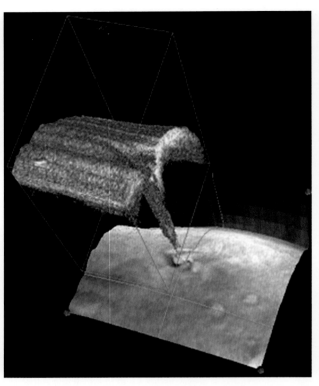

图 9.10　三维 FD-OCT 图像显示正常泪点和泪小管垂直部的形态特征

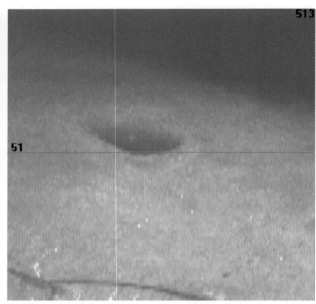

图 9.11　泪点的正面影像显示泪点边缘略有隆起，泪小管垂直部近端起始处较宽

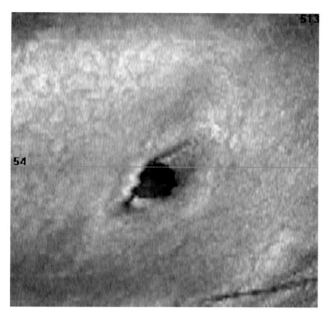

图 9.12　泪点和泪小管垂直部的正面图像。注意泪点表面形状清晰的分界，残余物在其中一侧边缘上的折叠，以及清晰的泪小管垂直部末端

数字减影泪道造影检查

泪道造影术（DCG）是一种将不透射线的造影剂注入泪道系统，并拍摄 X 线片以研究泪道系统有无阻塞或充盈缺损的方法。但 X 线 DCG 平片分辨率较低，不能对泪道系统进行详细的研究。数字减影 DCG 即 DS-DCG 首先在 1984 年由 Galloway 等人提出 [1]。数字减影泪道造影术是目前传统 X 线技术中最受青睐的一种。顾名思义，这项技术可以减去背景图像和噪点，得到清晰的泪道对比图像以供研究。与传统技术相比，它的其他优势包括减少辐射暴露，能够数字化地调节图像的对比度和亮度，以及形成有助于理解动力学的动态图像。DCG 是研究泪道系统解剖异常（如狭窄、阻塞和憩室）和发现泪石症有效的检查方法 [1-5]。

这项技术需在泪小管插管，轻轻注射 1ml 造影剂（碘化油、欧乃派克或钆布醇）之后进行 [3]。当注入造影剂时，以每帧 1 秒的速率获得图像。由于整个泪道系统通常会在 10 秒内填满，因此可以在相等的持续时间内获得图像。在注射阶段，除了正位图像外，还可以捕捉斜面投影和倾斜侧位视图，以获得更好的图像效果。据报道，DS-DCG 不仅可用于鉴别泪囊前狭窄和泪囊后狭窄，还可用于评估泪囊鼻腔吻合术的效果 [4]。

参考文献

1. Galloway JE, Kavie TA, Raflo GT. Digital subtraction macro-dacryocystography: a new method of lacrimal system imaging. Ophthalmology, 1984,91:956–962.
2. Kousoubris PD. Radiological evaluation of lacrimal and orbital disease. In: Woog JJ, editor. Endoscopic lacrimal and orbital surgery. 1st ed. Oxford: Butterworth-Hienemann, 2004: 79–104.
3. Priebe M, Mohr A, Brossman J, et al. Gadobutrol: an alternative contrast agent for digital subtraction dacryocystography. Eur Radiol, 2002,12:2083–2086.
4. Walther EK, Herberhold C, Lippel R. Digital subtraction dacryocystography (DS-DCG) and evaluation of results of endonasal lacrimal duct surgery. Laryngorhinootologie, 1994,73:609–613.
5. Lefebvre DR, Freitag SR. Update on imaging of the lacrimal drain- age system. Surv Ophthalmol, 2012,27:175–186.

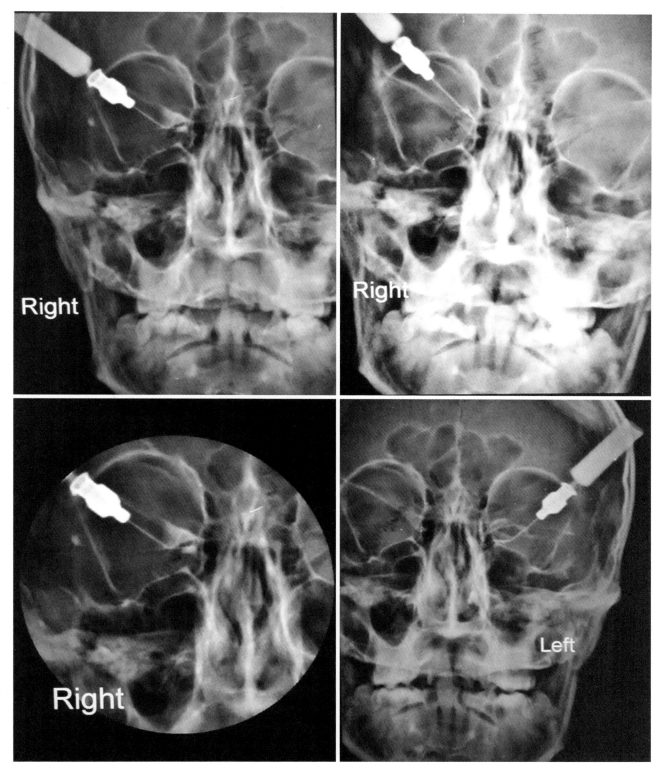

图 10.1　X 线 DCG 平片。注意这项技术有许多缺点，例如有大量的背景结构使泪道系统不能很好地显示

图 10.2 DS-DCG。注意背景结构干扰的减少和不透射线造影剂（黑色）的良好成像。图像显示泪总管处的阻塞和结膜穹隆处的造影剂回流

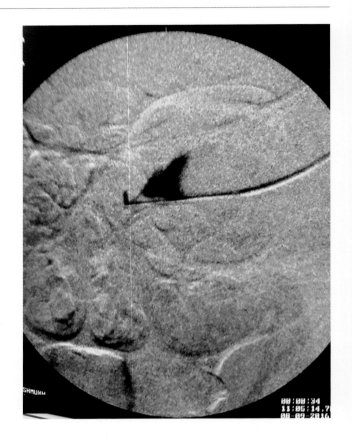

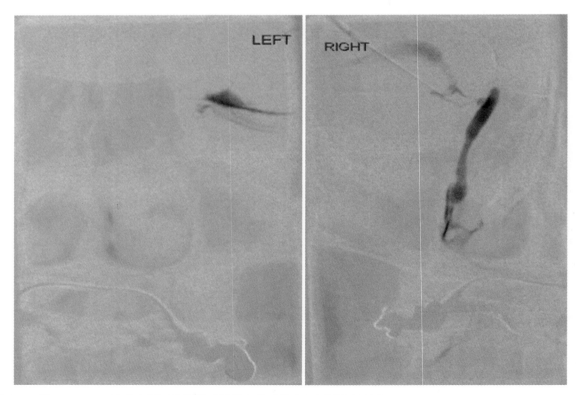

图 10.3 双眼 DS-DCG。注意右侧正常泪道系统的完整成像和左侧泪总管阻塞

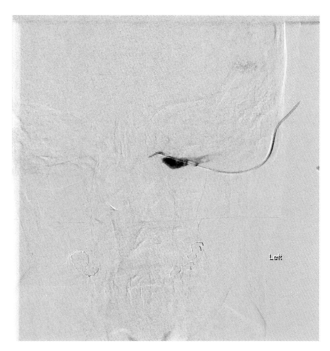

图 10.4　左下泪道系统有导管的数字减影图像

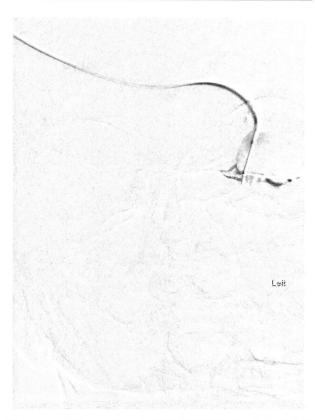

图 10.6　对图 10.5 同一患者的图像进行对比度和亮度处理，以便更好地显示泪道（图片提供者：Alkis Psaltis，TQEH，Adelaide.）

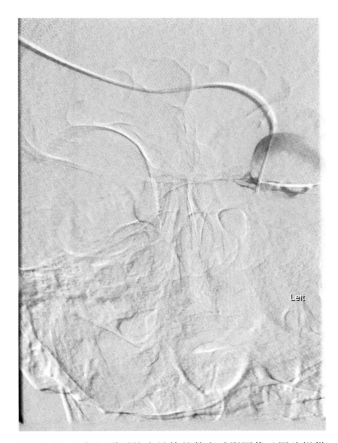

图 10.5　左侧泪道系统有导管的数字减影图像（图片提供者：Alkis Psaltis，TQEH，Adelaide.）

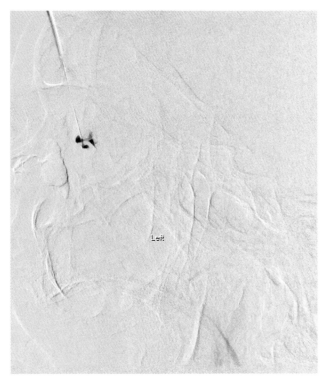

图 10.7　DS-DCG 侧面图显示导管内充满造影剂（图片提供者：Alkis Psaltis，TQEH，Adelaide.）

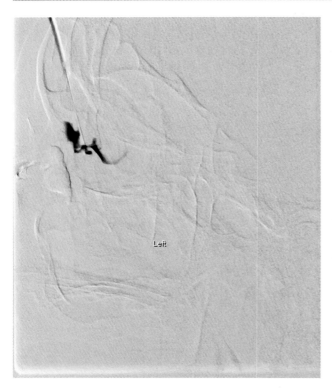

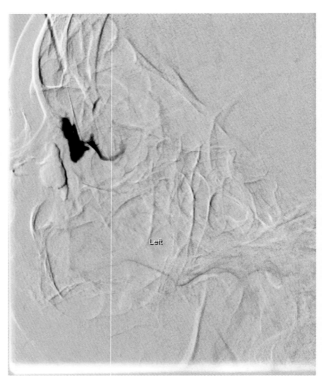

图 10.8　图 10.7 中同一患者的连续 DCG，显示早期泪囊充盈（图片提供者：Alkis Psaltis，TQEH，Adelaide.）

图 10.9　图 10.7 和图 10.8 中同一患者的连续 DCG，显示泪囊腔完全充盈，但泪囊和鼻泪管交界处阻塞（图片提供者：Alkis Psaltis，TQEH，Adelaide.）

泪道核素显像检查

核医学的进步使泪道核素显像检查成为评估泪道系统动力学和其他生理方面的一种安全、简便的方法[1-5]。它对常规解剖学研究可起到补充作用，并可用于评估儿童溢泪、局部阻塞和功能性鼻泪管阻塞。这项检查是通过将 10μl 的锝 –99 的高锝酸盐滴入结膜囊，并使用针孔准直伽马相机通过泪道系统追踪造影剂来进行的。嘱患者正常眨眼，并实时采集图像，最长可达 30 分钟。这项检查的最后阶段是鼻腔内放射性核素造影剂的检测。在典型的正常 DSG 中，泪小管和泪囊的显示时间在 30 秒之前，进入鼻腔的时间为 10~20 分钟。检查区域可以标记在 DSG 图像上，造影剂的数量和花费的时间可以绘制在时间活动标尺上。例如，如果泪道系统在某一处受阻，那么受阻处的时间 - 活动斜率应变平。DSG 的缺点包括解剖细节显示欠佳、分辨率低和造影剂通过泪道系统的时间差异较大[1-5]。

参考文献

1. Kousoubris PD. Radiological evaluation of lacrimal and orbital disease. In: Woog JJ, editor. Endoscopic lacrimal and orbital surgery. 1st ed. Oxford: Butterworth-Hienemann, 2004: 79–104.
2. Lefebvre DR, Freitag SR. Update on imaging of the lacrimal drainage system. Surv Ophthalmol, 2012,27:175–186.
3. Rossomondo RM, Carlton WH, Trueblood JH, et al. A new method of evaluating lacrimal drainage. Arch Ophthalmol, 1972,88:523–525.
4. Hurwitz JJ, Maisey MN, Welham RAN. Quantitative lacrimal scintillography. Br J Ophthalmol, 1975,59:313–322.
5. Sagili S, Selva D, Malhotra R. Lacrimal scintigraphy: interpretation more art than science. Orbit, 2012,31:77–85.

图 11.1　泪道核素扫描图像显示双侧泪
总管后缺乏造影剂，提示其近端阻塞

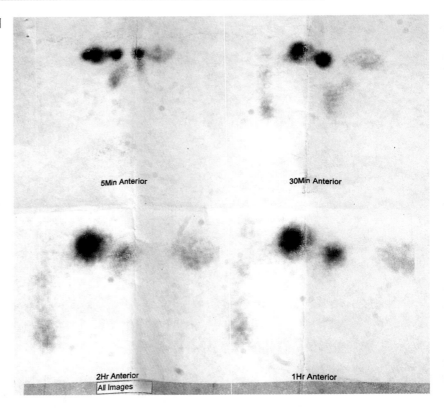

图 11.2　泪道核素扫描图像显示放射性
示踪剂滞留在右侧泪囊，提示泪囊后阻
塞，而左侧泪道系统显示正常，鼻腔内
有造影剂

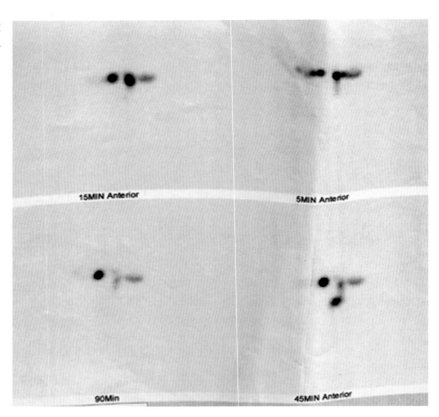

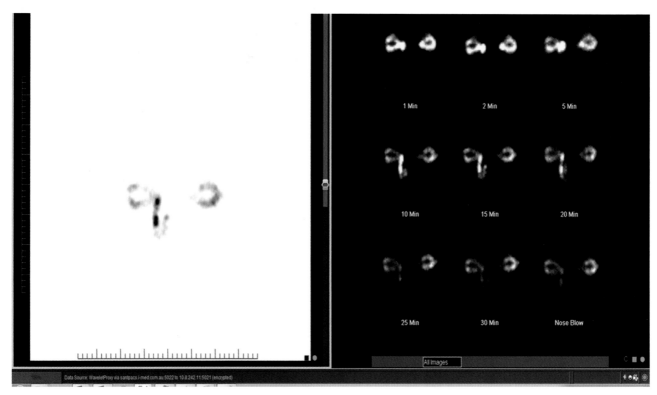

图 11.3 泪道核素扫描图像显示放射性造影剂自右侧泪道系统正常通过。注意左侧泪囊前的放射性造影剂滞留

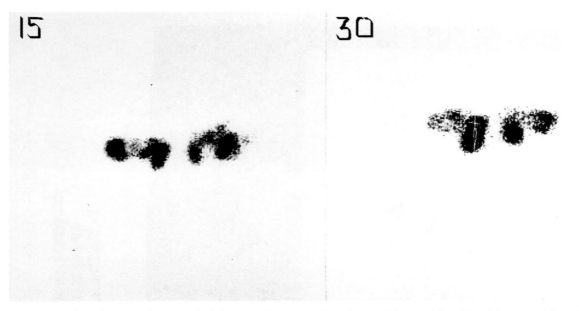

图 11.4 双侧外伤继发性鼻泪管阻塞病例的泪道核素扫描图像。注意造影剂缓慢进入泪囊并在 30 分钟内填满

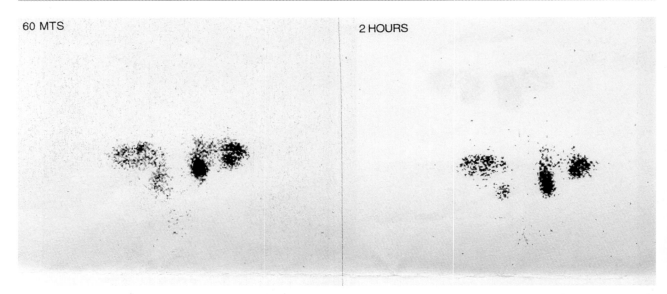

图 11.5 图 11.4 中同一患者的泪道核素扫描图像。注意 60 分钟和 120 分钟时，造影剂滞留在泪囊中而没有进入鼻腔，提示鼻泪管阻塞

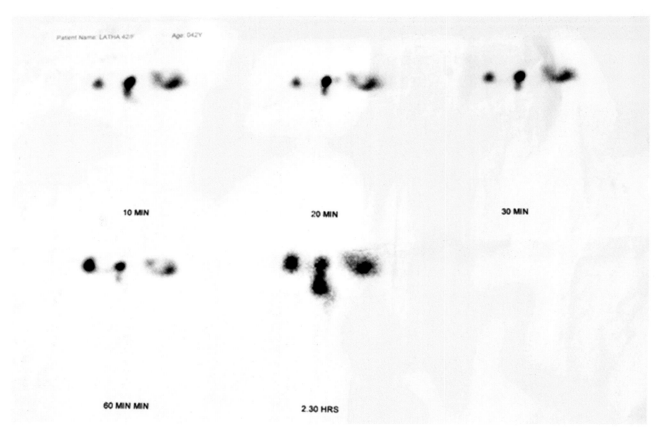

图 11.6 泪道核素扫描显示右侧泪道系统正常，左侧远端泪小管阻塞

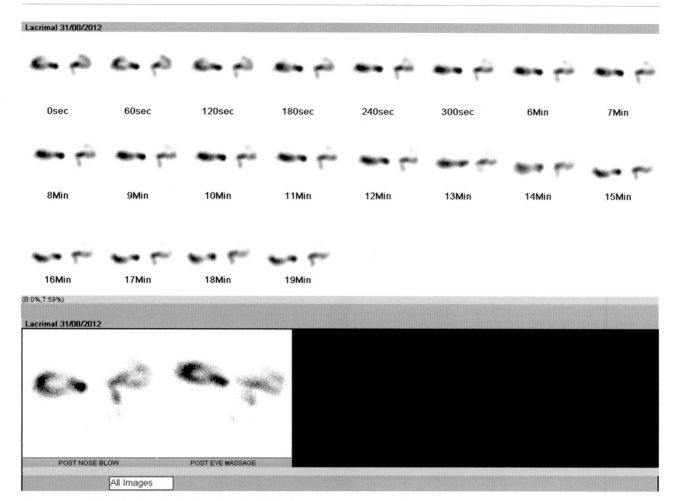

图 11.7 泪道核素扫描显示右侧泪囊前阻塞和左侧泪囊后阻塞（图片提供者：Alkis Psaltis，TQEH，Adelaide.）

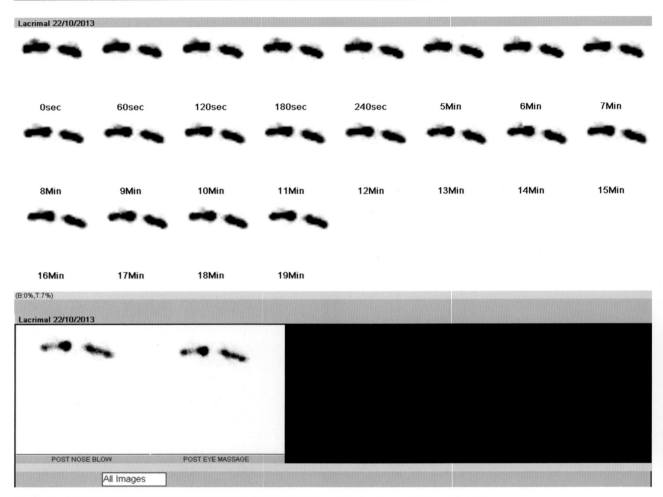

图 11.8　泪道核素扫描显示双侧泪囊前阻塞（图片提供者：Alkis Psaltis，TQEH，Adelaide.）

计算机断层扫描泪道造影检查（CT-DCG）

CT-DCG 是显示泪道系统周围骨性结构的理想方法，在一定程度上也可用于泪道软组织的检查[1-5]。所采用的方法可以是造影剂点眼（点眼法）或插管注射法。点眼法适用于儿童和不能配合行插管注射法的患者。检查要求获得泪道系统的连续冠状和轴位图像（2mm 切片距）。通过使用带有造影剂的现代螺旋 CT 技术，可以获得泪道系统的高分辨率薄层切片，并且采集时间较短，三维（3D）重建可提供良好的成像，同时提高了患者依从性[4,5]。

由于切面的方向向下且向后方倾斜，因此在经冠状面重建的图像，可获得泪道系统的冠状切面。经矢状面重建的图像可在纵向切面上显示泪道系统的全程。这使该检查在对于了解泪道阻塞的准确程度上不可或缺。在外伤病例中，它还能更准确地定位泪道系统的骨折、骨移位、先前放置的微型板及骨折修复中置入的丝网或薄板[4,5]。

CT-DCG 对发现泪囊的肿瘤早期病变非常有帮助，也有助于观察肿瘤治疗后的情况，如放射治疗过程中出现的可预期的溢泪。其他异常的特征，如泪囊的憩室和泪管异物也可被发现。因此，CT-DCG 在复杂泪道阻塞的诊断和治疗中是一种非常有价值的方法。

参考文献

1. Ashenhurst M, Jaffer N, Hurwitz JJ, et al. Combined computed tomography and dacryocystography for complex lacrimal problems. Can J Ophthalmol, 1991,26:27–31.
2. Udhay P, Noronha OV, Mohan RE. Helical computed tomographic dacryosystography and its role in the diagnosis and management of lacrimal drainage system blocks and medial canthal masses. Indian J Ophthalmol, 2008,56:31–37.
3. Hurwitz JJ, Edward Kassel EE, Jaffer N. Computed tomography and combined CT-dacryocystography (CT-DCG). In: Hurwitz JJ, editor. The lacrimal system. New York: Raven Press, 1996: 83–85.
4. Ali MJ, Singh S, Naik MN, et al. Interactive navigation-guided ophthalmic plastic surgery: navigation enabling of endoscopes and their use in endoscopic lacrimal surgeries. Clin Ophthalmol, 2016,10:2319–2324.
5. Ali MJ, Singh S, Naik MN, et al. Interactive navigation-guided ophthalmic plastic surgery: the utility of 3D-CT DCG guided dacryolocalization in secondary acquired lacrimal duct obstructions. Clin Ophthalmol, 2017,11:127–133.

图 12.1 用于 CT-DCG 的不透射线造影剂。在注入泪道系统之前，它需要稀释到 50∶50

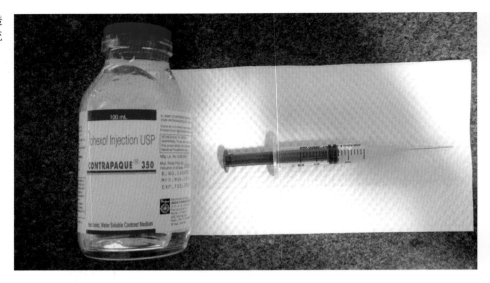

图 12.2 CT-DCG 的检查过程。泪道外科医生正在将造影剂注射到泪道系统，注射后应立即拍摄图像（图片提供者：Dr Swati Singh, LJEI, Ambala.）

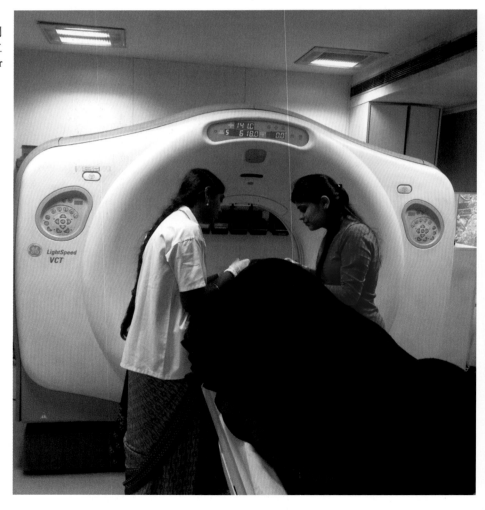

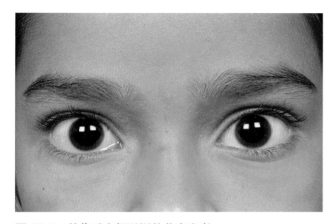

图 12.3 外伤后右侧溢泪的儿童患者

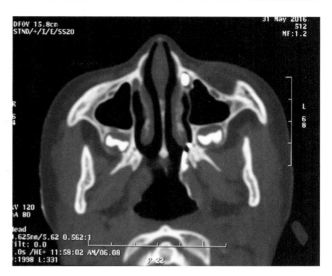

图 12.5 图 12.3 和图 12.4 中患者的 CT-DCG 轴位图。注意正常的左侧鼻泪管充满了造影剂，而右侧的鼻泪管没有造影剂

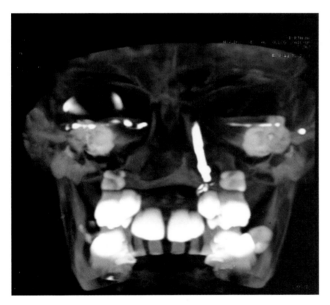

图 12.4 图 12.3 中患者的 CT-DCG 冠状图，显示除了右侧泪总管之外没有造影剂通过，提示泪总管阻塞。注意造影剂已经通过整个左泪道系统，解剖轮廓清晰

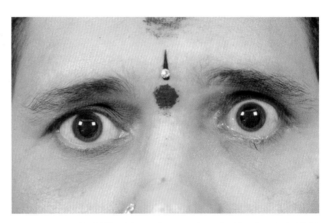

图 12.6 面部创伤后的患者。注意左侧的溢泪和造影剂残留

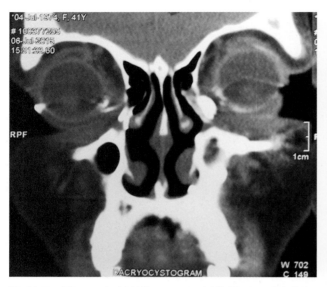

图 12.7　图 12.6 中患者的 CT-DCG 冠状图，显示左侧泪囊增大和造影剂堆积，提示泪囊后阻塞

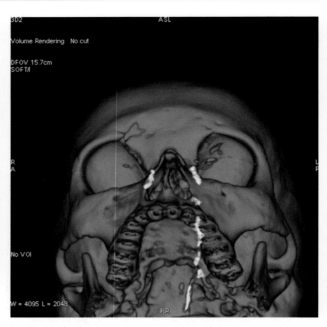

图 12.9　图 12.8 中患者的三维 CT-DCG。注意左侧通过鼻腔进入咽部的造影剂

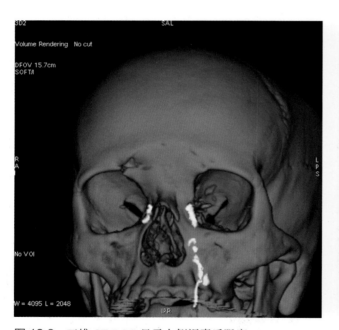

图 12.8　三维 CT-DCG 显示右侧泪囊后阻塞

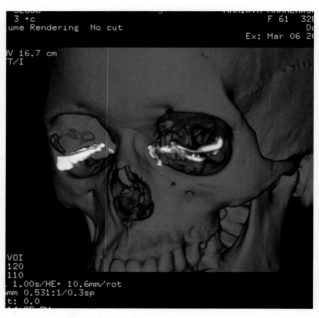

图 12.10　三维 CT-DCG 容积再现，显示双侧造影剂回流至结膜囊，左侧泪囊不规则充盈缺损

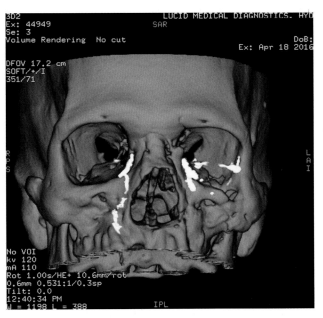

图 12.11　三维 CT-DCG 容积再现，显示右侧泪道系统正常，左侧泪囊后阻塞。这位患者接受了上颌窦骨瘤切除术，导致了鼻泪管的医源性切除

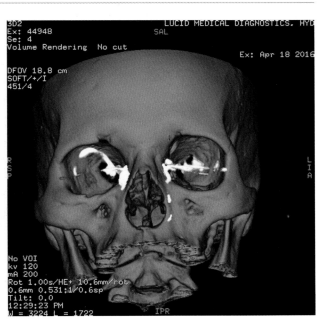

图 12.13　一例双侧外伤的三维 CT-DCG。注意右侧泪囊后重度阻塞和左侧的多发性充盈缺损

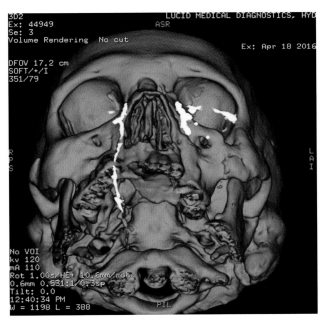

图 12.12　图 12.11 中患者的三维 CT-DCG。注意泪囊后区域手术时造成的清晰切口

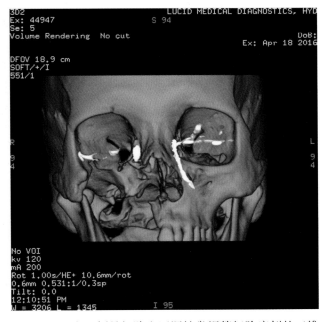

图 12.14　右上颌骨切除和医源性鼻泪管切除病例的三维 CT-DCG。注意右侧残留的泪囊和左侧正常的泪道系统

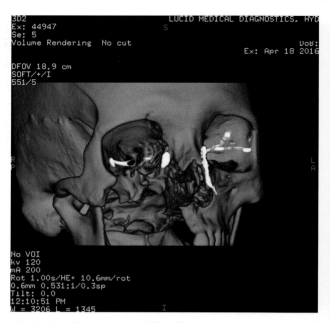

图 12.15 图 12.14 中患者的三维 CT-DCG。侧位片显示残留的泪囊在鼻外侧壁上向后发生移位

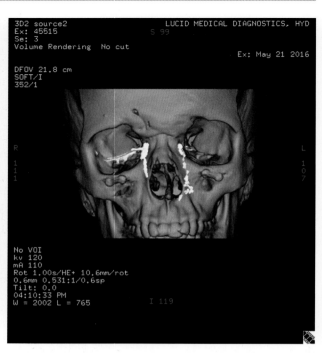

图 12.17 面部创伤患者的三维 CT-DCG。注意右侧鼻泪管阻塞，结膜穹隆处有造影剂反流。左侧泪道系统正常

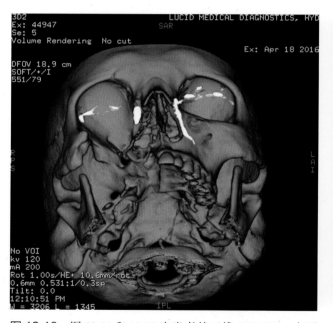

图 12.16 图 12.14 和 12.15 中患者的三维 CT-DCG。自下拍摄的仰视图显示手术中造成的切口清晰，位于泪囊下端水平

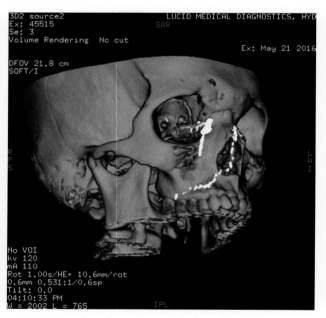

图 12.18 图 12.17 中患者的三维 CT-DCG。侧面观提供了更多细节。右侧泪道系统在泪囊 - 鼻泪管交界处发生狭窄，同时在远端鼻泪管水平完全阻塞

连续可调视角的
内镜检查

13

连续可调视角的内镜具有可旋转的摄像头，可以在不移动内镜的情况下观察大角度范围[1-5]，这依赖于使用了专门的霍普金内镜，这种内镜被命名为EndoCAMeleon®，简称ECAM®（Karl Storz，Tuttlingen，Germany）。它看起来像一个普通的标准4mm硬性内镜，但它与摄像头的连接端更为宽大。在这个连接端上有一个可旋转的黑色旋钮，旋钮与镜头前端的光学机械装置连接，旋钮可以旋转15°~90°。在内镜连接端上用箭头标识了角度，一端的垂直箭头代表15°，另一端的水平箭头代表90°，其间的多个箭头分别代表30°、45°和70°。镜头的顶端有一个旋转的"V"型块，它有一个可旋转的光学元件，可随旋钮旋转。

镜头顶端平面相对的方向即所见的方向，可以在平面间切换，从而覆盖整个360°[1-5]。常用的方向有上方、下方、内侧和外侧，但方向可能会根据感兴趣的区域而有所不同。将ECAM®旋钮保持在15°，内镜被推进到目标点。镜头顶端平面方向可以根据需要通过简单的旋转来完成，而不需要移动内镜。只要调整好焦距，手术医生或助手就可以轻轻旋转旋钮，逐步调到15°~90°范围内的所需角度，并随着角度的改变，对所见视图进行检查。每一步都可以获取图像和视频。在检查了一个平面内的所有角度之后，可以再改变内镜位置，检查其他多个平面。

目前在泪道手术中使用ECAM®的经验还有限[5]。我们注意到，在对瘢痕化的程度、粘连、造口处的检查，以及在Sisler泪小管环钻术中对泪总管内口的检查中，使用可以获得更强的可视化图像进而进行准确的评估[5]。详细的内镜检查可以在更短的时间内完成。据报道，ECAM®的不足之处在于同时进行多平面的检查时，需要改变轴向；以及当需要突然转向特殊角度时，要重新聚焦才能看清。总体而言，ECAM®在泪道手术中的益处显而易见：可进行更快、更详细的检查，在连续可调视角模式下可视化检查得以优化。

参考文献

1. Ebner FH, Marquardt JS, Hirt B, et al. Broadening horizons of neuroendoscopy with a variable view rigid endoscope: an anatomical study. Eur J Surg Oncol, 2010,36:195–200.
2. Ebner FH, Marquardt JS, Hirt B, et al. Visualization of the anterior cerebral artery complex with a continuously variable rigid endoscope: new options in aneurysm surgery. Neurosurgery, 2010,67:321–324.
3. Eskef K, Oehmke F, Tchartchian G, et al. A new variable-view rigid endoscope evaluated in advanced gynecologic laparoscopy: a pilot study. Surg Endosc, 2011,25:3260–3265.
4. Hackethal A, Ionesi-Pasacica J, Eskef K, et al. Transvaginal NOTES with semi-rigid and rigid endoscopes that allow adjustable viewing angles. Arch Gynecol Obstet, 2011,283:131–132.
5. Ali MJ, Singh S, Naik MN. The usefulness of continuously variable view rigid endoscope in lacrimal surgery: first intraoperative experience. Ophthal Plast Reconstr Surg, 2016,32:477–480.

内镜检查照片来自 Ali, et al, Ophthal Plast Reststr Surg, 2016, 32: 477-480.

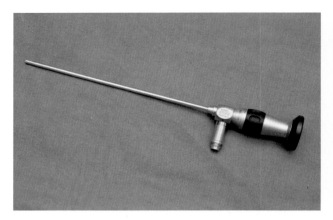

图 13.1　可调视角的硬性内镜

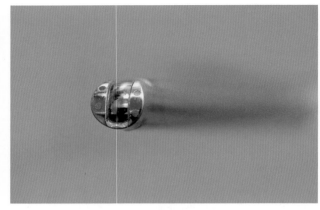

图 13.4　可调视角内镜镜头的顶端

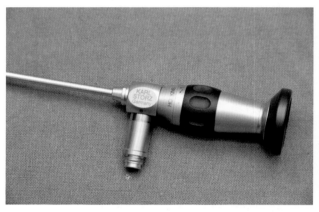

图 13.2　可调视角的硬性内镜与摄像头的连接端（底座）

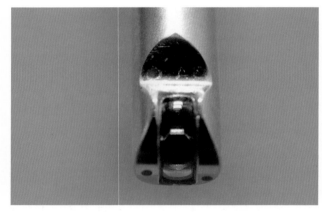

图 13.5　可旋转的"V"形块的顶端，装有可旋转的光学元件

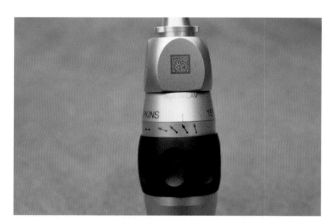

图 13.3　带有表示角度范围标识的可旋转旋钮

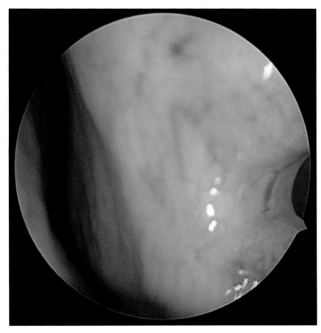

图 13.6 左侧鼻腔视图所见：可调视角的内镜头端位于中鼻甲前及腋部。注意从中央位置到鼻外侧壁的角度变化

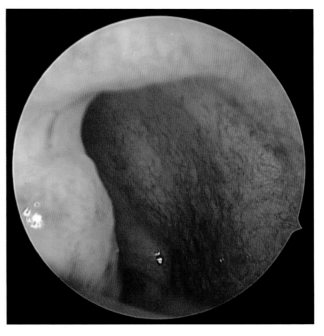

图 13.8 左侧鼻腔视图所见：可调视角的内镜头端位于中鼻甲前及腋部。注意从中央位置到鼻外侧壁的角度变化

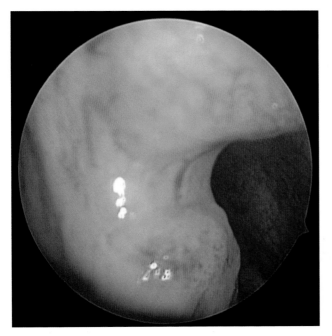

图 13.7 左侧鼻腔视图所见：可调视角的内镜头端位于中鼻甲前及腋部。注意从中央位置到鼻外侧壁的角度变化

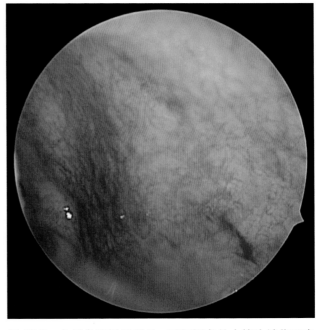

图 13.9 左侧鼻腔视图所见：可调视角的内镜头端位于中鼻甲前及腋部。注意从中央位置到鼻外侧壁的角度变化

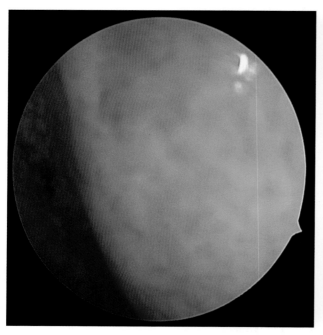

图 13.10 左侧鼻腔视图所见：可变视角的内镜头端位于中鼻甲前及腋部。注意从中央位置到鼻外侧壁的角度变化

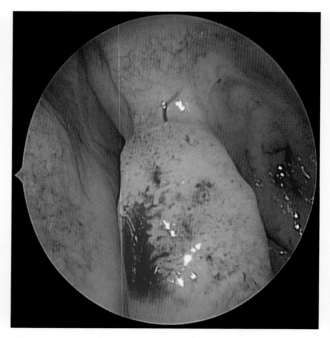

图 13.12 左侧鼻腔视图所见：可调视角的内镜头端位于中鼻甲前及腋部。注意从中央位置到鼻内侧壁（鼻中隔）的角度变化

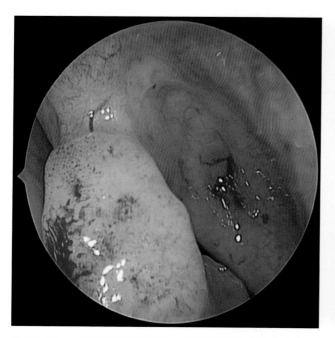

图 13.11 左侧鼻腔视图所见：可变视角的内镜头端位于中鼻甲前及腋部。注意从中央位置到鼻内侧壁（鼻中隔）的角度变化

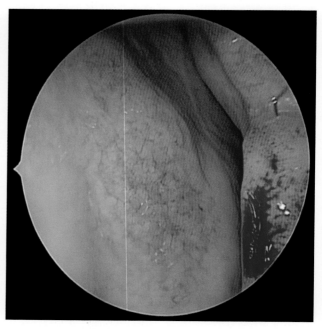

图 13.13 左侧鼻腔视图所见：可变视角的内镜头端位于中鼻甲前及腋部。注意从中央位置到鼻内侧壁（鼻中隔）的角度变化

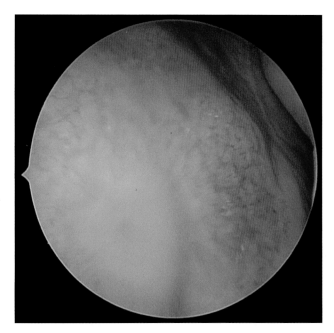

图 13.14　左侧鼻腔视图所见：可变视角的内镜头端位于中鼻甲前及腋部。注意从中央位置到鼻内侧壁（鼻中隔）的角度变化

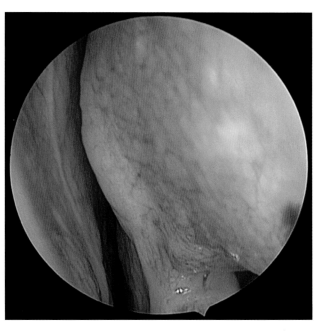

图 13.16　左侧鼻腔视图所见：可变视角的内镜位于中鼻甲前及中鼻甲腋上方。注意从上往下到鼻底的角度变化

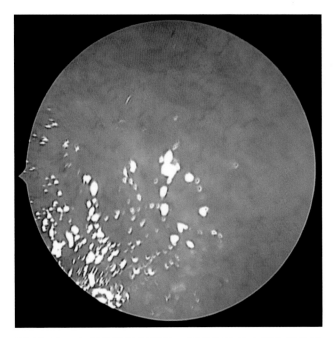

图 13.15　左侧鼻腔视图所见：可变视角的内镜头端位于中鼻甲前及腋部。注意从中央位置到鼻内侧壁（鼻中隔）的角度变化

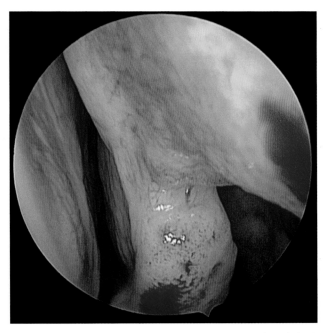

图 13.17　左侧鼻腔视图所见：可变视角的内镜位于中鼻甲前及中鼻甲腋上方。注意从上往下到鼻底的角度变化

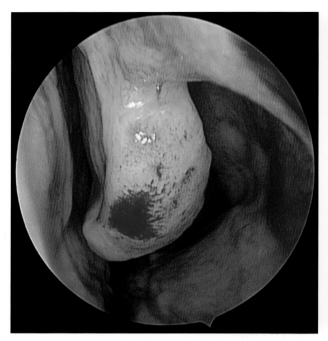

图 13.18　左侧鼻腔视图所见：可变视角的内镜位于中鼻甲前及中鼻甲腋上方。注意从上往下到鼻底的角度变化

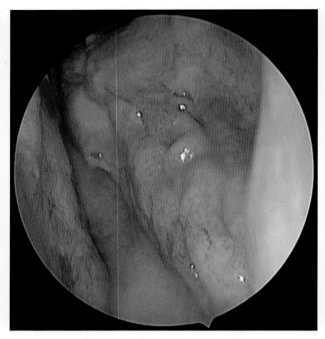

图 13.20　左侧鼻腔视图所见：可变视角的内镜位于中鼻甲前及中鼻甲腋上方。注意从上向下到鼻底的角度变化

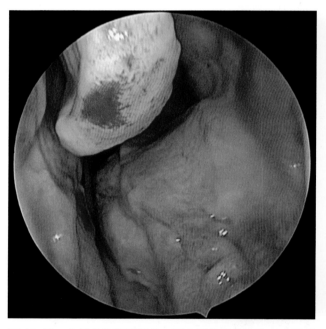

图 13.19　左侧鼻腔视图所见：可变视角的内镜位于中鼻甲前及中鼻甲腋上方。注意从上往下到鼻底的角度变化

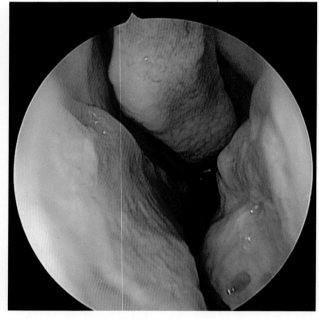

图 13.21　左侧鼻腔视图所见：可变视角的内镜位于鼻底前方，并与其平齐。注意角度从下向上到鼻顶的角度变化

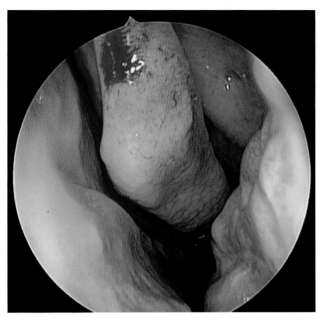

图 13.22 左侧鼻腔视图所见：可变视角的内镜位于鼻底前方，并与其平齐。注意角度从下向上到鼻顶的角度变化

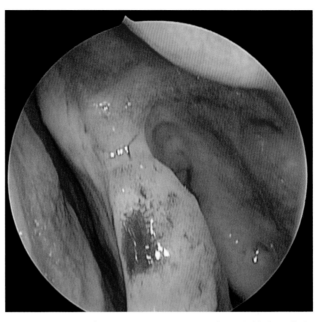

图 13.24 左侧鼻腔视图所见：可变视角的内镜位于鼻底前方，并与其平齐。注意角度从下向上到鼻顶的角度变化

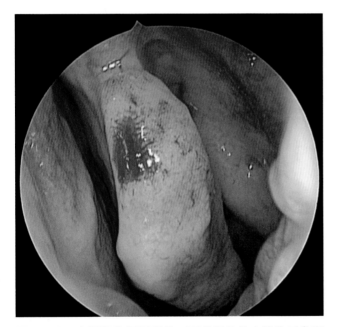

图 13.23 左侧鼻腔视图所见：可变视角的内镜位于鼻底前方，并与其平齐。注意角度从下向上到鼻顶的角度变化

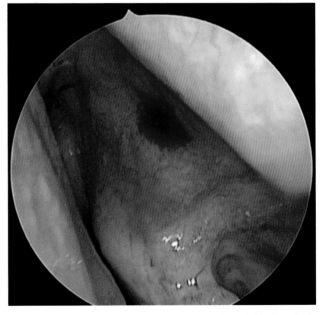

图 13.25 左侧鼻腔视图所见：可变视角的内镜位于鼻底前方，并与其平齐。注意角度从下向上到鼻顶的角度变化

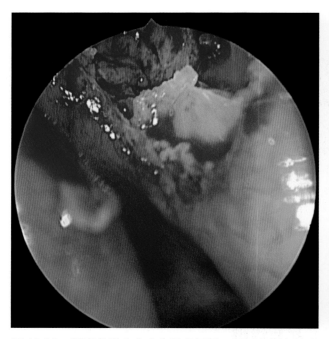

图 13.26 泪囊鼻腔吻合术失败的原因。用可变视角的内镜观察左侧鼻腔，显示泪囊的后方位置和泪囊与鼻黏膜之间的吻合口粘连闭合。请注意，评估过程一次性完成，甚至没有将内镜从第一个位置移开

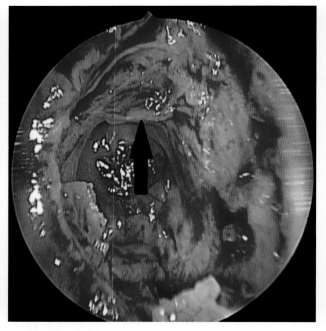

图 13.28 泪囊鼻腔吻合术失败的原因。用可变视角的内镜观察左侧鼻腔，显示泪囊的后方位置和泪囊与鼻黏膜之间的吻合口粘连闭合（黑色箭头）。请注意，评估过程一次性完成，甚至没有将内镜从第一个位置移开

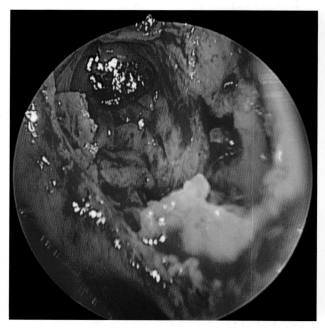

图 13.27 泪囊鼻腔吻合术失败的原因。用可变视角的内镜观察左侧鼻腔，显示泪囊的后方位置和泪囊与鼻黏膜之间的吻合口粘连闭合。请注意，评估过程一次性完成，甚至没有将内镜从第一个位置移开

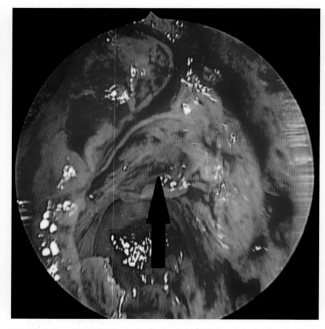

图 13.29 泪囊鼻腔吻合术失败的原因。用可变视角的内镜观察左侧鼻腔，显示泪囊的后方位置和泪囊与鼻黏膜之间的吻合口粘连闭合（黑色箭头）。请注意，评估过程一次性完成，甚至没有将内镜从第一个位置移开

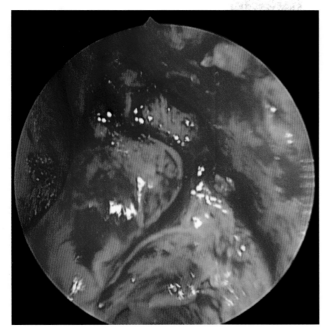

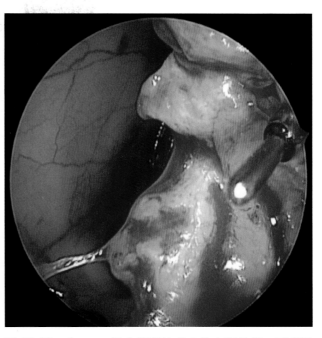

图 13.30　泪囊鼻腔吻合术失败的原因。用可变视角的内镜观察左侧鼻腔，显示泪囊的后方位置和泪囊与鼻黏膜之间的吻合口粘连闭合。请注意，评估过程一次性完成，甚至没有将内镜从第一个位置移开

图 13.32　在 Sisler 泪小管环钻术中检查泪总管。可变视角内镜下左侧鼻腔视图：显示泪囊切开及其黏膜瓣开口，Sisler 泪小管环钻的导丝位于泪总管内口处。请注意，评估过程一次完成，甚至没有将内镜从第一个位置移开

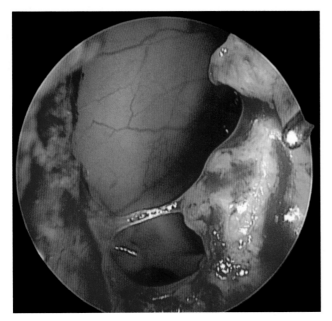

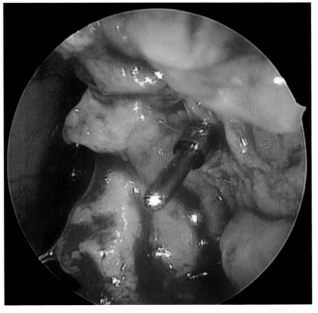

图 13.31　在 Sisler 泪小管环钻术中检查泪总管。可变视角内镜下左侧鼻腔视图：显示泪囊切开及其黏膜瓣开口，Sisler 泪小管环钻的导丝位于泪总管内口处。请注意，评估过程一次完成，甚至没有将内镜从第一个位置移开

图 13.33　在 Sisler 泪小管环钻术中检查泪总管。可变视角内镜下左侧鼻腔视图：显示泪囊切开及其黏膜瓣开口，Sisler 泪小管环钻的导丝位于泪总管内口处。请注意，评估过程一次完成，甚至没有将内镜从第一个位置移开

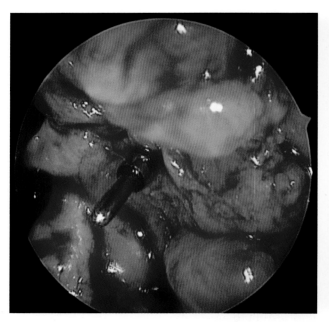

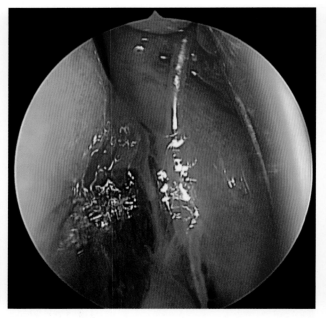

图 13.34　在 Sisler 泪小管环钻术中检查泪总管。可变视角内镜下左侧鼻腔视图：显示泪囊切开及其黏膜瓣开口，Sisler 泪小管环钻的导丝位于泪总管内口处。请注意，评估过程一次完成，甚至没有将内镜从第一个位置移开

图 13.36　泪囊鼻腔吻合术后吻合口的评估。可变视角的内镜左鼻腔视图：DCR 术后吻合口上缘有较大的肉芽肿，人工泪管与之紧邻。请注意，评估过程一次性完成，没有将内镜从第一个位置移开

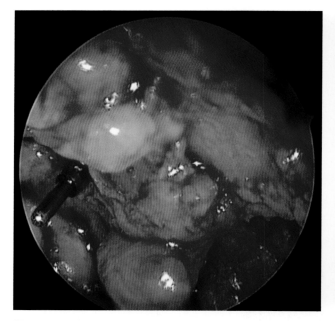

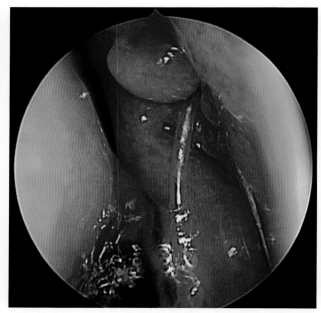

图 13.35　在 Sisler 泪小管环钻术中检查泪总管。可变视角内镜下左侧鼻腔视图：显示泪囊切开及其黏膜瓣开口，Sisler 泪小管环钻的导丝位于泪总管内口处。请注意，评估过程一次完成，甚至没有将内镜从第一个位置移开

图 13.37　泪囊鼻腔吻合术后吻合口评估。可变视角的内镜左鼻腔视图：DCR 术后吻合口上缘有较大的肉芽肿，人工泪管与之紧邻。请注意，评估过程一次性完成，没有将内镜从第一个位置移开

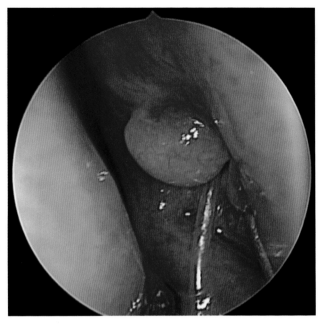

图 13.38 泪囊鼻腔吻合术后吻合口评估。可变视角的内镜左鼻腔视图：DCR 术后吻合上缘有较大的肉芽肿，人工泪管与之紧邻。请注意，评估过程一次性完成，没有将内镜从第一个位置移开

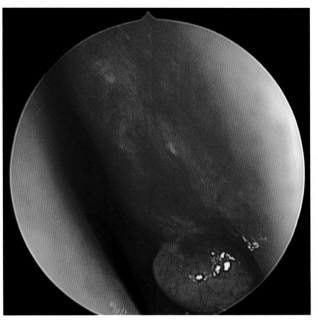

图 13.40 泪囊鼻腔吻合术后吻合口评估。可变视角的内镜左鼻腔视图：DCR 术后吻合口上缘有较大的肉芽肿，人工泪管与之紧邻。请注意，评估过程一次性完成，没有将内镜从第一个位置移开

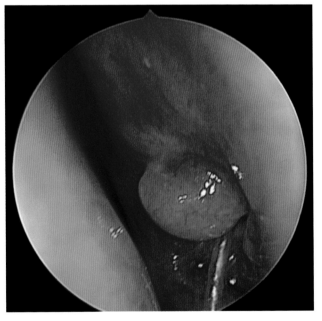

图 13.39 泪囊鼻腔吻合术后吻合口评估。可变视角的内镜左鼻腔视图：DCR 术后吻合口上缘有较大的肉芽肿，人工泪管与之紧邻。请注意，评估过程一次性完成，没有将内镜从第一个位置移开

三维（3D）内镜检查

14

目前的标准内镜提供的是二维视图，它的主要缺点是缺乏深度感知。在毗邻头、颈部等关键解剖区域时，深度感知的重要性是显而易见的。

TIPCAM® 1S 3D ORL（Karl Storz, Tuttlingen, Gemany）是一款专门的霍普金斯内镜，硬质，镜杆直径4mm，长18cm，可提供0°至30°角度。内镜系统由 Image 1S 模块化平台（Karl Storz, Tuttlingen，Gemany）组成，现有的内镜系统可以在该平台上扩展。观看时，既可以使用防雾的被动偏光3D眼镜，也可以将圆偏光3D镜片夹持在眼镜上使用。3D显示屏最好放置在观察者正前方，距离为2米。

来自腹腔镜文献的系统回顾和Meta分析揭示了3D内镜技术与2D相比，在手术时间、出血量、手术失误、围手术期并发症和住院时间方面有众多优势。然而，大多数此类研究的主要局限在于手术医生或参与者本身的立体视觉是未知的 [1-4]。

诸多泪道手术的经验表明，使用 HD 3D 内镜，术中立体空间感更好，使组织处理和手术操控更为精确 [5]。更好的解剖学识别促进了手眼协调能力的改善。术者能感觉到在组织识别以及外科学习经验方面都有增强和提高 [5]。在内镜平台上安装3D模块很容易，并且不会消耗额外的时间。总之，3D模式下的手术在深度感知、灵活性和精确性方面都有提高。

参考文献

1. Altieri R, Tardivo V, Pacca P, et al. 3D HD endoscopy in skull base surgeries: from darkness to light. Surg Technol Int, XXIX:359–365.
2. Cheng J, Gao J, Shuai X, et al. Two dimensional versus three-dimensional laparoscopy in surgical efficacy: a systematic review and meta-analysis. Oncotarget, 2016,7:70979.
3. Fergo C, Burchart J, Pommergaard HC, et al. Three dimensional laparoscopy vs. 2-dimensional laparoscopy with high-definition technology for abdominal surgery: a systematic review. Am J Surg, 2016,213:159–170.
4. Sakata S, Watson MO, Grove PM, et al. The conflicting evidence of three-dimensional displays in laparoscopy. A review of systems old and new. Ann Surg, 2016,263:234–239.
5. Ali MJ, Naik MN. First intraoperative experience with three-dimensional (3D) high-definition (HD) nasal endoscopy for lacrimal system. Eur Arch Otorhinolaryngol, 2017,274(5):2161–2164.

图 14.3~ 图 14.6 和图 14.8~ 图 14.12 来自：Ali MJ, et al. Eur Arch Otorhinolaryngol, 2017,274(5):2161–2164.

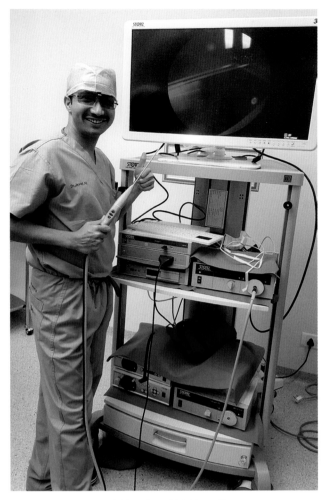

图 14.1　整套 3D 内镜设备及其所有组件

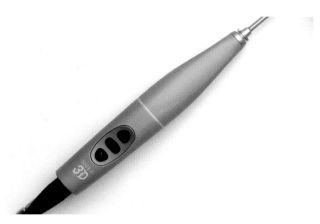

图 14.3　TIPCAM-ORL® 摄像头。请注意可自由控制的按钮

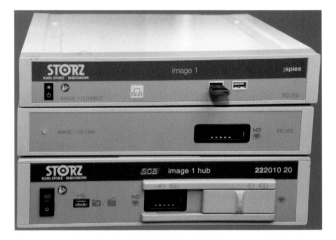

图 14.4　可以在现有内镜系统上扩展的 Image 1® 控制台

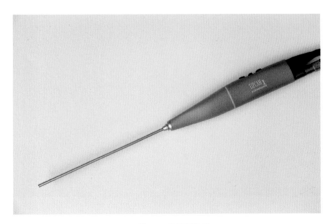

图 14.2　TIPCAM-ORL® 3D 内镜镜头

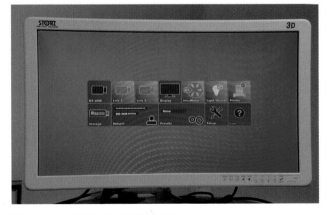

图 14.5　专用的 3D 高清显示屏

图 14.6　3D 手术眼镜。请注意单体眼镜以及可夹持在其他眼镜上的镜片

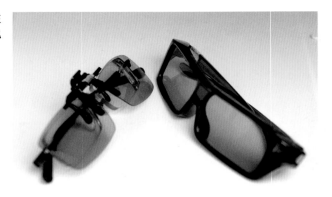

图 14.7　术中使用 3D 内镜

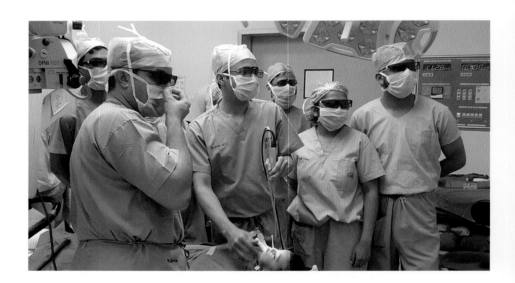

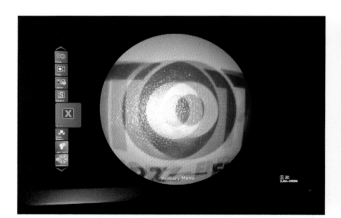

图 14.8　图像分离可增强深度感知

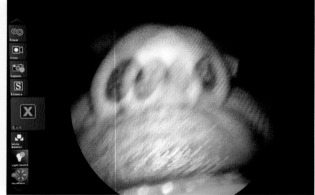

图 14.9　鼻腔外的图像分离

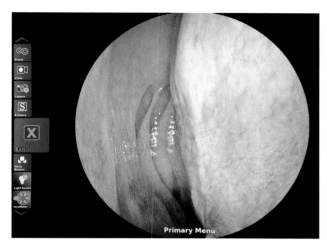

图 14.10 术前内镜检查中的图像分离

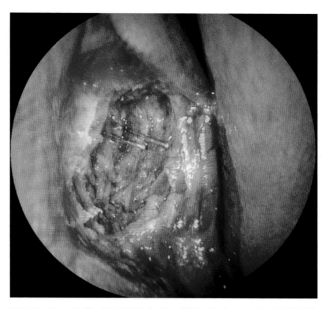

图 14.12 置管时的图像分离。请注意这两个探针图像的分离距离

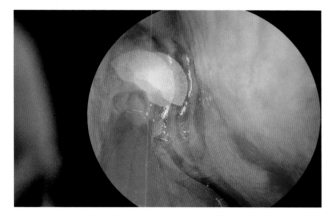

图 14.11 丝裂霉素 C 应用过程中的图像分离

影响泪道系统的感染并不少见，在儿童和成人中都会发生[1-5]。其中最常见的是感染性泪小管炎和急性泪囊炎。与泪小管炎有关的常见微生物包括金黄色葡萄球菌、链球菌、放线菌和诺卡菌[1]。其他罕见微生物包括龟分枝杆菌、乳酸乳球菌、侵蚀艾肯菌、阴沟肠杆菌、梭形杆菌、玫瑰考克菌、单纯疱疹病毒等，以及糠疹癣菌和白色念珠菌等真菌。急性泪囊炎的微生物谱包括：金黄色葡萄球菌、肺炎链球菌和化脓性链球菌、流感嗜血杆菌、大肠杆菌和铜绿假单胞菌[2]。

微生物学检查在鉴定病原体及其抗生素敏感性方面起着至关重要的作用。这有助于外科医生专门针对致病微生物治疗，也可以用于监测病情进展。应使用特殊的棉签（拭子）收集感染组织或分泌物进行涂片，以避免污染。这些拭子对于内镜的取样也很有用。除常规涂片外，还可在多种固体或液体培养基中进行培养。还可进行继代培养，并使用 VITEK2® 系统进行微生物的鉴定。泪道手术前后或急性感染导致的菌血症，特别是在儿童中发生的，一直是一个受关注的问题，现在已经有先进的培养基可用于自动检测[5]。

参考文献

1. Kaliki S, Ali MJ, Honavar SG, et al. Primary canaliculitis: clinical features, microbiological profile, and management outcome. Ophthal Plast Reconstr Surg, 2012,28:355–360.
2. Ali MJ, Motukupally SR, Joshi SD, et al. The microbiological profile of lacrimal abscess: two decades of experience from a tertiary eye care center. J Ophthalmic Inflamm Infect, 2013,3:57–61.
3. Ali MJ, Manderwad G, Naik MN. The microbiological spectrum and antibiotic sensitivity profile of extubated silicone stents following dacryocystorhinostomy. Orbit, 2013,32:298–303.
4. Ali MJ. Pediatric acute dacryocystitis. Ophthal Plast Reconstr Surg, 2015,31:341–347.
5. Ganguly A, Ali MJ, Padmaja K, et al. Bacteremia following naso-lacrimal duct probing: is there a role of pre-operative antibiotic prophylaxis? Ophthal Plast Reconstr Surg, 2016,32:90–92.

图 15.9~图 15.13 和图 15.18~图 15.21 来自：Ali, et al. Orbit, 2013,32:298–303. 以及 Ganguly et al., Ophthal Plast Reconstr Surg 2016,32:90–92.

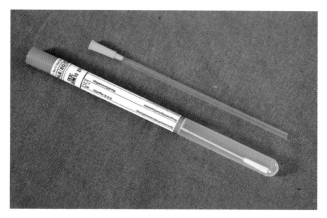

图 15.1 　拭子采集技术：带保护套的无菌拭子

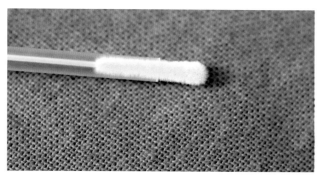

图 15.4 　拭子采集技术：拭子在需要采集的地方伸出保护套管，一旦标本被收集，拭子立即被收回到保护套内，然后整套拭子被收回。这是为了避免受到周围环境的污染

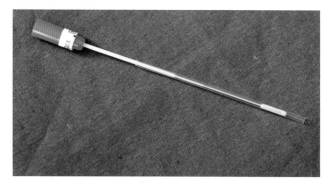

图 15.2 　拭子收集技术：在保护套管内的无菌拭子

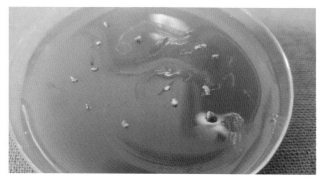

图 15.5 　接种到巧克力琼脂平板上的泪小管结石

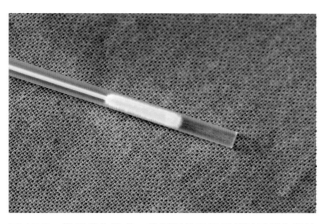

图 15.3 　拭子采集技术：特写图像显示无菌拭子朝向保护套的头端推进

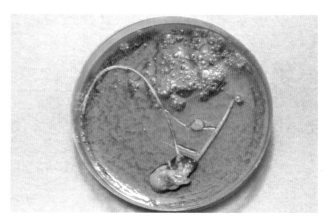

图 15.6 　将伴有分泌物的人工泪管接种到巧克力琼脂平板上

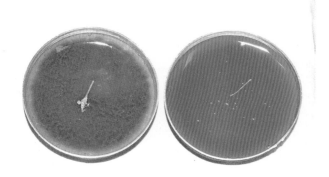

图 15.7 接种在血液琼脂平板和巧克力琼脂平板上的人工泪管

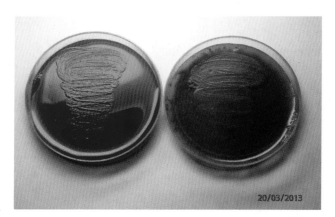

图 15.8 血液琼脂平板和巧克力琼脂平板上不断生长的菌落

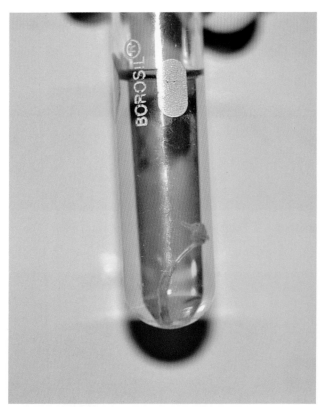

图 15.9 将人工泪管接种到脑 - 心浸液肉汤中

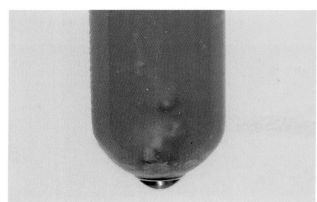

图 15.10 脑 - 心浸液肉汤培养阳性。注意培养液的混浊度，并将其与图 15.9 的混浊度进行比较

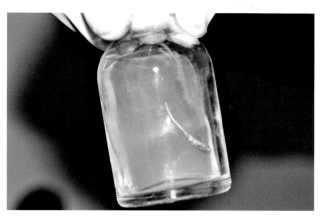

图 15.11 接种在 Saboraud 葡萄糖培养基上的人工泪管

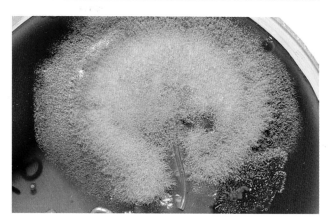

图 15.13 人工泪管培养阳性，可见大量菌落生长

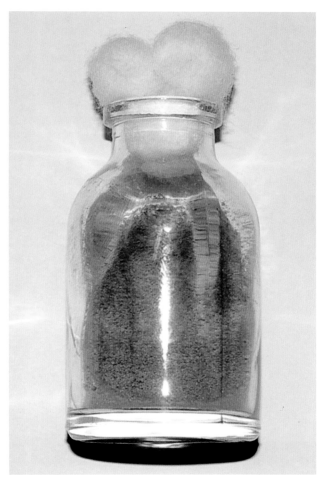

图 15.12 Saboraud 葡萄糖培养基中真菌培养阳性

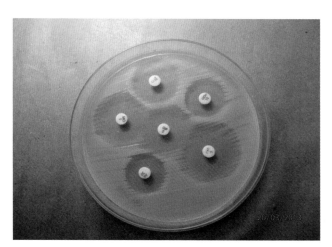

图 15.14 Kirby-Bauer 纸片扩散法药敏试验

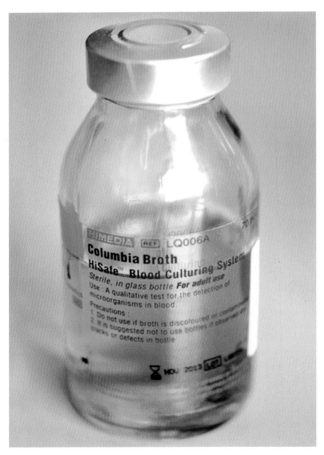

图 15.15　哥伦比亚肉汤培养瓶

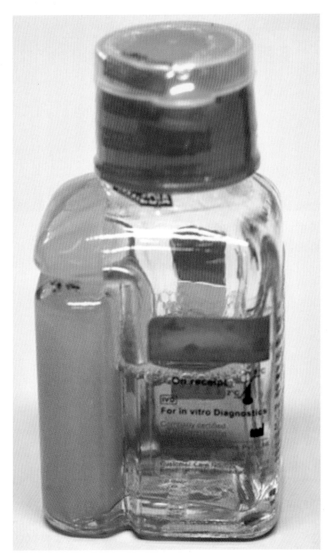

图 15.16　双培养基瓶

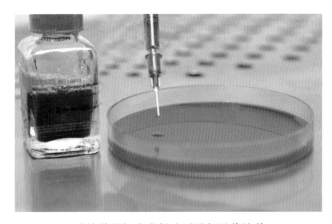

图 15.17　从培养的标本中提取后进行继代培养

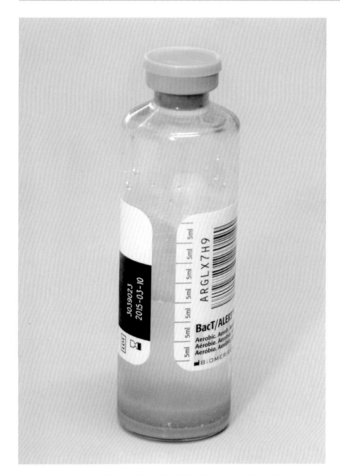

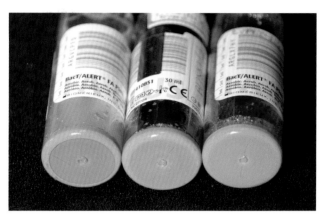

图 15.19　BacT® 培养瓶。注意底部透气传感器的颜色差异

图 15.18　BacT® 培养瓶。注意底部的透气传感器

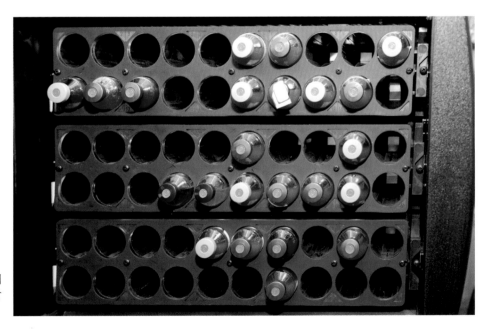

图 15.20　BacT® 微生物检测系统。请注意，在任何特定时间内都可以容纳多个培养瓶

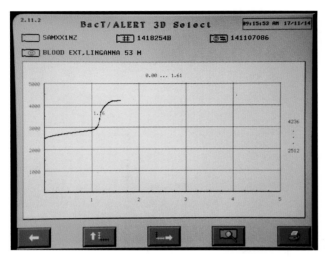

图 15.21　BacT® 微生物检测系统控制台，显示阳性结果

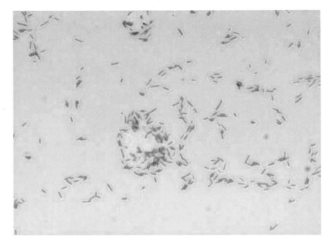

图 15.24　革兰染色涂片可见革兰阴性杆菌

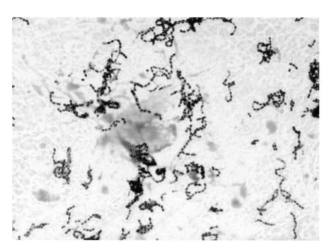

图 15.22　革兰染色涂片可见革兰阳性球菌

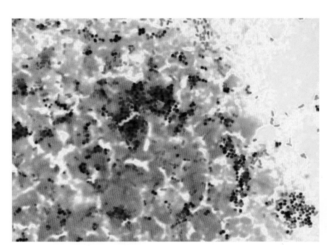

图 15.25　革兰染色涂片可见革兰阳性球菌和革兰阴性杆菌混合菌群

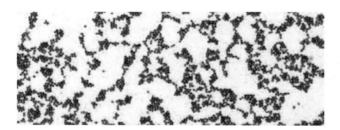

图 15.23　革兰染色涂片可见微球菌

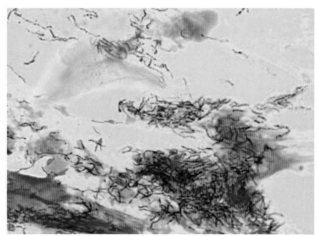

图 15.26　革兰染色涂片可见放线菌

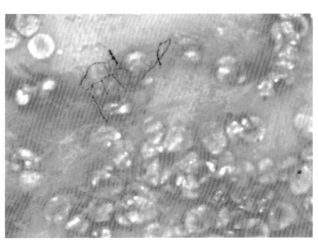

图 15.27 革兰染色涂片显示诺卡菌

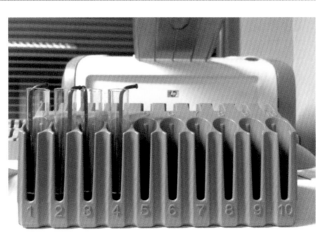

图 15.29 VITEK2® 生物识别系统局部

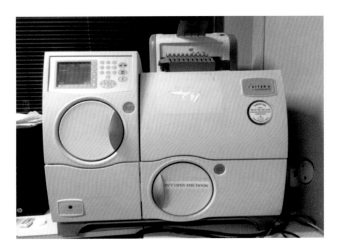

图 15.28 VITEK2® 生物识别系统

生化明细															
2	APPA	+	3	ADO	-	4	PyrA	+	5	IARL	-	7	dCEL	-	9	BGAL	-
10	H2S	-	11	BNAG	-	12	AGLTp	+	13	dGLU	-	14	GGT	+	15	OFF	-
17	BGLU	-	18	dMAL	-	19	dMAN	-	20	dMNE	-	21	BXYL	-	22	BAlap	
23	ProA	-	26	LIP	-	27	PLE	-	29	TyrA	+	31	URE	-	32	dSOR	
33	SAC	-	34	dTAG	-	35	dTRE	-	36	CIT	-	37	MNT	-	39	5KG	-
40	ILATk	-	41	AGLU	+	42	SUCT	-	43	NAGA	-	44	AGAL	-	45	PHOS	+
46	GlyA	-	47	ODC	-	48	LDC	-	53	IHISa	-	56	CMT	-	57	BGUR	-
58	O129R	-	59	GGAA	+	61	IMLTa	-	62	ELLM	-	64	ILATa	-			

图 15.30 标准 VITEK 打印的多项生化测试及其结果

因为鼻部疾病常见而且多发，所以泪道疾病的患者同时患有鼻部疾病也就不足为奇了[1-5]。事实上，在拟对患者进行手术治疗时，是需要谨慎的，要注意偶尔会有在行泪囊鼻腔吻合术的同时，也需行鼻腔手术的情况。除了鼻中隔偏曲需要先行鼻中隔成形术，为行泪道手术提供手术入路外，还必须检查明确患者是否同时患有其他各种鼻部疾病，包括鼻甲肥大、鼻息肉、鼻窦炎和其他多种邻近组织的疾病[1-5]。重点必须放在术前对并发疾病的正确评估上，以确保术前得到患者的知情同意。

除了检查发现的鼻道中的常见疾病外，重要的是首先排除患者患有一些更具威胁性的疾病，这些疾病可能需要进一步的检查或治疗。门诊内镜检查可能会发现鼻部肿物的迹象，这可能需要在计划手术前进行活检。活检可以发现一些淋巴瘤、癌症或其他导致鼻泪管阻塞的恶性或良性肿瘤[1]。对于男性，特别是青少年，也要考虑到青少年鼻咽血管纤维瘤的可能，因为有出血的风险，因此不能在门诊进行活检。一旦更具侵害性的疾病被排除，就应该考虑更常见的鼻部疾病。

影响患者通气的炎症性鼻腔疾病中最常见的是解剖性鼻腔气道阻塞，某种类型的鼻炎或鼻窦炎，或合并以上疾病。这些疾病被进一步细分为不同的类型，每个类型都有不同的发病机制。慢性鼻炎可进一步分为过敏性鼻炎和非过敏性鼻炎，尽管两者的初始治疗是相似的。急性鼻炎通常是感染性的，一般具有自限性。

参考文献

1. Tanweer F, Mahkamova K, Harkness P. Nasolacrimal duct tumours in the era of endoscopic dacryocystorhinostomy: literature review. J Laryngol Otol, 2013,127:670–675.
2. Ali MJ, Psaltis AJ, Wormald PJ. The frequency of concomitant adjunctive nasal procedures in powered endoscopic dacryocystorhinostomy. Orbit, 2015,34:142–145.
3. Stallman JS, Lobo JN, Som PM. The incidence of concha bullosa and its relationship to nasal septal deviation and paranasal sinus disease. AJNR Am J Neuroradiol, 2004,25:1613–1618.
4. Ali MJ, Psaltis AJ, Murphy J, et al. Powered endoscopic dacryocystorhinostomy: a decade of experience. Ophthal Plast Reconstr Surg, 2015,31:219–221.
5. Figueira E, Al Abbadi Z, Malhotra R, et al. Frequency of simultaneous nasal procedures in endoscopic dacryocystorhinostomy. Ophthal Plast Reconstr Surg, 2014,30:40–43.

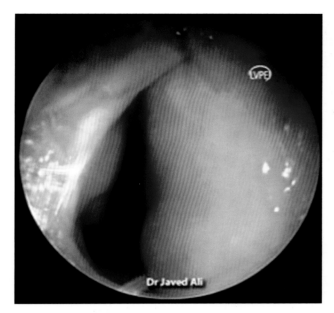

图 16.1 右鼻腔内镜图显示鼻中隔前部偏曲

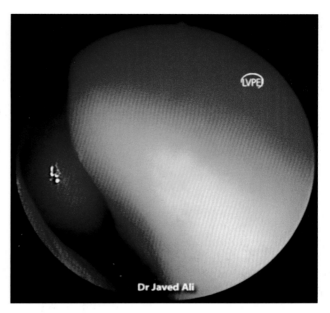

图 16.3 右鼻腔内镜图显示鼻中隔高度隆起、中度偏曲

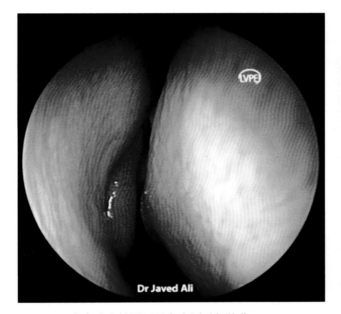

图 16.2 右鼻腔内镜图显示鼻中隔后部偏曲

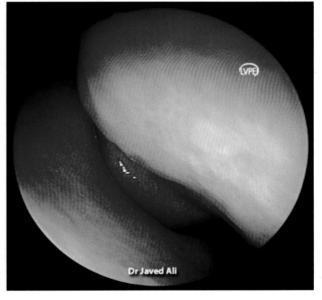

图 16.4 右鼻腔内镜图显示鼻中隔高度隆起、严重偏曲，将影响泪道手术的入路

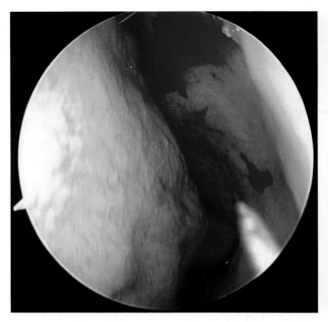

图 16.5 左鼻腔内镜视图，显示严重鼻中隔偏曲（图片提供：Nishi Gupta，SCEH，Delhi）

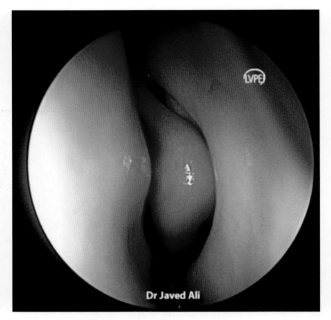

图 16.7 左鼻腔内镜图显示正常中鼻甲

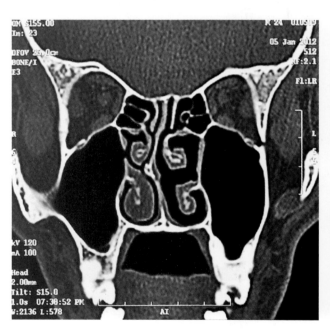

图 16.6 CT 扫描冠状切面，显示鼻中隔右偏伴鼻甲肥大

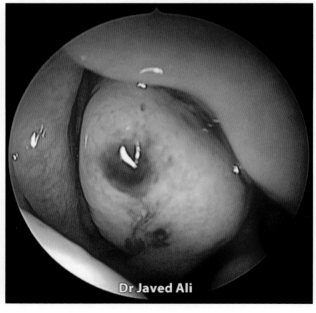

图 16.8 右鼻腔内镜图显示会阻碍手术入路的泡样中鼻甲

图 16.9 CT 扫描冠状切面，显示有一个泡样中鼻甲。注意左中鼻甲内的大气室

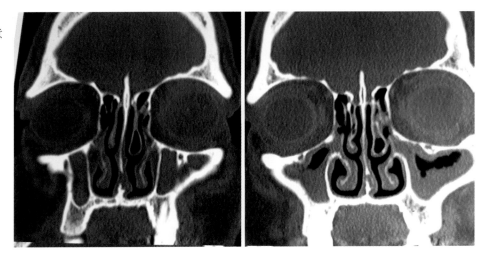

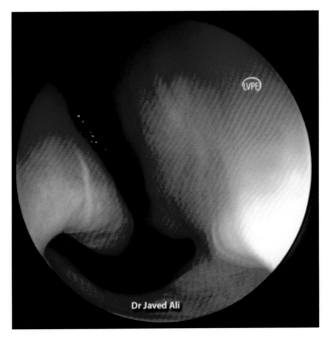

图 16.10 右鼻腔内镜图显示正常下鼻甲

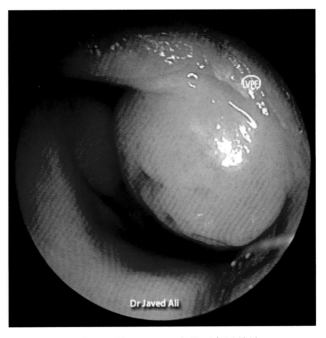

图 16.11 左鼻腔内镜图显示肥大的下鼻甲前端

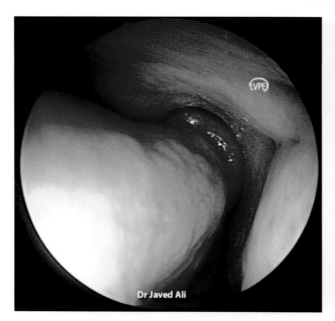

图 16.12　左鼻腔内镜图显示下鼻甲肥大

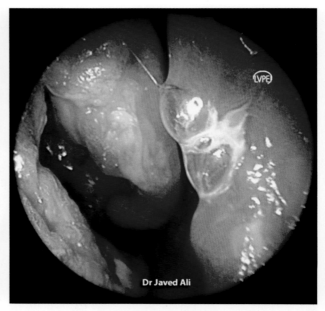

图 16.14　急性鼻炎患者的右鼻腔内镜视图。注意分泌物和鼻部的结痂

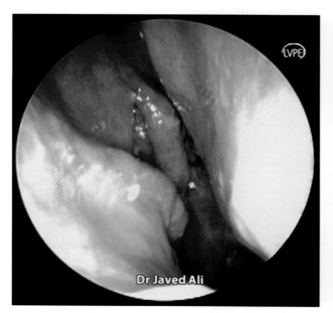

图 16.13　右鼻腔内镜图显示外侧壁发育不良。注意萎缩的鼻甲和下鼻道缺失

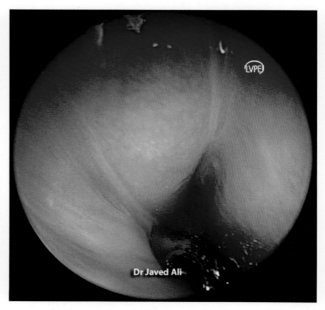

图 16.15　右鼻腔内镜图显示鼻窦炎征象

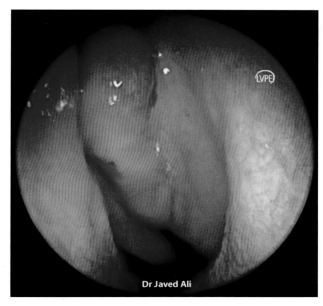

图 16.16　左鼻腔内镜图显示急性鼻窦炎表现

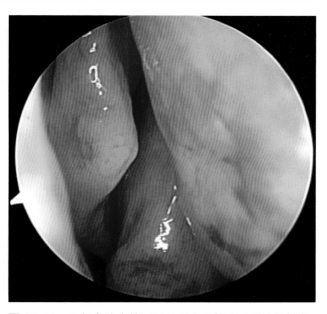

图 16.18　左侧鼻腔内镜图显示肥大的筛泡（图片提供者：Nishi Gupta, SCEH，Delhi）

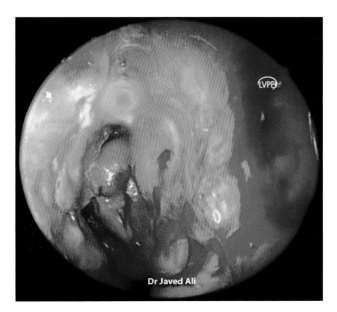

图 16.17　右鼻腔内镜图显示一例韦格纳肉芽肿。注意广泛的组织损伤和坏死的斑块

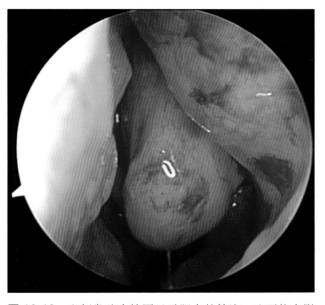

图 16.19　左侧鼻腔内镜图显示肥大的筛泡。这可能会影响泪道旁路手术（图片提供者：Nishi Gupta, SCEH，Delhi）

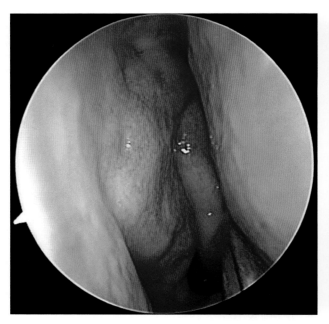

图 16.20　右鼻腔内镜图显示肥厚的钩突。这可能会影响泪道旁路手术（图片提供者：Nishi Gupta，SCEH，Delhi）

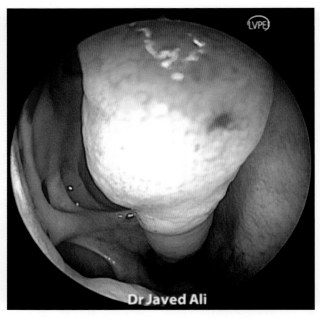

图 16.22　功能性内镜鼻窦手术（FESS）后视图：中鼻道区域黏膜平整

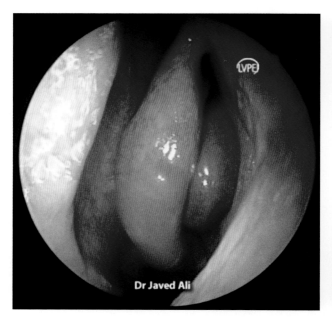

图 16.21　左侧鼻腔内镜图显示肥大的筛泡，将中鼻甲挤向中央（图片提供者：Nishi Gupta，SCEH，Delhi）

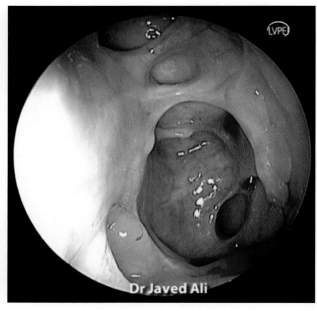

图 16.23　功能性内镜鼻窦手术（FESS）后视图：开放的筛窦功能良好

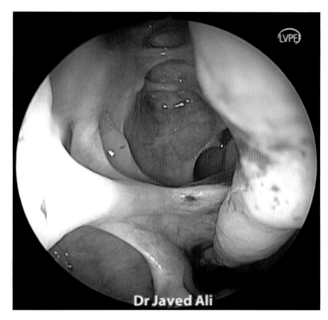

图 16.24 功能性内镜鼻窦手术（FESS）后视图：宽大的上颌窦开口

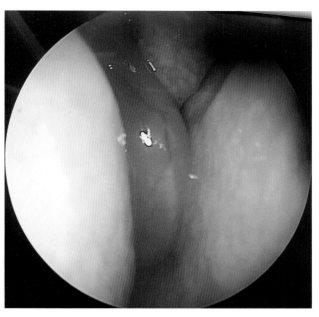

图 16.26 右鼻腔内镜图显示一个较大的鼻息肉

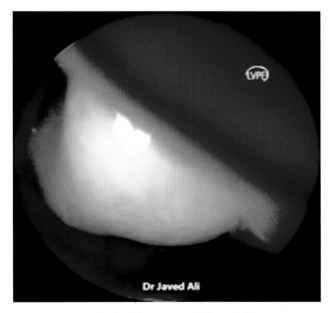

图 16.25 右中鼻道内镜图显示一个大的息肉

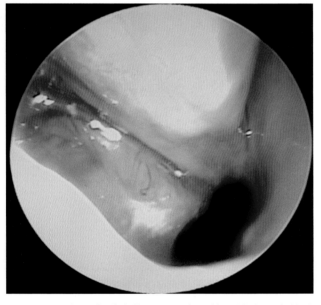

图 16.27 右下鼻道内镜图显示鼻泪管区域有一大的肿物。活检证实是泪道移行细胞癌

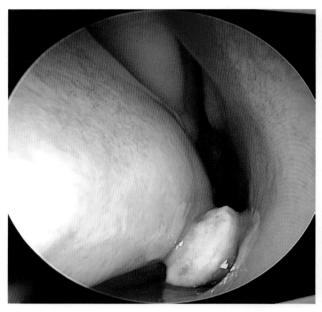

图 16.28 右鼻腔内镜图显示先天性鼻泪管阻塞患者检查过程中意外发现的下鼻道异物

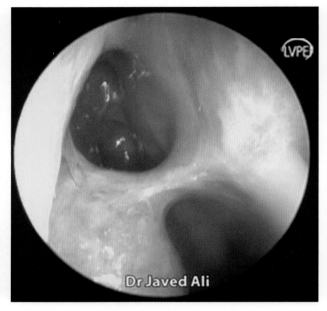

图 16.30 右鼻腔内镜图显示累及下鼻甲的鼻中隔粘连

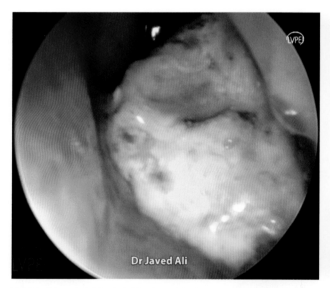

图 16.29 左侧鼻腔内镜图显示儿童 DCR 病例中意外发现鼻前部异物

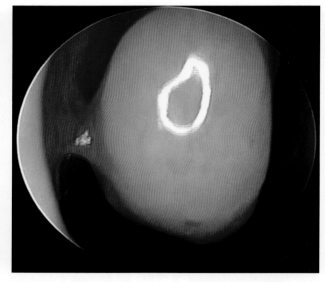

图 16.31 右鼻腔内镜图显示累及中鼻甲的鼻中隔粘连

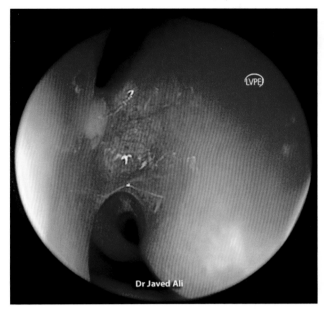

图 16.32 右鼻腔内镜图显示累及鼻中隔和外侧壁的广泛粘连

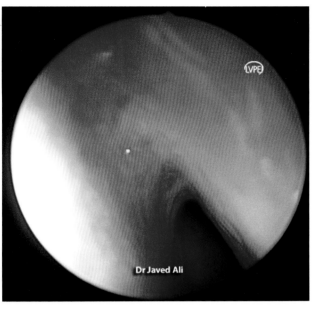

图 16.34 右鼻腔内镜图显示广泛的造口处与鼻中隔粘连，这是 DCR 失败的原因之一

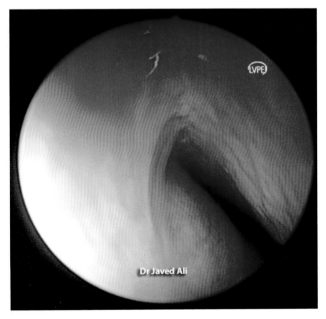

图 16.33 右鼻腔内镜图显示造口处与鼻中隔广泛粘连，这是 DCR 失败的原因之一

泪道内镜检查和
泪道病变

泪道内镜检查是一种利用显微内镜技术对从泪点到下鼻道的整个泪道系统进行的可视化检查[1-5]。它在扩大泪道疾病的适应证方面打下了坚实的基础，并越来越受欢迎，因此对诊断和潜在的治疗很有意义[1-5]。泪道内镜检查的适应证包括几种常见的疾病，例如获得性泪点狭窄、泪小管狭窄、部分和完全泪小管阻塞，还可以用于评估慢性泪囊炎、泪囊囊肿、泪小管结石和泪道结石的黏膜炎症和粘连情况。该检查也可用于少见疾病的确诊，包括泪道憩室、泪道异物、泪小管壁发育不全和泪道系统肿瘤。泪道内镜治疗的适应证包括可疑病变的穿刺活检、泪道微钻泪道成形术、泪道球囊扩张泪小管成形术、激光泪道成形术和泪道内镜引导下的病灶内注射（例如，干扰素 α 2b 治疗鳞状上皮乳头状瘤）[3-5]。

参考文献

1. Sasaki T, Miyashita H, Miyanaga T, et al. Dacryoendoscopic observation and incidence of canalicular obstruction or stenosis associated with S-1, an oral anticancer drug. Jpn J Ophthalmol, 2012,56:214–218.
2. Kakizaki H, Takahashi Y, Sa HS, et al. Congenital dacryocystocele: comparative findings of dacryoendoscopy and histopathology in a patient. Ophthal Plast Reconstr Surg, 2012,28:e85–86.
3. Maier M, Schmidt T, Schmidt M. Endoscopically controlled surgery with the micro-drill and intubation of the lacrimal ducts. Ophthalmologe, 2000,97:870–873.
4. Ali MJ, Singh S, Naik MN. High-definition dacryoendoscopic fea tures of a canalicular squamous papilloma. Int Ophthalmol 2017 (Epub).
5. Ali MJ, Alam SM, Naik MN. High-definition dacryoendoscopic features of a case of canaliculitis. Ophthal Plast Reconstr Surg, 2017,33:228–229.

图 17.26~ 图 17.33 来自 Ali, et al. Int Ophthalmol 2017 (Epub) and Ophthal Plast Reconstr Surg, 2017, 33:228–229.

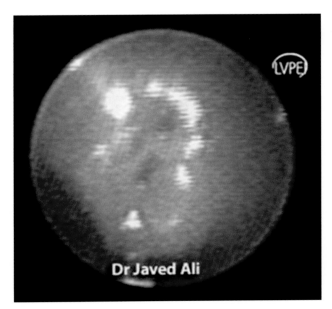

图 17.1 泪道内镜检查显示获得性泪点狭窄

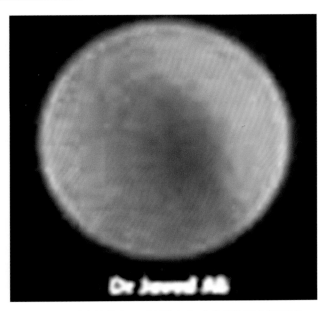

图 17.3 泪道内镜检查显示纤维组织造成部分泪小管阻塞

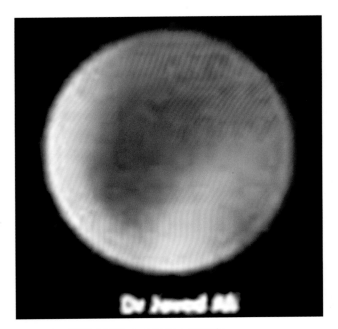

图 17.2 泪道内镜检查显示泪小管狭窄

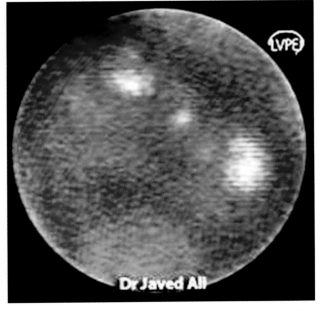

图 17.4 泪道内镜检查显示大块纤维组织造成完全性泪小管阻塞

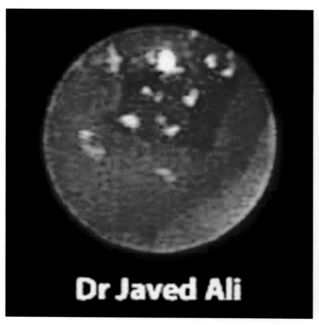

图 17.5　泪道内镜检查显示鼻泪管弥漫性黏膜炎症和水肿

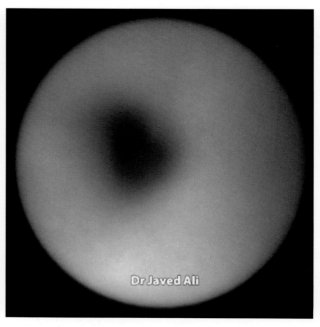

图 17.7　HD-DEN 图像显示连续的泪小管中段狭窄。请注意，与图 17.6 相比，管径缩小了

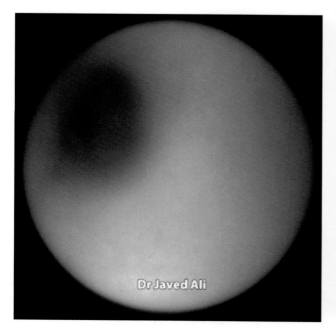

图 17.6　HD-DEN 图像显示连续的泪小管中段狭窄。注意入口的狭窄

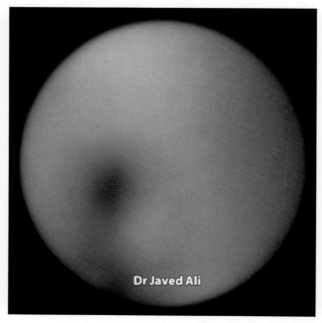

图 17.8　HD-DEN 图像显示连续的泪小管中段狭窄，注意继发于部分阻塞的明显狭窄

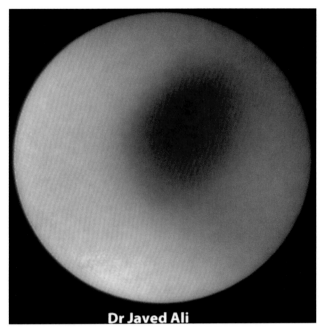

图 17.9 HD-DEN 图像显示连续的泪小管远端狭窄。注意管腔的入口狭窄

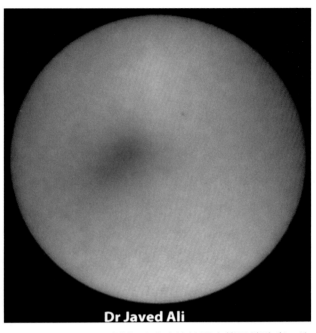

图 17.11 HD-DEN 图像显示连续的泪小管远端狭窄。注意在没有任何阻塞组织的情况下，管腔明显狭窄

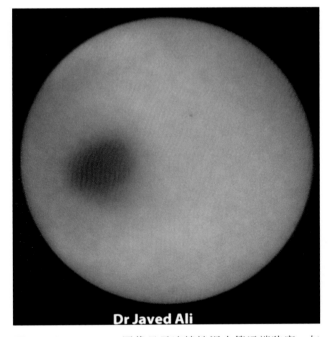

图 17.10 HD-DEN 图像显示连续性泪小管远端狭窄。与图 17.9 的管腔变窄比较

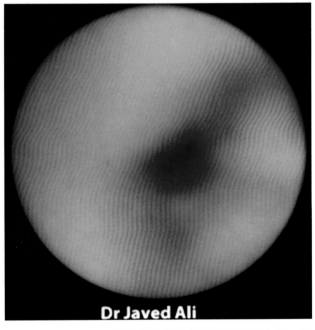

图 17.12 HD-DEN 图像显示泪小管狭窄伴黏膜水肿，反映急性炎症过程

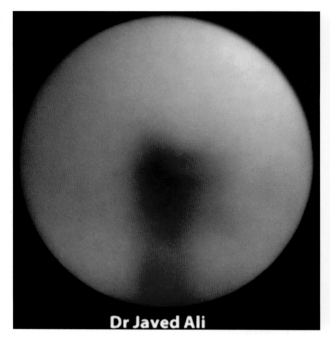

图 17.13　HD-DEN 图像显示泪小管狭窄伴黏膜水肿

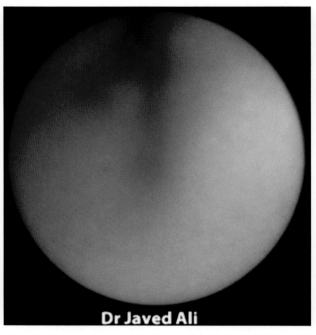

图 17.15　HD-DEN 显示部分泪小管阻塞。注意下方纤维组织和上方暗腔

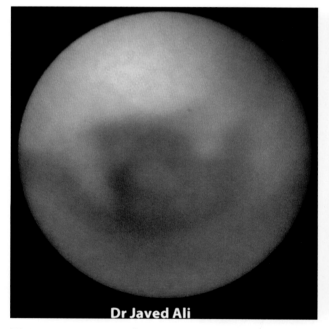

图 17.14　HD-DEN 图像显示泪小管顶部有组织分泌物

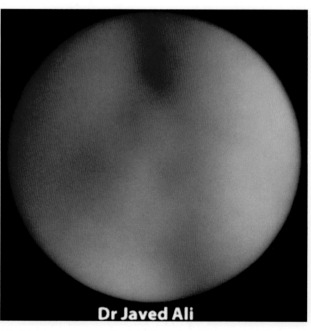

图 17.16　HD-DEN 特写图像显示与图 17.15 相同的部分泪小管阻塞

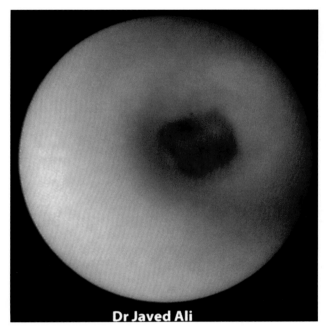

图 17.17 HD-DEN 图像显示泪小管腔的环状瘢痕

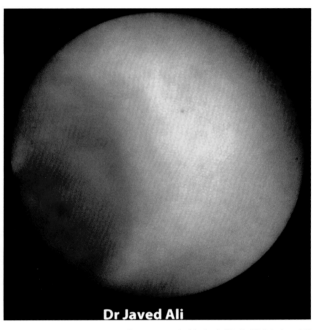

图 17.19 HD-DEN 图像显示泪小管瘢痕性的外侧壁，泪小管远端几乎完全阻塞

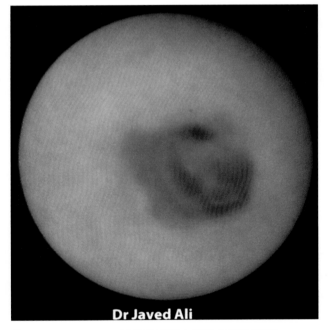

图 17.18 HD-DEN 图像显示泪小管腔的环状瘢痕

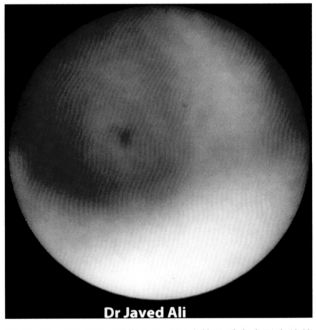

图 17.20 HD-DEN 图像显示了泪小管几乎完全阻塞处的端点。可见正对着远端的微小的暗腔

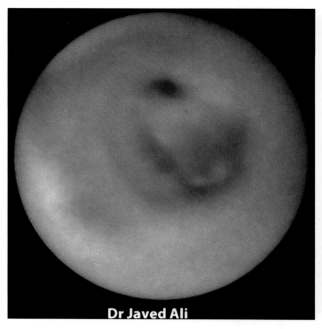

图 17.21 HD-DEN 图像显示被纤维血管组织完全阻塞的泪小管。注意在这个病例里阻塞组织和白色的瘢痕泪小管之间的颜色差异

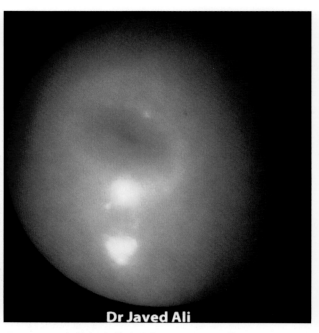

图 17.23 急性泪小管炎病例 HD-DEN 图像显示：注意管腔内部的黏膜炎症

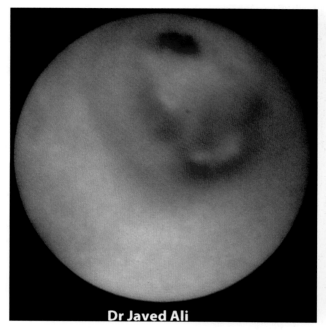

图 17.22 HD-DEN 特写图像显示被纤维血管组织完全阻塞的泪小管

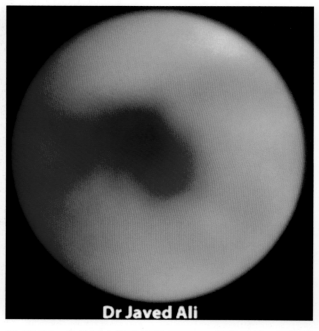

图 17.24 急性泪小管炎病例 HD-DEN 图像显示：可见泪小管黏膜的严重炎症。请注意，此处不再有正常泪小管黏膜的白色外观

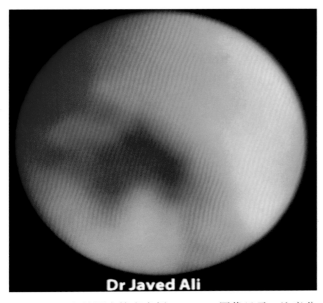

图 17.25　急性泪小管炎病例 HD-DEN 图像显示：注意分泌物和泪小管壁上的斑点状出血

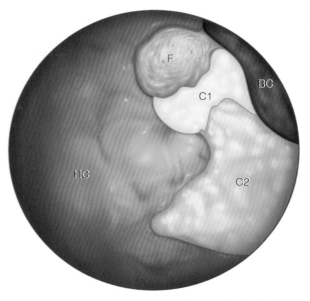

图 17.27　图 17.26 中 HD-DEN 图像的示意图。注意泪小管水平部（HC）、边界清楚的管腔结石（C1）、边界不清的结石（C2）、纤维组织（F）和血块（BC）

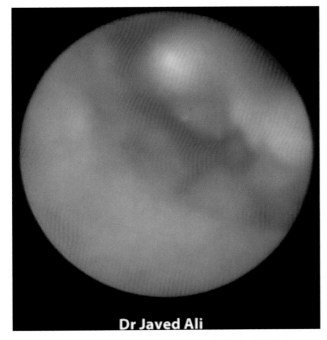

图 17.26　高清泪道内镜照片显示泪小管水平部的端点。可见泪小管黏膜水肿，朝泪小管壁方向可见界限不清、淡黄色、松散的结石。注意这个结石上覆盖的血块。还能看到远端界限清晰的中央管腔结石，上方覆盖有一小块纤维组织

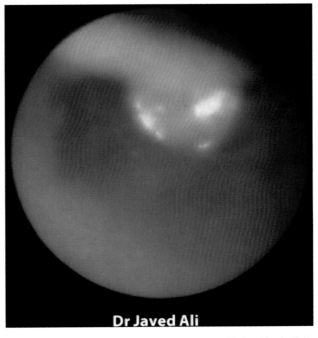

图 17.28　高清泪道内镜照片，显示泪小管水平部水肿的黏膜，有两种类型的结石

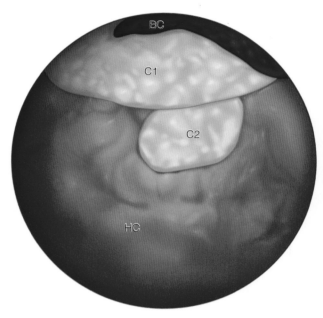

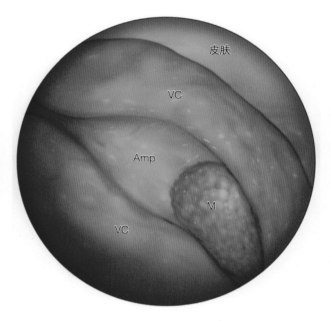

图 17.29 图 17.28 中 HD-DEN 图像的示意图。注意泪小管水平部的水肿性黏膜（HC）、界限清楚的结石（C2）、界限不清的结石（C1）和血块（BC）

图 17.31 图 17.30 中 HD-DEN 图像的示意图。注意泪小管垂直部（VC）、壶腹（Amp）和肿块病变（M）

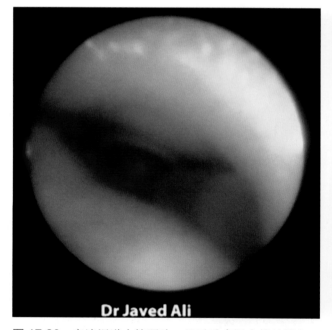

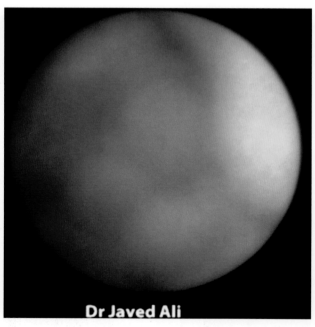

图 17.30 高清泪道内镜照片，显示垂直泪小管的端点。注意泪小管垂直部内侧壁附近的棕红色病变向下延伸。还要注意粗大扩张的壶腹部

图 17.32 高清泪道内镜照片，显示肿块扩大至远端泪小管。当病变扩大到远端时，注意病变逐渐占据管腔

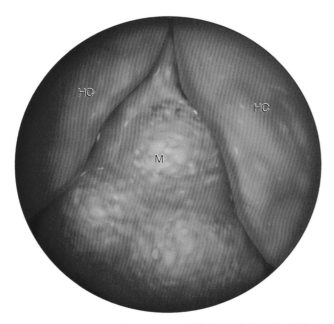

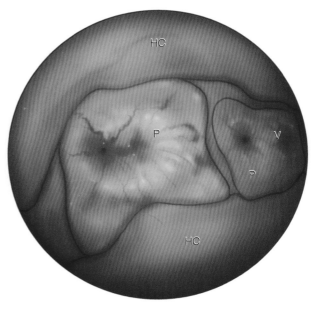

图 17.33　图 17.32 中 HD-DEN 图像的示意图。注意泪小管水平部的内部（HC）和肿块病变（M）

图 17.35　图 17.34 的示意图。注意泪小管水平部管壁（HC）、多叶乳头状瘤（P）和血管叶（V）

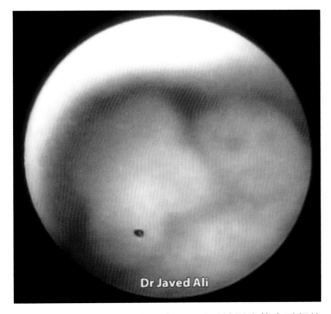

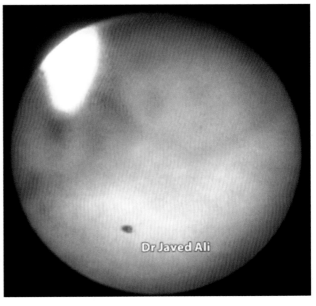

图 17.34　高清泪道内镜照片，显示近端泪小管水平部的端点。可见充满整个泪小管腔的多叶、乳头状瘤的、白中带粉的病变。也请注意在血管叶表面的微红色斑点

图 17.36　泪道内镜引导下经泪小管注射干扰素 α 2b。注意 30 号针的尖端从泪小管顶部进入管腔

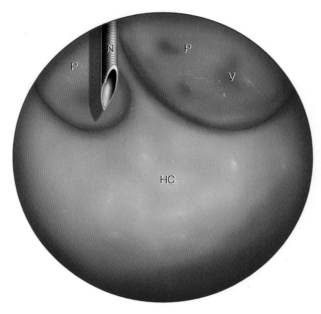

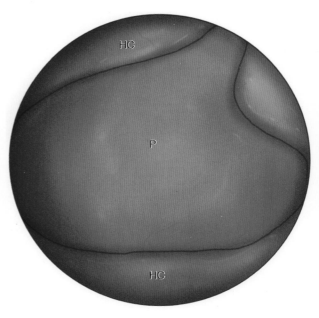

图 17.37 图 17.36 的示意图，显示从泪小管顶部进入的针头（N）、乳头状瘤（P）和泪小管水平部（HC）内的血管叶（V）

图 17.39 图 17.38 的示意图。注意圆形实性病变（P）、泪小管水平部管壁（HC）和典型血管叶的缺失

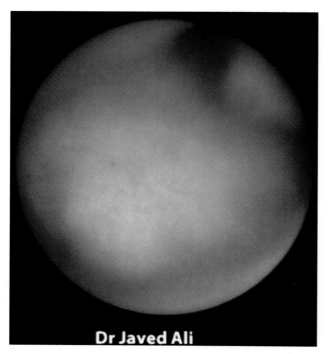

图 17.38 高清泪道内镜显示 1 个月后泪小管水平部肿块实变。请注意，病变现已变圆，缺少血管叶

泪道病变的 CT 扫描

电子计算机断层扫描（CT）是泪道外科医疗设备中最有用的影像检查工具之一。螺旋 CT 和螺旋 CT 扫描等技术的改进显著减少了检查的时间。此外，通过对不透射线的染料和三维重建的更好应用，有助于制订复杂泪道病变的诊断和治疗计划。

泪道疾病的 CT 扫描检查最常见的适应证是外伤[1-5]。当怀疑泪道解剖异常时，CT 扫描在评估流泪患者方面发挥着较大的作用，特别是对手术计划有重要帮助。在下部眼眶轴位扫描中，泪囊窝在前内侧壁上表现为凹陷。在连续的较低的切面上，在上颌窦前内侧角处，泪囊于上颌骨额突内呈现圆形至椭圆形的缺损。在没有造影剂的情况下，泪囊可能充满空气或液体。随着泪道向下延伸，可以看到它在下鼻甲下方开口。在冠状位重组的图像中可以看到泪道系统的横切面，因为剖面线是向下向后倾斜的。在矢状面重组的图像将在纵向剖面上显示泪道系统的全长。这一视图对于了解阻塞处的确切位置是不可或缺的。在创伤病例中，它还具有更多的好处，例如：可以更精确地定位泪液引流系统骨折、骨移位、骨折修复中先前放置的微型钢板、钢丝或薄片的位置[1-5]。

CT 扫描也有助于评估泪道系统的原发性或继发性肿瘤。根据病变的范围、对周围组织的浸润和生长速度，可以收集到有用的线索。这些有助于手术计划、监测对治疗的反应和预后。还有其他一些可以评估和监测的泪道病变，包括急性泪囊炎合并眼眶蜂窝织炎、真菌性肉芽肿、黏液囊肿扩张和泪囊囊肿。

参考文献

1. Kousoubris PD. Radiological evaluation of lacrimal and orbital dis-ease. In: Woog JJ, editor. Endoscopic lacrimal and orbital surgery. 1st ed. Oxford: Butterworth-Hienemann, 2004: 79–104.
2. Udhay P, Noronha OV, Mohan RE. Helical computed tomographic dacryocystography and its role in the diagnosis and management of lacrimal drainage system blocks and medial canthal masses. Indian J Ophthalmol, 2008,56:31–37.
3. Estes JL, Tsiouris AJ, Christos PJ, et al. 3-D volumetric assessment of the nasolacrimal duct in patients with obstructions. Ophthal Plast Reconstr Surg, 2015,31:211–214.
4. At'Kova EL, Yartsev VD, Tomashevsky IO, et al. Treatment choice in dacryostenosis based on single-photon emission computed tomography and X-ray computed tomography findings. Vestn oftalmol, 2016,132:15–20.
5. Lefebvre DR, Freitag SR. Update on imaging of the lacrimal drain- age system. Surv Ophthalmol, 2012,27:175–186.

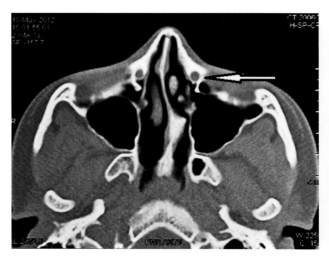

图 18.1　正常 CT 扫描的轴位切面，显示双侧正常骨性鼻泪管（箭头所指）

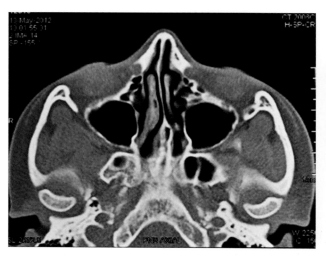

图 18.2　正常 CT 扫描的轴位切面，切面位置高于图 18.1，显示泪囊 - 鼻泪管交界处

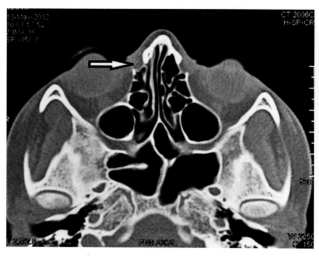

图 18.3　正常 CT 扫描的轴位切面，切面位置高于图 18.2，显示骨性泪囊窝（箭头所指），内有泪囊

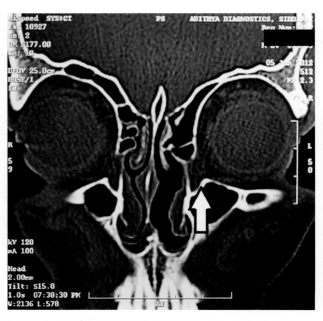

图 18.4　正常 CT 扫描的冠状切面，显示泪囊窝及其邻近的位于上颌窦内侧壁的骨性鼻泪管（箭头所示）

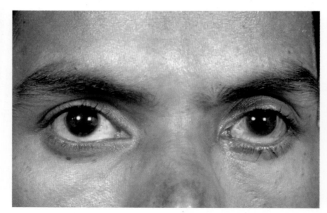

图 18.5　照片显示患者左侧内眼角轻度肿胀并有分泌物

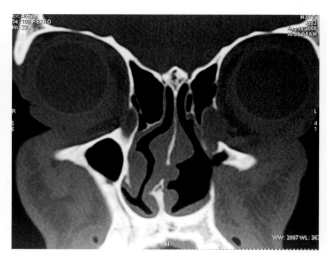

图 18.6　图 18.5 中患者的 CT 扫描冠状切面。注意左侧扩张的泪囊、扩张的泪囊窝和近端骨性鼻泪管。将其与正常的右侧进行比较

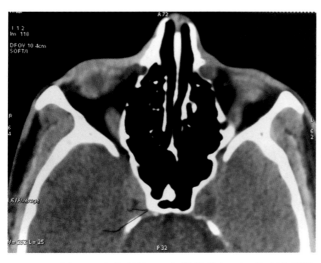

图 18.7　图 18.5 中患者的 CT 扫描轴位切面。注意左侧扩张的骨性鼻泪管。将它与正常的右侧进行比较

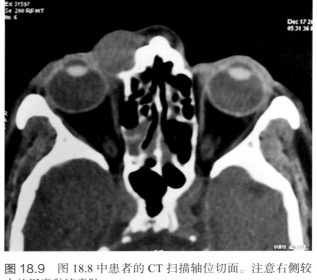

图 18.9　图 18.8 中患者的 CT 扫描轴位切面。注意右侧较大的泪囊黏液囊肿

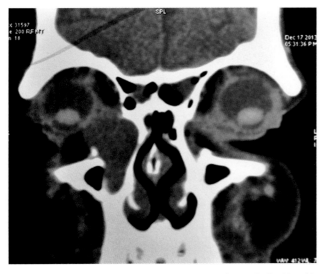

图 18.8　CT 扫描的冠状切面，显示右侧泪囊窝明显扩张，继发巨大黏液囊肿的骨性鼻泪管。将本图与图 18.6 中的患者进行比较

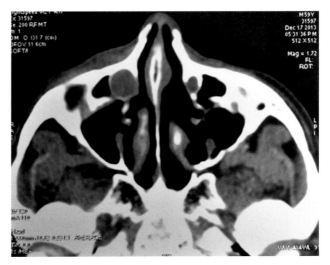

图 18.10　图 18.8 和图 18.9 中患者的 CT 扫描轴位切面。切面位于骨性鼻泪管水平。注意右侧骨性鼻泪管的扩张继发于扩张的鼻泪管。将其与正常侧进行比较

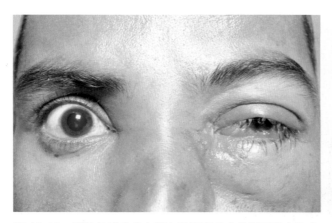

图 18.11　照片显示患者左侧急性泪囊炎合并眼眶蜂窝织炎

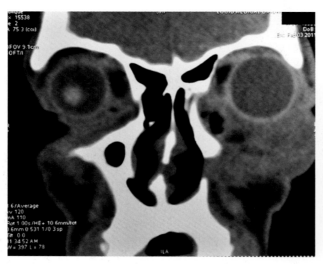

图 18.12　图 18.11 中患者的 CT 扫描冠状切面。注意扩大的泪囊和周围发炎的眼眶组织，并伴有眼球移位

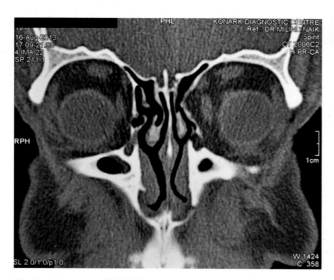

图 18.13　CT 扫描冠状切面，显示左侧泪囊窝骨折

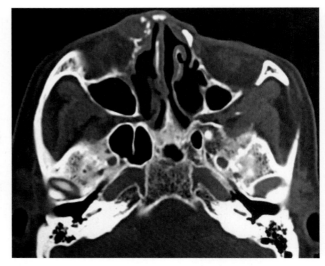

图 18.14　CT 扫描轴位切面，显示右侧泪囊窝粉碎性骨折。注意右侧巨大的泪囊黏液囊肿

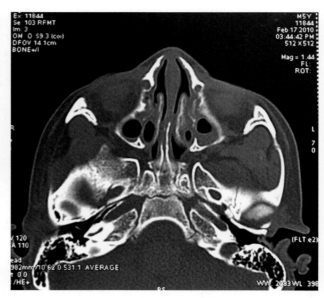

图 18.15　CT 扫描轴位切面，显示面部外伤后双侧骨性反应性硬化

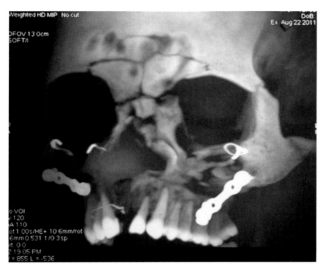

图 18.16　CT 扫描三维重建显示累及骨性泪液引流系统的鼻 - 筛 - 眶壁复合骨折

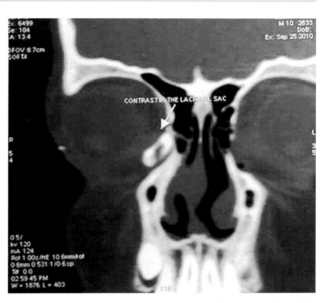

图 18.18　右侧溢泪患者。CT-DCG 冠状切面显示泪囊充盈，但未显示鼻泪管充盈

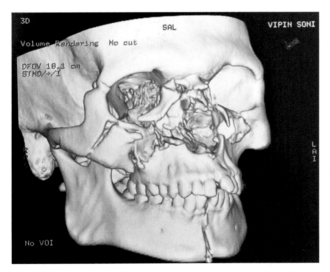

图 18.17　CT 扫描三维重建的容积再现，显示鼻 - 筛 - 眶壁复合骨折，累及骨性泪道系统

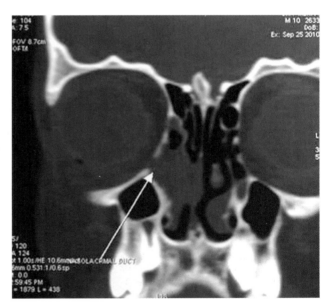

图 18.19　图 18.18 患者的 CT 平扫冠状切面，显示泪囊下部和鼻泪管周围有一肿块病变

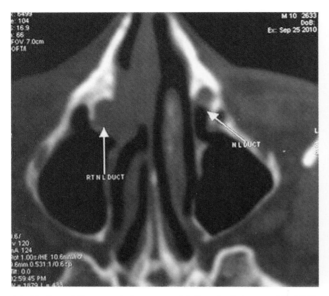

图 18.20　图 18.18 和图 18.19 中同一患者。CT 平扫轴位切面显示骨性鼻泪管后部和后内侧有大量破损，在附近有一肿块病变

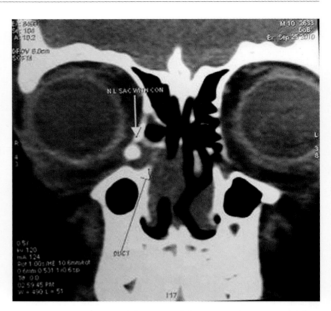

图 18.22　图 18.18、图 18.19、图 18.20 和图 18.21 中同一患者。CT-DCG 扫描泪囊下方冠状切面，显示泪囊充盈，周围病变延伸至下鼻腔。内镜活检证实是炎性肉芽肿，类似于恶性肿瘤

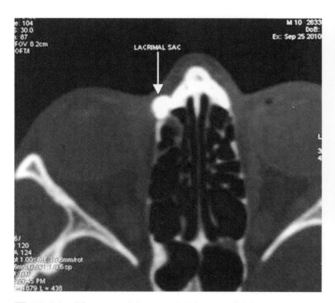

图 18.21　图 18.18、图 18.19 和图 18.20 中同一患者。CT-DCG 扫描轴位切面，显示泪囊充盈，无任何充盈缺损

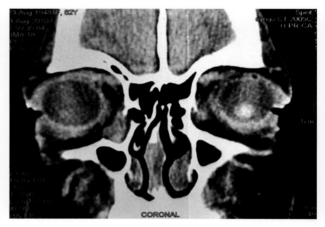

图 18.23　另一例泪囊肉芽肿。CT 扫描冠状切面显示泪囊扩张，骨性泪囊窝扩张

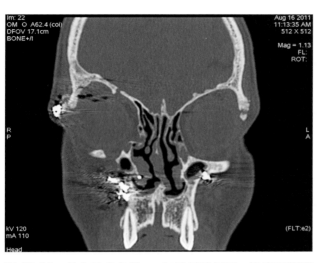

图 18.24 外伤后患者的 CT 扫描冠状切面。注意双侧泪囊窝骨折（右侧多于左侧）

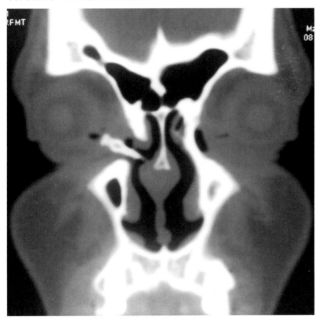

图 18.25 CT 扫描冠状切面显示置入琼斯管的结膜泪囊鼻腔吻合术后患者。注意移位的管的位置

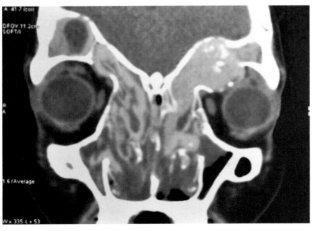

图 18.26 CT 扫描冠状切面显示大范围的泛真菌性鼻窦炎，并破坏泪道系统

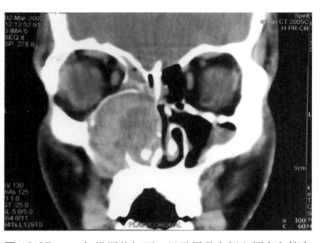

图 18.27 CT 扫描冠状切面，显示累及右侧上颌窦和筛窦的巨大真菌性肉芽肿，继发累及右侧泪道系统

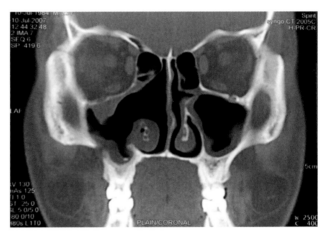

图 18.28 图 18.27 患者术后 CT 扫描冠状切面。注意鼻窦和泪道系统的炎症病变已被清除

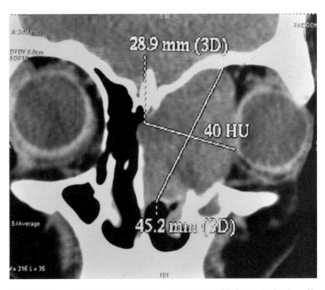

图 18.29 CT 扫描冠状切面，显示大量筛窦黏液囊肿，伴有眼眶扩张和继发性压迫性泪道阻塞

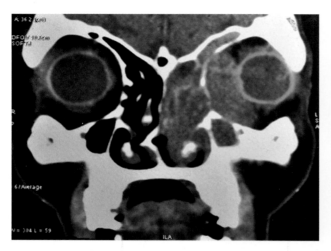

图 18.30　CT 扫描冠状切面，显示左侧鼻窦肿块病变，继发累及眼眶和泪道系统。活检证实是非霍奇金淋巴瘤

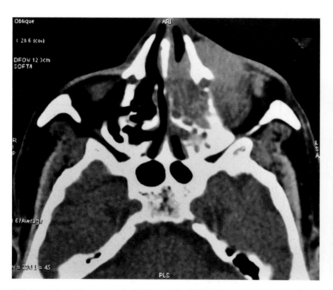

图 18.31　图 18.30 患者的 CT 扫描轴位切面。注意围绕骨性鼻泪管的肿块（肿块中心）

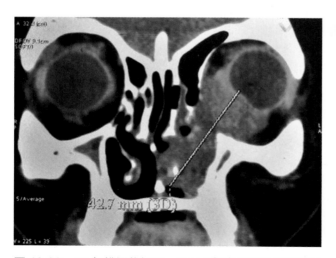

图 18.32　CT 扫描冠状切面，显示左侧鼻腔鳞状细胞癌侵犯泪道系统和眼眶

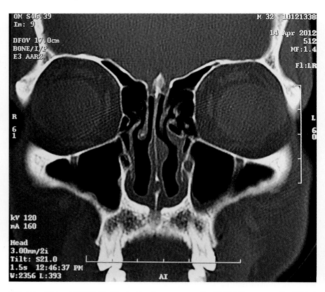

图 18.33　泪囊鼻腔吻合术 (DCR) 中的图像：CT 扫描冠状切面，显示左鼻腔狭窄

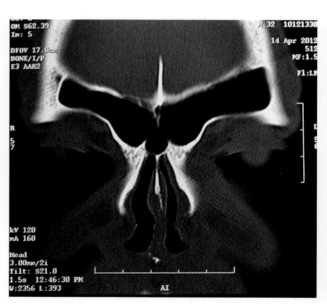

图 18.34　DCR 中的图像：CT 扫描冠状切面，显示左鼻腔狭窄

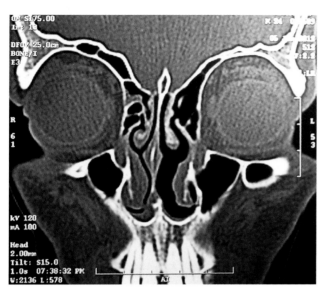

图 18.35　DCR 中的图像：CT 扫描冠状切面，显示颅底较低，筛板水平较低

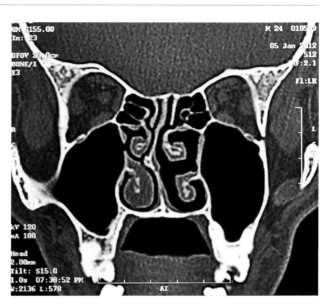

图 18.37　DCR 中的图像：CT 扫描冠状切面，显示右侧鼻中隔偏曲并伴有肥大的鼻甲

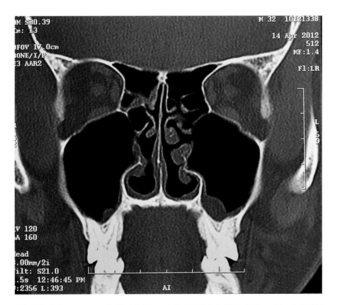

图 18.36　DCR 中的图像：CT 扫描冠状切面，显示左侧上颌窦息肉和右侧小的鼻甲间隔粘连

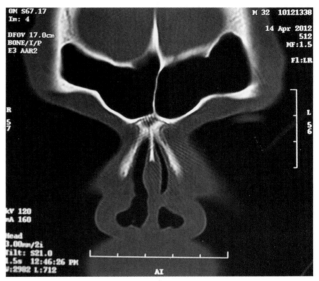

图 18.38　DCR 中的图像：CT 扫描冠状切面，显示左侧壁和鼻中隔之间有广泛的粘连，阻塞泪道

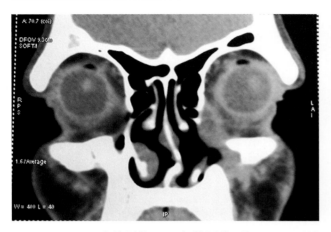

图 18.39　DCR 中的图像：CT 扫描冠状面切面，显示继发于不适当的截骨和不正确的造袋术导致的 DCR 失败。注意泪囊上半部分前面的骨组织，轮廓相当清楚

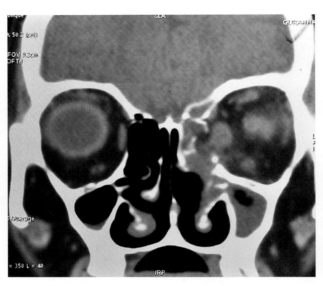

图 18.41　DCR 中的图像：CT 扫描冠状切面，显示 DCR 术后眼眶缺损和附近组织炎症

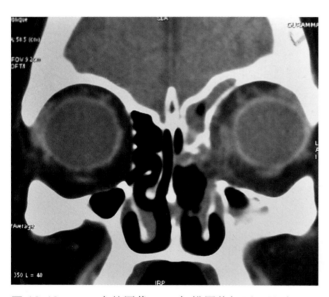

图 18.40　DCR 中的图像：CT 扫描冠状切面，显示 DCR 在截骨过程中眼眶缺损

泪道病变与光学相干断层扫描

19

光学相干断层扫描（OCT）被越来越多地用于研究近端泪道系统疾病的检查[1-5]。OCT 可用于许多病变的诊断和治疗监测，如泪点狭窄、泪点发育不全、泪点不完全管道化、泪点角化囊肿和泪小管疾病。泪点不完全管道化（IPC）的典型 FD-OCT 特征包括覆盖泪点表面的高反射膜，其下有明显可识别的垂直于泪小管的正常管腔。膜开放术是治疗 IPC 的首选方式，成功率非常高，在 OCT 上可以看到正常的宽泪点。泪点狭窄的特点是泪点内部几乎全部或完全闭合，泪小管垂直段非常狭窄或下面的泪小管无法观察到。泪点角化囊肿的典型 FD-OCT 表现包括泪点开口消失，高反射性病变延伸至泪小管垂直部。高反射性归因于角蛋白的存在。泪小管的 FD-OCT 显示扩张的泪小管，空腔被清晰的囊壁包围。

参考文献

1. Kamal S, Ali MJ, Ali MH, et al. Fourier domain optical coherence tomography with 3D and en face imaging of the punctum and vertical canaliculus: a step toward establishing a normative database. Ophthal Plast Reconstr Surg, 2016,32:170–173.
2. Kamal S, Ali MJ, Naik MN. Incomplete punctal canalization: report of Fourier domain optical coherence tomography features. Ophthal Plast Reconstr Surg, 2015,31:251–252.
3. Singh S, Ali MJ, Naik MN. Familial incomplete punctal canalization: clinical and fourier domain optical coherence tomography features. Ophthal Plast Reconstr Surg, 2016,33(3):e66–69.
4. Singh S, Ali MJ, Naik MN. Imaging the canaliculops with ultrasound biomicroscopy and anterior segment ocular coherence tomography. Ophthal Plast Reconstr Surg, 2017 (Epub).
5. Kamal S, Ali MJ, Naik MN. Punctal keratinizing cyst: report in a pediatric patient with fourier domain optical coherence tomography features. Ophthal Plast Reconstr Surg, 2015,31:161–163.

图 19.9，图 19.11，图 19.13，图 19.15 来自：Kamal et al, Ophthal Plast Reconstr Surg, 2015,31:161–163, 以及 Singh et al, Ophthal Plast Reconstr Surg, 2016 (Epub).

图 19.1　左眼泪点发育不全的临床病例，显示了为确认诊断而进行扫描的位置

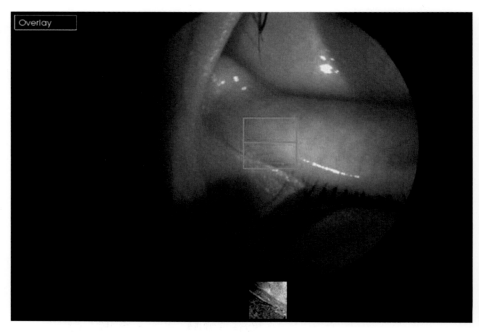

图 19.2　图 19.1 患者的 FD-OCT 图像。注意泪点和泪小管垂直部缺失，取而代之的是厚实的眼睑组织

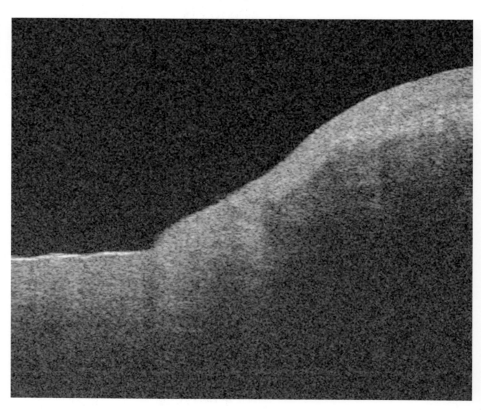

图 19.3　右眼泪点发育不全的临床病例，显示了为确认诊断而进行扫描的位置

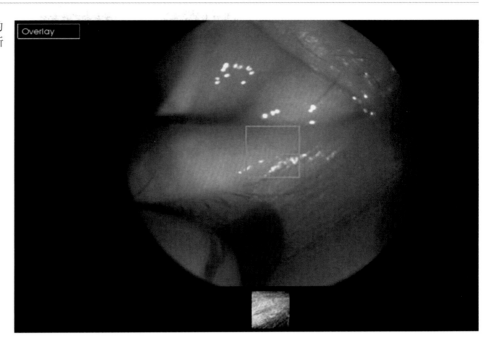

图 19.4　图 19.3 患者的 FD-OCT 图像。注意泪点和泪小管垂直部缺失

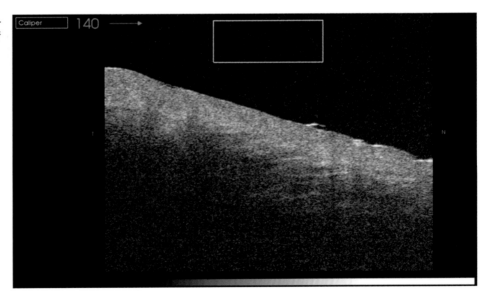

图 19.5 泪点狭窄患者右下眼睑的图像

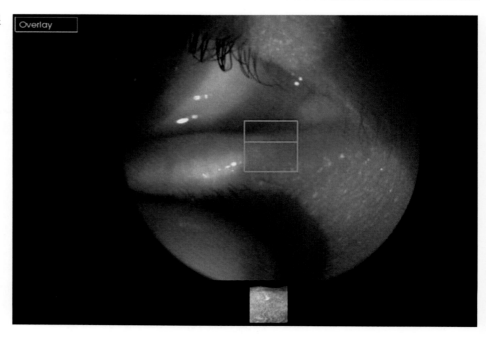

图 19.6 图 19.5 患者的 FD-OCT 图像。注意泪点和泪小管垂直部的严重狭窄

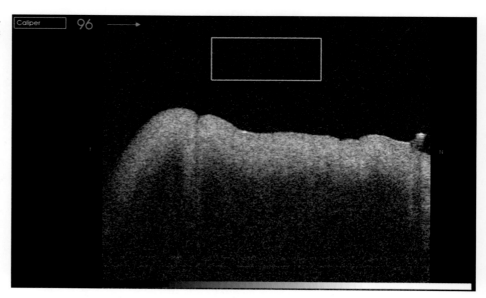

图 19.7 泪点狭窄患者的右下眼睑照片，显示了扫描的位置

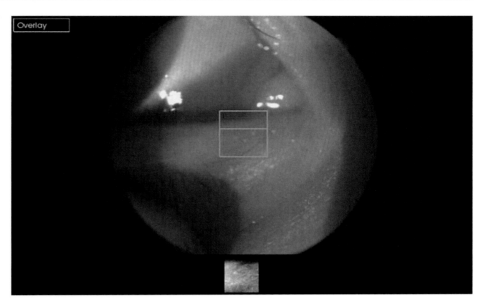

图 19.8 图 19.7 患者的 FD-OCT 图像。注意泪点极度狭窄，泪小管垂直部几乎完全闭塞

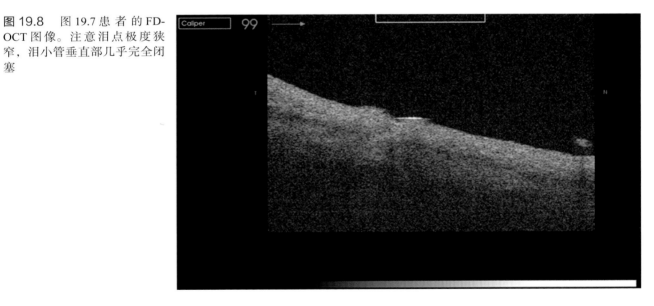

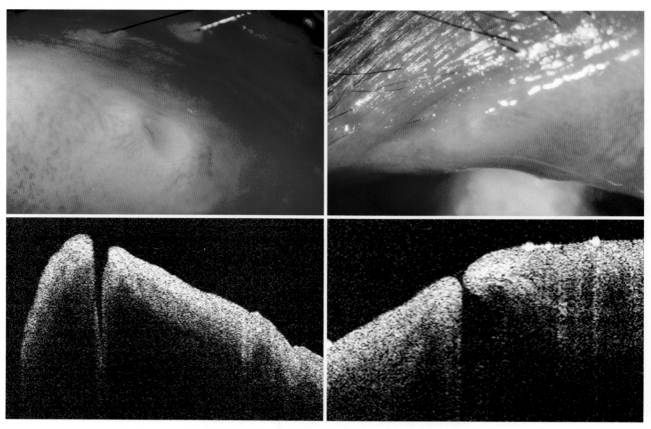

图 19.9 一例家族性泪点不完全管道化（IPC）病例。注意右上泪点正常，而左上为有 IPC 的外膜型。左下图显示正常的OCT，正常的泪点开口和泪小管垂直部开口。右下图显示狭窄的泪点上方有一层高反射膜，但泪小管垂直部内部是正常的

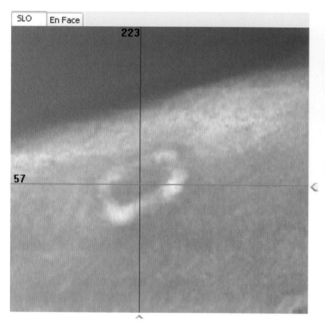

图 19.10 IPC 正面图像。请注意泪点的凸起边缘

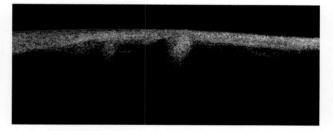

图 19.11 IPC 的 OCT 特点。注意泪点上的均匀高反射膜和泪小管垂直部的可见近端边缘

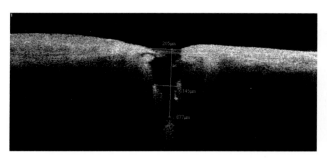

图 19.12 另一位患者泪点膜开放术后的 OCT 特征。有一个正常的泪点开口和一个正常的泪小管垂直部。将其与图 19.10 的 OCT 图像进行比较，并注意不同之处

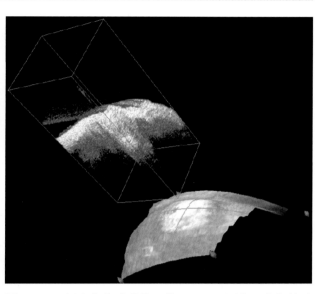

图 19.14 泪点角化囊肿的三维 FD-OCT 图像。隆起的致密白色区域代表隆起的泪点囊肿

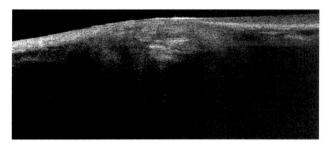

图 19.13 泪点角化囊肿的 FD-OCT 图像。注意消失的泪点开口，伴有延伸到近端泪小管垂直部的高反射性病变，这就是角蛋白

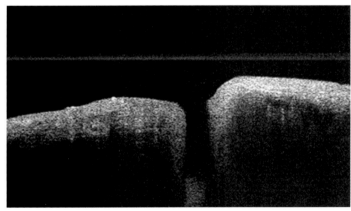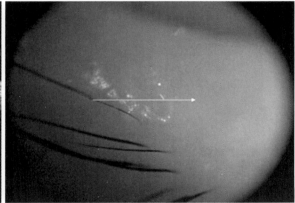

图 19.15 图 19.13 患者手术后的 FD-OCT 图像，显示囊肿开窗减压术并排出角蛋白后的图像。注意开放的泪点伴随着开放的泪小管垂直部

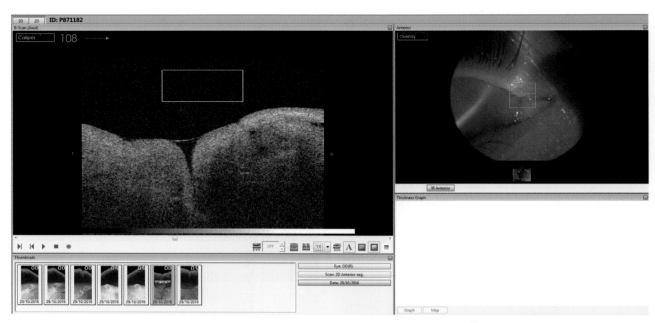

图 19.16　FD-OCT 图像显示右上泪点黏膜炎症演变。注意泪小管垂直部高反射性、边界清晰的黏膜，通常是看不见的

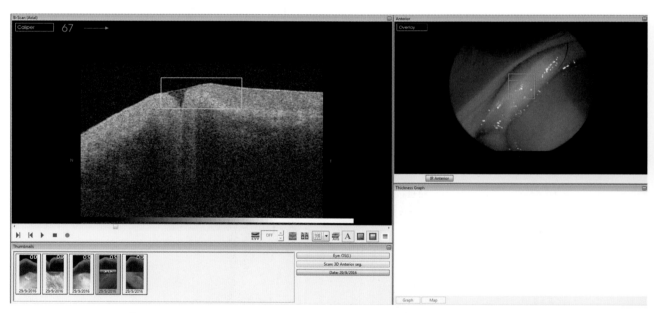

图 19.17　FD-OCT 图像显示继发于特发性炎症的左上泪点和泪小管垂直部进行性闭塞。注意泪小管垂直部的高反射性黏膜和管腔变窄

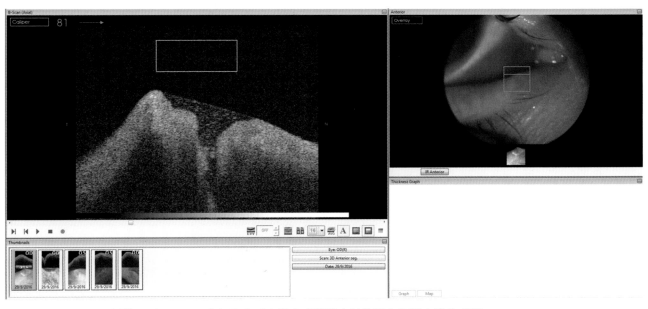

图 19.18 FD-OCT 图像显示 Monoka 支架取出后立即出现扩张良好的泪点和泪小管垂直部

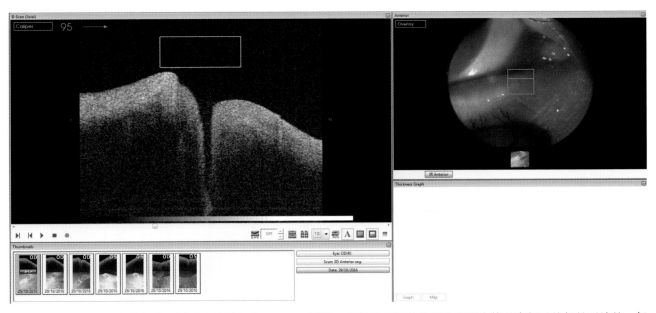

图 19.19 图 19.18 中的患者 4 周后右下泪点的 FD-OCT 图像。注意曾经扩张的泪点和泪小管垂直部虽然仍是开放的，但已出现再狭窄

泪点发育不全

泪点发育不全是指泪点结构缺失。基本的病因很可能是处于18~24毫米胚胎时期的泪小管从实性泪索上端出芽失败[1-5]。泪小管完整而伴有泪点发育不全的情况极少。泪点发育不全的诊断应包括仔细的病史采集和检查。溢泪和其他症状的病史可能会各不相同，这取决于单眼或双眼泪点发育不全。单眼泪点缺失的患者可能有轻微的溢泪，但严重的溢泪通常意味着伴发鼻泪管阻塞。相反，双眼泪点缺失的患者普遍有溢泪，但通常症状不是很严重。临床裂隙灯显微镜检查可见泪点乳头消失，无透光膜，泪点区无任何凹陷，在眼睑的泪点区偶见泪点内侧睫毛[1-5]。泪点发育不全与眼部和全身情况有重要关联。已知的眼部异常包括泪囊瘘、睑缘炎、双行睫、眼睑粘连、泪阜缺失和外斜视。相关的综合征包括先天性缺指（趾）—外胚层发育不全—唇腭裂（EEC）综合征、Hay-Wells综合征和Levy-Hollister综合征[1-5]。

泪点发育不全的治疗是具有挑战性的。单眼泪点缺失且无症状的患者无需任何干预，观察即可。然而，对于那些伴有鼻泪管阻塞的患者，泪道探通是有必要的，而且大多数预后较好。探通失败是使用mini-Monoka支架进行泪囊鼻腔吻合术的指征。双眼泪点缺失但症状轻微的患者，可进行观察。对于那些症状严重的患者，我们倾向于使用内镜下的结膜泪囊鼻腔吻合术，并放置Lester Jones管或Gladstone-Putterman管。

参考文献

1. Ahn Yuen SJ, Oley C, Sullivan TJ. Lacrimal outflow dysgenesis. Ophthalmology, 2004,111:1782–1790.
2. Cahill KV, Burns JA. Management of epiphora in the presence of congenital punctal and canalicular atresia. Ophthal Plast Reconstr Surg, 1991,7:167–172.
3. Lyons CJ, Rosser PM, Welham RAN. The management of punctal agenesis. Ophthalmology, 1993,100:1851–1855.
4. Buerger DG, Schaefer AJ, Campbell CB, et al. Congenital lacrimal disorders. In: Nesi F,Levine MR,editors. Smith's ophthalmic plastics and reconstructive surgery. Maryland Heights: Mosby, 1998: 649–660.
5. Kirk RC. Developmental anomalies of the lacrimal passages. A review of the literature and presentation of three unusual cases. Am J Ophthalmol, 1956,42:227–232.

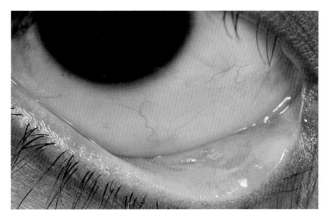

图 20.1 右下眼睑泪点发育不全的照片。注意泪点乳头的缺失

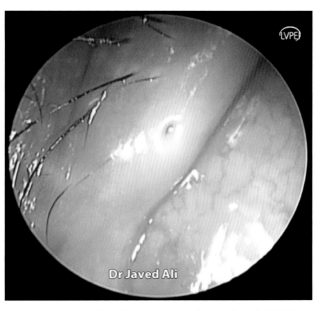

图 20.3 图 20.2 中患者左上眼睑照片。注意正常的泪点，并将此区域与图 20.2 的相关区域进行比较

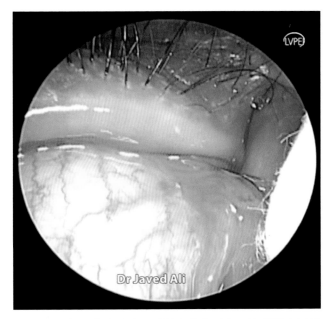

图 20.2 右上眼睑照片显示泪点发育不全。注意泪点区域的平坦边缘和缺失的泪乳头

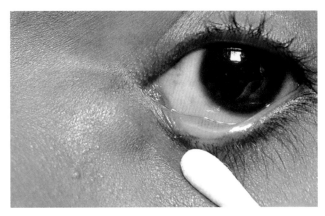

图 20.4 左眼上下泪点发育不全合并泪囊黏液囊肿的照片

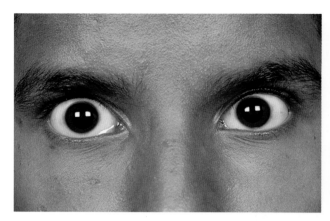

图 20.5   一例右侧严重溢泪患者的照片

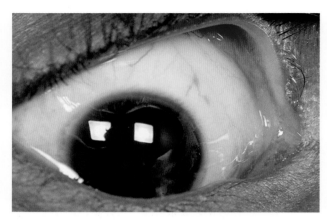

图 20.8   图 20.5、图 20.6 和图 20.7 中患者右上眼睑的照片。注意缺失的泪点

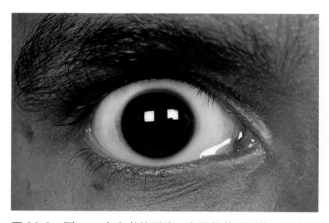

图 20.6   图 20.5 中患者的照片，右眼的特写图像。注意涌出的大量泪水

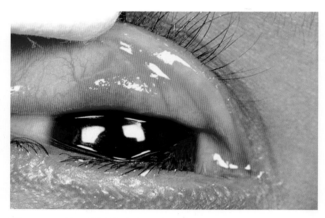

图 20.9   另一例泪点发育不全患者右上眼睑的照片

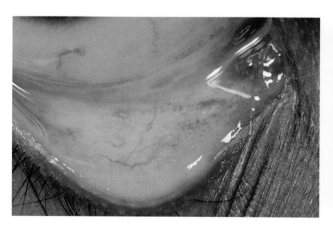

图 20.7   图 20.5 和图 20.6 中患者右下眼睑的照片。注意缺失的下泪点

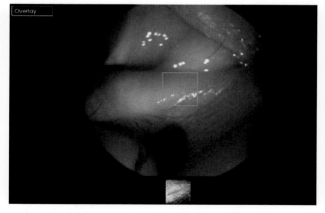

图 20.10   泪点发育不全患者右下眼睑的照片，显示眼部光学相干断层扫描（OCT）眼睑扫描以确认诊断

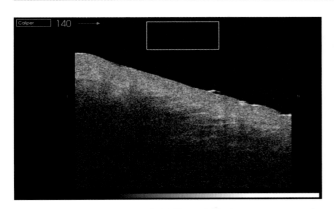

图 20.11 图 20.10 中患者的傅里叶域（Fourier domain）OCT 图像。注意泪点和泪小管垂直部完全缺失

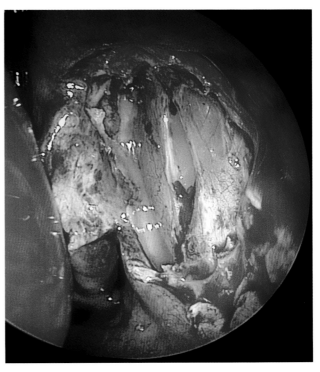

图 20.13 图 20.12 中患者的左鼻腔的内镜图像。注意泪囊呈带状，泪囊瓣非常薄并且呈膜状。这可能反映了泪点和泪小管发育不全的病例中伴随的泪囊发育不良

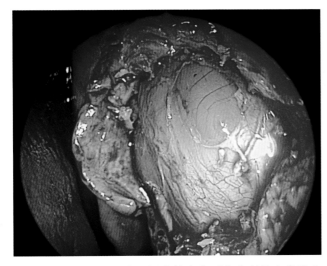

图 20.12 上、下泪点和泪小管发育不全患者的左鼻腔内镜图像。患者正在接受内镜下结膜泪囊鼻腔吻合术。注意去除骨质后见泪囊壁薄并鼓起

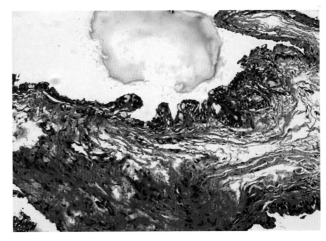

图 20.14 图 20.12 和图 20.13 中患者的显微镜照片。囊壁显示上皮变薄，上皮下组织和固有层组织结构发育不良（HE 染色，×100）

副泪点

副泪点是少见的泪道异常。它们可能是由于在18~24毫米胚胎时期泪索上端发育出多个上皮芽所致[1-3]。

副泪点和副泪小管的发生率估计为1/60000。它们的位置可以在沿泪小管走行区、泪阜或内侧的穹隆结膜囊。溢泪是患者常见的主诉，通常是由于相关的泪道异常或继发于泪液通过副泪点反流。与其相关的已知的泪道疾病包括：鼻泪管阻塞、泪囊瘘、泪囊憩室和单一的泪小管发育不全。已知的与其相关的全身性疾病是唐氏综合征（Down syndrome）和耳前窦道[1-3]。

参考文献

1. Kirk RC. Developmental anomalies of the lacrimal passages. A review of the literature and presentation of three unusual cases. Am J Ophthalmol, 1956,42:227–232.
2. Wicherkiewicz W. Proceeding of XI International Congress of Medicine, vol. 6. Rome: 1895: 49.
3. Satchi K, McNab AA. Double lacrimal puncta: clinical presentation and potential mechanisms of epiphora. Ophthalmology, 2010,117:180–183.

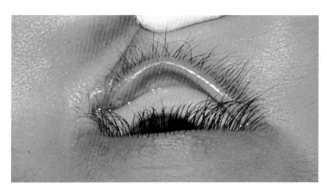

图 21.1　右下眼睑副泪点的外观照片

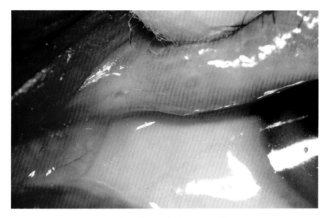

图 21.4　左上眼睑副泪点的裂隙灯显微镜下照片

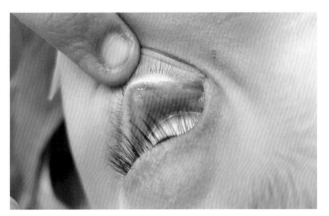

图 21.2　左下眼睑副泪点的外观照片

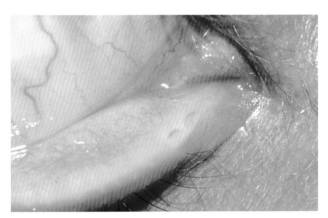

图 21.5　右下眼睑副泪点的外观照片

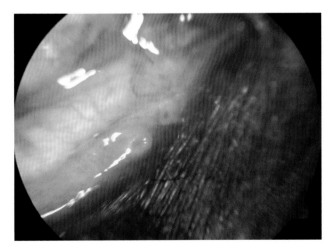

图 21.3　右下眼睑副泪点的裂隙灯显微镜下照片

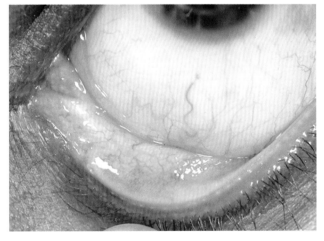

图 21.6　左下眼睑副泪点的外观照片

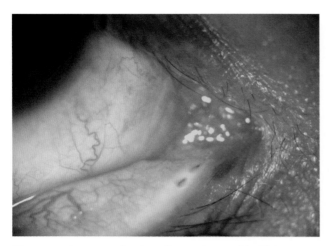

图 21.7　右下眼睑副泪点的外观照片（图片提供者：Nishi Gupta，SCEH，Delhi）

泪点不完全管道化

泪点不完全管道化（incomplete punctal canalization，IPC）是指一种有膜的泪点发育不全[1-5]。这个术语最早是由 Ali 等人[1]描述的，他们研究了 55 例这种发育不良的泪点。IPC 的发病机制尚不清楚，但被认为是正常形成的泪小管上皮裂开失败或泪小管近端小管形成失败所致。患者通常自出生或婴儿时期开始到 10 岁期间就有溢泪症状。临床检查发现泪点膜可能位于外部，也可能位于内部。泪点不完全管道化外膜型（EM），也被称为 IPC-EM，通常覆盖在泪点的外表面，并将其隐藏在下面，给人一种泪点发育不全的假象。泪点不完全管道化内膜型（IM），也被称为 IPC-IM，通常表现为泪点边缘模糊，进入泪点处完全被一层膜覆盖。膜通常是半透明的。临床诊断是基于高度怀疑和泪点处有轻微的无血管凹陷，如果借助裂隙灯间接照明，并将窄带的裂隙光束垂直放置在泪点附近，则膜往往比周围组织更突出地表现为半透明结构。这种泪点膜在组织病理学检查中均为纤维血管膜，无炎症征象。

IPC 的治疗通常很简单。使用锥形泪点扩张器的膜开放术几乎总是有效的。一旦膜被开放，外科医生会发现下面有一个正常的泪点，通常泪小管和泪道的其余部分都是正常的。泪小管置管对少见的泪小管狭窄有帮助，但笔者不主张开放术后常规泪小管置管，因为手术后泪点的直径已足够大，以后不会有再狭窄的倾向。

通过简单的膜开放术和偶尔的辅助手术，文献报道的治疗结果是非常好的[1-5]。

参考文献

1. Ali MJ, Mohapatra S, Mulay K, et al. Incomplete punctal canali-zation: the external and internal punctal membranes. Outcomes of membranotomy and adjunctive procedures. Br J Ophthalmol, 2013,97:92–95.
2. Ali MJ, Naik MN. Incomplete punctal canalization—a balloon variant of the external membrane: a case report. J Med Case Rep, 2014,8:120–122.
3. Kamal S, Ali MJ, Gupta A, et al. Lacrimal and nasal masquerades of congenital nasolacrimal duct obstruction: etiology, management and outcomes. Int Ophthalmol, 2015,35:807–810.
4. Kamal S, Ali MJ, Naik MN. Incomplete punctal canalization: report of Fourier domain ocular coherence tomography features. Ophthal Plast Reconstr Surg, 2015,31:251–252.
5. Singh S, Ali MJ, Naik MN. Familial incomplete punctal canali-zation: clinical and fourier domain ocular coherence tomography features. Ophthal Plast Reconstr Surg, 2017,33:e66–69.

图 22.12, 图 22.13, 图 22.17, 图 22.18, 图 22.19, 图 22.20, 图 22.21, 图 22.22 和 图 22.23 来自 Ali 等人 (Br J Ophthalmol, 2013,97:92–95.) 和 Singh 等人 (Ophthal Plast Reconstr Surg, 2017,33:e66–69.)。

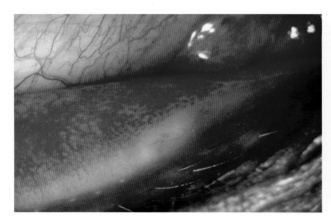

图 22.1　右下眼睑照片，显示泪点不完全管道化 (IPC) 的外膜型。注意泪点上的半透明的白色膜，没有明显的泪点边缘

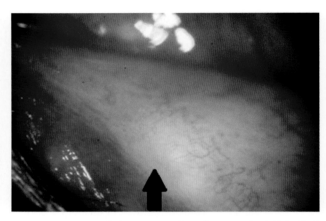

图 22.4　图 22.3 患者左下眼睑的照片，显示气球状的外膜（箭头所示）。注意外膜上的细小血管

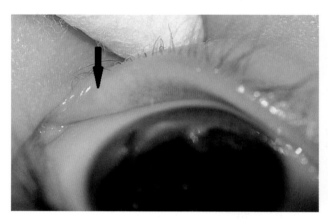

图 22.2　右下眼睑照片，显示 IPC 的外膜（箭头所示）。请将其与图 22.1 进行比较，并注意高倍率和高亮度在诊断中的意义

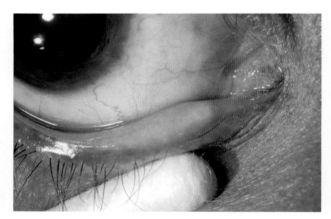

图 22.5　典型外膜型 IPC 照片

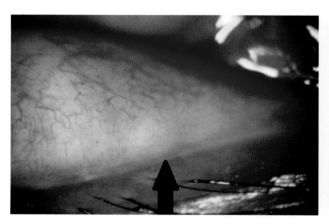

图 22.3　右下眼睑的照片，显示鼓起的外膜（箭头所示）。注意泪点区域的半透明凸起

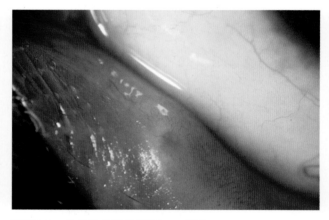

图 22.6　典型鼓起的外膜型 IPC 照片

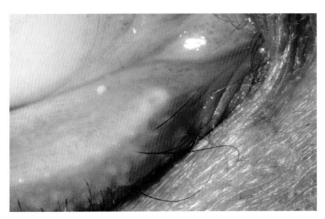

图 22.7 右下眼睑照片。泪点上方显示半透明膜

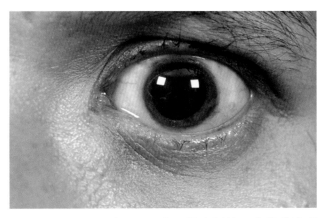

图 22.10 左眼照片，显示先天性鼻泪管阻塞的黏液囊肿。IPC 有时可以与 CNLDO 关联

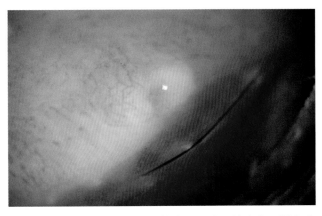

图 22.8 图 22.5 中患者特写镜头的照片。请注意，泪点边缘清晰可辨，边缘内有一层半透明的膜。这是 IPC 的内部膜变异

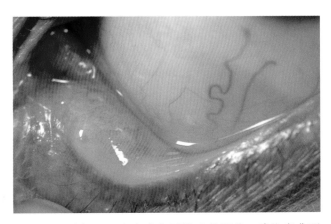

图 22.11 图 22.10 中患者左下眼睑的照片。请注意典型外膜型 IPC

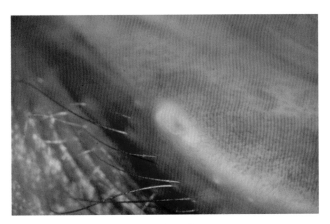

图 22.9 典型的内膜型 IPC 的照片

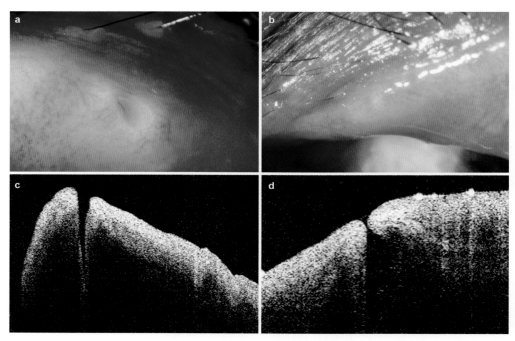

图 22.12 家族性 IPC：母亲的照片。注意右上图正常泪点，而左上图有外膜型 IPC 的膜。左下图显示正常的 OCT，正常的泪点开口和泪小管垂直部开口。右下图显示狭窄的泪点上有一层高反射膜，但内部的泪小管垂直部是正常的

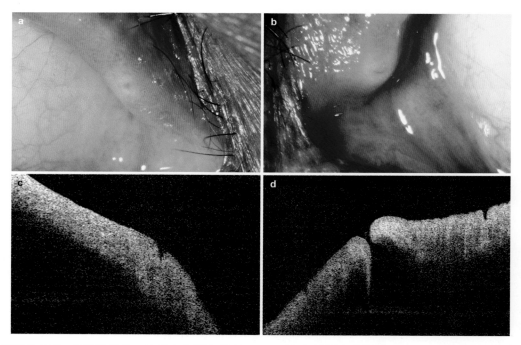

图 22.13 家族性 IPC：儿子的照片。注意右上图内膜型 IPC，而左上图泪点是外膜型 IPC。左下图显示泪点几乎完全闭塞，有狭窄的泪小管垂直部。右下图显示泪点上方有一层高反射膜，但内部的泪小管垂直部正常

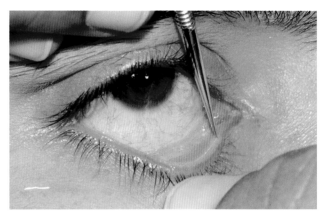

图 22.14　使用锥形泪点扩张器行膜开放术的照片

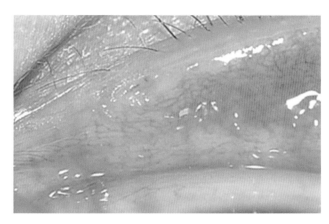

图 22.17　右下眼睑外膜型 IPC 照片

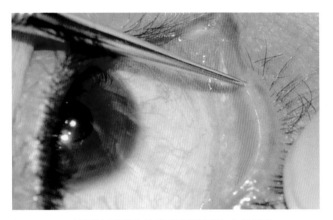

图 22.15　使用锥形泪点扩张器行膜开放术的照片

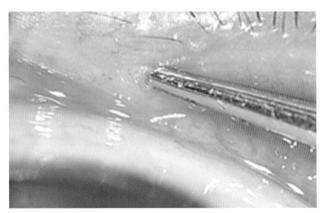

图 22.18　图 22.17 中患者的照片，显示膜开放术

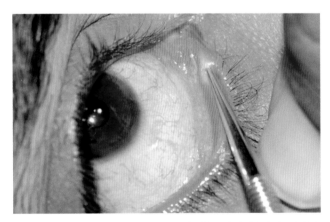

图 22.16　使用锥形泪点扩张器行膜开放术的照片。泪点应充分扩张，以完全清除膜而不留下残余边缘

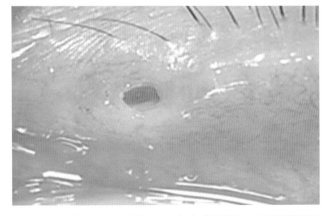

图 22.19　图 22.17 和图 22.18 中患者的照片，显示膜开放术后的泪点。注意扩张良好和轮廓清楚的泪点

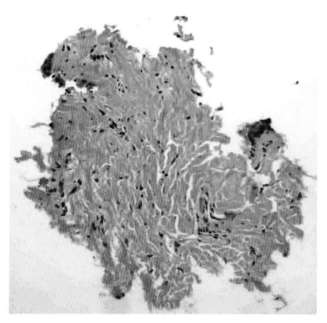

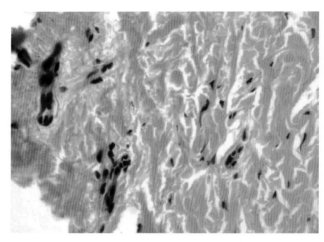

图 22.21　高倍镜下 IPC 膜的显微镜照片，显示纤维胶原组织，血管很少，没有任何炎症的证据，提示其起源于胚胎

图 22.20　IPC 膜显微镜照片显示纤维血管结构（HE 染色，×40）

图 22.22　（a）中的照片显示右下眼睑外膜型 IPC。（b）显示了 IPC 的相应的 OCT 特征。注意泪点上的高反射均匀膜和可见的泪小管垂直部近端边缘

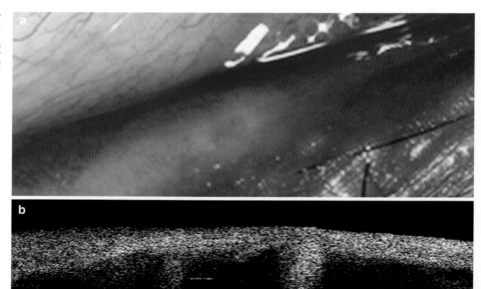

图22.23　图22.22中患者膜开放术后的照片。（a）显示正常的、结构良好的泪点，没有任何膜性残留物。（b）显示了膜开放术后相应的OCT特征。有正常的泪点开口和正常的泪小管垂直部。将此OCT图像与图22.22进行比较，并注意差异

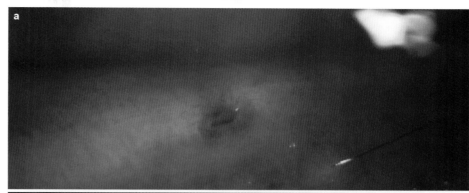

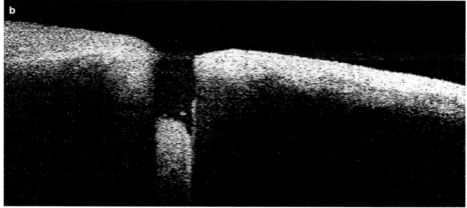

泪点狭窄的发病机制

长期以来，炎症和纤维化一直被认为是泪点狭窄的常见发病机制[1-3]。直接的组织病理学研究显示狭窄的泪点组织有明显的上皮下纤维化和以 CD45 和 CD3 细胞为主的淋巴细胞浸润[1]。电子显微镜显示微绒毛变钝，细胞间和细胞内水肿，胶原蛋白不规则沉积，成纤维细胞活化，成纤维细胞周围有典型的淋巴细胞[1]。有害的刺激对超微结构的影响可能是不同的，并与炎症严重程度相关。淋巴细胞和成纤维细胞的紧密接触可能是细胞间通讯和影响的信号。这些研究为更好地了解泪点狭窄的病因和可能的预防策略开辟了更多的途径。

参考文献

1. Ali MJ, Mishra DK, Baig F, et al. Punctal stenosis: histopathology, immunology and electron microscopic features—a step towards unraveling the mysterious etiopathogenesis. Ophthal Plast Reconstr Surg, 2015,31:98–102.
2. Port AD, Chen YT, Lelli GJ. Histopathological changes in punctal stenosis. Ophthal Plast Reconstr Surg, 2013,29:201–204.
3. Kashkouli MB, Beigi B, Murthy R, et al. Acquired external punctal stenosis: etiology and associated findings. Am J Ophthalmol, 2003,136:1079–1084.

图片提供者：Ali, et al. Ophthal Plast Reconstr Surg, 2015,31:98–102.

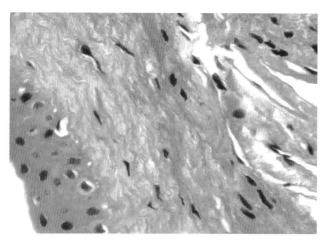

图 23.1　泪点狭窄的纤维化切片：显微镜照片显示泪小管上皮下有成纤维细胞的密集纤维化（HE 染色，×400）

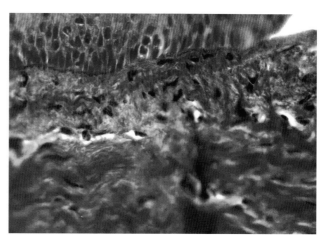

图 23.4　泪点狭窄的纤维化切片：显微镜照片显示泪小管上皮下组织，显示致密纤维化区（马森三色染色，×400）

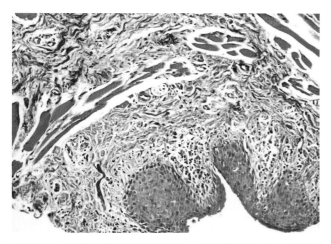

图 23.2　泪点狭窄的纤维化切片：显微镜照片显示局部化生泪小管上皮下广泛的纤维化（马森三色染色，×100）

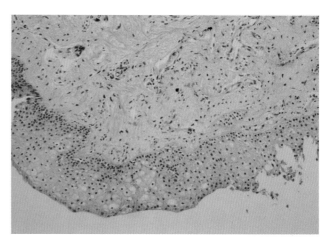

图 23.5　泪点狭窄的纤维化切片：显微镜照片显示结膜上皮下有炎症的致密纤维化区域（HE 染色，×100）

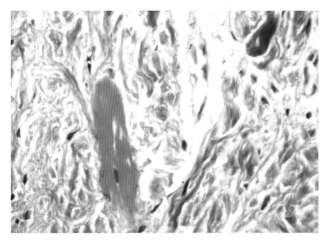

图 23.3　泪点狭窄的纤维化切片：显微镜照片为泪小管上皮下组织高倍率放大图，显示纤维密度较低的区域（马森三色染色，×400）

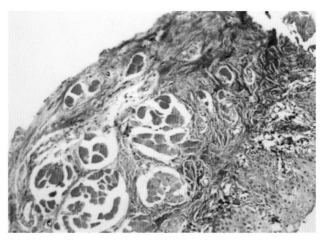

图 23.6　泪点狭窄的纤维化切片：显微镜照片显示广泛的结膜下纤维化和稀疏的细胞浸润（马森三色染色，×100）

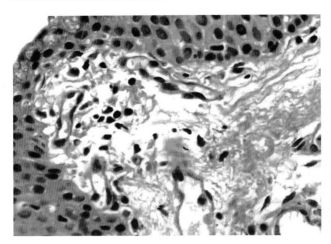

图 23.7　泪点狭窄的炎症切片：显微镜照片显示泪小管上皮附近有炎症浸润（HE 染色，×400）

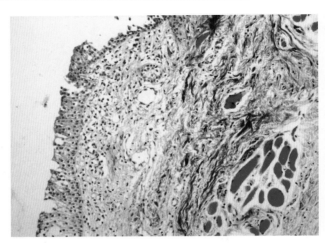

图 23.10　泪点狭窄的炎症切片：显微镜照片显示结膜下组织炎性改变，纤维化密度较低（马森三色染色，×100）

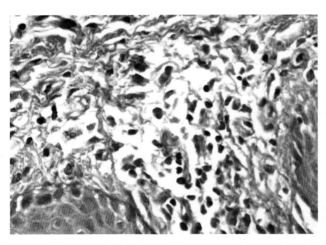

图 23.8　泪点狭窄的炎症切片：显微镜照片显示泪小管上皮下炎症浸润并伴有纤维化（马森三色染色，×400）

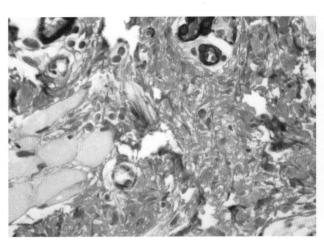

图 23.11　泪点狭窄的免疫表型：显微镜照片显示成纤维细胞和血管壁平滑肌肌动蛋白阳性染色的免疫组织化学模式（抗 SMA，×400）

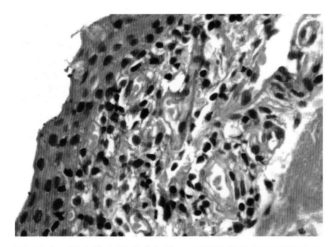

图 23.9　泪点狭窄的炎症切片：显微镜照片显示结膜上皮下有明显的炎症浸润（HE 染色，×400）

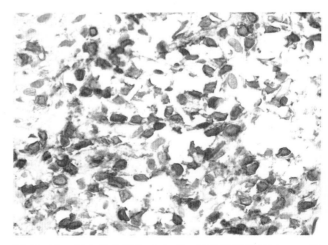

图 23.12　泪点狭窄的免疫表型：显微镜照片显示 CD3 呈强免疫反应（×400）

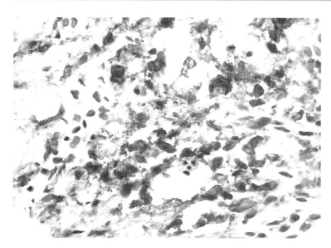

图 23.13 泪点狭窄的免疫表型：显微镜照片显示 CD45 呈强免疫反应（×400）

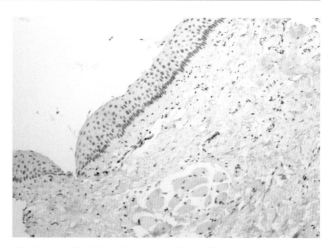

图 23.16 泪点狭窄的免疫表型：显微镜照片显示 CD5 免疫反应阴性（×100）

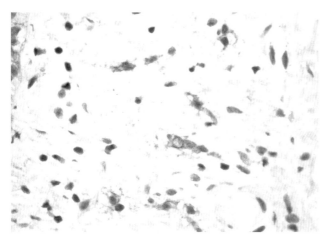

图 23.14 泪点狭窄的免疫表型：显微镜照片显示 CD138 免疫反应的局部区域（×400）

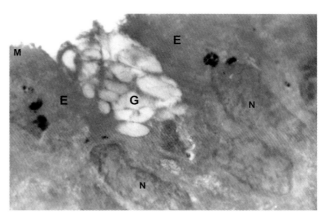

图 23.17 泪点狭窄的电子显微镜：透射电子显微镜显示上皮细胞（E）、细胞核（N）、杯状细胞（G）和微绒毛（M）〔原始放大倍数（OM）×6755〕

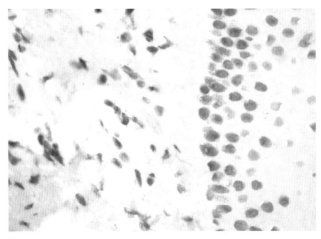

图 23.15 泪点狭窄的免疫表型：显微镜照片显示 CD20 免疫反应的局部区域（×400）

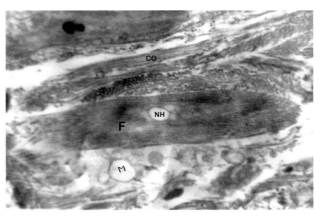

图 23.18 泪点狭窄的电子显微镜：透射电子显微镜显示纤维区密度较低，成纤维细胞（F）周围有增多但整齐的胶原蛋白束。证据表明有核晕（NH）、多形性线粒体（M）和扩张的内质网（OM×15440）

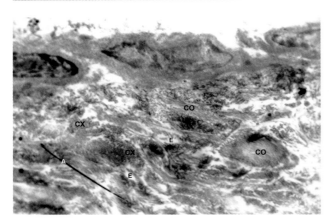

图 23.19　泪点狭窄的电子显微镜：透射电子显微镜显示密集的纤维化区，纵行束（CO）和横行束广泛且不规则排列，伴有水肿区（E）和伪影（A）（OM×7720×）

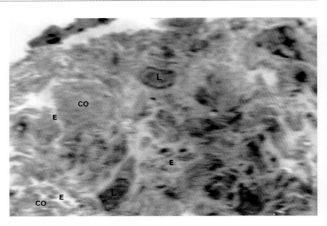

图 23.21　泪点狭窄的电子显微镜：透射电子显微镜显示胶原束（CO）内有单核炎症浸润（L），中间有水肿间隙（E）（OM×3860）

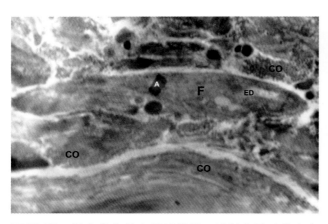

图 23.20　泪点狭窄的电子显微镜：透射电子显微和高倍镜显示压缩的成纤维细胞（F）和致密不规则的胶原束（CO）（OM×9650）

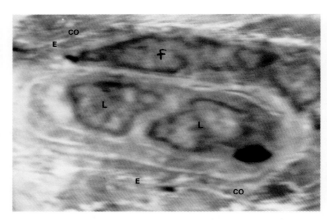

图 23.22　泪点狭窄的电子显微镜：透射电子显微镜显示成纤维细胞（F）附近有单核细胞浸润（L）（OM×11580×）

泪点狭窄与泪点成形术

泪点狭窄是一种常见的泪点病变。这是溢泪的一个重要原因，在三级眼整形机构中，它占所有出现溢泪患者的 8%[1-5]。虽然许多因素被认为是致病原因，但确切的发病机制仍不清楚。组织学研究支持的并被广泛认可的假说是关于炎症导致纤维化，进而出现狭窄的机制[2]。

对于泪点狭窄的治疗，没有统一的指南和共识。文献中报道的方法，包括泪点扩张术、一剪法泪点成形术、二剪法泪点成形术、三剪法泪点成形术、直角三剪法泪点成形术、四剪法泪点成形术、用 Kelly 或 Riess 打孔器，以及使用丝裂霉素 C 的泪点成形术，插入已经带孔泪点栓、自留式双管支架或 mini-Monoka 支架[1-5]。值得注意的是，文献中有越来越多的证据表明 mini-Monoka 支架作为一种非侵入性方式治疗泪点狭窄的优势，笔者预测这种手术方式将在不久的将来成为最可接受的治疗手段之一。泪点成形术后由于伤口愈合形成的瘢痕是再狭窄的主要原因，这比原发性狭窄更难处理。

参考文献

1. Kashkouli MB, Beigi B, Murthy R, et al. Acquired external punctal stenosis. Etiology and associated findings. Am J Ophthalmol, 2003,136:1079–1084.
2. Ali MJ, Mishra DK, Baig F, et al. Punctal stenosis: histopathology, immunology and electron microscopic features—a step towards unraveling the mysterious etiopathogenesis. Ophthal Plast Reconstr Surg, 2015,31:98–102.
3. Ali MJ, Ayyar A, Naik MN. Outcomes of rectangular 3-snip punctoplasty in acquired punctal stenosis: is there a need to be minimally invasive? Eye (Lond), 2015,29:515–518.
4. Caesar RH, McNab AA. A brief history of punctoplasty: the three snip revisited. Eye, 2005,19:16–18.
5. Mathew RG, Olver JM. Mini-monoka made easy: a simple technique for mini-monoka insertion in acquired punctal stenosis. Ophthal Plast Reconstr Surg, 2011,27:293–294.

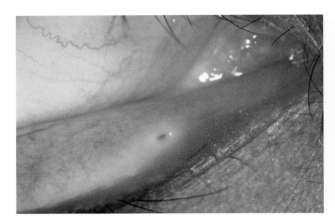

图 24.1　右眼下睑正常泪点的照片

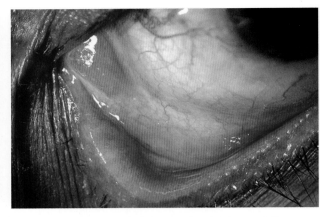

图 24.3　左眼下睑泪点狭窄的照片。与图 24.2 比较

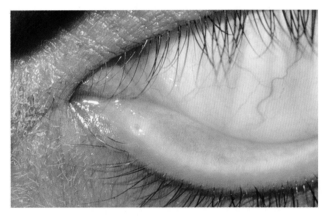

图 24.2　左眼下睑正常泪点的照片

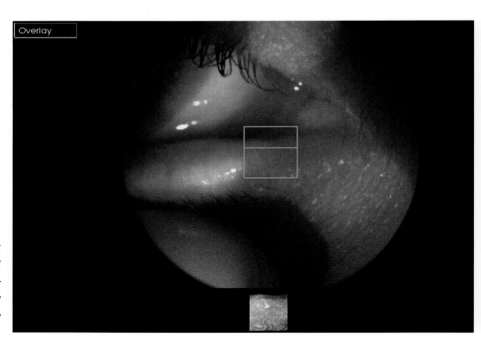

图 24.4　泪点狭窄病例的右下眼睑的外部照片，取自眼前段光学相干断层扫描仪（AS-OCT），显示为评估泪点和泪小管垂直部而扫描的区域（绿色方框）

图 24.5 图 24.4 中患者的傅里叶域 OCT 图像。注意泪点和泪小管垂直部的严重狭窄

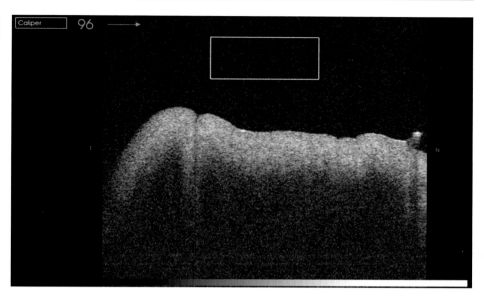

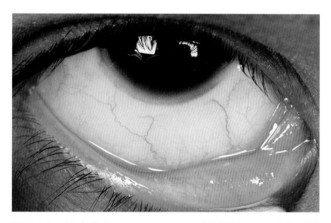

图 24.6 泪点狭窄和 mini-Monoka 病例研究：显示右下眼睑泪点狭窄

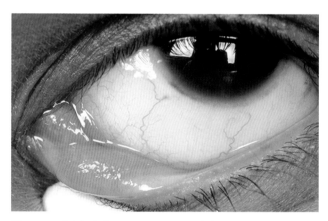

图 24.8 泪点狭窄和 mini-Monoka 病例研究：显示左下眼睑泪点狭窄

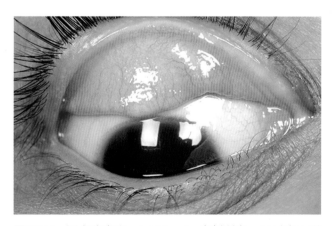

图 24.7 泪点狭窄和 mini-Monoka 病例研究：显示右上眼睑泪点狭窄

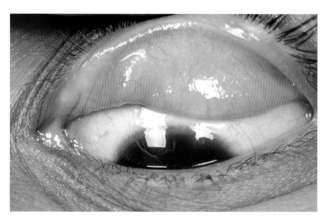

图 24.9 泪点狭窄和 mini-Monoka 病例研究：显示左上眼睑泪点狭窄

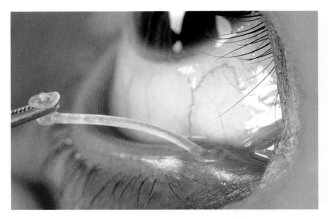

图 24.10 泪点狭窄和 mini-Monoka 病例研究：图 24.6 中患者右下眼睑的照片，显示置管 6 周后取出 Monoka 支架

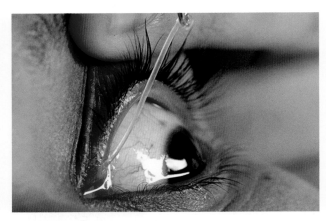

图 24.13 泪点狭窄和 mini-Monoka 病例研究：图 24.9 中患者左上眼睑的照片，显示置管 6 周后取除 Monoka 支架

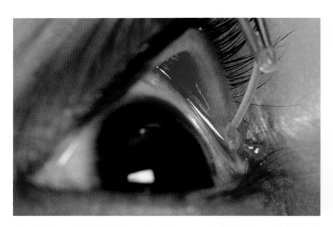

图 24.11 泪点狭窄和 mini-Monoka 病例研究：图 24.7 患者右上眼睑的照片，显示置管 6 周后取除 Monoka 支架

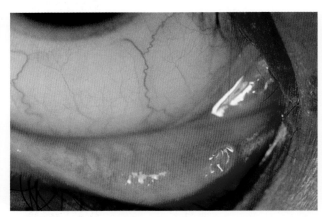

图 24.14 泪点狭窄和 mini-Monoka 病例研究：图 24.6 和图 24.10 中的患者右下眼睑的照片，显示放置 Monoka 支架治疗后的泪点扩张

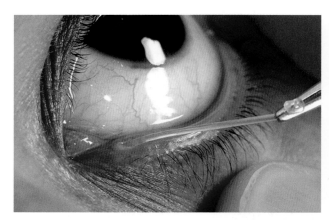

图 24.12 泪点狭窄和 mini-Monoka 病例研究：图 24.8 中患者左下眼睑的照片，显示置管 6 周后取除 Monoka 支架

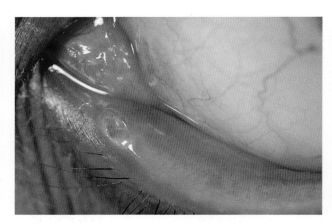

图 24.15 泪点狭窄和 mini-Monoka 病例研究：图 24.8 和图 24.12 中患者左下眼睑的照片，显示放置 Monoka 支架治疗后的泪点扩张

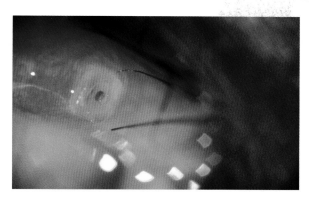

图 24.16 右上眼睑照片，显示一个 Monoka 支架置入在合适的位置

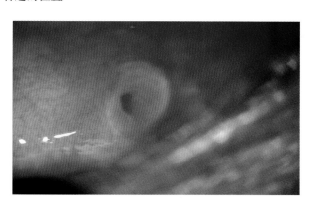

图 24.17 支架取出后立即拍摄的照片，显示明显扩张的泪点

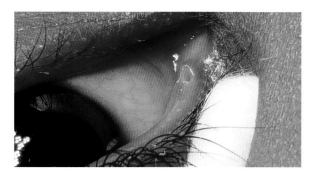

图 24.18 Monoka 支架取出 6 周后右上眼睑的照片，显示维持良好的泪点扩张

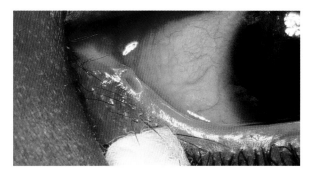

图 24.19 Monoka 支架取出 6 周后左下眼睑的照片，显示维持良好的泪点扩张

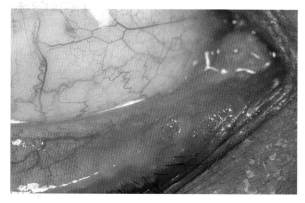

图 24.20 右下眼睑照片，显示 Monoka 治疗后泪点扩张

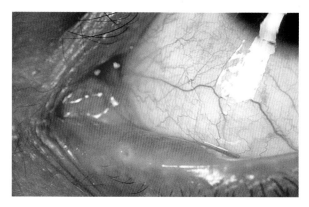

图 24.21 图 24.20 的患者左下眼睑照片。这个泪点只进行了扩张，没有放入任何支架。注意泪点的进行性再狭窄，并与图 24.20 进行比较

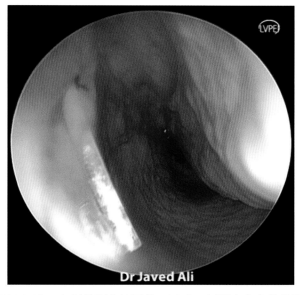

图 24.22 右侧鼻腔内镜图像，显示一例泪点狭窄伴鼻泪管狭窄患者 Monoka 支架从鼻泪管下口露出

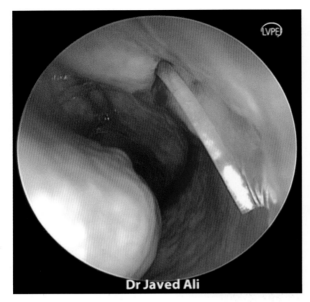

图 24.23 左侧鼻腔内镜图像，显示一例泪点狭窄合并鼻泪管狭窄患者 Monoka 支架从鼻泪管下口露出

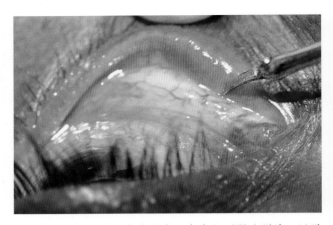

图 24.26 三剪法泪点成形术：术中左下眼睑照片，显示用 Vannas 剪刀进行第一个垂直剪

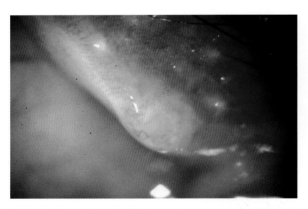

图 24.24 右上眼睑的裂隙灯图像，Monoka 支架取除后 1 周。注意泪点的炎症，其上覆盖有一层完好的透明膜。膜下面泪点的边缘可以很好地辨认。因此，这不是泪点再狭窄，而是可能由支架本身引起的炎症

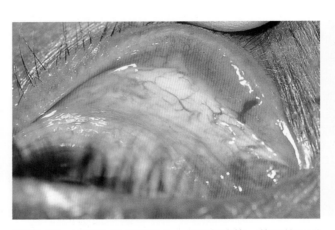

图 24.27 三剪法泪点成形术：术中紧接第一剪后的左下眼睑照片

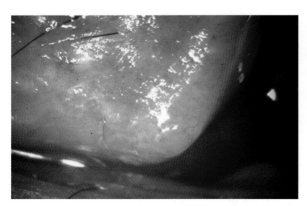

图 24.25 左上眼睑裂隙灯图像，Monoka 支架取除后 1 周。注意泪点炎症，上面有一层完好的透明膜

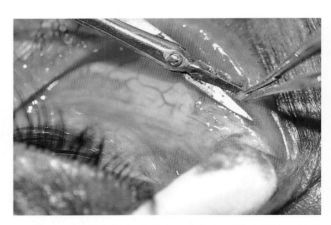

图 24.28 三剪法泪点成形术：术中左下眼睑照片，显示第二剪的水平切口。请注意，Vannas 剪刀的一端位于泪小管腔内

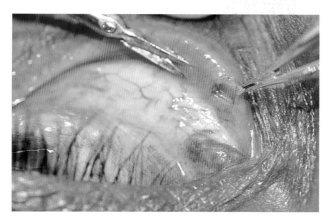

图 24.29　三剪法泪点成形术：刚完成第二剪的左下眼睑术中照片。注意清晰开放良好的管腔

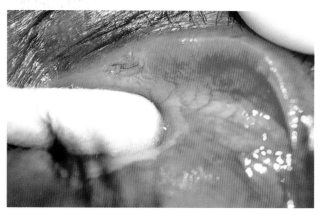

图 24.32　三剪法泪点成形术：刚完成三剪法泪点成形术的右下眼睑的术中照片

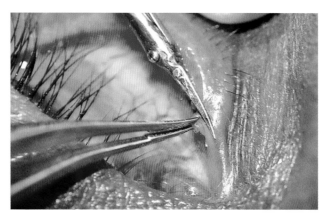

图 24.30　三剪法泪点成形术：术中左下睑照片，显示三剪法泪点成形术的第三剪

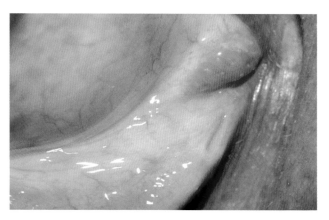

图 24.33　右下眼睑三剪法泪点成形术后 6 周的照片。注意广泛扩张的泪小管腔内有荧光素染料流入管腔

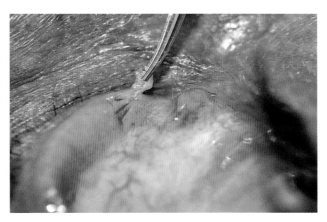

图 24.31　三剪法泪点成形术：术中第三剪后左下眼睑照片。注意被钳子夹住的三角形部分

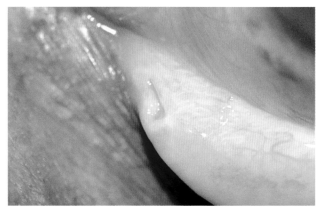

图 24.34　左下眼睑三剪法泪点成形术后 6 周的照片。注意广泛扩张的泪小管腔内有荧光素染料流入管腔

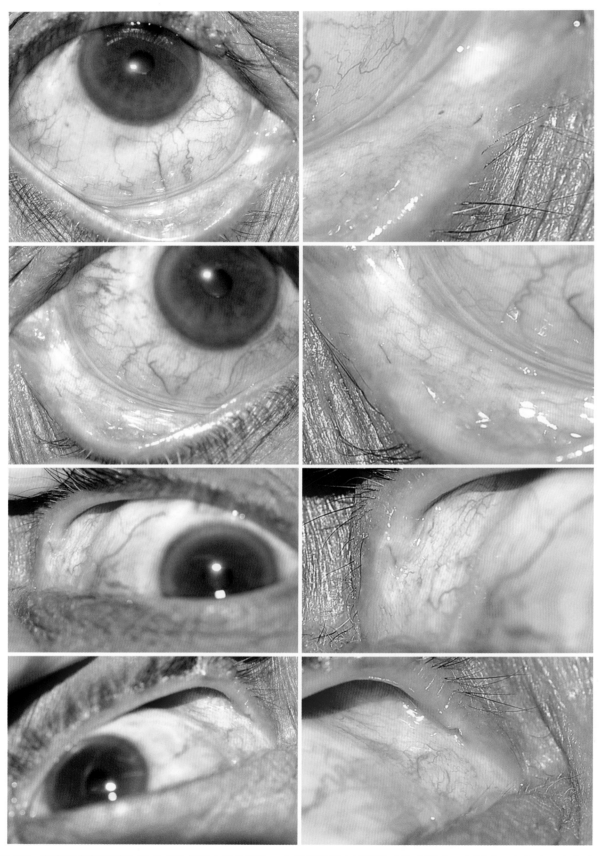

图 24.35　所有泪点行三剪法泪点成形术后 6 周的照片。左图显示从上到下依次为右下睑、左下睑、左上睑、右上睑。右图显示高倍镜下泪点成形术后的图像

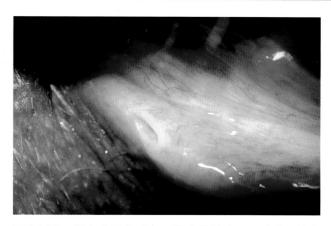

图 24.36 泪点成形术后左下眼睑的照片，显示明显扩张的泪点

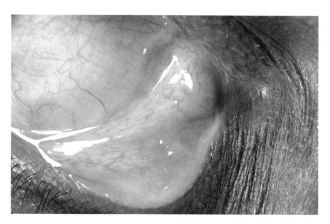

图 24.39 泪点成形术后右下眼睑的照片，显示泪点完全瘢痕闭合

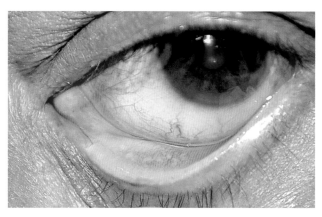

图 24.37 泪点成形术后左下泪点的照片。注意切口的明显延伸至远端泪小管。这种并发症本身会导致引流功能受损而流泪

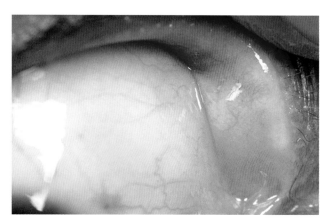

图 24.40 泪点成形术后右上眼睑的照片，显示泪点完全瘢痕闭合

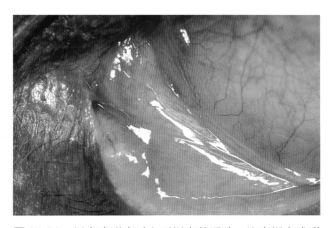

图 24.38 泪点成形术后左下泪点的照片。注意泪点成形术轻微延伸到水平泪小管内，在泪点成形术远端附近有睑球粘连。这可能是由于手术时附近的结构受到意外的创伤所致

泪点角化囊肿

泪点角化囊肿是一种极为罕见的角蛋白堆积性扩张症[1-3]。通常表现为一个圆顶状半透明覆盖的闭塞泪点，下面有代表角蛋白的白色化改变[1-3]。傅里叶域眼相干断层扫描显示泪点的开口呈囊状球形闭塞，泪小管垂直部区呈致密的多层高反射性。切除囊肿的膜并排净角蛋白通常是有疗效的。组织病理学分析显示囊壁有皱褶，内衬复层鳞状上皮，有许多细长的针状角蛋白，呈多层波状排列。

参考文献

1. Yonekawa Y, Jakobiec FA, Zakka FR, et al. Keratinizing cyst of the lacrimal punctum. Cornea, 2013,32:883–885.
2. Ali MJ, Naik MN, Kaliki S, et al. Punctal keratinizing cyst: a clinicopathological correlation of an exceptionally rare lacrimal disorder. Ophthal Plast Reconstr Surg, 2015,31:e66–68.
3. Kamal S, Ali MJ, Naik MN. Punctal keratinizing cyst: report in a pediatric patient with Fourier domain ocular coherence tomography features. Ophthal Plast Reconstr Surg, 2015,21:161–163.

图片提供者：Ali, et al. Ophthal Plast Reconstr Surg, 2015,31:e66–68.
和 Kamal, et al. Ophthal Plast Reconstr Surg, 2015,21:161–163.

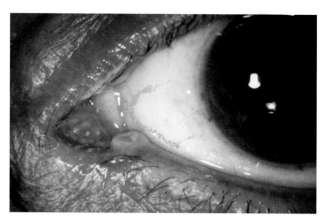

图 25.1　泪点角化囊肿的照片。注意左下眼睑内侧，在远离睫毛的下泪点区域有一个紧绷的、隆起的、圆顶状的囊性病变

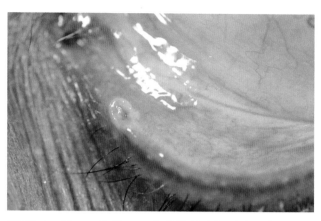

图 25.4　图 25.1 和图 25.2 患者的裂隙灯照片，囊肿切除后，可见泪点开口狭窄，泪小管垂直部内壁可见黏膜皱褶和轻度黏膜水肿。将其与图 25.2 进行比较

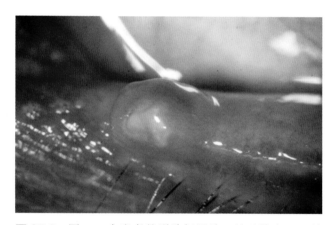

图 25.2　图 25.1 中患者的裂隙灯照片，显示除中心区域外，囊壁周围透明可见乳白色改变，圆顶斜坡上有血管化的灶性区域。请注意，无法看到泪点

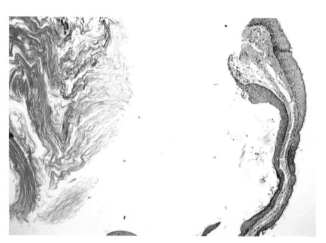

图 25.5　显微镜照片显示囊壁内衬多层角化复层鳞状上皮，另一侧为角蛋白（HE 染色，×100）

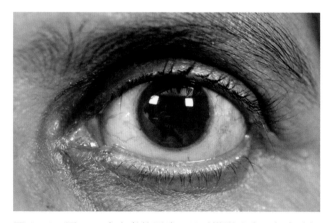

图 25.3　图 25.1 中患者的照片，显示沿眼睑表面行囊肿切除后。将其与图 25.1 进行比较

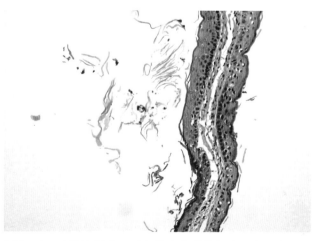

图 25.6　显微镜照片显示向管腔内脱落的腺上皮细胞和细长的针状角蛋白（HE 染色，×100）

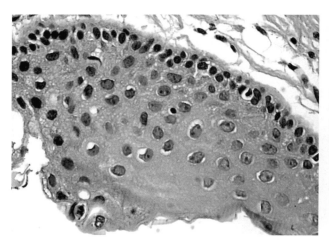

图 25.7　上皮是多层的呈规则的基底样生发层，无杯状细胞或颗粒层（HE 染色，×400）

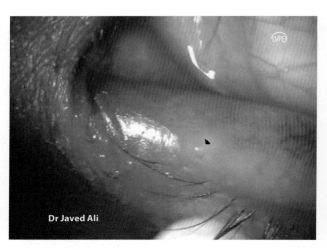

图 25.9　左眼下泪点照片显示囊性球状肿胀，下方可见白色改变

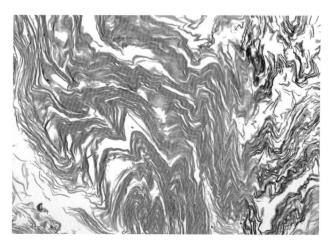

图 25.8　剥离的角蛋白呈层状和波浪状，典型的细长针状（HE 染色，×400）

图 25.10　术中照片显示囊肿切除后排空角蛋白

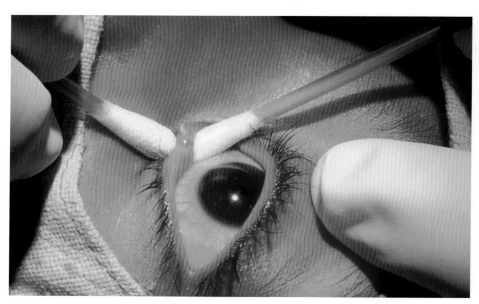

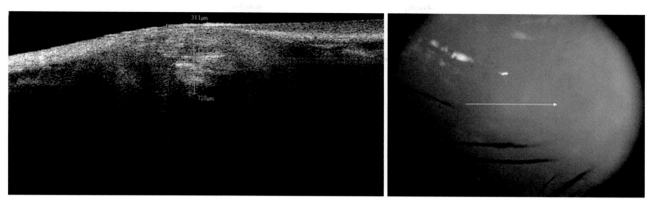

图 25.11 泪点角化囊肿的 FD-OCT 图像。注意消失的泪点开口，伴有延伸到近端垂直泪小管的高反射性病变，这就是角蛋白

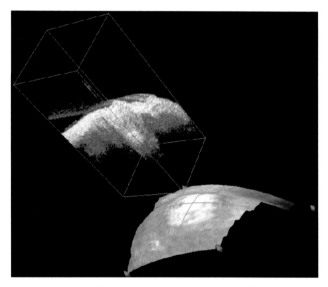

图 25.12 泪点角化囊肿的三维 FD-OCT 图像。隆起的致密白色区域代表隆起的泪点囊肿

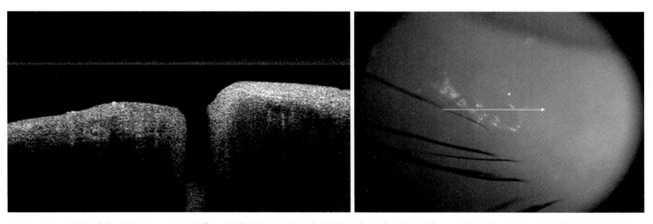

图 25.13 患者手术后的 FD-OCT 图像，是囊肿切开引流术并排出角蛋白后的图像。注意泪点开放，泪小管垂直部通畅

泪点周围病变

泪点周围病变是指累及泪点边缘和邻近区域或环绕泪点周围的病变[1-3]。许多病变可位于泪点周围，如继发于异物或人工泪管的泪点周围肉芽肿、痣、乳头状瘤、血管瘤、基底细胞癌、神经纤维瘤和泪点周围脓肿[1-3]。这些病变的治疗可能非常具有挑战性，因为常规切除可能会导致泪点和近端泪小管的缺失。良性且未显示生长的病变可能只需要观察即可，如果考虑到美观方面则需要做切除术。老年患者的痣可能需要密切随访。一个简单的临床操作是用探针评估泪点的通畅性。曾经开放的泪点阻塞应高度怀疑。有时血管瘤可能会有类似的病变，谨慎使用类固醇或心得安（如果合并广泛的血管瘤）可能有助于保护泪点的完整性。在所有必须切除的良性病变中，必须尽一切努力保留泪小管，以便用支架置入术来重建泪道。

参考文献

1. Rumelt S, Pe'er J, Rubin PA. The clinicopathological spectrum of benign peri-punctal tumors. Graefes Arch Clin Exp Ophthalmol, 2005,243:113–119.
2. Scott KR, Jakobiec FA, Font RL. Peripunctal melanocytic nevi. Distinctive clinical findings and differential diagnosis. Ophthalmology, 1989,96:994–998.
3. Ali MJ, Paulsen F. Circumpunctal nevus. Saudi J Ophthalmol, 2017, (Epub).

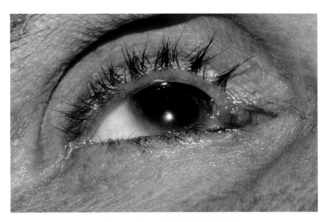

图 26.1 右眼照片显示右上眼睑泪点周围痣

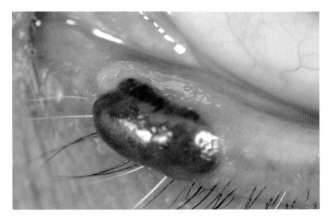

图 26.4 图 26.3 中患者的照片，特写图像显示了病变累及泪点周围的程度

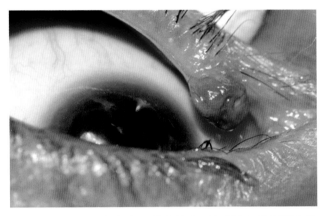

图 26.2 图 26.1 患者右上眼睑照片。注意隆起的环泪点的痣，其顶部表面有一个窄长的泪点开口

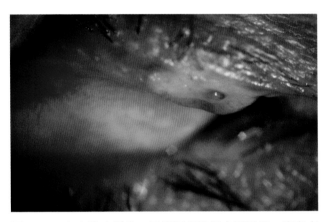

图 26.5 右上眼睑照片，显示深部的泪点周围痣，病变表面无隆起

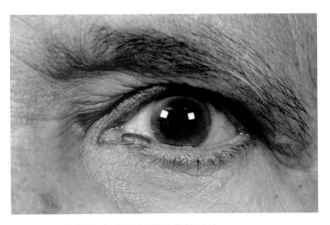

图 26.3 左侧较大的泪点周围痣的照片

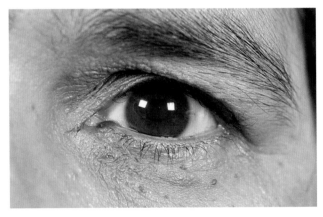

图 26.6 左眼照片，显示下泪点区域隆起的色素病变

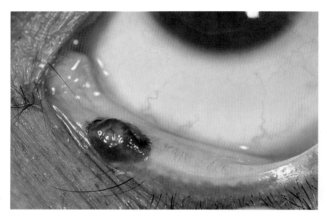

图 26.7　图 26.6 患者左下眼睑照片。可见粗大隆起的环泪点状病变，在其顶部表面有一窄长的泪点开口

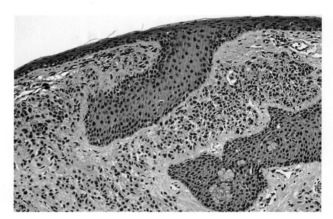

图 26.10　切除的泪点周围痣显微镜照片。注意大量的上皮下色素细胞（HE 染色，×100）

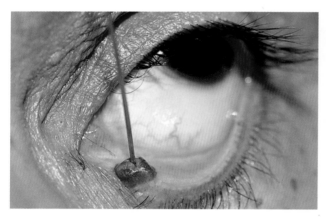

图 26.8　照片显示探针垂直穿过痣的泪点开口。因为大多数良性肿瘤，特别是痣，不会阻塞泪点，所以记录下未闭的泪点开口是很重要的

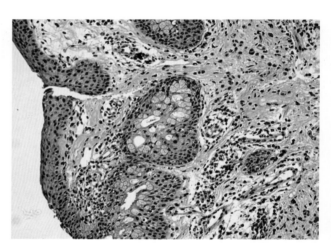

图 26.11　切除的泪点周围痣显微镜照片。注意大量富含色素的细胞（HE 染色，×100）

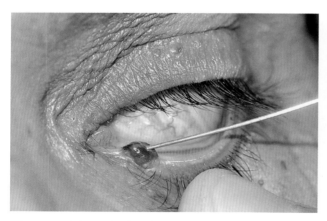

图 26.9　照片显示探头针水平通过。在泪点周围痣的病例中，先前开放的泪点后来出现阻塞的则应警惕有肿瘤的可能

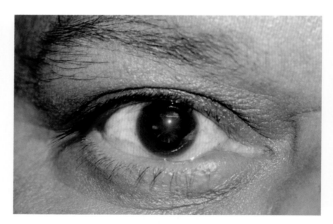

图 26.12　右下眼睑泪点周围霰粒肿的照片

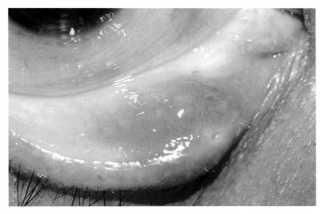

图 26.13　图 26.10 患者右下眼睑的照片。如果计划手术，霰粒肿的位置需要仔细地切开和刮除，以避免泪道损伤

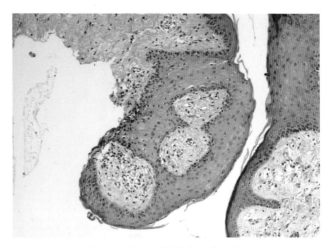

图 26.16　显微镜照片显示鳞状乳头状瘤伴上皮下生长和纤维化的特征（HE 染色，×100）

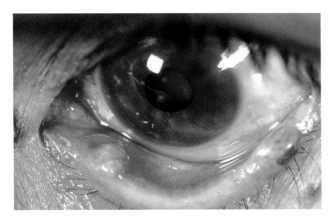

图 26.14　左下眼睑烧灼后出现泪点周围肉芽肿的照片

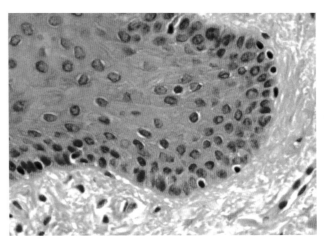

图 26.17　显微镜照片显示鳞状乳头状瘤伴上皮下生长和纤维化的特征（HE 染色，×400）

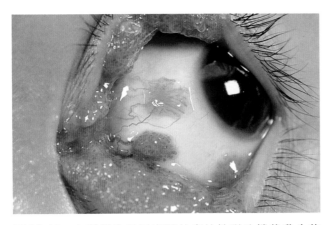

图 26.15　左眼照片显示广泛的多灶性眼睑鳞状乳头状瘤，完全侵蚀泪点和泪小管区

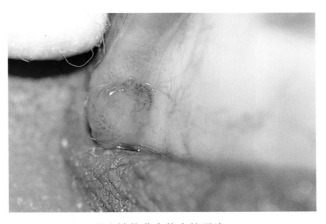

图 26.18　左上眼睑鳞状乳头状瘤的照片

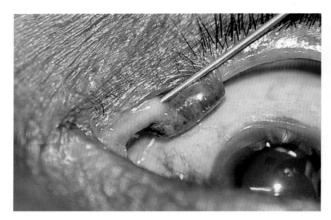

图 26.19　左上眼睑色素性乳头状瘤照片

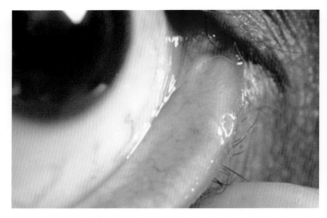

图 26.22　图 26.20 和图 26.21 患者术后照片。注意手术后挽救良好的泪点和放置支架的扩张效果

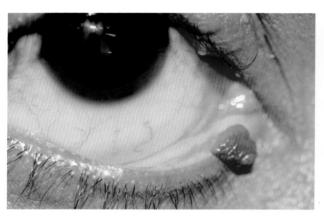

图 26.20　另一例右下眼睑泪点周围色素性乳头状瘤的照片

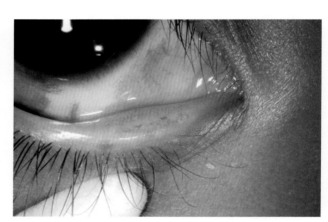

图 26.23　右下眼睑照片，显示 1 例太田痣中泪点周围色素沉着

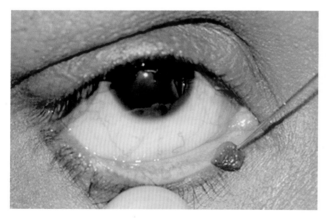

图 26.21　图 26.20 中患者的照片。注意探查时泪点的通畅性

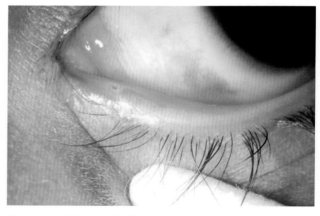

图 26.24　图 26.23 患者左下眼睑的照片，显示泪点周围色素沉着。另请注意巩膜上皮色素沉着的特征性表现

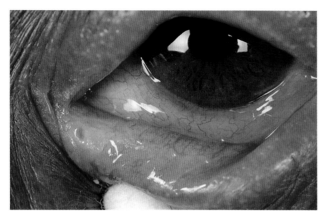

图 26.25 Stevens-Johnson 综合征患者左下眼睑显示泪点周围角化的照片

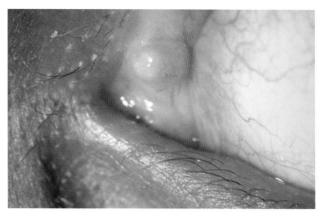

图 26.28 图 26.27 患者左上眼睑的照片，特写镜头显示清晰的泪点周围病变

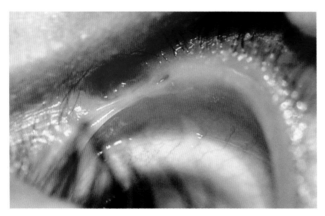

图 26.26 左眼照片显示上、下泪点周围区域有睑球粘连

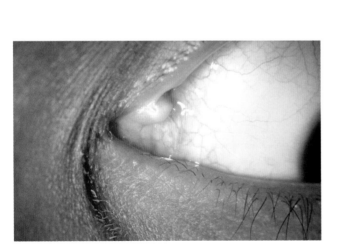

图 26.27 左上眼睑泪点周围病变的照片，后来证实为迷芽瘤

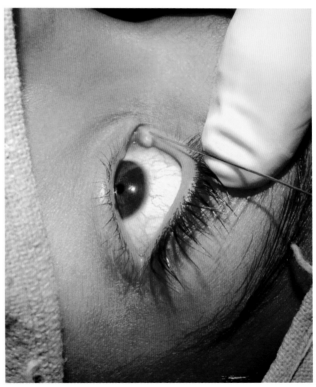

图 26.29 图 26.27 和图 26.28 中患者的术中照片。注意病变的附近是泪点，要用探针探查泪点以避免误伤到泪点

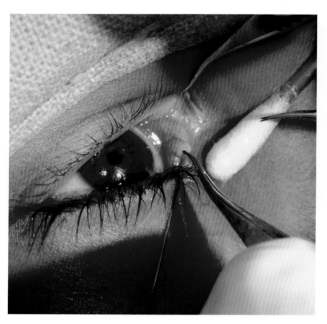

图 26.30   图 26.27~ 图 26.29 中患者的术中照片。注意病变的特征

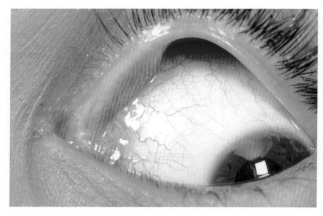

图 26.32   图 26.27~ 图 26.30 中患者的照片。注意病变的完全切除和泪点的保护

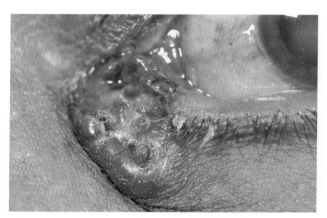

图 26.33   左下眼睑基底细胞癌侵蚀整个泪点周围的照片

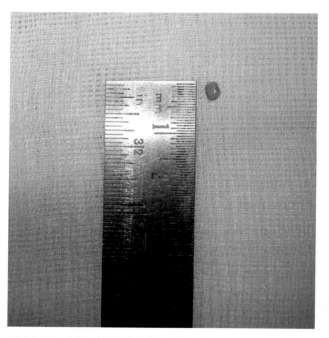

图 26.31   切除的泪点周围病变的全部

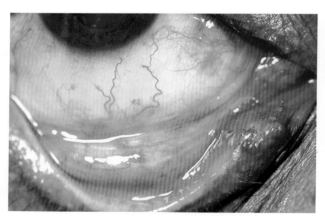

图 26.34   右下眼睑泪点周围血管瘤的照片

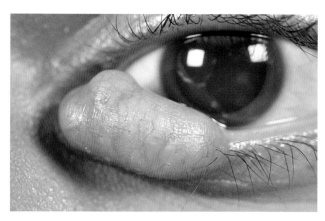

图 26.35 左下眼睑孤立性神经纤维瘤的照片。注意到界限清楚的泪点乳头状瘤明显直立于病变的上表面

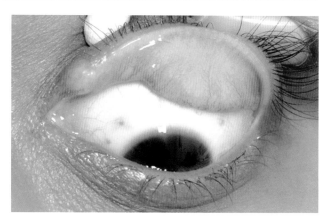

图 26.37 左上眼睑照片，显示泪点周围病变，后来证实为皮脂腺癌

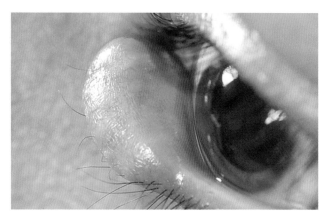

图 26.36 图 26.35 患者左下眼睑特写镜头的照片

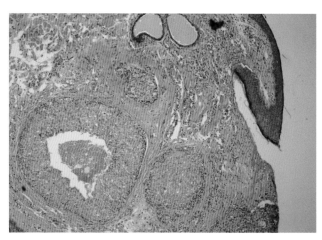

图 26.38 图 26.37 患者切除病变的显微镜照片。注意皮脂腺癌的粉刺样形态（HE 染色，×40）

文献中鲜有报道累及泪点和泪小管等泪液流出道近端的发育不良[1-5]。Ali 和 Naik[3] 介绍了有关泪小管管壁发育不良的概念，并将之分为八种发育不全与发育不足亚型。该团队还将泪小管分为四个壁，即顶壁、底壁、前壁和朝向结膜的后壁。

通过裂隙灯显微镜检查可以对泪小管单一管壁发育不良（single canalicular wall dysgenesis，SCWD）做出诊断。在泪小管单一管壁发育不全（single canalicular wall aplasia，SCWA）病例中，典型临床表现为管壁上有明显的缺损，呈完全开裂。如果该缺损只累及泪小管的一部分，可称之为局灶型；如果缺损累及泪小管全长，则可称为弥漫型。SCWD 的另一种变异是发育不足，称为泪小管单一管壁发育不足（single canalicular wall hypoplasia，SCWH），临床上诊断时需高度注意。管壁变薄是 SCWH 最主要的临床表现，如果将探针放置于泪小管中，则最容易发现变薄的管壁，探针表面变得更加明显，在发育不全的区域很容易透见探针。而对于 SCWA，发育不良部分呈现为局灶型或弥散型。

当泪小管多管壁受累时，则被称为泪小管多管壁发育不良（multiple canalicular wall dysgenesis，MCWD），并可进一步分为发育不全和发育不足。多管壁发育不全（multiple canalicular wall aplasia，MCWA）和发育不足（multiple canalicular wall hypoplasia，MCWH）的诊断原则相似，但有细微差别。

在一个大的系列研究中，SCWD 累及顶壁占 71.4%，是最常见的特征，另外约 28.5% 患者分别累及三个壁[3]。所有患者均可见相关的泪道异常，包括副泪点、泪点不完全管道化（incomplete punctal canalization，IPC）、泪点发育不全、泪点狭窄和先天性鼻泪管阻塞（congenital nasolacrimal duct obstruction，CNLDO）。全身系统异常占 28.5%（n = 7），包括右侧偏瘫伴左侧大脑发育不良和迟滞[3]。

参考文献

1. Ahn Yuen SJ, Oley C, Sullivan TJ. Lacrimal outflow dysgenesis. Ophthalmology, 2004,111:1782–1900.
2. Cahill KV, Burns JA. Management of epiphora in the presence of congenital punctal and canalicular atresia. Ophthal Plast Reconstr Surg, 1991,7:167–172.
3. Ali MJ, Naik MN. Canalicular wall dysgenesis: the clinical profile of canalicular hypoplasia and aplasia, associated systemic and lac-rimal anomalies and clinical implications. Ophthal Plast Reconstr Surg, 2013,29:464–468.
4. Ali MJ, Mohapatra S, Mulay K, et al. Incomplete punctal canalization: the external and internal punctal membranes. Outcomes of membranotomy and adjunctive procedures. Br J Ophthalmol, 2013,97:92–95.
5. Kirk RC. Developmental anomalies of the lacrimal passages. A review of the literature and presentation of three unusual cases. Am J Ophthalmol, 1956,42:227–232.

图 27.5、图 27.6、图 27.9、图 27.17 和图 27.19 来源于 Ali 等 Ophthal Plast Reconstr Surg, 2013,(29):464–468.

a 泪小管单一管壁发育不良

1. 泪小管单一管壁发育不足

   a）局灶型

   b）弥散型

2. 泪小管单一管壁发育不全

   a）局灶型

   b）弥散型

b 泪小管多管壁发育不良

1. 泪小管多管壁发育不足

   a）局灶型

   b）弥散型

2. 泪小管多管壁发育不全

   a）局灶型

   b）弥散型

图 27.1 泪小管管壁发育不良分类

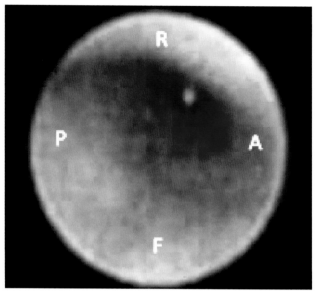

图 27.2 正常的泪小管泪道内镜图像。可见前壁（A），后壁（P），顶壁（R），底壁（F）

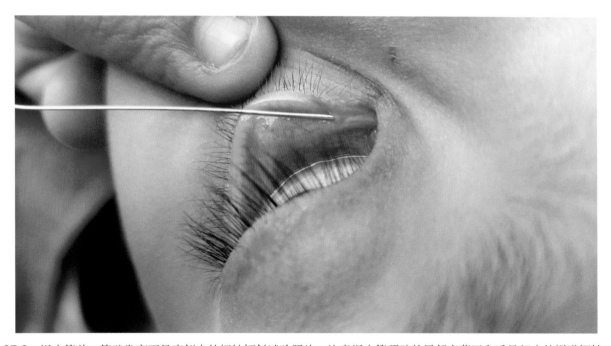

图 27.3 泪小管单一管壁发育不足病例中的探针倾斜试验照片。注意泪小管顶壁的局部变薄区和透见相应的泪道探针

图 27.4　图 27.3 泪道探针倾
斜试验的患者照片。注意光照
的变化能更好地描绘出泪小管
顶壁发育不足

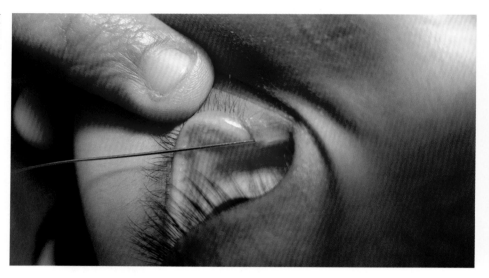

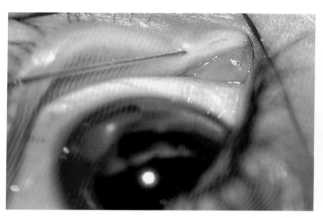

图 27.5　泪小管单一管壁发育不足的照片。特写图像显示
泪小管顶壁变薄

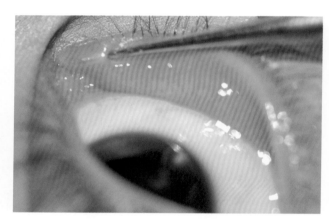

图 27.7　右下眼睑照片显示另一例泪小管单一管壁发育不
足的病例。注意，如果不仔细操作，容易将发育不良的泪小
管撕裂

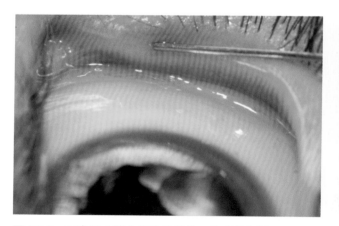

图 27.6　正常泪小管内探针的照片。注意其与图 27.3~27.5
的区别

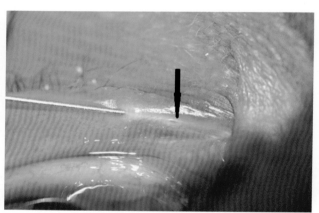

图 27.8　左下眼睑照片。注意一个局灶型（黑色箭头所
指）泪小管单一管壁发育不足

图 27.9 右下泪小管局灶型泪小管单一管壁发育不全的照片。注意缺少泪小管顶壁

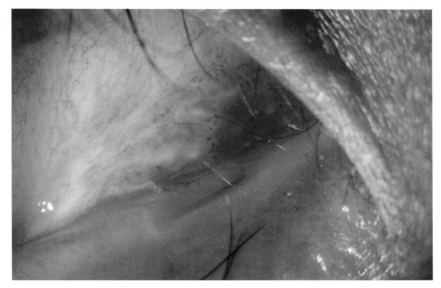

图 27.10 右下泪小管弥散型泪小管单一管壁发育不全的照片。注意缺少泪小管顶壁

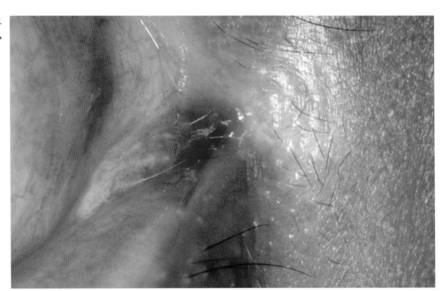

图 27.11 另一例泪小管单一管壁发育不全照片

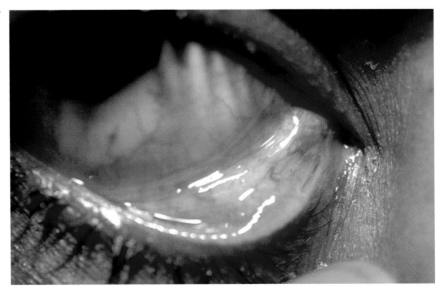

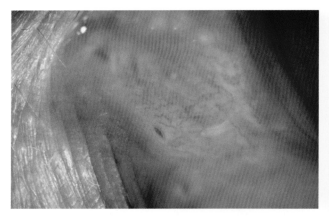

图 27.12 左下眼睑照片显示泪小管多管壁发育不全

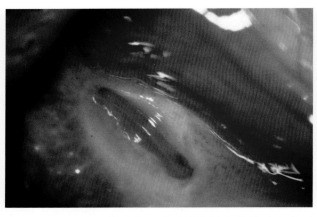

图 27.15 左下睑的照片显示严重的泪小管管壁发育不全。这需要与外伤后泪小管瘘相鉴别

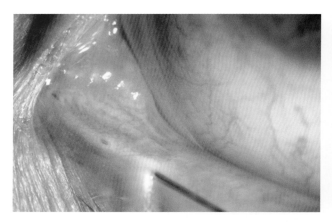

图 27.13 图 27.12 患者左下眼睑照片，注意探针较好显示了其中一处局灶性泪小管发育不全

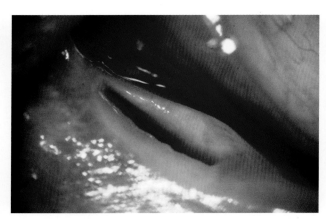

图 27.16 左下眼睑照片，特写图像显示泪小管严重管壁发育不全，需要与外伤后泪小管瘘鉴别

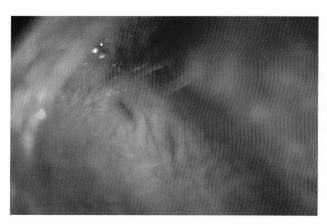

图 27.14 图 27.12 和图 27.13 患者左下眼睑的照片。注意泪小管内侧发育不全的部分

图 27.17 左下眼睑的照片显示泪小管多管壁发育不全（箭头所指）。注意除了底壁外，泪小管各壁均有缺失

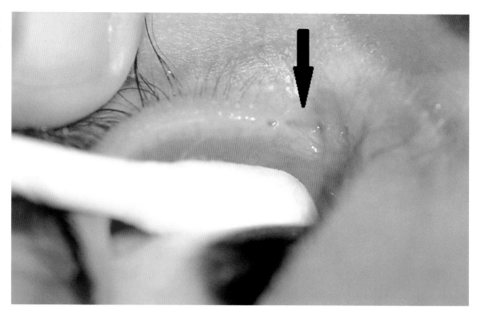

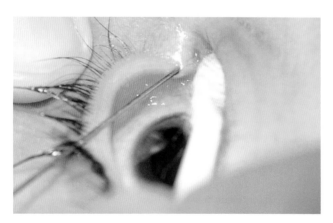

图 27.18 左下眼睑照片显示泪小管多管壁发育不足 1 例。注意探针轮廓可以明显看到，与图 27.8 和图 27.13 对比

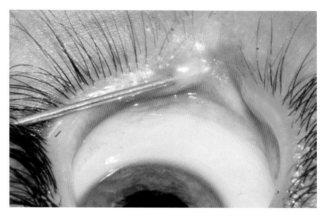

图 27.19 左下眼睑照片显示 1 例探针倾斜试验检测多发泪小管管壁发育不足，注意探针轮廓可以透见

泪道瘘

泪道瘘，也被称为泪道瘘管，是一个附属结构或是胚基导管，一端与皮肤相连，另一端与泪小管、泪囊或鼻泪管相连[1-5]。先天泪道瘘是由于视末端鼻–视裂的胚胎发育异常所致，当发育为18~24毫米胚胎时，从胚胎泪道上皮索额外出芽形成。外部开口可以位于泪点下方皮肤、睑缘或下睑灰白线的内侧末端。

泪道瘘可以是先天性的，也可是创伤或手术后形成的。可能与溢泪或从瘘管流出液体相关。其周围皮肤偶尔有破损。先天性瘘管通常较小，开口界限清晰，典型表现为内眦中下部1~2毫米处[1-5]。与此相反，获得性瘘管多为不规则的，开口较大，周围伴有疤痕组织形成，位置不定。可以通过插入泪道探针来评估瘘管深度和内部互通结构。几十年前，一种名为三点测试的放射学检查被广泛用于区分先天和后天的泪道瘘管，通过三个泪道探针（一种分别来自上、下泪点，一种来自瘘管）进行评估。这三个探针在先天性瘘管中可以汇合，但在后天性瘘管中不能。

先天性瘘管多起源于泪总管。组织病理学检查有助于确定起源[1,3]。泪道瘘的治疗是个性化的。所有患者均需行泪道冲洗，以评估泪道通畅性。对于合并先天性鼻泪管阻塞的患者，应进行泪道探查并单纯切除瘘管管道（瘘管切除术）。对于伴有鼻泪管阻塞探通失败病史的小儿患者或成人患者，瘘管切除术可与泪囊鼻腔吻合术同时进行，并行泪道置管或不置管（依泪小管通畅情况而定）。

参考文献

1. Chaung JQ, Sundar G, Ali MJ. Congenital lacrimal fistula: a major review. Orbit. 2016;35:212–20.
2. Al-Salem K, Gibson A, Dolman PJ. Management of congenital lacrimal (anlage) fistula. Br J Ophthalmol. 2014;98:1435–6.
3. Ali MJ, Mishra DK, Naik MN. Histopathology and immunophenotyping of congenital lacrimal (anlage) fistulae. Ophthal Plast Reconstr Surg. 2016;32:17–9.
4. Francois J, Bacskulin J. External congenital fistulae of the lacrimal sac. Ophthalmologica. 1969;159:249–61.
5. Sullivan TJ, Clarke MP, Morin JD, et al. The surgical management of congenital lacrimal fistulae. Aust N Z J Opthalmol. 1992;20:109–14.

图 28.24~28.33 来自 Ali 等人 , Ophthal Plast Reconstr Surg, 2016, 32:17-19.

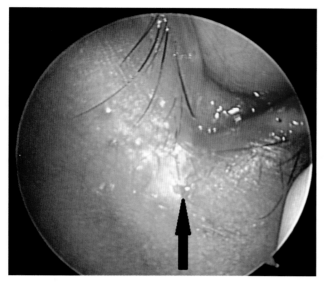

图 28.1　照片显示先天性泪道瘘管（箭头）与泪总管相通。注意瘘管的典型位置

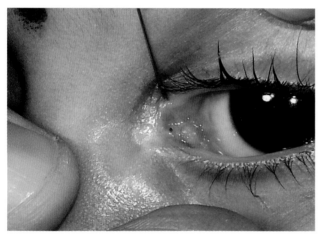

图 28.2　照片显示先天性泪道瘘管与泪囊相通

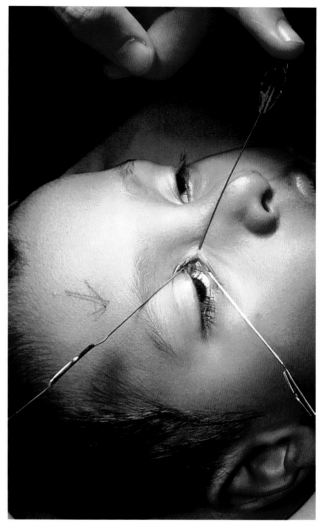

图 28.3　照片显示先天性泪道瘘管的三探针试验

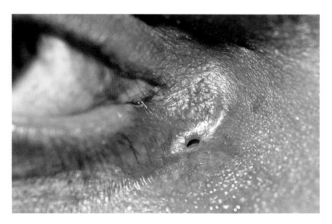

图 28.4　右眼获得性泪道瘘管的照片。注意附近皮肤上的疤痕

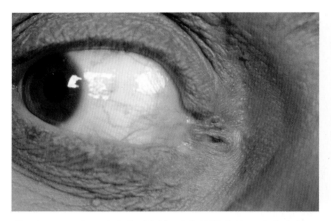

图 28.5　照片显示右内眦创伤后获得性瘘管。注意内侧睑球粘连

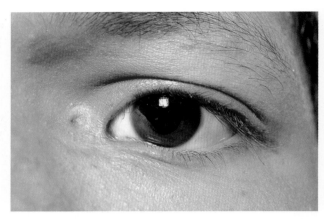

图 28.8　图 28.7 患者左眼特写图像。注意相关的内眦异位

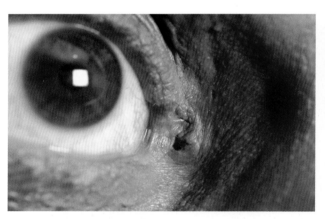

图 28.6　图 28.5 患者的特写图像。注意瘘管周围皮肤的变化

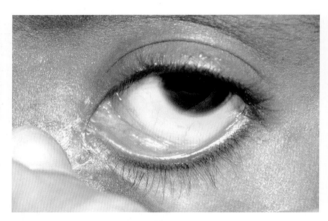

图 28.9　照片显示左侧获得性泪道瘘管直达泪点内下方。注意附近的疤痕

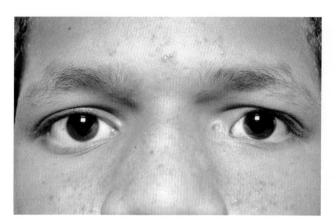

图 28.7　狗咬伤后左内眦获得性瘘管的照片

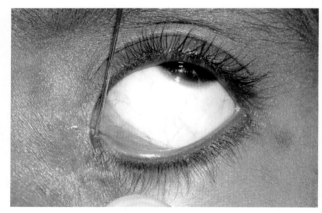

图 28.10　图 28.9 中患者的照片，正在探查瘘管

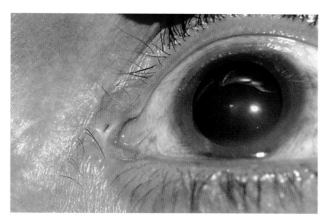

图 28.11 左眼照片显示外伤后上段泪小管瘘管

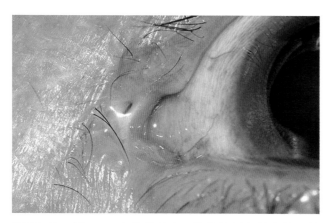

图 28.12 图 28.11 患者的照片，外伤性泪小管瘘管的特写图像

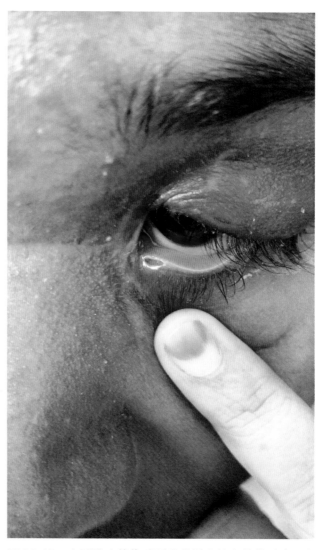

图 28.13 左下眼睑外伤后严重的泪小管瘘管的照片。注意内眦形态被破坏

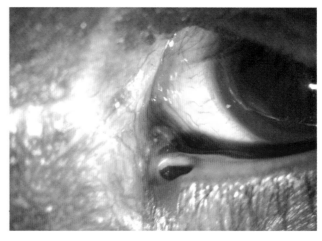

图 28.14 图 28.13 患者的照片，外伤性泪小管瘘管，伴有内眦结构异常与远端泪小管移位的特写图像

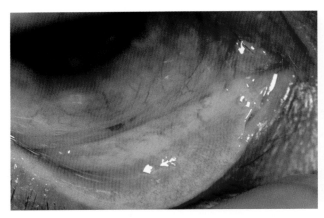 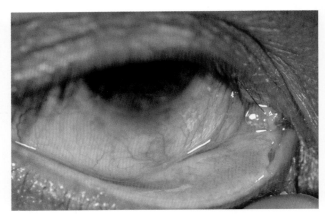

图 28.15　右下眼睑外伤后泪小管瘘管的照片。特别需要与泪小管壁发育不良相鉴别诊断。泪小管边缘疤痕为诊断提供了线索

图 28.16　图 28.15 中患者的照片。注意泪小管壁的不规则边缘

图 28.17　瘘管切除术的操作步骤：三探针试验的照片。注意先天性瘘管周围的椭圆形标记。保留上、下泪小管内的探针有助于避免切除与泪总管相通的瘘管时对泪道的损伤

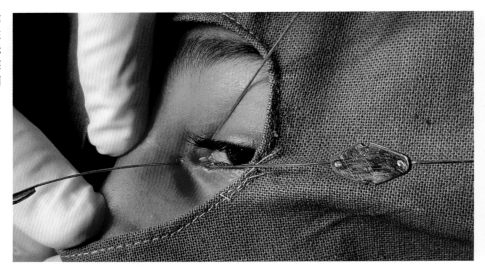

图 28.18　瘘管切除术的操作步骤：沿椭圆形标记切开，提起一侧边缘，开始切除整个瘘管

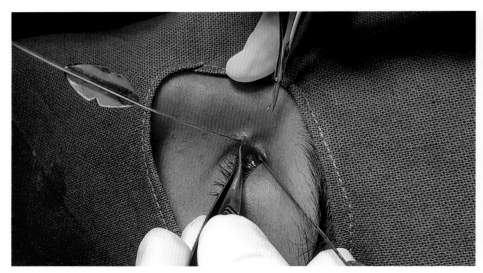

图 28.19 瘘管切除术的操作步骤：切除瘘管浅表部分，暴露深层的开口

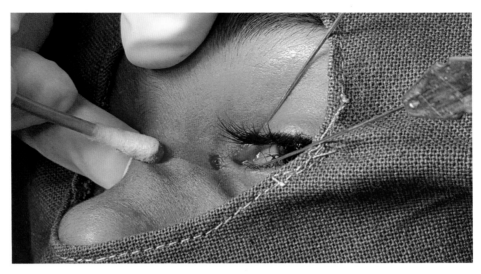

图 28.20 瘘管切除术的操作步骤：对暴露的残余瘘管上皮进行小心温和地烧灼。注意，这应该是非常表浅的、仅仅是接触和低能量的灼烧，以避免损坏下方正常的泪道

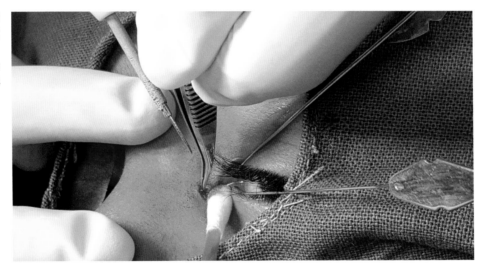

图 28.21 瘘管切除术的操作步骤：以荷包缝合方式闭合瘘管。注意表面烧灼后的中心暗痕

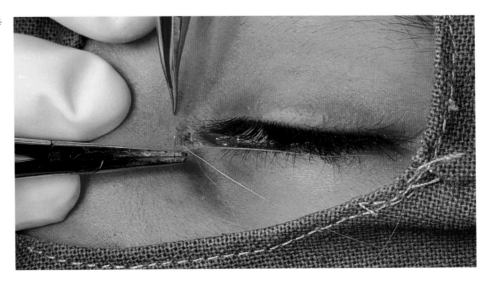

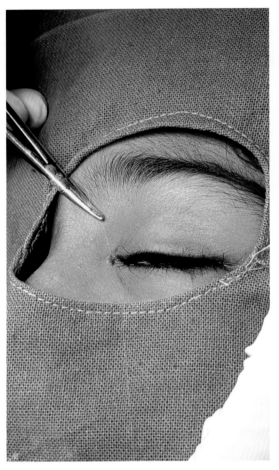

图 28.22　瘘管切除术的操作步骤：用 8-0 可吸收缝线完全缝合瘘管和皮肤

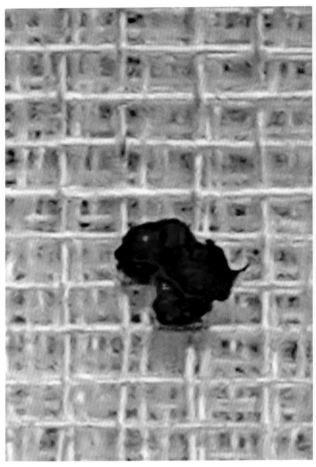

图 28.23　瘘管切除术的操作步骤：切除瘘管的组织病理学标本

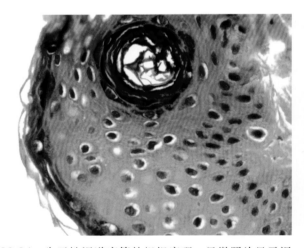

图 28.24　先天性泪道瘘管的组织病理：显微照片显示泪道瘘管的浅层有一层角化鳞状上皮。注意角囊肿和基底色素沉着（HE 染色，×400）

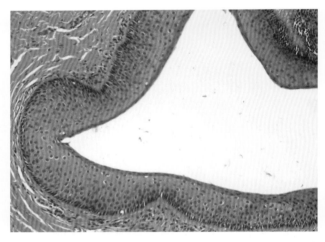

图 28.25　先天性泪道瘘管的组织病理：瘘管的显微照片显示其内衬有复层鳞状上皮，与泪小管相同，反映其起源于泪小管（HE 染色，×400）

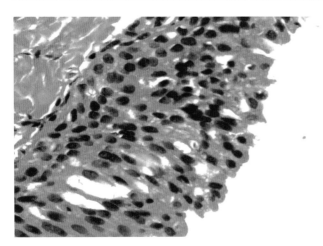

图 28.26 先天性泪道瘘管的组织病理：瘘管的显微照片显示内层为杯状细胞的柱状上皮，与泪囊相同，反映其起源于泪囊（HE 染色，×400）

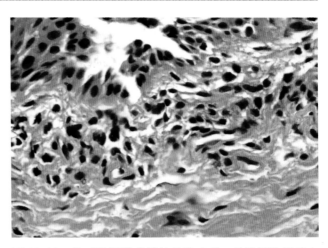

图 28.29 先天性泪道瘘管的组织病理：显微照片显示上皮细胞下水肿，伴密集炎性细胞浸润，反映手术时可能正在经历炎症阶段（HE 染色，×400）

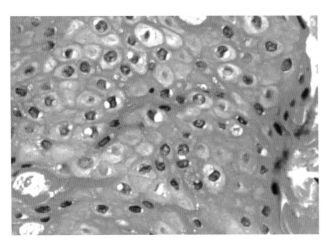

图 28.27 先天性泪道瘘管的组织病理：瘘管显微照片显示鳞状化生的区域（HE 染色，×400）

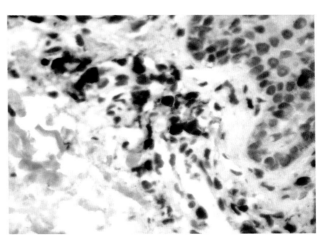

图 28.30 先天性泪道瘘管免疫分型：显微照片显示上皮下浸润的 CD3+ 淋巴细胞（抗 CD3，×400）

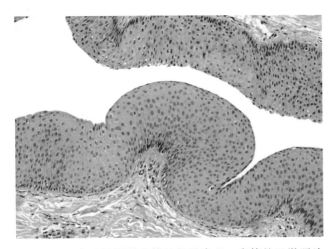

图 28.28 先天性泪道瘘管的组织病理：瘘管的显微照片显示增生的鳞状上皮伴上皮下纤维化及炎症浸润，可能表示既往曾有炎症发作（HE 染色，×100）

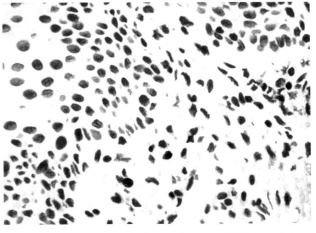

图 28.31 先天性泪道瘘管免疫分型：显微照片显示上皮下浸润的 CD5+ 淋巴细胞（抗 CD5，×400）

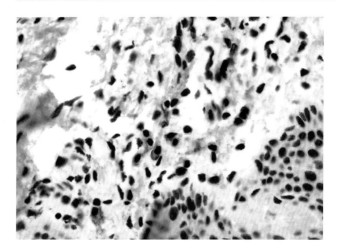

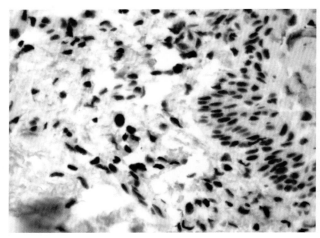

图 28.32　先天性泪道瘘管免疫分型：显微照片显示 CD20+ 淋巴细胞上皮下浸润（抗 CD20，×400）

图 28.33　先天性泪道瘘管免疫分型：显微照片显示 CD10+ 淋巴细胞阴性的结果（抗 CD10，×400）

单纯先天性鼻泪管阻塞及其处理

先天性鼻泪管阻塞（congenital nasolacrimal duct obstruction，CNLDO）是儿童溢泪的常见原因，其症状发生率为 1.2%~30%[1-5]。在探通单纯 CNLDO 患者的鼻泪管时，直到探到膜性阻塞（可被穿破）之前是没有阻力的[5]。溢泪、流分泌物、睫毛粘结是其三个主要特征。溢泪通常在出生后 1 个月内就开始出现，可单侧或双侧发生，并且症状可能随着发生上呼吸道感染而加剧。其他症状包括泪河高度增加、荧光素染料消失试验阳性（fluorescein dye disappearance test，FDDT）和按压泪囊黏液反流（regurgitation on pressure over lacrimal sac，ROPLAS）等，临床表现很少为急性泪囊炎、泪囊囊肿、黏液囊肿、眶隔前蜂窝织炎和眼眶蜂窝织炎等症状。CNLDO 的治疗主要根据疾病的自然进程决定，该病在 1 岁时自然缓解率很高[1-5]。因此，最初通常采用像泪囊按压这样的保守治疗。对于无法缓解的病例，治疗原则是进行内镜辅助下的泪道探通，并根据情况决定是否同时置管。鼻内镜探查越来越重要，在检查的同时可矫正相关的鼻内畸形。泪道球囊扩张成形术和泪囊鼻腔吻合术可用于治疗难治性 CNLDO。

参考文献

1. Kushner BJ. The management of nasolacrimal duct obstruction in children aged between 18 months and 4 years. JAAPOS, 1998,2:57–60.
2. Paediatric Eye Disease Investigator Group. Resolution of congeni-tal nasolacrimal duct obstruction with nonsurgical management. Arch Ophthalmol, 2012,130:730–734.
3. Paediatric Eye Disease Investigator Group. Primary treatment of nasolacrimal duct obstruction with probing in children less than four years. Ophthalmology, 2008,115:577–584.
4. Paediatric Eye Disease Investigator Group. Primary treatment of nasolacrimal duct obstruction with nasolacrimal duct intubation in children less than four years old. JAAPOS, 2008,12:445–450.
5. Ali MJ, Kamal S, Gupta A, et al. Simple vs complex congenital nasolacrimal duct obstruction: etiology, management and outcomes. Int Forum Allergy Rhinol, 2015,5:174–177.

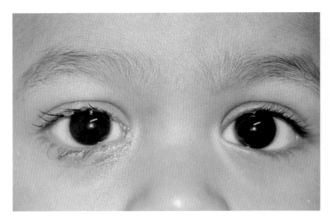

图 29.1　右眼先天性鼻泪管阻塞（CNLDO）婴儿照片

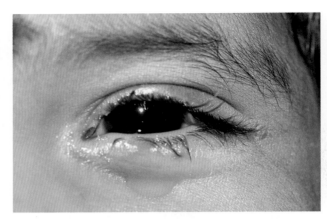

图 29.4　图 29.3 中患者的左眼照片，注意溢泪、流分泌物和粘结在一起的睫毛

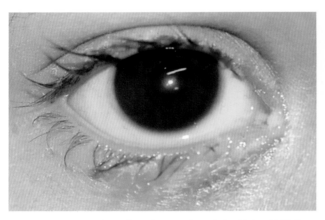

图 29.2　图 29.1 中患者的右眼照片，注意溢泪、粘结在一起的睫毛和分泌物

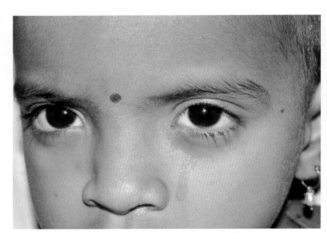

图 29.5　左眼先天性鼻泪管阻塞，年龄稍大的孩子的照片，注意严重的左侧溢泪

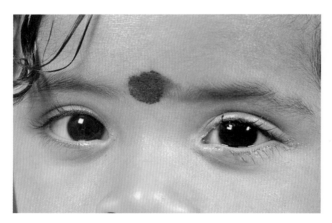

图 29.3　左眼先天性鼻泪管阻塞婴儿的照片，左眼和右眼进行比较

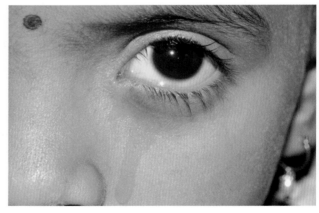

图 29.6　图 29.5 中患者临床特写照片，展示左眼严重溢泪且没有任何分泌物，注意其高的泪河

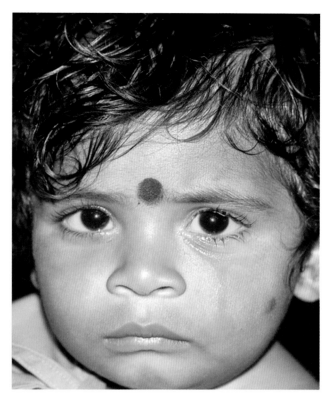

图29.7 左眼先天性鼻泪管阻塞婴儿的照片，注意其严重的溢泪

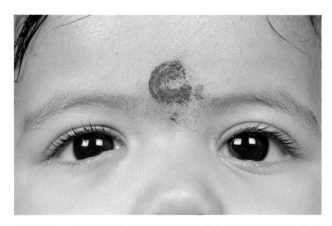

图29.8 双侧先天性泪囊阻塞并伴有右侧泪囊扩张的婴儿照片

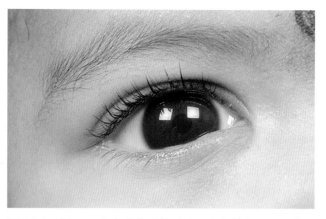

图29.9 图29.8中患者右眼的照片，注意其扩张的泪囊与下眼睑的位置。扩张的泪囊是早期行泪道探查的指征，早期行泪道探查可以避免泪道张力的缺乏，也可预防小儿急性泪囊炎

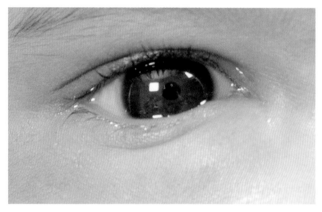

图29.10 图29.8和图29.9患者右眼的照片，曾用保守的泪囊按压治疗过的右眼，现在即将发展为急性泪囊炎。注意扩张的泪囊上弥漫性充血

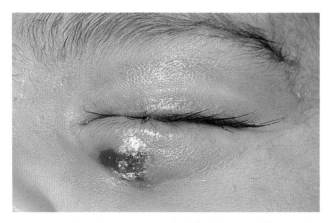

图29.11 新生儿左眼急性泪囊炎合并自发性瘘管的照片

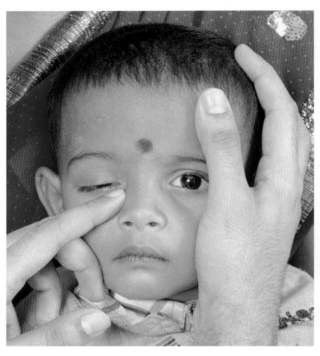

图 29.12　照片展示泪囊按压技巧，注意只有泪囊是需要按压的，按压部位靠内眦，而不是鼻侧

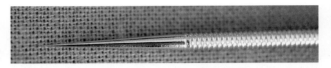

图 29.15　尖锐的锥形 Nettleship's 泪点扩张器的尖端

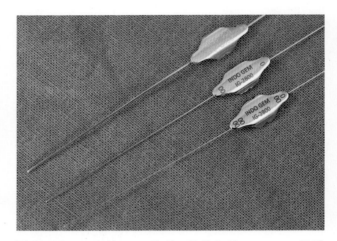

图 29.16　一套从 0000 号到 2 号的各种 Bowman's 泪道探针

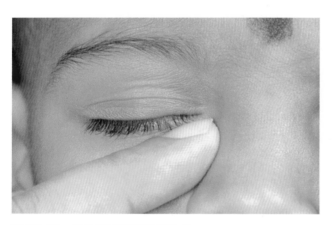

图 29.13　照片展示泪囊按压技术

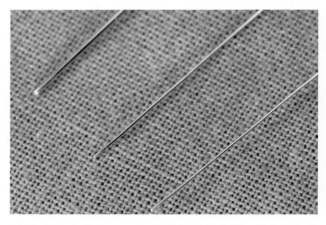

图 29.17　各种 Bowman's 泪道探针的尖端，其尖端和大小与 Clarke's 探针不同

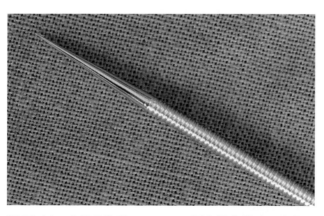

图 29.14　尖锐的锥形 Nettleship's 泪点扩张器对于小儿泪点扩张是非常合适的

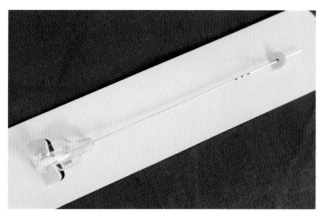

图 29.18　一端带有鲁尔锁（Luer lock），另一端带有标记的尺寸为 000-I 的探针

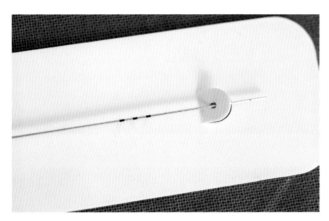

图 29.19　尺寸为 000-I 的探针，注意黑色记号，这些记号可以标记探针进入泪道的不同深度，以及用于同时冲洗的远端套管表面的开口

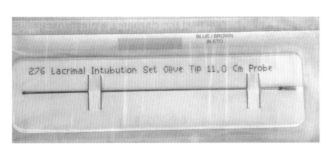

图 29.20　此为 27G 小儿双泪小管置入式 Crawford 人工泪管

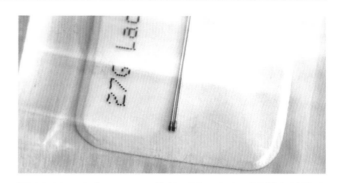

图 29.21　小儿 Crawford 管的顶端，注意顶端带有橄榄头的探针

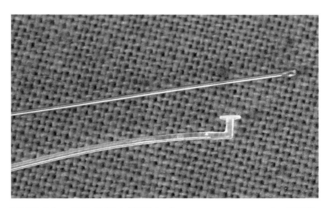

图 29.22　此为单泪小管置入式 Monoka-Crawford 人工泪管

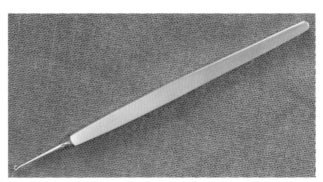

图 29.23　此为单和双泪小管置管用 Crawford 鼻内取管钩

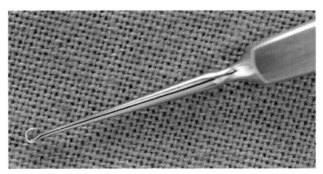

图 29.24　此为 Crawford 鼻内取管钩的特写图像，注意顶端的钩形结构，此结构可以勾住人工泪管上橄榄头的头端

图 29.25　一套典型的泪道冲洗和探查的器械

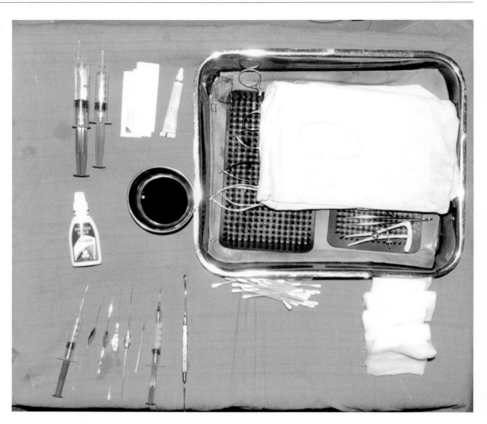

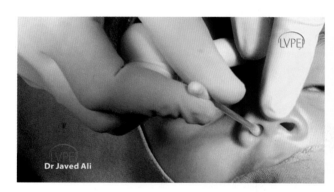

图 29.26　冲洗和探查步骤：收缩鼻腔黏膜可以通过喷鼻剂或者最好是用含有药物的棉签头进行

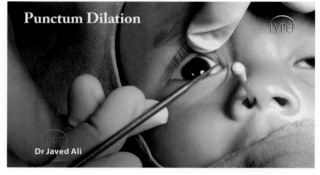

图 29.28　冲洗和探查步骤：用尖锐的锥形泪点扩张器行右上泪点扩张术，注意扩张器的尖端垂直于泪点 Punctum Dilation—泪点扩张术

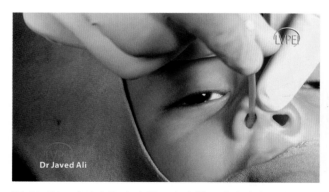

图 29.27　冲洗和探查步骤：注意棉签头应先朝向鼻内底部，然后再侧向朝向下鼻甲

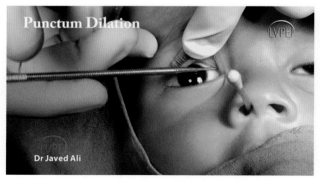

图 29.29　冲洗和探查步骤：然后扩张器呈水平位，在这个动作中，不应用蛮力以避免伤害泪小管壶腹部

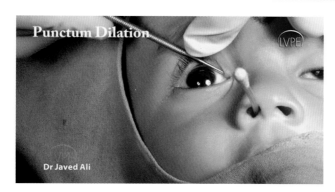

图 29.30 冲洗和探查步骤：泪点和近端泪小管的扩张，注意扩张器要平行于睑缘表面

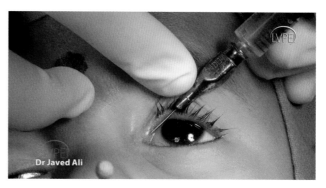

图 29.34 冲洗和探查步骤：冲洗针头转向水平插入上泪小管近端

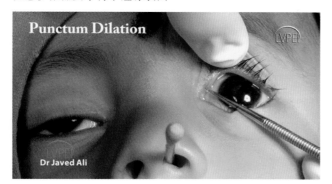

图 29.31 冲洗和探查步骤：另一个左上泪点扩张的例子

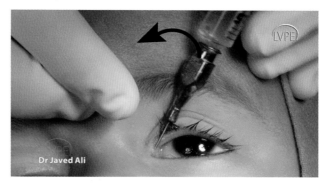

图 29.35 冲洗和探查步骤：冲洗针头进入泪囊后旋转角度，在这一步或者下一步便可以进行冲洗了（图 29.34）

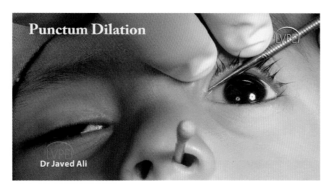

图 29.32 冲洗和探查步骤：扩张另一个左上泪点和近端泪小管的例子，注意向外上方绷紧上眼睑

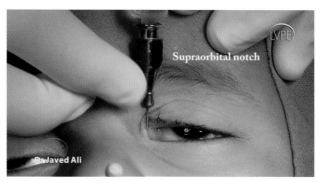

图 29.36 冲洗和探查步骤：冲洗针头垂直转向鼻泪管。在这一步便可行泪道冲洗了
Supraorbi-tal notch—眶上切迹

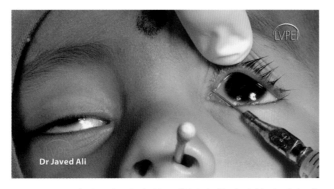

图 29.33 冲洗和探查步骤：使用直管冲洗针头进行冲洗，注意针头与扩张的上泪点的角度

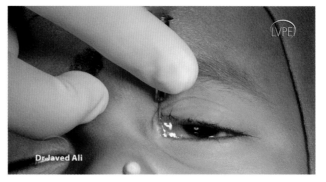

图 29.37 冲洗和探查步骤：泪道冲洗显示对侧泪点有清液反流

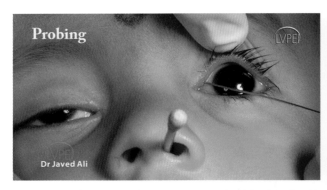

图 29.38　冲洗和探查步骤：Bowman's 探针先垂直进入扩张的左上泪点
Probing—探查

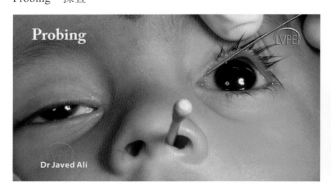

图 29.39　冲洗和探查步骤：Bowman's 探针水平转向进入泪小管，注意探针平行于绷紧的上眼睑缘

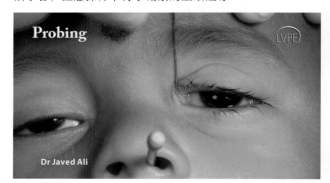

图 29.40　冲洗和探查步骤：一旦探针穿过泪总管且感觉及硬性抵抗，轻微回退并旋转 90° 即可进入到鼻泪管

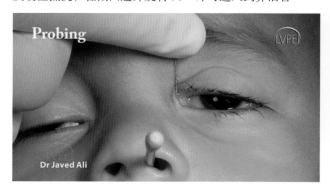

图 29.41　冲洗和探查步骤：探针在手指的保护下轻轻地进入鼻泪管，以避免探针过度移动

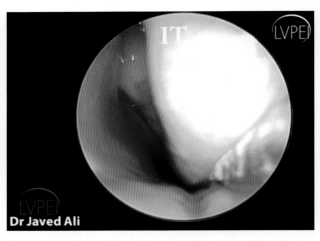

图 29.42　冲洗和探查步骤：一旦进入探针感觉到阻力，便使用内镜引导。注意轻柔地推开左下鼻甲，以观察下鼻道和探针，而不是暴力破坏

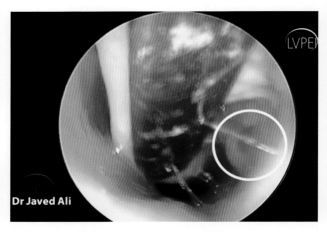

图 29.43　冲洗和探查步骤：此为左鼻腔的内镜下图像。注意轻柔推开下鼻甲，暴露出探针所在的鼻泪管（白圈）

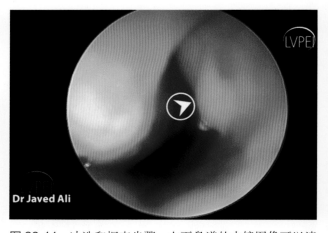

图 29.44　冲洗和探查步骤：左下鼻道的内镜图像可以清楚地显示有探针的鼻泪管（箭头）

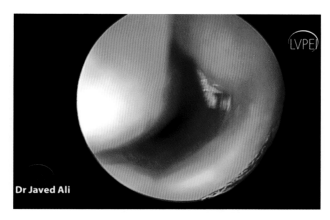

图 29.45 冲洗和探查步骤：左下鼻道的内镜图像。在内镜的引导下，轻轻地推动探针突破阻塞处，然后便可以清楚暴露出探针

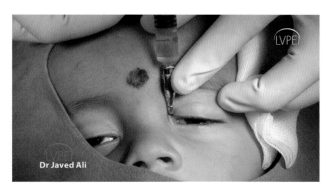

图 29.46 冲洗和探查步骤：探通之后进行冲洗的目的是为了评估泪道通畅性并且可以清除黏膜组织碎屑

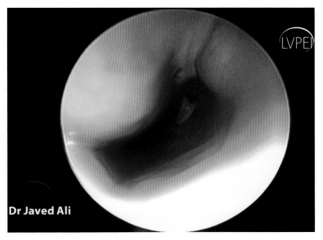

图 29.47 冲洗和探查步骤：左鼻腔的内镜图像显示流出的荧光素染液

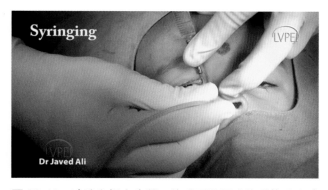

图 29.48 冲洗和探查步骤：然后可以用硅胶吸管吸出冲洗液
Syringing—冲洗

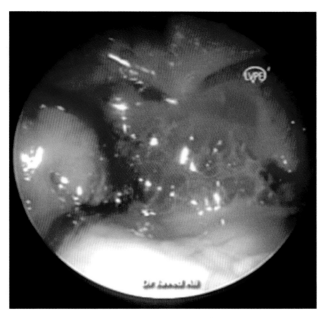

图 29.49 冲洗和探查步骤：另外，鼻咽部的冲洗液也可以在内镜引导下用吸管排出

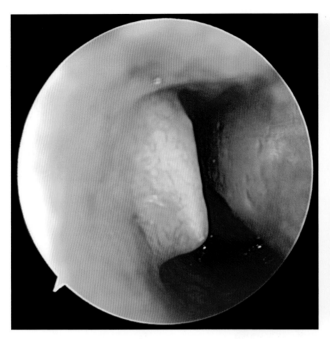

图 29.50　右鼻腔的内镜图像显示正常泪道的下端，探针突破在鼻泪管下端黏膜之前的状态（照片提供者：Nishi Gupta, SCEH, Delhi）

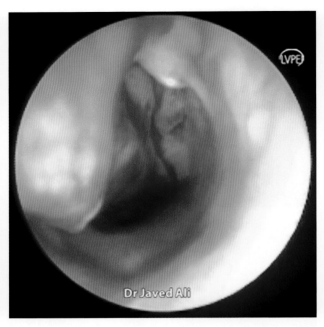

图 29.52　内镜下探查探针：此左下鼻道内镜图像显示探针正在进入鼻泪管下端

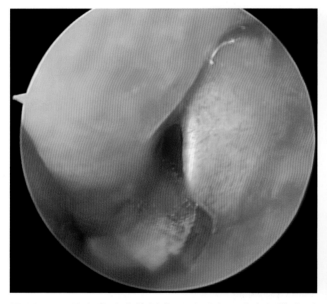

图 29.51　此左鼻腔内镜图像显示了在正常鼻泪管的下端，鼻泪管内正要穿破黏膜的探针（照片提供者：Nishi Gupta, SCEH, Delhi）

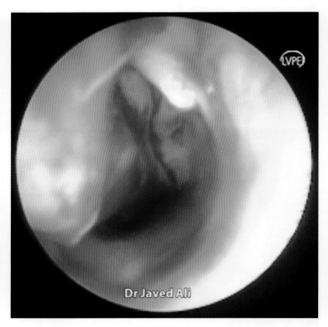

图 29.53　内镜下探查：此左下鼻道的内镜图像显示探针即将穿破正常鼻泪管下端的黏膜

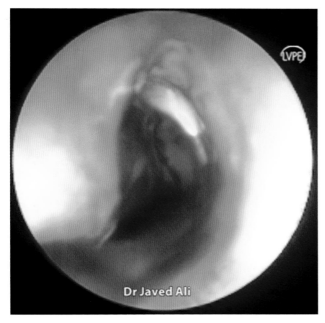

图 29.54　内镜下探查探针：此左下鼻道内镜图像显示突破了黏膜，注意此时探针已清晰可见

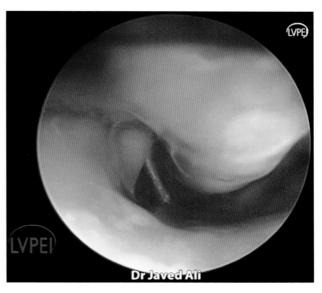

图 29.56　内镜下探查探针：此右下鼻道的内镜图像显示穿破后远端鼻泪管黏膜的探针

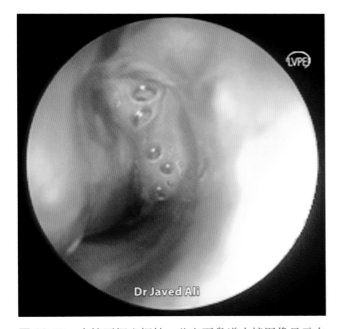

图 29.55　内镜下探查探针：此左下鼻道内镜图像显示在探通后从通畅的鼻泪管自行流入鼻腔的荧光染液

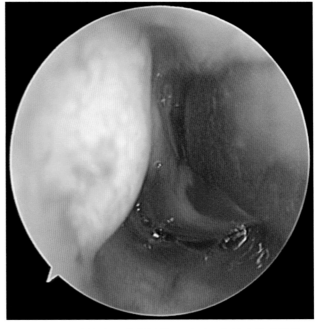

图 29.57　此右侧鼻腔内镜图像显示了一个扩张的鼻泪管，偶尔扩张的泪囊会伴有鼻泪管扩张（照片提供者：Nishi Gupta, SCEH, Delhi）

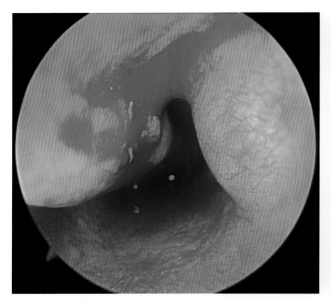

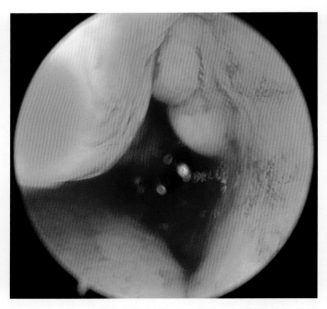

图 29.58　此左下鼻道内镜图像显示扩张的鼻泪管（图片提供者：Nishi Gupta, SCEH, Delhi）

图 29.59　左下鼻道内镜图像，显示出囊状扩张的鼻泪管（图片提供者：Nishi Gupta, SCEH, Delhi）

复杂先天性鼻泪管阻塞：探针不能显露

30

探通泪道时，探针不能在鼻腔显露出来，常暗示是一种复杂的先天性鼻泪管阻塞，这种现象在年龄较大的孩子中更为常见[1-5]。这是一种需要应用内镜观察才能得出的诊断，是指整个鼻泪管在鼻腔外侧壁的黏膜下而无下鼻道内开口的情况[2]。在复杂的先天性鼻泪管阻塞中，这种现象大约占10%[1]。在这些患者中，泪道探针可顺利穿过泪道，但不能穿过鼻泪管下口从下鼻道显露出来。在这种情况下，需要根据泪道探针在下鼻甲鼻腔外侧壁的活动范围来寻找黏膜最薄的地方。我们可以观察探针在黏膜最薄点处的反光情况，然后轻轻倾斜探针，从最薄点处穿出进入下鼻道[2]。探针穿出后不需要常规进行置管。在少数情况下，探针会被厚的鼻黏膜覆盖，此时应沿着正常泪道长轴切开2~3mm使探针穿出，然后再进行置管，此方法可以达到大约90%的治愈率[2]。这也再次显示出鼻内镜下引导操作对于先天性鼻泪管阻塞检查和治疗的必要性。

参考文献

1. Ali MJ, Kamal S, Gupta A, et al. Simple vs complex congenital nasolacrimal duct obstruction: etiology, management and outcomes. Int Forum Allergy Rhinol, 2015,5:174–177.
2. Gupta A, Kamal S, Ali MJ, et al. Buried probe in complex congeni-tal nasolacrimal duct obstruction: clinical profiles and outcomes. Ophthal Plast Reconstr Surg, 2015,31:318–320.
3. Mirecki R. Causes of failures in probing the nasolacrimal duct in infants and children and ways of avoiding them. J Pediatr Ophthalmol, 1968,5:171–175.
4. Olver JM. Pediatric lacrimal surgery. In: Olver JM, editor. Colour Atlas of lacrimal surgery. Oxford: Butterworth-Heinemann, 2002:79–80.
5. Al-Faky YH. Nasal endoscopy in the management of congenital nasolacrimal duct obstruction. Saudi J Ophthalmol, 2014,28:6–11.

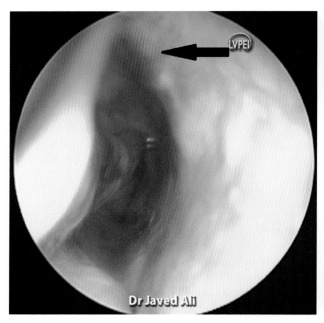

图 30.1　左下鼻道内镜图像显示探针不能显露现象。注意突起的探针被埋在鼻腔外侧壁黏膜下（黑箭头）

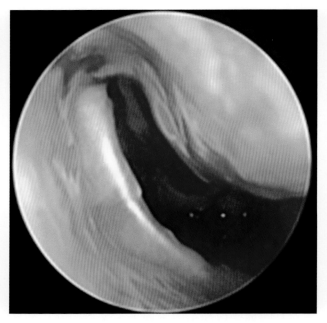

图 30.3　右下鼻道内镜图像显示一个被掩埋的探针，其上方覆盖一层薄薄的鼻黏膜，其下探针有明显的反光（图片提供者：Nishi Gupta, SCEH, Delhi）

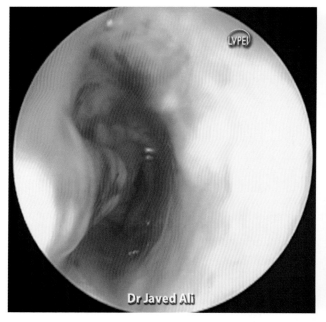

图 30.2　左下鼻道的内镜图像。注意探针的方向是朝向鼻腔底面沿着外侧壁弧度走行

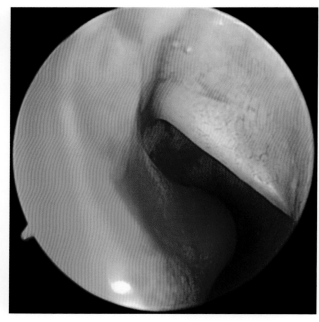

图 30.4　左下鼻道的内镜图像显示被掩埋的探针。注意与图 30.3 中探针比较上方覆盖的鼻黏膜的厚度（图片提供者：Nishi Gupta, SCEH, Delhi）

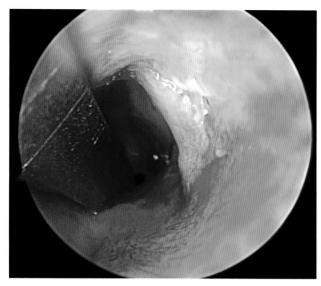

图 30.5 左下鼻道内镜图像显示一个不能显露的探针，其上方被厚的鼻黏膜覆盖，可与图 30.3、图 30.4 相比较鼻黏膜的厚度（图片提供者：Nishi Gupta, SCEH, Delhi）

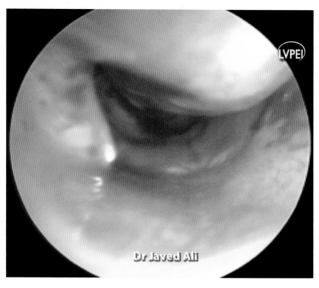

图 30.7 此为同一患者，在做了部分黏膜切开后的内镜图像。需要注意的是部分切开后，探针反光增强

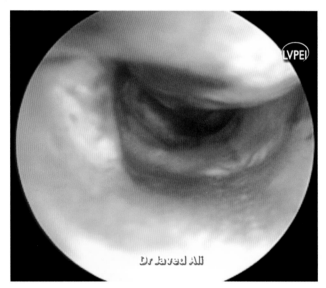

图 30.6 右下鼻道内镜图像显示不能显露的探针，其上方覆盖一层厚的鼻黏膜

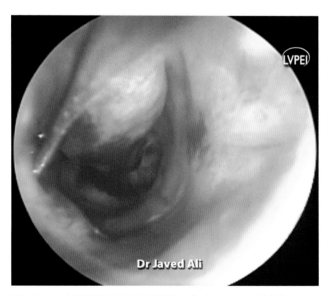

图 30.8 内镜图像显示了用镰状刀切的 2~3mm 的深切口

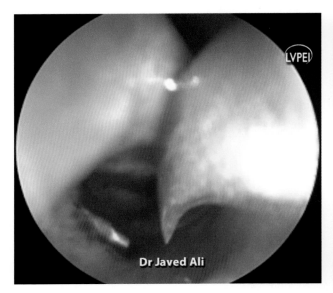

图 30.9　内镜图像展示探针较好地穿出进入了下鼻道

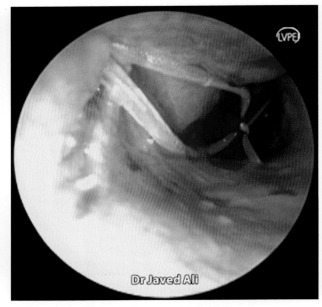

图 30.11　Crawford 双泪小管置管后鼻腔所见

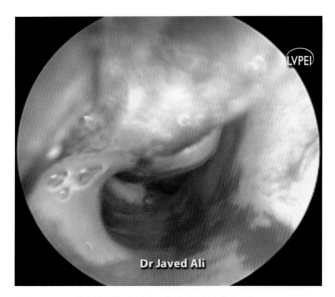

图 30.10　内镜图像显示切开后通畅的鼻泪管

复杂先天性鼻泪管阻塞：泪囊囊肿

31

泪囊囊肿或单纯泪囊囊肿，是指位于内眦韧带下呈青灰色的囊性泪囊肿大，其内充满了上皮层的分泌物和泪液，常见于新生儿。这是一种较为少见的先天性鼻泪管阻塞的特殊表现。先天性鼻泪管阻塞（CNLDO）同时合并近端泪道系统或泪总管功能性阻塞时，可导致泪囊内分泌物的聚集，进而造成泪总管的扭曲并且在 Rosenmuller 瓣的地方形成了一种球阀机制，使得泪液可以流入泪囊，但流出被阻断[1-5]。25% 的泪囊囊肿为双侧性发病，严重者可以并发急性感染，甚至呼吸窘迫[1-5]。相关的鼻腔内的囊肿大小不一（大的可超过鼻腔 50%），过大的囊肿可以导致呼吸通气功能障碍，因为新生儿主要靠鼻腔呼吸，在双侧发病的情况下可能会危及生命[1]。感染可导致眶隔前蜂窝织炎、眼眶蜂窝织炎和败血症，所以该疾病需早期治疗。如果没有形成鼻腔内囊肿，泪囊囊肿可以保守治疗，仅用泪囊按压治疗的成功率为 76%。对于不能治愈的病例和有鼻腔内囊肿形成的患者，最好早期行鼻腔内囊肿造口术[1]。鼻腔内囊肿根据内镜特征分为大小两类，十字形造口术对于鼻腔内大囊肿远期疗效显著[1,5]。

参考文献

1. Ali MJ, Psaltis AJ, Brunworth J, et al. Congenital dacryocele with large intranasal cysts. Efficacy of cruciate marsupialization, adjunctive procedures and outcomes. Ophthal Plast Reconstr Surg, 2014,30:346–351.

2. Perry LJ, Jakobiec FA, Zakka FR, et al. Giant dacryocystomucopy-ocele in an adult: a review of lacrimal sac enlargements with clini-cal and histopathologic differential diagnoses. Surv Ophthalmol, 2012,57:474–485.

3. Paysee EA, Coats DK, Bernstein JM, et al. Management and com-plications of congenital dacryocele with concurrent intranasal mucocele. J AAPOS, 2000,4:46–53.

4. Ali MJ, Kamal S, Gupta A, et al. Simple vs complex congenital nasolacrimal duct obstruction: etiology, management and out-comes. Int Forum Allergy Rhinol, 2015,5:174–177.

5. Ali MJ, Singh S, Naik MN. Long-term outcomes of cruciate mar-supialization of intra-nasal cysts in patients with congenital dacryo-celes. Int J Pediatr Otorhinolaryngol, 2016,86:34–36.

图 31.20~ 图 31.31 由 Ali, et al 提供, Ophthal Plast Reconstr Surg, 2014,30:346–351.

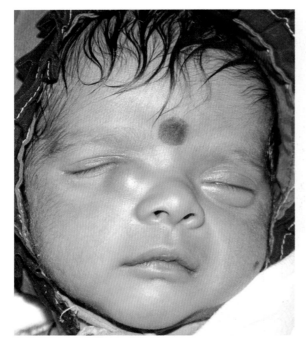

图 31.1　典型的右眼泪囊囊肿，注意泪囊区域典型的青灰色肿胀

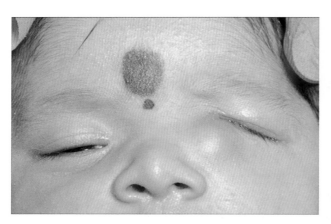

图 31.2　典型的左眼泪囊囊肿

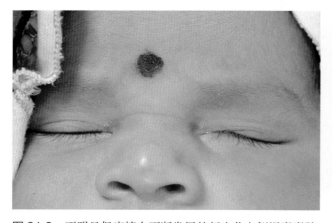

图 31.3　不明显但病情在不断发展的新生儿左侧泪囊囊肿

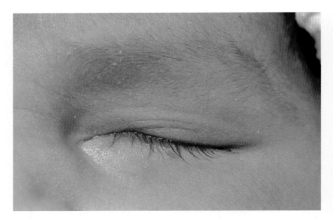

图 31.4　图 31.3 患儿的特写图像，注意泪囊区和下眼睑的高度

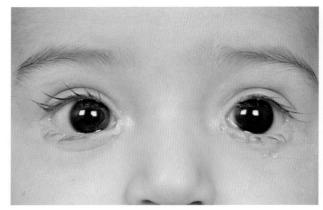

图 31.5　双眼先天性鼻泪管阻塞的外观照片，泪囊囊肿没有任何外部的症状

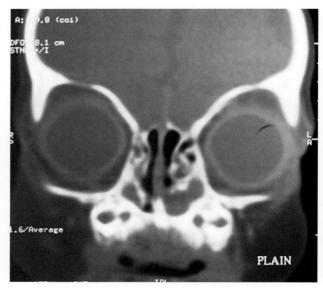

图 31.6　图 31.5 同一患儿的冠状位 CT 扫描图像，注意双侧的泪囊囊肿，左侧继发的鼻泪管扩张较右侧明显

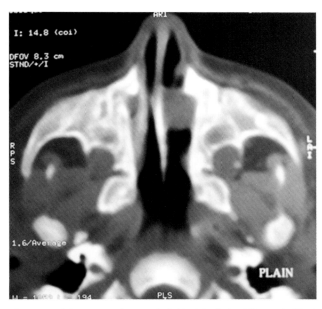

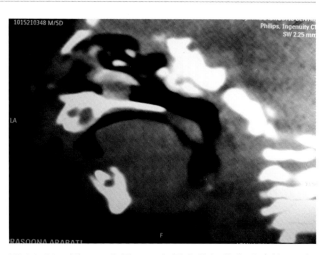

图 31.10 图 31.7 和图 31.8 相同患儿矢状位重建的 CT 扫描图像，注意下鼻甲下方的鼻内囊肿

图 31.7 图 31.5 和图 31.6 患儿的下鼻道水平位 CT 扫描图像，注意双侧的囊肿，左边明显比右边大

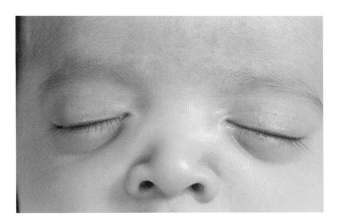

图 31.8 双侧泪囊囊肿的新生儿照片，病情在进展期

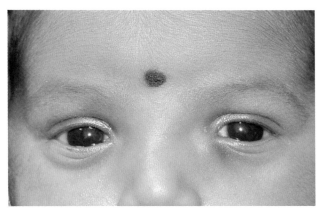

图 31.11 左侧泪囊囊肿婴儿的照片

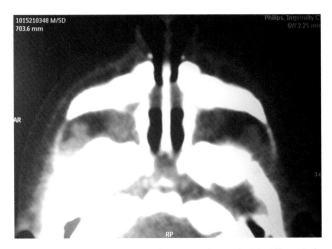

图 31.9 图 31.8 患儿的下鼻道水平位 CT 扫描图像，注意双侧鼻腔囊肿已经存在

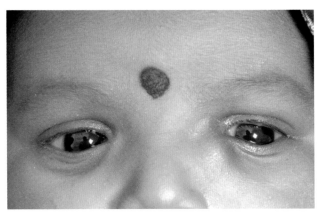

图 31.12 图 31.8 患儿的照片，注意保守治疗后囊肿的进展情况

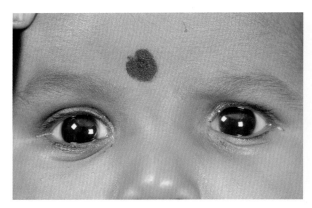

图 31.13　图 31.8 和图 31.9 患儿的照片，注意十字形造口术的治疗效果

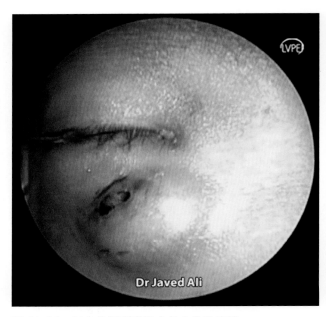

图 31.16　新生儿泪囊囊肿合并自发性瘘管

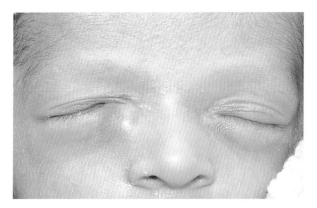

图 31.14　右眼泪囊囊肿及左眼泪囊充盈的新生儿，患儿接受了保守治疗

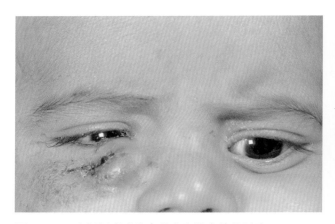

图 31.17　右侧泪囊囊肿合并自发性瘘管的照片

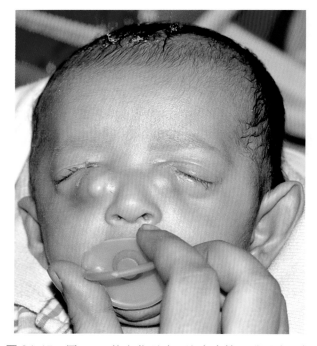

图 31.15　图 31.11 的患儿照片，注意病情已进展为双侧泪囊囊肿伴右侧泪囊脓肿

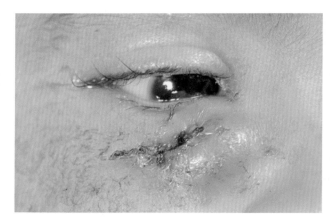

图 31.18　图 31.17 患儿的特写图像，注意囊肿破溃自发性地排出部分分泌物和血液

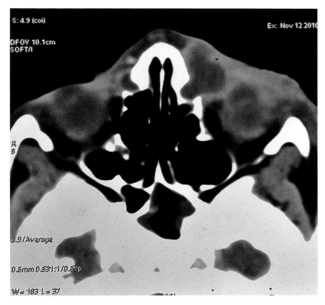

图 31.19 另一位双侧泪囊囊肿患儿的水平位 CT 扫描图像，注意左侧囊肿更大

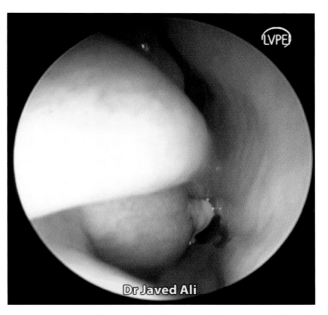

图 31.21 十字形造口术病例研究 1：图 31.20 患者的右侧鼻腔内镜下图像，可见一个巨大的鼻内囊肿

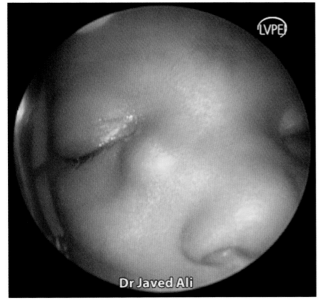

图 31.20 十字形造口术病例研究 1：右侧巨大泪囊囊肿的新生儿照片

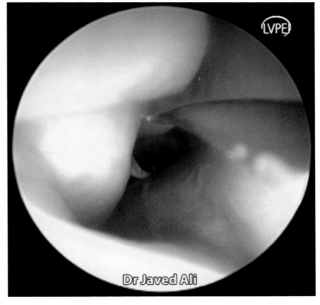

图 31.22 十字形造口术病例研究 1：内镜图像显示用镰状刀行十字形造口术

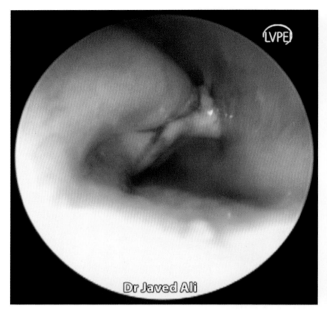

图 31.23　十字形造口术病例研究 1：内镜图像显示，在行造口术后肿胀立即被减压，黏液脓被排出

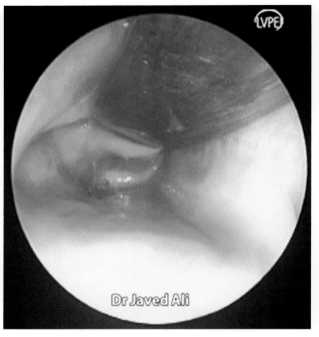

图 31.25　十字形造口术病例研究 1：术后 4 周右鼻腔内镜图像，注意整个囊肿已经消失

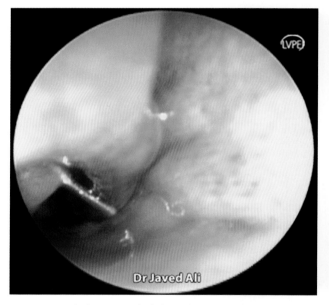

图 31.24　十字形造口术病例研究 1：用 45° 探针倾斜测试评估造口术是否充分

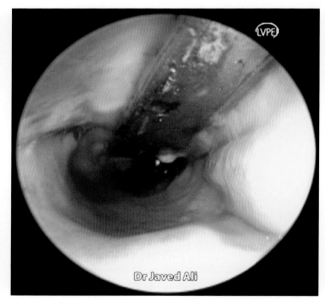

图 31.26　十字形造口术病例研究 1：术后 12 周内镜图像，注意这时下鼻道已经正常

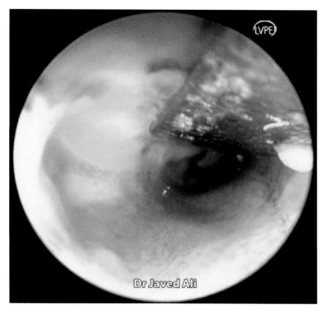

图 31.27　十字形造口术病例研究 1：术后 12 周内镜图像显示鼻泪管冲洗通畅

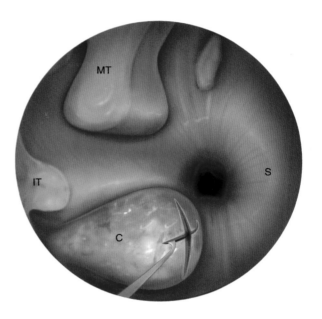

图 31.29　内镜下十字形造口术的示意图：镰状刀在行十字切口中的水平切开

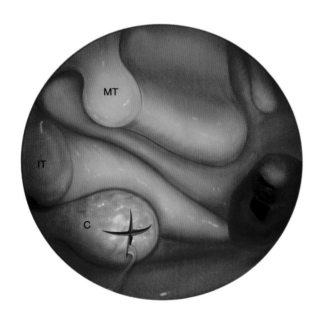

图 31.28　内镜下十字形造口术的示意图：注意在下鼻甲下方的巨大囊肿，其内侧壁上有十字记号，镰状刀行十字切口中的垂直切开

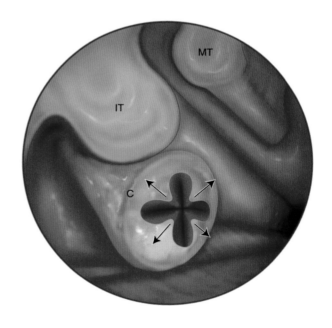

图 31.30　内镜下十字形造口术的示意图：注意四个黏膜瓣的定向愈合可以促使形成一个大的鼻泪管开口

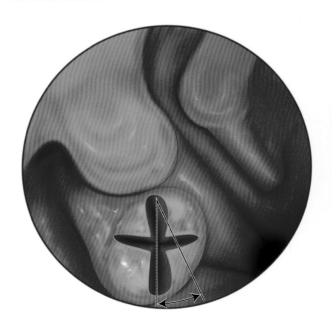

图 31.31 内镜下十字形造口术的示意图：注意用 45° 探针倾斜测试评估造口术是否充分

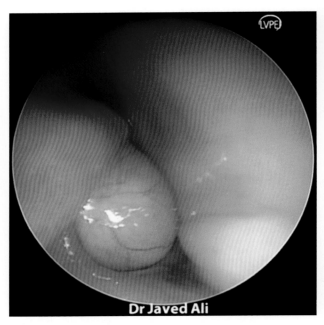

图 31.33 十字形造口术病例研究 2：图 31.32 患儿的内镜下图像，鼻内的巨大囊肿几乎占据了整个鼻道的宽度

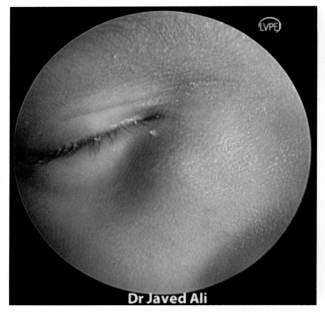

图 31.32 十字形造口术病例研究 2：右眼巨大泪囊囊肿的新生儿

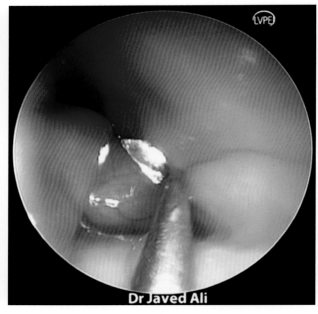

图 31.34 十字形造口术病例研究 2：鼻内镜下图像显示用镰状刀行造口术

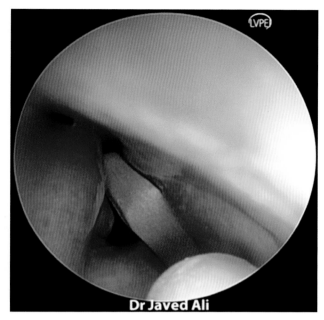

图 31.35 十字形造口术病例研究 2：白内障新月刀也可用于行十字切口

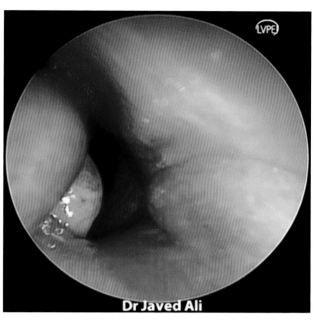

图 31.37 十字形造口术病例研究 2：造口术后的即刻内镜下图像，注意囊肿压力减低，在同水平的鼻腔变通畅

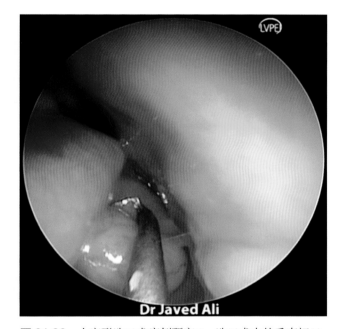

图 31.36 十字形造口术病例研究 2：造口术中的垂直切口

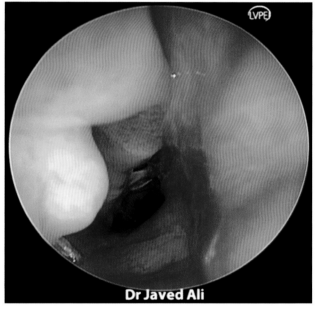

图 31.38 十字形造口术病例研究 2：45° 探针测试的内镜图像，注意此时探针几乎垂直

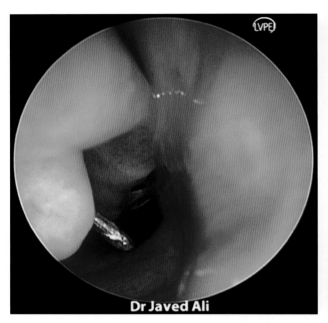

图 31.39　十字形造口术病例研究 2：探针 45° 测试的内镜图像。注意探针与图 31.38 原始位置的夹角约 30°

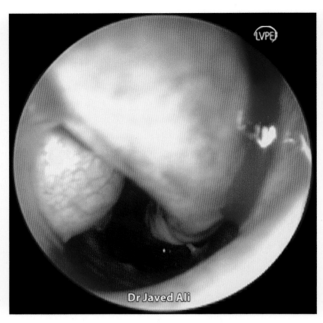

图 31.41　右鼻腔的内镜图像显示一个大的鼻内囊肿

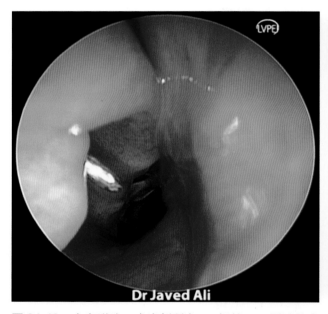

图 31.40　十字形造口术病例研究 2：探针 45° 测试的内镜图像。注意探针可以从垂直位置自由移动到这个位置，反映出造口术的充分性

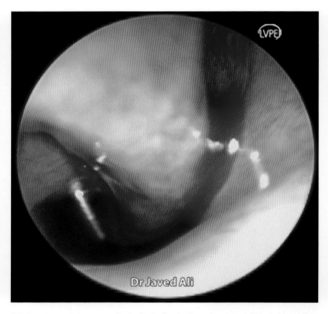

图 31.42　图 31.41 中患者右鼻腔造口术后即刻的内镜图像

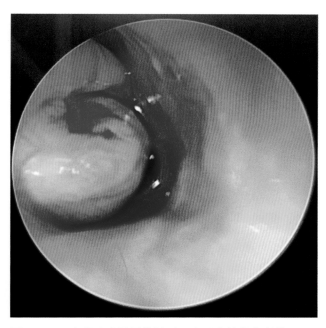

图 31.43　右鼻腔内镜图像展示一个巨大的鼻内囊肿

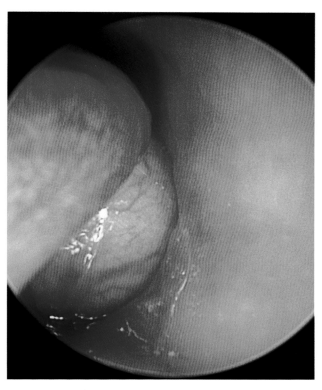

图 31.45　右鼻腔的内镜图像显示一个巨大的鼻腔囊肿完全占据了鼻腔

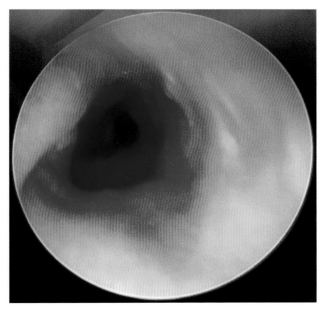

图 31.44　图 31.43 患儿右鼻腔造口术后即刻的内镜图像，注意显著的减压效果

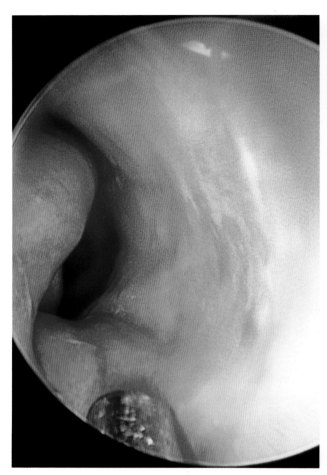

图 31.46　图 31.45 患儿右侧鼻腔造口术后即刻的内镜图像，注意显著的减压效果

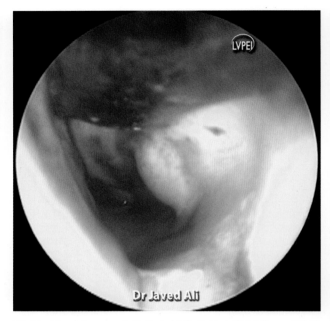

图 31.48　图 31.47 患儿的左侧鼻腔的内镜图像，可见鼻内囊肿

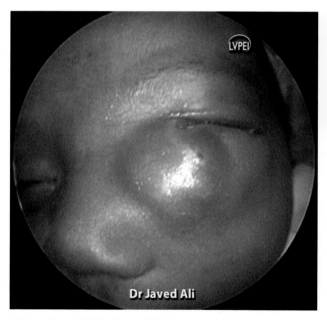

图 31.47　左侧泪囊巨大囊肿的新生儿照片

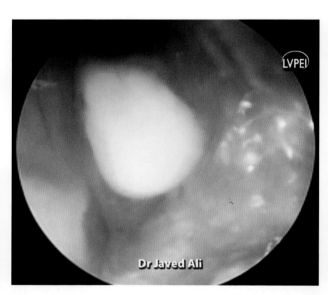

图 31.49　图 31.47 和图 31.48 患儿左侧鼻腔造口术后即刻的内镜图像，注意脓液正在流入鼻腔

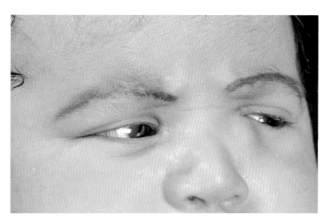

图 31.50   左侧泪囊巨大囊肿新生儿的照片

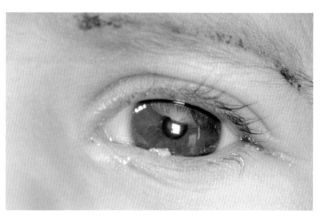

图 31.53   图 31.50 和图 31.51 患儿十字形造口术后 4 周特写照片，可与图 31.51 比较

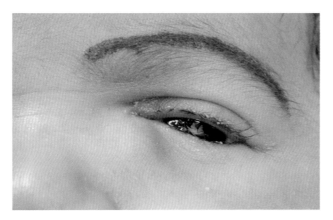

图 31.51   图 31.50 患儿的特写照片

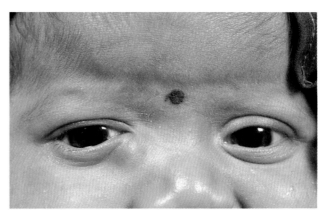

图 31.54   右侧泪囊囊肿新生儿的照片

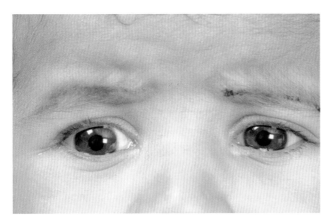

图 31.52   图 31.50 和图 31.51 患儿十字形造口术后 4 周的照片，可与图 31.50 比较

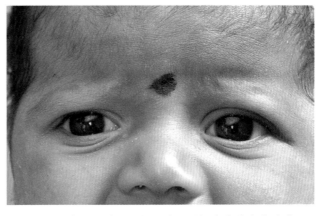

图 31.55   术后 4 周的患儿照片显示泪囊囊肿完全消除

复杂性 CNLDO：
其他病因

根据泪道异常程度和术中探查情况，先天性鼻泪管阻塞病变可以是单纯性的，也可以是复杂性的[1-5]。在单纯性鼻泪管阻塞的情况下，探针经鼻泪管穿通膜性阻塞部所遇到的阻力很小。单纯性鼻泪管阻塞也包括泪小管瓣膜阻塞，尽管泪小管瓣膜没有真正阻塞，但探针在通过瓣膜时也会遇到阻力。复杂性鼻泪管阻塞可以由前面描述的各种鼻腔病变引起，如探针不能显露、骨性阻塞、弥漫性鼻泪管狭窄、鼻泪管发育不全、鼻泪管开口进入下鼻甲和鼻腔等。

早在 1976 年，Jones 和 Wobig 就描述了先天性鼻泪管阻塞的一些变异情况[1]。这些变异出现在鼻泪管下端，最常见的是鼻泪管止于下鼻道前端的穹窿而无法通过鼻黏膜形成开口。其他变异包括鼻泪管延伸至鼻外侧壁黏膜或鼻底部、鼻泪管完全缺如、下鼻甲前端阻塞等。

参考文献

1. Jones LT, Wobig JL. Surgery of the eyelids and lacrimal system. Birmingham: Aesculapius, 1976:162–164.
2. Kushner BJ. The management of nasolacrimal duct obstruction in children aged between 18 months and 4 years. J AAPOS, 1998,2:57–60.
3. Lueder GT. Endoscopic treatment of intranasal abnormalities associated with nasolacrimal duct obstruction. J AAPOS, 2004,8:128–132.
4. Honavar SG, Prakash VE, Rao GN. Outcome of probing for con-genital nasolacrimal duct obstruction in older children. Am J Ophthalmol, 2000,130:42–48.
5. Ali MJ, Kamal S, Gupta A, et al. Simple vs complex congenital nasolacrimal duct obstruction: etiology, management and outcomes. Int Forum Allergy Rhinol, 2015,5:174–177.

图 32.1 各种先天性鼻泪管阻塞变异的示意图
a. 鼻泪管（NLD）进入下鼻道的穹隆；b. NLD 延伸至鼻黏膜外侧壁或探针不能显露；c. 下鼻甲前端发育不良形成 NLD 阻塞；d. NLD 止于下鼻甲前端；e. NLD 进入上颌窦壁；f. NLD 完全缺如（蓝色—泪囊和 NLD；黄色—鼻腔侧壁；橙色—下鼻甲）（图片提供者：Saurabh Kamal, EyeHub, Faridabad）

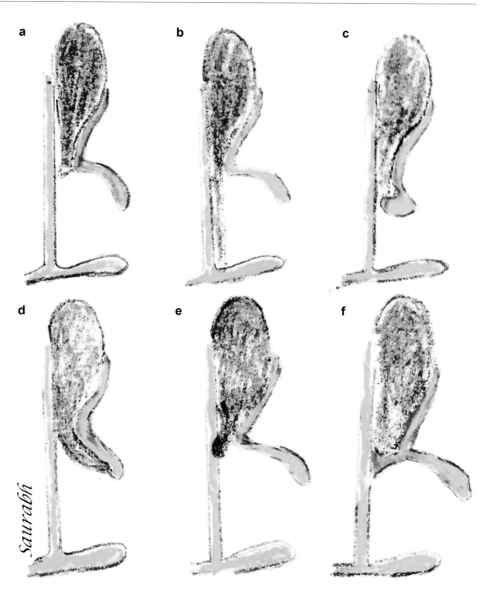

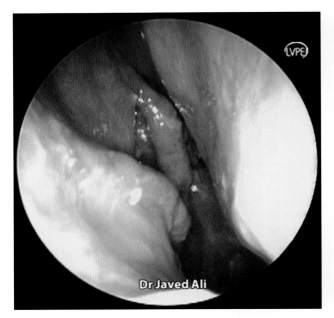

图 32.2　内镜检查显示左侧鼻腔外侧壁严重发育不全

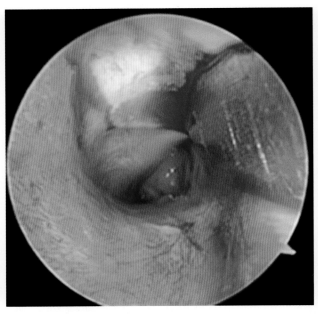

图 32.4　内镜图像显示右侧鼻腔的下鼻道发育不全，造成骨性阻塞（图片提供者：Nishi Gupta，SCEH，Delhi）

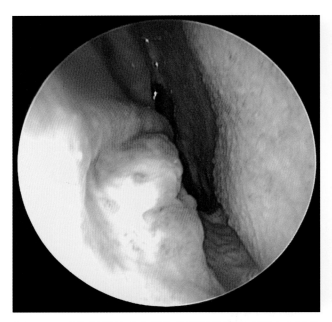

图 32.3　内镜图像显示左侧鼻腔的下鼻甲发育不全和下鼻道缺如

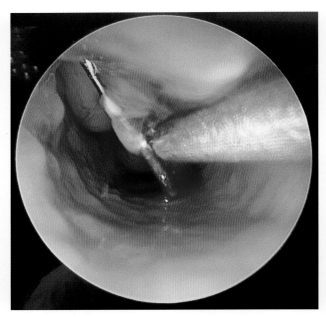

图 32.5　内镜图像显示，因右侧鼻泪管误入下鼻甲，所以探针插入时也进入下鼻甲，能感觉到来自下鼻甲（IT）骨的骨性阻塞感

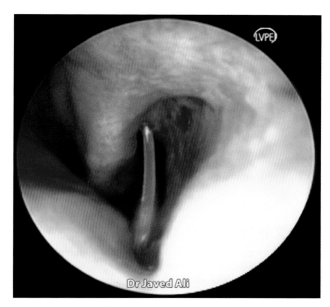

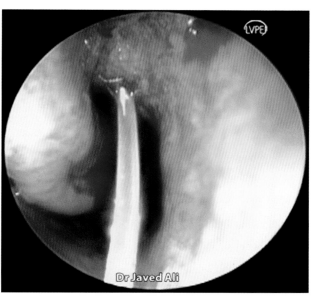

图 32.6　左侧下鼻道内镜图像显示用于鼻泪管狭窄伴下泪小管狭窄的 monoka 人工泪管

图 32.7　左侧下鼻道内镜图像显示的 monoka 人工泪管扩张后的左侧下鼻道鼻泪管开口

与先天性泪道异常相关的综合征和系统性疾病 33

有许多综合征伴有先天性泪道异常[1-5]。其中最常见的是唐氏综合征和先天性缺指（趾）–外胚层发育不良–唇/腭裂（ectrodactyly-ectodermal dysplasia-cleft，EEC）综合征[1-5]。据文献报道，唐氏综合征伴鼻泪管异常的患病率高达22%[1]。与之相关的泪道异常包括泪点发育不全、泪小管狭窄、泪小管闭锁、多泪点、鼻泪管狭窄、远端或多节段鼻泪管阻塞。其中，近端泪道异常比远端泪道异常更为多发。而EEC综合征与泪点发育不全、泪小管闭锁、泪道瘘和先天性鼻泪管阻塞伴泪囊炎有关[1,3]。除了颌面裂和颅骨干骺端发育不全等多种非综合征性系统性疾病外，发育异常也广泛存在于中枢神经系统、肾脏和胃肠道系统。这些发育异常大多伴有复杂的先天性鼻泪管阻塞，且常规治疗方法有时难以治愈[5]。

参考文献

1. Ali MJ, Paulsen F. Syndromic, non-syndromic and systemic asso-ciation of congenital lacrimal drainage anomalies: a major review. Ophthal Plast Reconstr Surg, 2017, (Epub).
2. Coats DK, McKreery KM, Plager DA, et al. Nasolacrimal outflow anomalies in Down's syndrome. Ophthalmology, 2003,110:1437–1441.
3. Elmann S, Hanson SA, Bunce CN, et al. Ectrodactyly-ectodermal dysplasia clefting (EEC) Syndrome. A rare cause of congenital lac-rimal anomalies. Ophthal Plast Reconstr Surg, 2015,31:e35–37.
4. Yuen SJ, Oley C, Sullivan TJ. Lacrimal outflow dysgenesis. Ophthalmology, 2004,111:1782–1790.
5. Ali MJ, Kamal S, Gupta A, et al. Simple versus complex congeni-tal nasolacrimal duct obstructions: etiology, management and out-comes. Int Forum Allergy Rhinol, 2015,5:174–177.

图 33.1、图 33.2 和图 33.28 来自 Ali, et al. Ophthal Plast Reconstr Surg, 2017, (Epub) 和 Ali, Ophthal Plast Reconstr Surg, 2014,30:e167.

图 33.1 与先天性泪道异常相关的综合征

1. 唐氏综合征
2. 先天性缺指（趾）- 外胚层发育不良 - 唇 / 腭裂（EEC）综合征
3. 特雷彻 - 柯林斯综合征
4. 鲁宾斯坦 - 泰比综合征
5. 泪道耳牙指（趾）（LADD）综合征（或 Levy-Hollister 综合征）
6. Hay-Wells 综合征
7. ADULT 综合征
8. Limb-Mammary 综合征
9. Rapp-Hodgkin 综合征
10. 裂手（足）综合征
11. 泪腺和唾液腺发育不全 (ALSG) 综合征
12. APERT 综合征
13. Seathre-Chotzen 综合征
14. CHARGE 综合征
15. 鳃裂眼面（BOF）综合征
16. Goldenhar 综合征
17. Cornelia de Lange 综合征
18. 先天性无鼻 - 小眼球综合征
19. Johanson Blizzard 综合征
20. Pashayan 综合征
21. Millers 综合征
22. Kallman 综合征
23. Nager's 综合征
24. 小睑裂综合征
25. VACTERL 联合畸形
26. 腮耳肾综合征
27. 克劳松综合征
28. 克林费尔特综合征
29. Fraser 综合征
30. 基底细胞痣综合征（或戈尔茨 - 戈林综合征）
31. 沃尔夫先天性巨结肠综合征（或 4p 综合征）
32. 先天性风疹综合征
33. 先天性卵巢发育不全（或特纳综合征）
34. 胎儿酒精综合征
35. Hallermann-Streiff 综合征
36. 胎儿丙戊酸钠综合征
37. HPPD 综合征（眼距过宽、耳前窦、泪点异常、耳聋）
38. 腭心面综合征（VCFS）
39. Poland-Möbius 综合征
40. Robinow's 综合征
41. Angelman 综合征
42. Waardenburg-Klein 综合征

1. 面部裂	16. 胼胝体发育不全
2. 羊膜带	17. 严重中线异常
3. 颅骨干骺端发育不良	18. 上下颌骨发育不全
4. 颅骨干发育不良	19. 眼距过宽
5. 额鼻发育不良	20. 半侧颜面短小畸形
6. 耳前窦	21. 无眼畸形
7. 悬雍垂裂	22. 小眼畸形
8. 副耳廓	23. 肌张力减退与运动迟缓
9. 耳廓裂	24. 短肢畸形和足内翻畸形
10. 孤立性后鼻孔闭锁	25. 幽门狭窄
11. 喉部狭窄	26. 食管闭锁
12. 非综合征性畸形	27. 尿道狭窄
13. 前脑无裂畸形	28. 囊性纤维化
14. 脑膜膨出	29. 子宫畸形
15. 脑积水	30. 肾发育不全

图 33.2　与先天性泪道异常相关的非综合征和系统性疾病

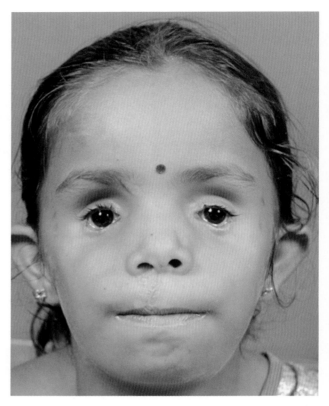

图 33.4　该 EEC 综合征患儿面部畸形的照片。注意修复后的唇裂和双侧严重溢泪

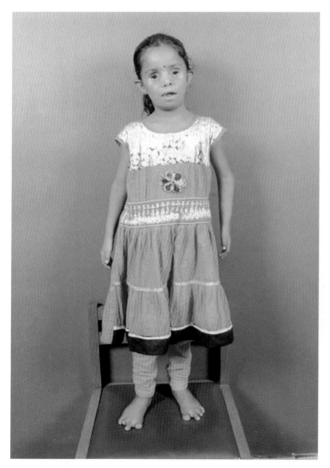

图 33.3　先天性缺指（趾）– 外胚层发育不良 – 唇 / 腭裂（EEC）综合征患儿溢泪的照片

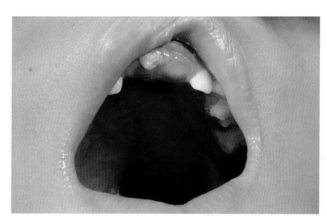

图 33.5　图 33.3 与图 33.4 患儿的照片，注意牙列异常

图 33.6　图 33.3~ 图 33.5 患儿的照片。注意经部分修复的腭裂

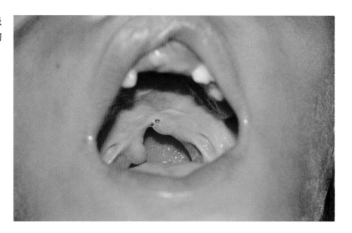

图 33.7　图 33.3~ 图 33.6 患儿上肢缺指畸形的照片

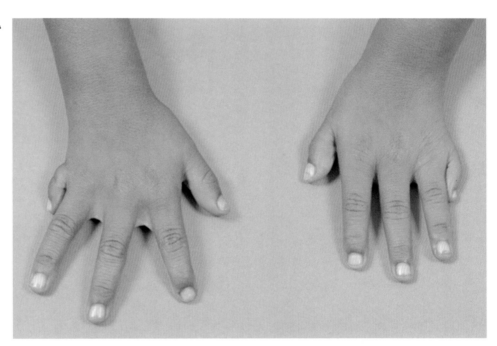

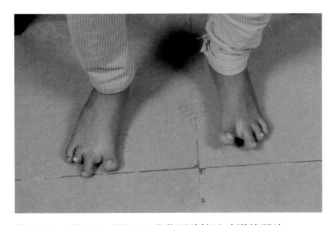

图 33.8　图 33.3~ 图 33.7 患儿下肢缺趾畸形的照片

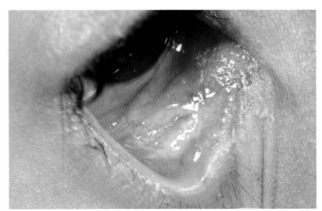

图 33.9　图 33.3~ 图 33.8 患儿右眼的照片。注意下眼睑部分缺损伴泪点和泪小管缺如

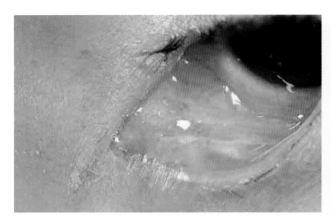

图 33.10　图 33.3~ 图 33.9 患儿左眼的照片。注意下眼睑泪道部分缺损

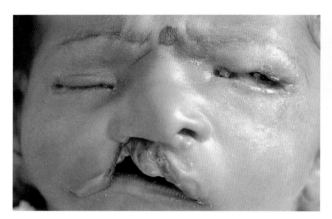

图 33.11　颅面裂综合征合并左泪囊充盈，左泪点和泪小管发育不良的照片

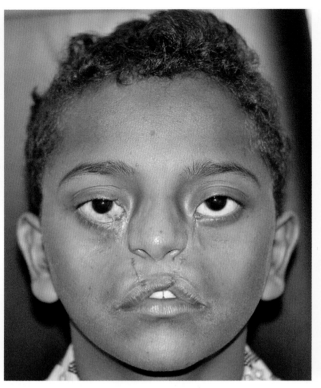

图 33.12　面部裂修复后的照片，注意分界线跨越双侧泪道系统

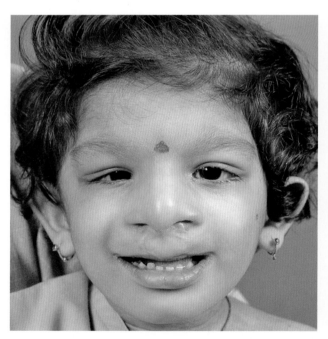

图 33.13　唇腭裂修补术后并发左侧复杂的先天性鼻泪管阻塞的患儿照片

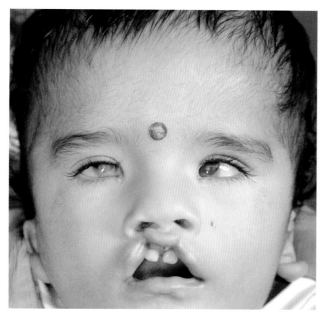

图 33.14　轻度面部裂畸形合并双侧复杂性 CNLDO 的照片

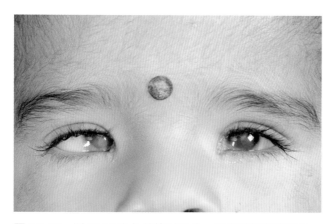

图 33.15　图 33.14 患儿的特写照片，注意双侧溢泪现象

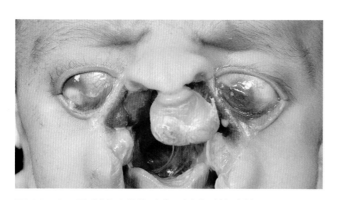

图 33.16　严重颌面裂的照片，泪道系统受累

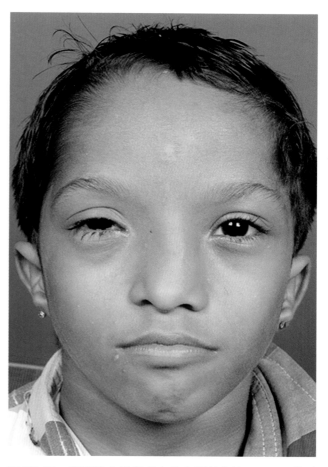

图 33.17　颅面综合征患者合并右侧复杂性 CNLDO 的照片，注意右眼内眦距过宽，泪囊隆起并伴眼分泌物

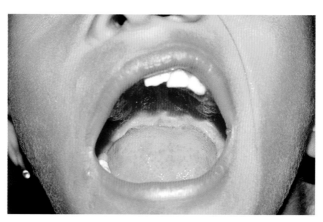

图 33.18　图 33.17 患儿的照片，注意牙齿排列异常和高腭弓

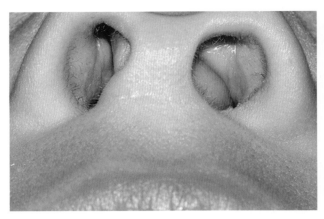

图 33.19　图 33.17 与图 33.18 患儿的照片，注意鼻中隔前端的严重偏曲

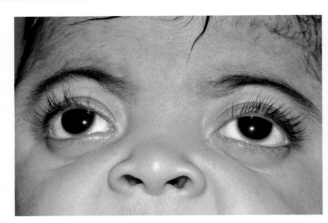

图 33.22　双侧 CNLDO 患儿合并颅面综合征与桡骨缺失的照片

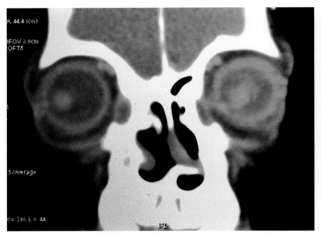

图 33.20　图 33.17~ 图 33.19 患儿的冠状位 CT 扫描图像，注意鼻中隔前端的严重偏曲

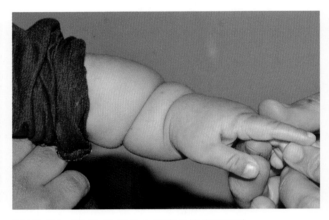

图 33.23　图 33.22 患儿上肢桡骨缺失的照片

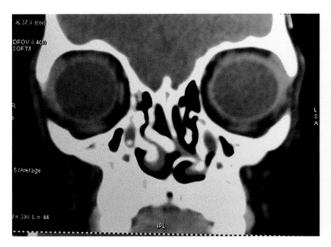

图 33.21　图 33.17~ 图 33.20 患儿的冠状位 CT 扫描图像，注意右侧的骨性鼻泪管扩张现象

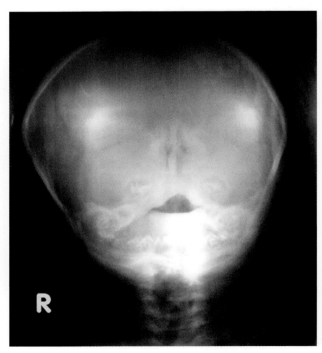

图 33.24　图 33.22 患儿的 X 线平片显示颅面骨异常

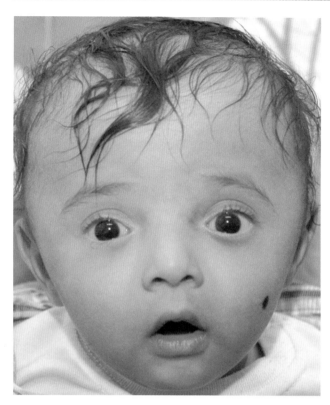

图 33.25　另一例颅面综合征患儿合并双侧 CNLDO 的照片

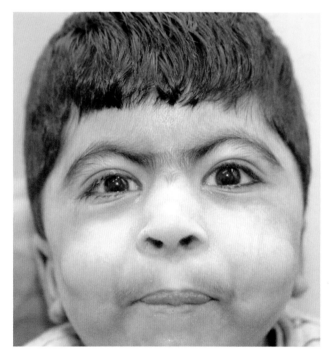

图 33.26　Cornelia de Lange 综合征患儿合并双侧 CNLDO 的照片

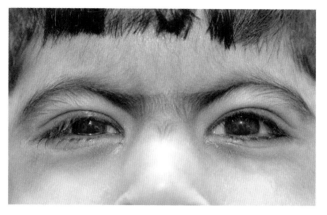

图 33.27　图 33.26 患儿的特写照片，注意严重的溢泪以及荧光素排泄试验中荧光素积存现象

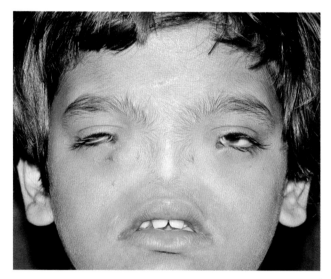

图 33.28　先天性无鼻 – 小眼球综合征患儿的照片，注意继发于鼻泪管缺如的巨大双侧黏液囊肿

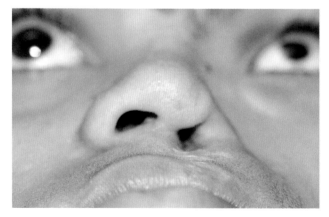

图 33.29　另一例先天性部分无鼻 – 小眼球综合征患者的照片，注意左侧鼻部分缺如，以及继发于同侧鼻泪管缺如的泪囊扩张

感染性泪小管炎

感染性泪小管炎患者约占所有泪道疾病人群的 2%[1]。女性发病率高于男性，下眼睑发病率高于上眼睑[1]。常见的致病因素包括葡萄球菌、链球菌、放线菌和诺卡菌。典型的症状包括溢泪、眼睑水肿、疼痛和红肿。在临床检查中，泪小管炎的典型体征包括睑缘处泪小管部分增厚、可挤压出点状分泌物与隆起的红斑[1-5]。通过仔细的临床检查，大多数情况下可以诊断此病。此外，泪道内镜检查在此病的诊断和监测中也具有潜在的价值。针对泪小管炎的各种治疗方法已有详细介绍[1-5]。保守治疗措施包括口服和局部使用抗生素、扩张泪点、泪小管挤压或用抗生素冲洗泪小管。手术治疗措施包括泪点成形术、泪小管清刮术、泪小管切开术和泪小管切开清刮术。然而重要的是，在进行每一种治疗方法时应对取出样本进行微生物学检查和药敏分析。

参考文献

1. Kaliki S, Ali MJ, Honavar SG, et al. Primary canaliculitis: clinical features, microbiological profile, and management outcome. Ophthal Plast Reconstr Surg, 2012,28:355–360.
2. Ali MJ, Pujari A, Motukupally S, et al. Kocuria rosea canaliculitis: a clinicomicrobiological correlation. Ophthal Plast Reconstr Surg, 2014,30:e139–140.
3. Ali MJ, Alam SM, Naik MN. Dacryoendoscopic features in a case of canaliculitis with concretions. Ophthal Plast Reconstr Surg, 2017,33(3):228–229.
4. Ali MJ, Joseph J, Sharma S, et al. Canaliculitis with isolation of Myroides species. Ophthal Plast Reconstr Surg, 2017,33(3S Suppl 1):S24–25.
5. Watve A, Ali MJ. Infections of the lacrimal drainage system. In: Ali MJ, editor. Principles and practice of lacrimal surgery. New Delhi: Springer; 2015:149–158.

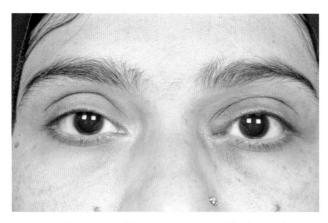

图 34.1　典型的泪小管炎：左眼上眼睑内侧病变患者照片

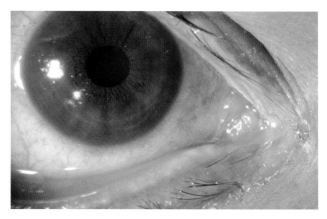

图 34.4　右眼下眼睑的照片显示只有泪点的黏膜水肿，这可能是进展中泪小管炎的最早体征

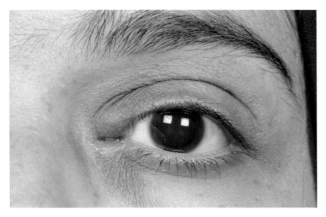

图 34.2　典型泪小管炎：图 34.1 患者左眼的照片，注意泪小管区域的红肿

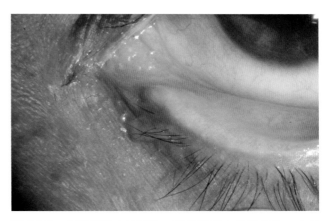

图 34.5　左眼下眼睑的照片，明显的泪点黏膜水肿，这可能是进展中泪小管炎的最早体征

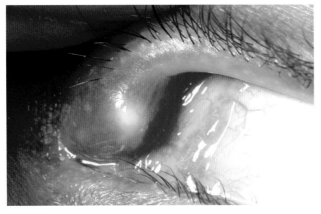

图 34.3　典型泪小管炎：图 34.1 与图 34.2 患者左眼上眼睑的照片，注意泪点开口特征性隆起，伴有脓性分泌物

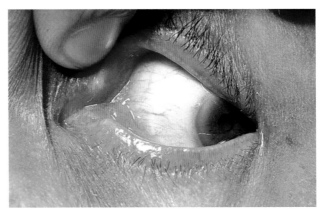

图 34.6　左眼上眼睑的照片显示泪点黏膜隆起伴有泪小管区域严重充血

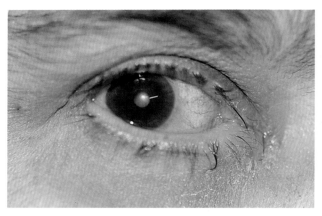

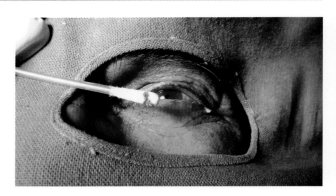

图 34.10　照片显示挤出泪小管分泌物

图 34.7　右眼的照片显示睫毛粘结伴上下眼睑的泪小管区域充血、肿胀

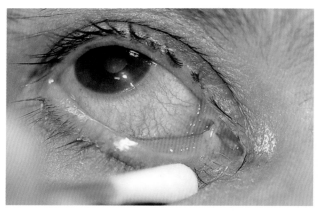

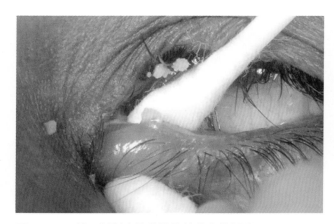

图 34.8　图 34.7 患者右眼的照片，下眼睑外翻后，注意上下泪小管之间的人工泪管，伴有严重充血和睫毛粘结。这是人工泪管引起的感染性泪小管炎

图 34.11　另一例泪小管分泌物被挤出的照片

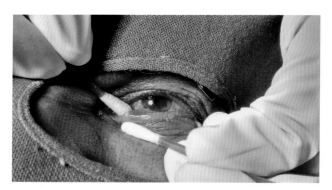

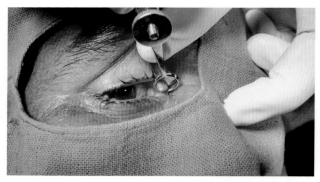

图 34.9　挤出泪小管内容物的方法照片，两个棉签一起操作使泪小管脓液由远端至近端被挤出

图 34.12　利用睑板腺囊肿夹挤出泪小管内容物的照片，夹子在泪点远端

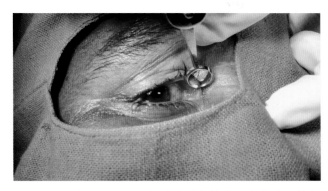

图 34.13　应用松弛的睑板腺囊肿夹挤出泪小管分泌物的照片。注意夹子滑向近泪点端时，操作应轻柔，夹子末端不宜过紧以便滑动

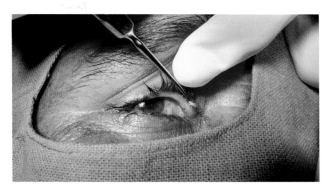

图 34.16　右上眼泪小管炎的术中照片，泪点扩张后使用较钝的睑板腺囊肿刮勺进行轻柔的泪小管清刮术。这种非切开性的清刮术治疗效果很好，且不必担心切开术后的泪小管功能受损

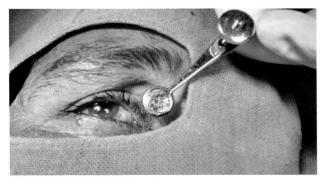

图 34.14　被挤出的泪小管内容物的照片

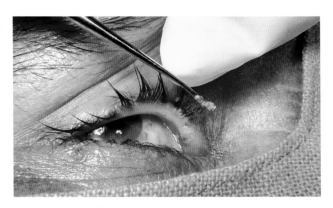

图 34.17　泪小管内容物被清理出的术中照片

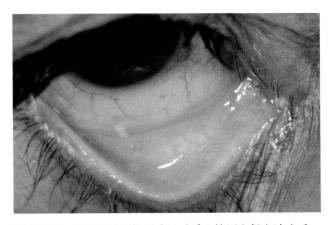

图 34.15　右眼下眼睑的照片显示手工挤压和保守治疗后，治疗效果良好

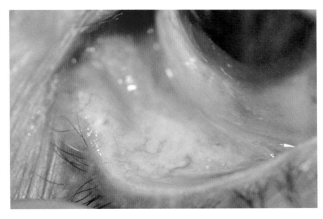

图 34.18　左下眼泪小管炎在药物治疗中的照片。注意严重增厚的泪小管病变部分，伴有因分泌物增多刺激导致的泪点狭窄

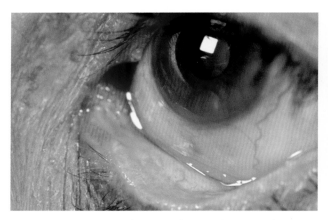

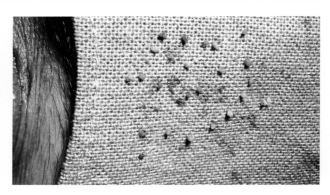

图 34.22 泪小管炎患者的大量结石样分泌物被挤出的术中照片

图 34.19 图 34.18 患者经泪点扩张和非切开性清刮术后左下眼睑的照片，注意正常的泪小管段

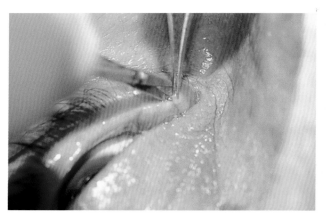

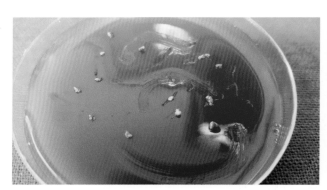

图 34.23 将多个泪小管结石样分泌物在巧克力琼脂平板上培养，并进行微生物学检查

图 34.20 利用维纳斯剪进行右上泪小管切开术的术中照片

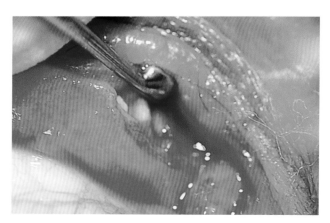

图 34.21 术中照片，泪小管切开术后发现泪小管内有大量结石样分泌物

泪小管囊肿

泪小管囊肿是指局部泪小管管腔内浆液积聚引起的一种非感染性、非炎症性膨大[1-3]。这是一种罕见疾病，上下眼睑发病率基本相同，无明显性别差异。发病诱因包括创伤、手术与既往感染病史。病变通常表现为无痛的、半透明的、生长缓慢的内眦部眼睑肿胀。极少与泪点发育不全有关。超声生物显微镜和OCT被认为是诊断此病的有效辅助手段[3]。完整切除病变部位并行临时泪道置管是治疗该病并保留泪小管的较好方案。组织病理学分析对明确诊断至关重要，囊肿壁上排列的泪小管上皮细胞，其特征是浅表上皮层呈角蛋白7（cytokeratin 7，CK7）阳性染色[1-3]。

参考文献

1. Yoon MK, Jakobiec FA, Mendoza PR. Canaliculops: clinico-pathologic features and treatment with marsupialization. Am J Ophthalmol, 2013,156:1062–1068.
2. Ali MJ, Saha D, Mishra DK, et al. Canaliculops associated with punctal agenesis: a clinicopathological correlation and review of literature. Ophthal Plast Reconstr Surg, 2015,31:e108–110.
3. Singh S, Ali MJ, Peguda HK, et al. Imaging the canaliculops with ultrasound biomicroscopy and anterior segment ocular coherence tomography. Ophthal Plast Reconstr Surg, 2017, (Epub).

图片提供者 Ali, et al. Ophthal Plast Reconstr Surg, 2015,31:e108–111.
和 Singh, et al. Ophthal Plast Reconstr Surg, 2017 (Epub).

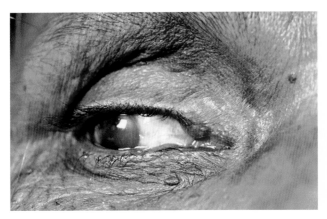

图 35.1　泪小管囊肿病例研究 1：右上眼睑内侧肿胀一直延伸到内眦以下的照片

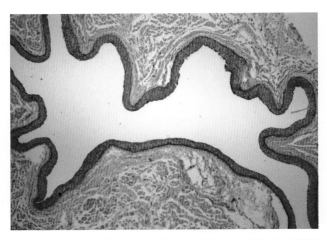

图 35.4　泪小管囊肿病例研究 1：囊肿切开部分的显微照片，显示了整个囊肿壁与囊肿腔（HE 染色，×40）

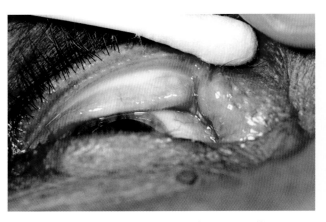

图 35.2　泪小管囊肿病例研究 1：将右上眼睑外翻后可见右上泪小管区域有隆起的蓝色囊性病变，注意泪阜的缺如

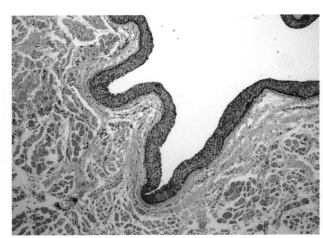

图 35.5　泪小管囊肿病例研究 1：显微照片下的多层非角化的复层鳞状上皮，与泪小管内层细胞相似（HE 染色，×100）

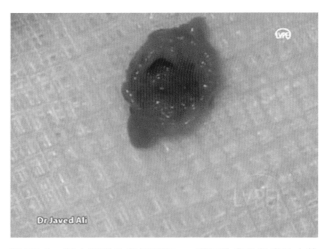

图 35.3　泪小管囊肿病例研究 1：所切除病灶的囊肿大体标本照片显示，囊肿中央含有管腔

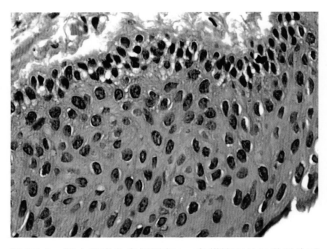

图 35.6　泪小管囊肿病例研究 1：高倍镜下的显微照片可见，细胞排列有序，基底层细胞呈栅栏样特征性排列，与泪小管内层细胞相似（HE 染色，×400）

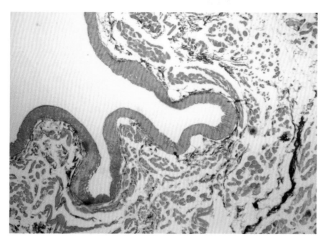

图 35.7　泪小管囊肿病例研究 1：特殊染色下的显微照片，显示眼睑肌纤维与上皮细胞关系密切（马森三色染色，×100）

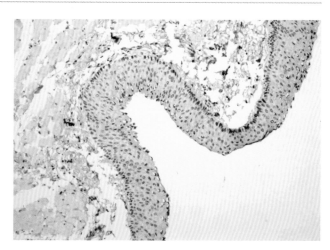

图 35.10　泪小管囊肿病例研究 1：免疫组织化学染色照片显示细胞角蛋白 20 染色呈阴性（抗 CK20，×400）

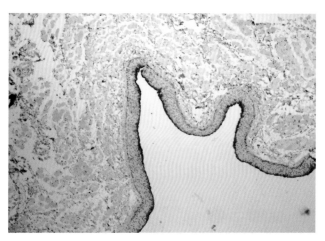

图 35.8　泪小管囊肿病例研究 1：免疫组织化学显微照片显示上皮层诊断性斑片状表面染色细胞角蛋白 7 阳性（抗 CK7，×100）

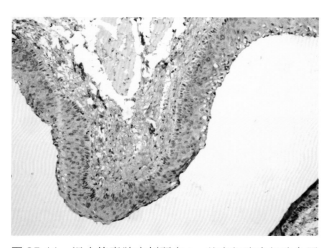

图 35.11　泪小管囊肿病例研究 1：基底细胞中细胞角蛋白 14 阳性免疫组织化学染色照片（抗 CK14，×400）

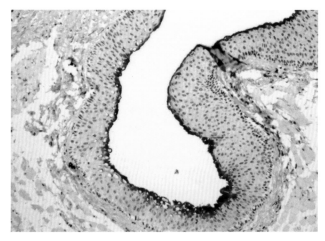

图 35.9　泪小管囊肿病例研究 1：高倍镜下的免疫组织化学染色照片，证实 CK7 染色的诊断性意义（抗 CK7，×400）

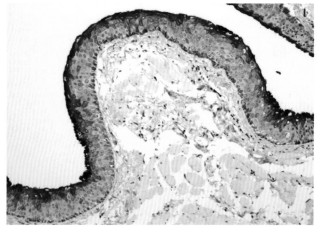

图 35.12　泪小管囊肿病例研究 1：免疫组织化学染色照片显示，细胞角蛋白 17 在基底细胞中呈较强的斑片状染色（抗 CK17，×400）

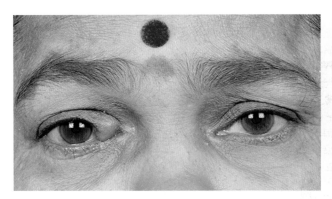

图 35.13　泪小管囊肿病例研究 2：右侧上睑内侧病变照片

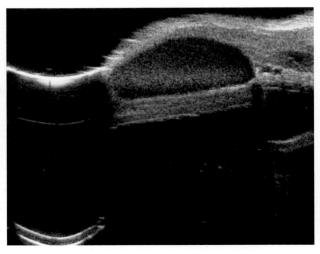

图 35.16　泪小管囊肿病例研究 2：超声生物显微镜显示扩张的泪小管管腔内有明确的囊性病变

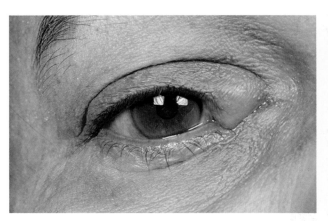

图 35.14　泪小管囊肿病例研究 2：高倍镜下照片显示病变延伸至内眦

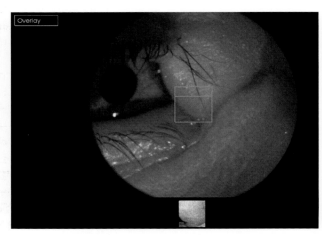

图 35.17　泪小管囊肿病例研究 2：应用眼前节相干断层扫描（AS-OCT）系统拍摄的外观照片。注意绿色边框标记的扫描区域

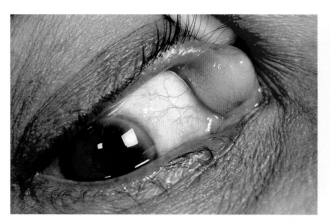

图 35.15　泪小管囊肿病例研究 2：右上睑外翻后的照片，显示右侧上泪小管区有一个巨大的囊性病变

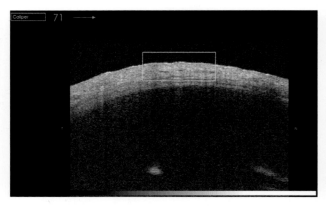

图 35.18　泪小管囊肿病例研究 2：傅里叶域 OCT 图像显示病变囊壁厚且有高反射信号，囊腔无反射信号

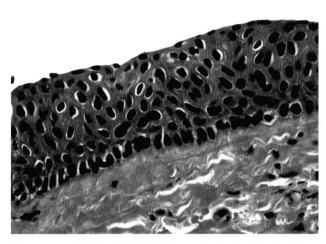

图 35.19 泪小管囊肿病例研究 2：切除的病变囊壁的显微照片显示病变囊壁的组织病理学特征与泪小管壁一致（HE 染色，×400）

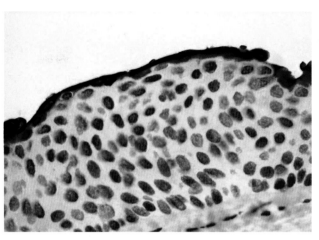

图 35.20 泪小管囊肿病例研究 2：免疫组织化学显微照片显示浅表上皮层内细胞角蛋白 7 呈强阳性反应，符合泪小管囊肿的诊断特征（抗 CK7，×400）

泪小管外伤

泪小管外伤是泪道系统损伤中最常见的。泪道外伤的总发生率为 7%~20%，这取决于损伤的机制和病例报告的水平[1-3]。伤后一期未被发现和未处理的泪道系统损伤是眼睑 / 面中部外伤常见并发症之一。泪小管断裂可能是由交通事故、儿童被上衣挂钩（发展中国家）、动物咬伤（如狗）和破损的眼镜造成。一般来说，位于泪点内侧的眼睑裂伤均会累及泪小管，否则需要排除诊断。一旦患者的全身状态稳定后，需仔细检查，评估外伤情况。外伤部位邻近的泪小管损伤，或疑似骨折应在外科手术前进行 CT 检查。所有的泪小管损伤应该借助于人工泪管进行修复。最常用的是 mini-monoka 人工泪管。未经修复和修复不良的泪小管损伤在之后会遗留症状并难以进行二期处理。

参考文献

1. Almousa R, Amrith S, Mani AH, et al. Radiological signs of perior-bital trauma—the Singapore experience. Orbit, 2010,29:307–312.
2. Kennedy RH, May J, Daily J, et al. Canalicular laceration: an 11-year epidemiologic and clinical study. Ophthal Plast Reconstr Surg, 1990,6:46–53.
3. Murchison AP, Bilyk JR. Pediatric canalicular lacerations: epidemi-ology and variables affecting repair success. J Pediatr Ophthalmol Strabismus, 2014,51:242–248.

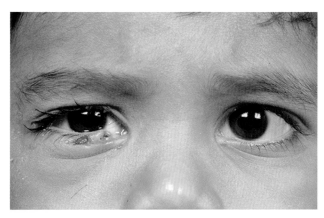

图 36.1 典型的右眼下睑泪小管断裂的照片。致病因素是上衣钩，这种损伤在发展中国家十分常见

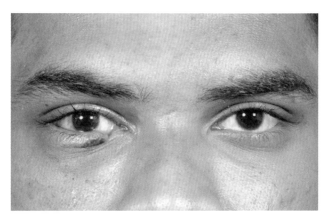

图 36.4 典型的成人右眼下睑泪小管断裂照片

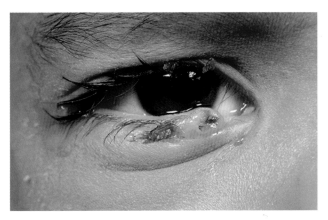

图 36.2 右眼下睑泪小管断裂的照片。注意外伤最常发生在最脆弱的部位，即泪点内侧

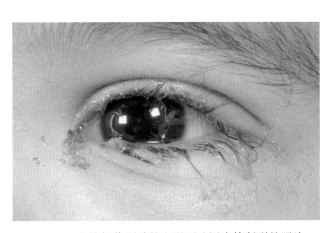

图 36.3 上衣钩损伤所致的左眼下睑泪小管断裂的照片

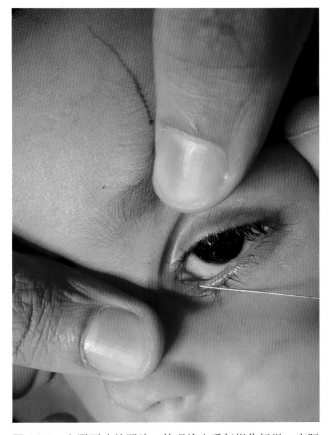

图 36.5 左眼下睑的照片。外观检查看似损伤轻微，实际存有泪小管断裂，细致检查对所有外伤患者非常重要

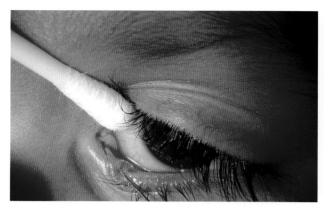

图 36.6 图 36.5 患者左下眼睑的照片。注意斜行的泪小管断裂

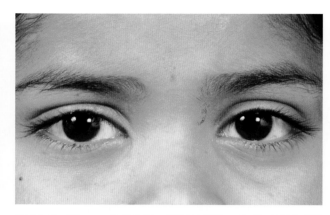

图 36.9 图 36.7 患者术后 4 周后的照片。注意正常的下眼睑轮廓和眼周区域

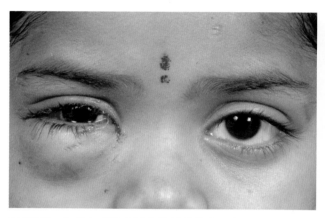

图 36.7 儿童右下眼睑泪小管断裂伴眼睑大血肿的照片

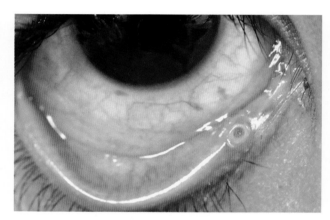

图 36.10 图 36.7 患者右下眼睑的照片。注意 mini-monoka 人工泪管的适合位置

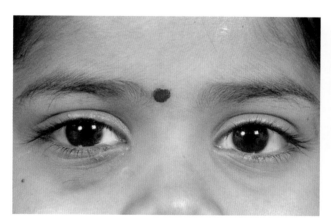

图 36.8 图 36.7 中患者术后第 10 天的照片。注意血肿已经基本消失，以及可吸收的眼睑裂伤缝合线

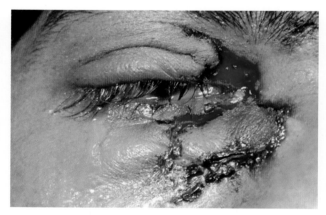

图 36.11 右眼广泛创伤合并泪小管断裂的照片，这是需行 CT 进一步检查的指征

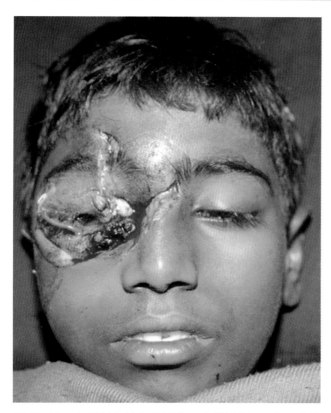

图 36.12　右侧复杂外伤的照片，这是需行 CT 进一步检查的指征

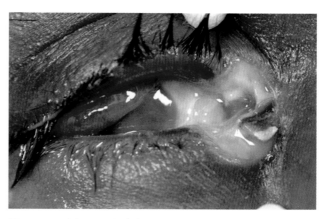

图 36.14　图 36.13 患者右眼的照片。注意严重感染的创口

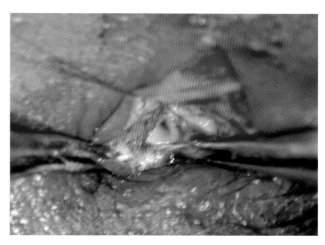

图 36.15　术中照片示鱿鱼圈征（Calamari 征）。注意泪小管断裂发白的断端

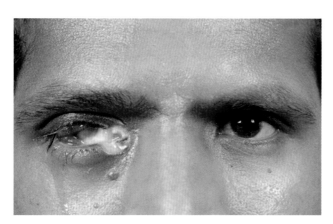

图 36.13　右侧泪小管断裂合并创口感染迁延不愈的照片

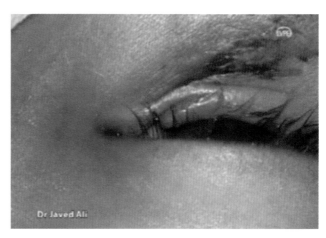

图 36.16　泪小管断裂修复术：右侧下泪小管断裂合并眼睑周撕裂伤术中照片

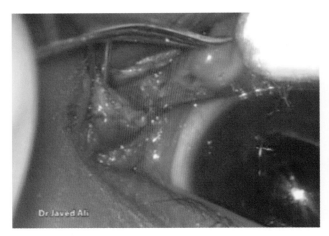

图 36.17　泪小管断裂修复术：显示泪小管近侧断端的术中照片

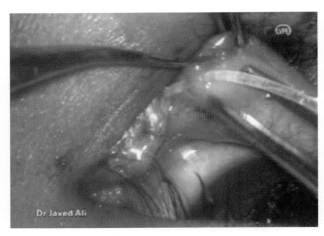

图 36.20　泪小管断裂修复术：mini-monoka 人工泪管从泪点穿过的术中照片

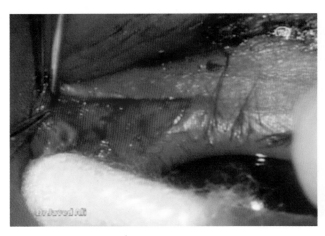

图 36.18　泪小管断裂修复术：术中照片显示泪小管远侧断端。注意典型的 Calamari 征

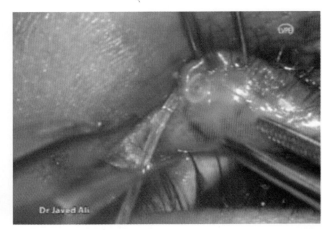

图 36.21　泪小管断裂修复术：将 mini-monoka 人工泪管在泪点固定的术中照片

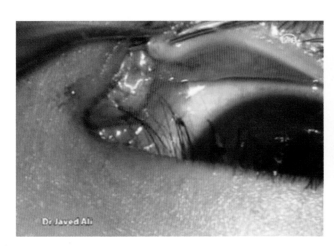

图 36.19　泪小管断裂修补术：用 Nettleship's 尖锐的锥形泪点扩张器轻柔扩大泪点的术中照片

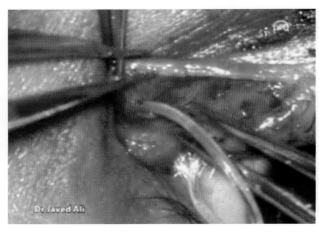

图 36.22　泪小管断裂修复术：monoka 人工泪管从远侧断端穿过的术中照片

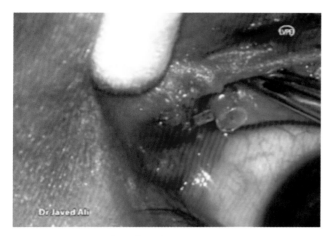

图 36.23 泪小管断裂修复术：monoka 人工泪管完成穿过两端的术中照片

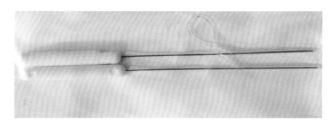

图 36.26 双节棍式人工泪管是修复双泪小管断裂的一个好的选择

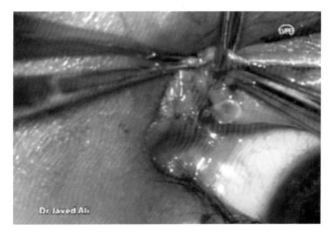

图 36.24 泪小管断裂修复术：接近睑缘撕裂断端的术中照片

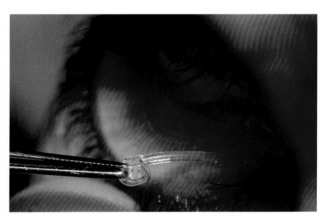

图 36.27 拔除右侧下睑 mini-monoka 人工泪管的照片 1

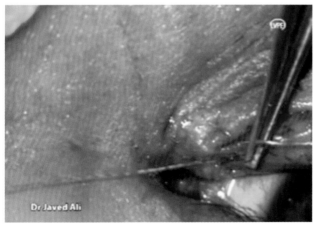

图 36.25 泪小管断裂修复术：用可吸收缝合线进行一期缝合的术中照片

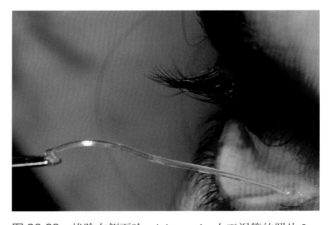

图 36.28 拔除右侧下睑 mini-monoka 人工泪管的照片 2

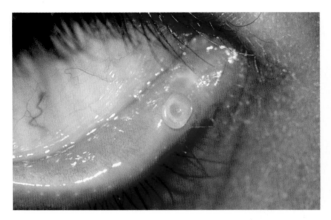

图 36.29　右眼下睑泪小管断裂修复术后的照片。注意完整的 monoka 人工泪管

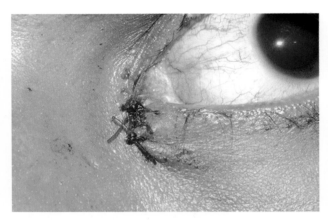

图 36.32　左眼下睑泪小管修复不良伴有内眦畸形的照片，需要进行二次修复

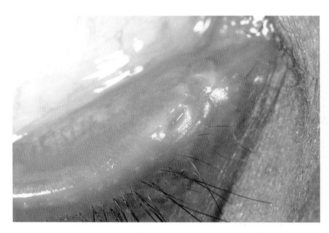

图 36.30　图 36.29 患者右眼下睑人工泪管拔除后的照片。注意正常解剖结构的恢复

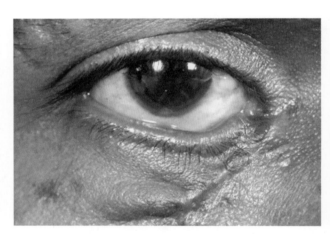

图 36.33　右眼下睑修复不良伴眼睑畸形的照片

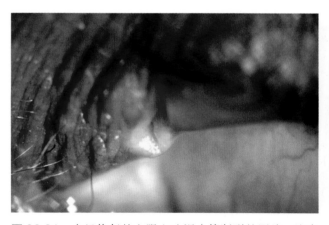

图 36.31　未经修复的左眼上睑泪小管断裂的照片，注意暴露的泪小管管腔

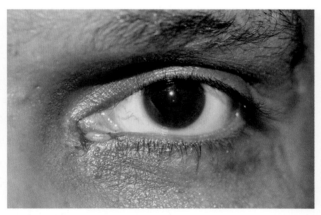

图 36.34　左眼下睑泪小管修复术后的照片。注意下泪小管有缺损

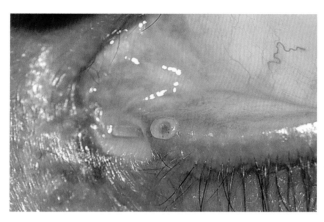

图 36.35 图 36.34 中患者左眼下睑的照片。注意因泪小管修复不良诱发人工泪管在泪小管部暴露

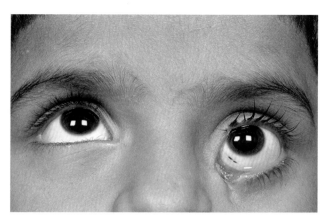

图 36.38 左眼下睑外伤后未经修复致眼睑缺损畸形的照片

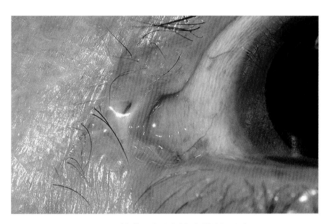

图 36.36 左眼上睑外伤后泪小管瘘管的照片

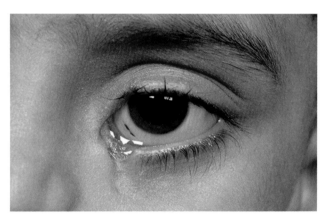

图 36.39 图 36.38 患者左眼下睑的照片。注意到缺损累及泪小管

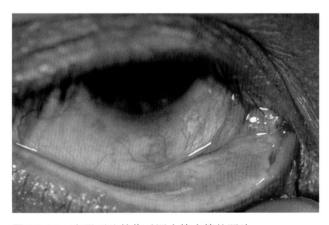

图 36.37 右眼下睑外伤后泪小管瘘管的照片

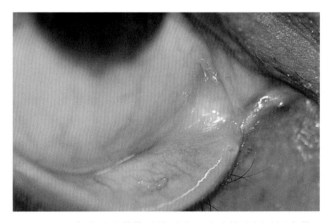

图 36.40 右眼下睑外伤后的照片，睑球粘连累及泪小管

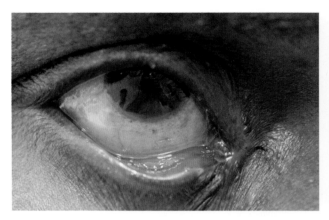

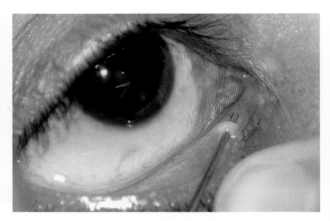

图 36.41　右下眼睑修复不良的照片。注意损伤的泪小管段

图 36.43　图 36.42 患者右下眼睑的照片。注意受损的泪小管。远端泪小管愈合不正常

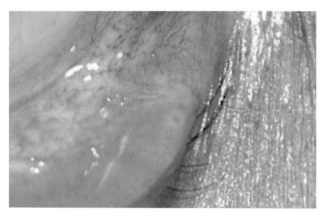

图 36.42　右眼下睑泪小管区表浅缺损的图片。注意泪点内侧留下的瘢痕

急性泪囊炎可以定义为主要由泪囊和泪囊周围组织急性感染引起的以内眦韧带下突发的红、肿、痛为临床特征的急性炎症，可伴或不伴有先前存在的溢泪症状[1,2]。急性泪囊炎占所有泪道疾病的2.4%，女性多发（女性与男性比例为2∶1）。可以发生在任何年龄段，多为单侧发病。常见致病菌包括金黄色葡萄球菌、肺炎链球菌、流感嗜血杆菌、大肠杆菌和铜绿假单胞菌[2]。其临床表现多种多样，包括表层组织的红肿和压痛、泪囊肿胀伴脓性分泌物反流及明显的泪囊脓肿。如不进行治疗，可进一步发展成眶隔前蜂窝织炎、眼眶蜂窝织炎、眶周脓肿和海绵窦血栓形成。保守治疗方法有热敷、全身应用抗生素和抗炎药物。普通标准的外科手术治疗方式是进行泪囊鼻腔吻合术（dacryocystorhinostomy，DCR）。通过保守治疗，在感染和炎症得到缓解后，进行泪囊鼻腔吻合术可以取得良好的治疗效果。或者，选择做内镜下泪囊鼻腔吻合术，这种手术即使在急性期也能取得良好的效果，可以加快病情恢复，降低患病率[3-5]。

参考文献

1. Ali MJ, Joshi DS, Naik MN, et al. Clinical profile and management outcome of acute dacryocystitis: two decades of experience in a ter-tiary eye care center. Semin Ophthalmol, 2015,30:118–123.
2. Ali MJ, Motukupally SR, Joshi SD, et al. The microbiological pro-file of lacrimal abscess: two decades of experience from a tertiary eye care center. J Ophthalmic Inflamm Infect, 2013,3:57–61.
3. Ali MJ. Pediatric acute dacryocystitis. Ophthal Plast Reconstr Surg, 2015,31:341–347.
4. Kamal S, Ali MJ, Pujari A, et al. Primary powered endoscopic dac-ryocystorhinostomy in the setting of acute dacryocystitis and lacri-mal abscess. Ophthal Plast Reconstr Surg, 2015,31:293–295.
5. Chisty N, Singh M, Ali MJ, et al. Long-term outcomes of pow-ered endoscopic dacryocystorhinostomy in acute dacryocystitis. Laryngoscope, 2016,126:551–553.

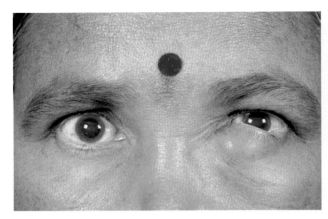

图 37.1　急性泪囊炎的演变过程病例研究：患者左侧急性泪囊炎，并即将形成泪囊脓肿的照片

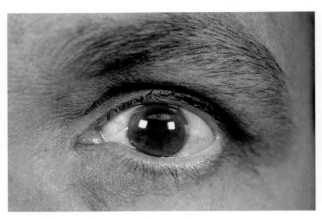

图 37.4　急性泪囊炎的演变过程病例研究：图 37.3 患者左眼照片。注意急性泪囊炎的消退，与图 37.2 进行比较。计划进行内镜下 DCR 治疗，但患者拒绝进一步的手术治疗

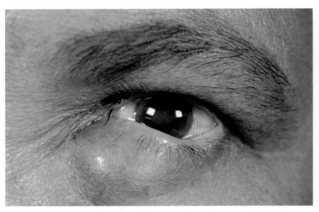

图 37.2　急性泪囊炎的演变过程病例研究：图 37.1 中患者左眼的照片，泪囊脓肿正在形成

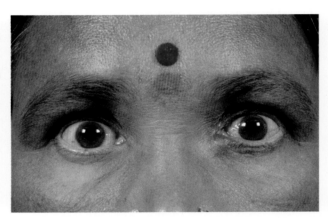

图 37.5　急性泪囊炎的演变过程病例研究：图 37.1 中患者首次发作 6 周后的照片。注意泪囊肿胀复发

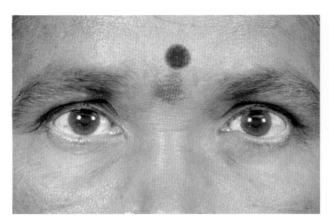

图 37.3　急性泪囊炎的演变过程病例研究：图 37.1 中患者保守治疗 1 周后照片。与图 37.1 进行比较

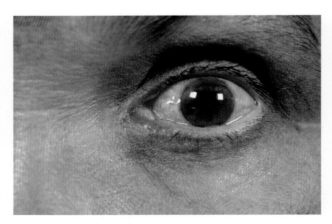

图 37.6　急性泪囊炎的演变过程病例研究：图 37.5 中患者左眼的照片。注意反复发作的泪囊肿胀。患者再次拒绝任何外科手术，随访终止

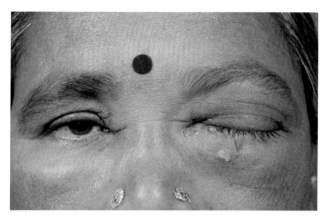

图 37.7　急性泪囊炎的演变过程病例研究：图 37.1 中患者首次发作 1 年以后的照片。注意左侧急性泪囊炎伴眼眶蜂窝织炎

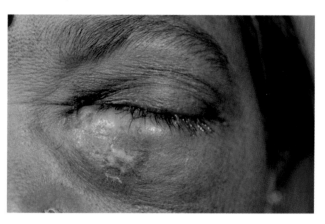

图 37.10　急性泪囊炎的演变过程病例研究：图 37.9 患者左眼照片。注意眼眶蜂窝织炎的恶化和眼眶脓肿的演变。与图 37.8 进行比较

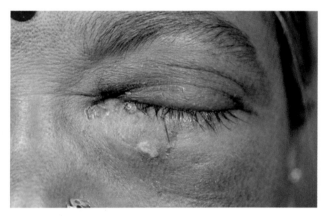

图 37.8　急性泪囊炎的演变过程病例研究：图 37.7 患者左眼的照片。注意急性泪囊炎并发眼眶蜂窝织炎。患者入院后开始静滴抗生素，并进行 CT 扫描检查

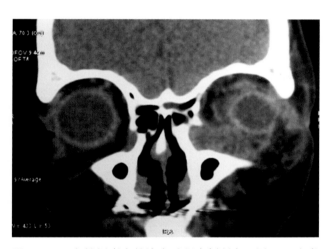

图 37.11　急性泪囊炎的演变过程病例研究：图 37.9 患者眼眶 CT 冠状位片显示眼眶脓肿

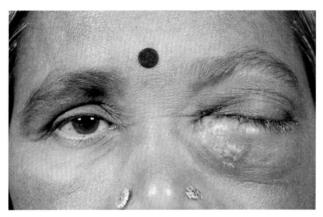

图 37.9　急性泪囊炎的演变过程病例研究：图 37.7 中患者静滴抗生素 24 小时后的照片。注意眼眶蜂窝织炎的恶化和眼眶脓肿的形成。与图 37.7 进行比较

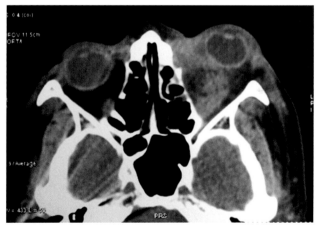

图 37.12　急性泪囊炎的演变过程病例研究：图 37.9 患者眼眶 CT 水平位片显示患者眼眶脓肿伴有弥漫性蜂窝织炎

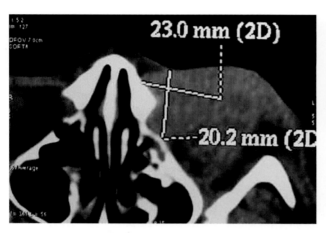

图 37.13　急性泪囊炎的演变过程病例研究：图 37.9 患者眼眶 CT 水平位片显示出脓肿的范围。患者接受了内镜下泪囊鼻腔吻合术，并进行脓肿切开引流

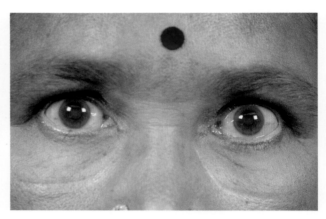

图 37.16　急性泪囊炎的演变过程病例研究：图 37.9 患者接受内镜 DCR 术后 4 周的照片。这次复查取除了人工泪管

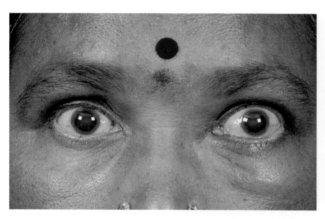

图 37.14　急性泪囊炎的演变过程病例研究：图 37.9 中患者内镜 DCR 术后 1 周照片。注意眼眶蜂窝织炎的完全消退

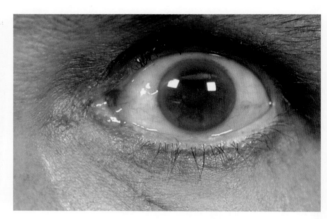

图 37.17　急性泪囊炎的演变过程病例研究：图 37.9 患者接受内镜 DCR 术后 4 周的照片。注意人工泪管已经拔除

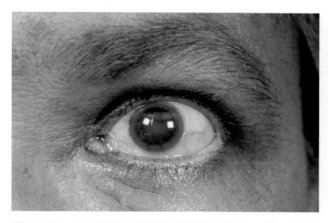

图 37.15　急性泪囊炎的演变过程病例研究：图 37.14 患者左眼照片。注意眼眶蜂窝织炎的完全消退。注意在泪阜附近的双泪小管置入式人工泪管

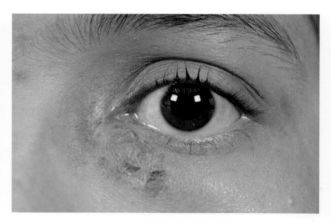

图 37.18　左眼进展期急性泪囊炎患者的照片。患者在急性期接受了内镜泪囊鼻腔吻合术治疗

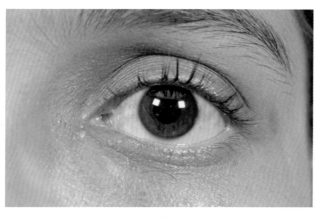

图 37.19　图 37.18 患者行内镜 DCR 术后 3 天的照片。注意急性泪囊炎症状消退，人工泪管在位

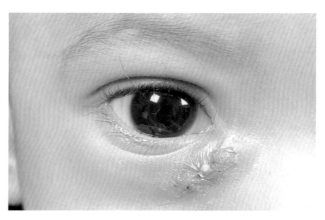

图 37.22　小儿右眼急性泪囊炎伴发自发性泪囊瘘的照片

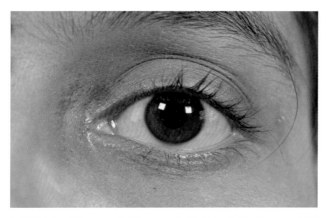

图 37.20　图 37.18 和图 37.19 的患者行内镜下 DCR 术后 4 周的照片。注意人工泪管的拔除和正常眼周区域

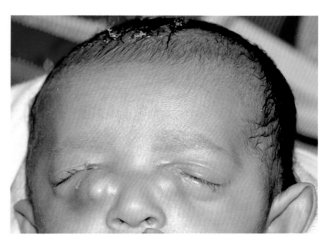

图 37.23　新生儿右侧巨大泪囊脓肿，左侧泪囊囊肿的照片

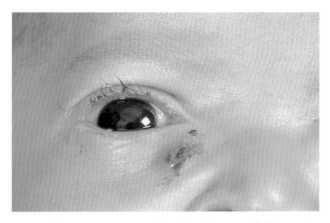

图 37.21　小儿右眼急性泪囊炎伴发自发性泪囊瘘的照片

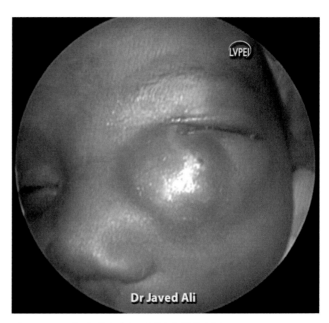

图 37.24　新生儿左侧巨大泪囊囊肿照片

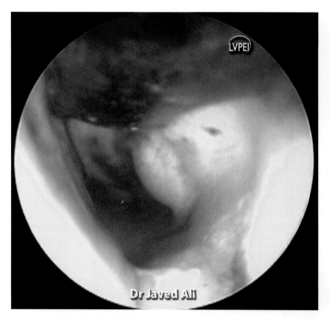

图 37.25　左侧鼻腔内镜下可见泪囊囊肿，扩张的鼻泪管及鼻泪管内白色脓性物质

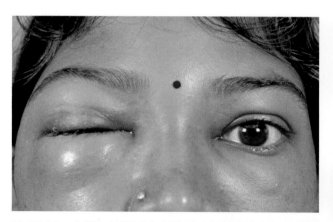

图 37.26　右侧急性泪囊炎合并严重眶隔前蜂窝织炎，并正在向眼眶蜂窝织炎进展的照片

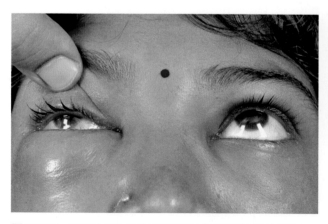

图 37.27　图 37.26 中患者早期右眼眼球运动受限的照片

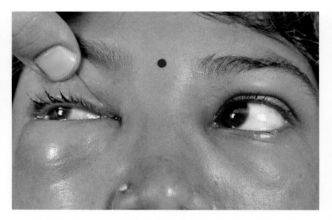

图 37.28　图 37.26 中患者早期右眼眼球运动受限的照片

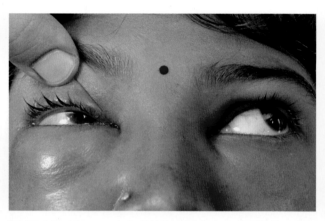

图 37.29　图 37.26 中患者早期右眼眼球运动受限的照片

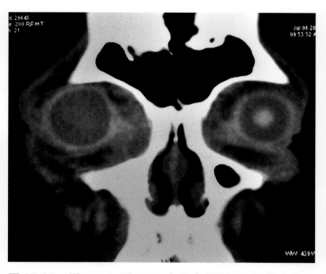

图 37.30　图 37.26~ 图 37.29 中患者眼眶 CT 冠状位片，可见泪囊扩张且边缘强化，部分泪囊溢出眼眶

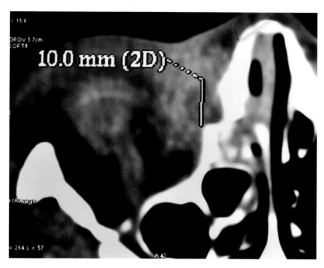

图 37.31 图 37.26~ 图 37.29 中患者眼眶 CT 水平位片，可见泪囊扩张且边缘强化，部分泪囊溢出眼眶

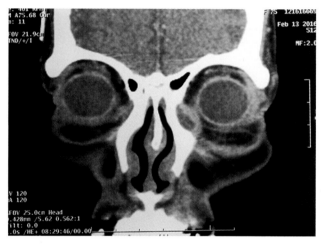

图 37.32 另一例左侧急性泪囊炎的眼眶 CT 冠状位片，可见扩张泪囊边缘明显强化

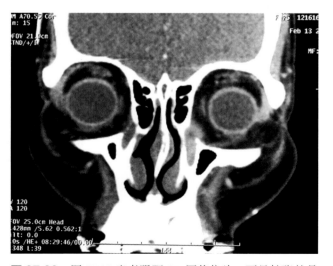

图 37.33 图 37.32 患者眼眶 CT 冠状位片，可见扩张的骨性鼻泪管内充满弥漫强化的组织

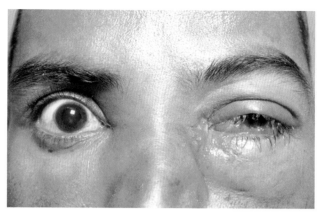

图 37.34 左侧急性泪囊炎伴眼眶蜂窝织炎的图片。注意左侧突眼伴上睑下垂和右侧上睑代偿性退缩

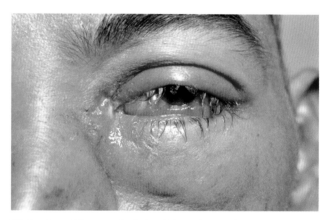

图 37.35 图 37.34 患者左眼的照片。注意严重水肿的球结膜和内眦大量分泌物

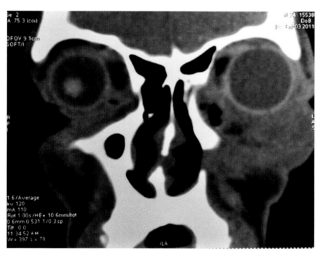

图 37.36 图 37.34 患者冠状位眼眶 CT 显示出眼眶蜂窝织炎的特征

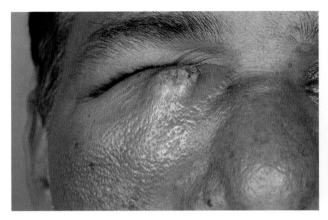

图 37.37　　患者面部外伤后右侧泪囊脓肿伴严重的面部蜂窝织炎的照片

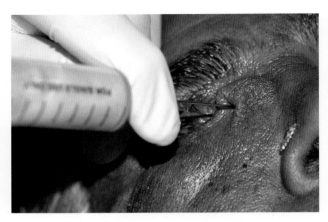

图 37.40　　泪囊脓肿的抽吸（病例研究 1）：图 37.38 患者的照片，用大口径针头抽吸泪囊脓肿。这是切开引流的一种替代方式。注意不要插入太深

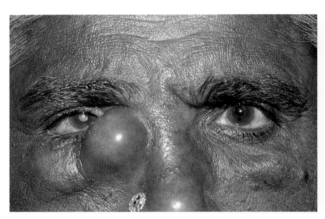

图 37.38　　泪囊脓肿的抽吸（病例研究 1）：患者右侧泪囊严重脓肿的照片

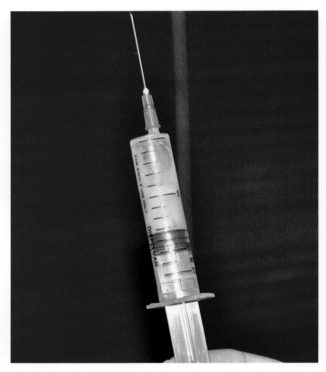

图 37.41　　泪囊脓肿的抽吸（病例研究 1）：图 37.38 患者脓肿中抽出的脓液

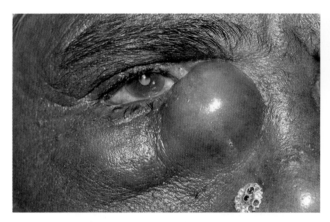

图 37.39　　泪囊脓肿的抽吸（病例研究 1）：图 37.38 患者右眼的照片，脓肿体积大且表面紧绷

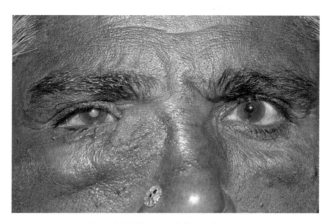

图 37.42 泪囊脓肿的抽吸（病例研究 1）：图 37.38 患者脓肿抽吸后的即刻照片

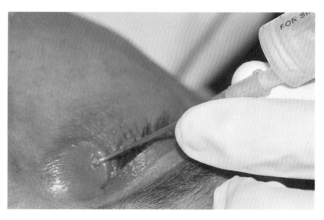

图 37.45 泪囊脓肿的抽吸（病例研究 2）：术者视角的抽吸图 37.44 患者脓肿的照片

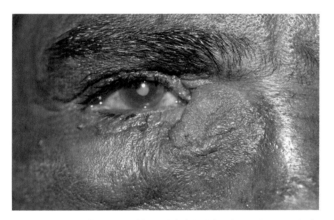

图 37.43 泪囊脓肿的抽吸（病例研究 1）：图 37.38 患者脓肿抽吸后右眼的即刻照片。注意脓肿的减压消退。保守治疗和泪囊鼻腔吻合术通常在抽吸操作之后进行

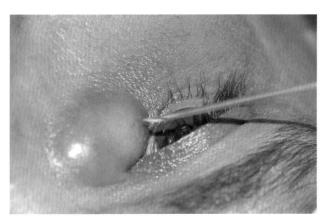

图 37.44 泪囊脓肿的抽吸（病例研究 2）：术者视角的右侧泪囊脓肿的照片。注意邻近的大口径针头

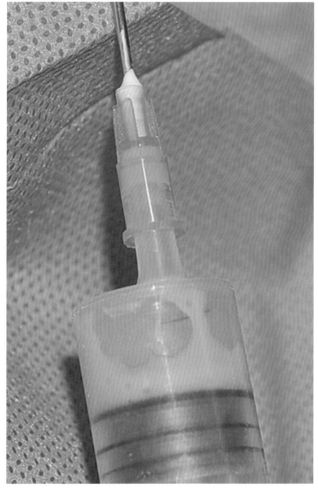

图 37.46 泪囊脓肿的抽吸（病例研究 2）：图 37.44 患者脓肿中抽出的脓液

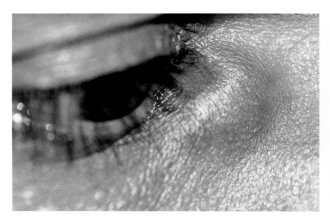

图 37.47　泪囊脓肿的抽吸（病例研究 2）：图 37.44 患者右眼照片。注意深度减压的脓肿腔

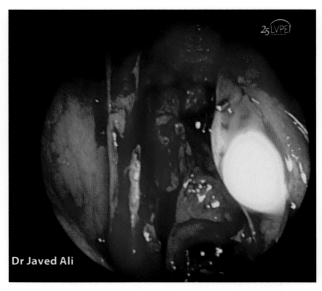

图 37.49　图 37.48 中患者左侧鼻腔的内镜下视图。注意泪囊中的脓性物质在造口术后被排出

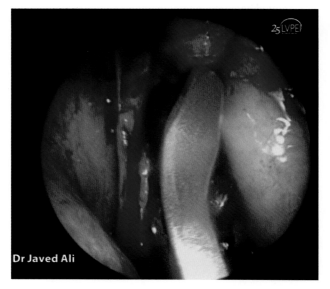

图 37.48　左侧鼻腔内镜下，对患急性泪囊炎的泪囊行造口术。注意组织的异常充血

慢性泪囊炎和泪道引流相关淋巴组织

38

慢性泪囊炎通常是指在鼻泪管阻塞持续超过 6 个月之后引起的泪囊炎症。组织病理学变化包括上皮增厚、上皮剥脱、上皮化生、间质纤维化、间质玻璃样变、分泌物和剥脱细胞碎片的腔内滞留、明显黏膜腺泡的丧失、杯状细胞密度增加、大部分黏膜腺体萎缩和偶尔增生的黏膜腺体、血管增生和淋巴管扩张 [1-5]。

泪液引流系统通过泪液暴露于来自环境和眼表面的大量微生物和抗原，因此，该系统的免疫防御系统很发达。泪道引流相关淋巴组织（lacrimal drainage-associated lymphoid tissue，LDALT）或泪道相关淋巴组织（tear duct-associated lymphoid tissue，TALT）是全身性黏膜相关淋巴组织的一部分，被认为在功能上与结膜相关淋巴组织（conjunctioa-associated lymphoid tissue，CALT）相近。在 LDALT 中，弥漫性淋巴组织较滤泡性淋巴组织更占主导。T 细胞更多地局限于弥漫型，而 B 细胞更多地见于滤泡型。初级滤泡比偶发的次级滤泡更常见。在弥漫性淋巴组织中，高端小静脉可能反映了淋巴细胞的归巢机制 [1-3]。

慢性泪囊炎的 LDALT 紊乱可显著影响局部免疫、眼表组织相互作用和淋巴细胞再循环。慢性泪囊炎的淋巴浸润模式是弥漫性的，主要局限于上皮和上皮下位置 [5]。近三分之一的患者有明显的淋巴滤泡。管腔和内衬上皮常见浆细胞浸润和 IgA 丰富的分泌物，普遍伴有血管增生和淋巴管扩张 [5]。这些紊乱可能对眼表免疫和泪膜特性有重要影响。

参考文献

1. Knop E, Knop N. Lacrimal drainage associated lymphoid tissue (LDALT): a part of human mucosal immune system. Invest Ophthalmol Vis Sci, 2001,42:566–574.
2. Knop E, Knop N. MALT tissue of the conjunctiva and nasolacrimal system in rabbit and human. Vision Res, 1996,36:60.
3. Paulsen FP, Paulsen JI, Thale AB, et al. Mucosa associated lymphoid tissues in the human efferent tear ducts. Virchows Arch, 2000,437:185–189.
4. Mauriello JA, Palydowycz S, Deluca J. Clinicopathologic study of the lacrimal sac and nasal mucosa in 44 patients with complete acquired nasolacrimal duct obstruction. Ophthal Plast Reconstr Surg, 1992,8:13–21.
5. Ali MJ, Mulay K, Pujari A, et al. Derangements of lacrimal drainage associated lymphoid tissue (LDALT) in human chronic dacryocysti-tis. Ocul Immunol Inflamm, 2013,21:417–423.

图片提供者：Ali, et al. Ocul Immunol Inflamm, 2013, 21:417–423.

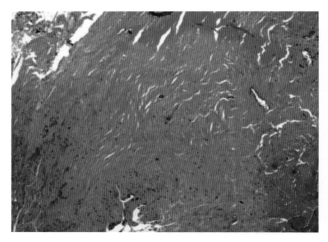

图 38.1　显微照片显示慢性泪囊炎弥漫性间质纤维化（HE染色，×100）

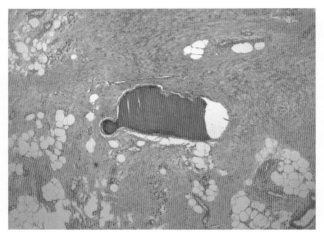

图 38.4　显微照片显示营养不良性钙化病灶区（HE 染色，×100）

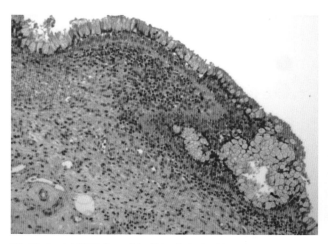

图 38.2　显微照片显示杯状细胞密度增加和黏液腺增生明显（HE 染色，×40）

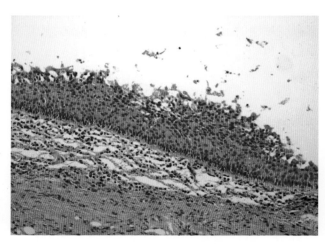

图 38.5　显微照片显示慢性泪囊炎增厚和复层的上皮区域（HE 染色，×40）

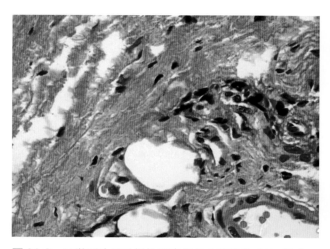

图 38.3　显微照片显示慢性泪囊炎的血管增生（HE 染色，×100）

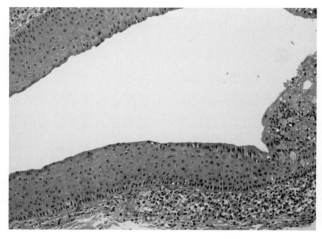

图 38.6　显微照片显示慢性泪囊炎的鳞状化生区域（HE 染色，×40）

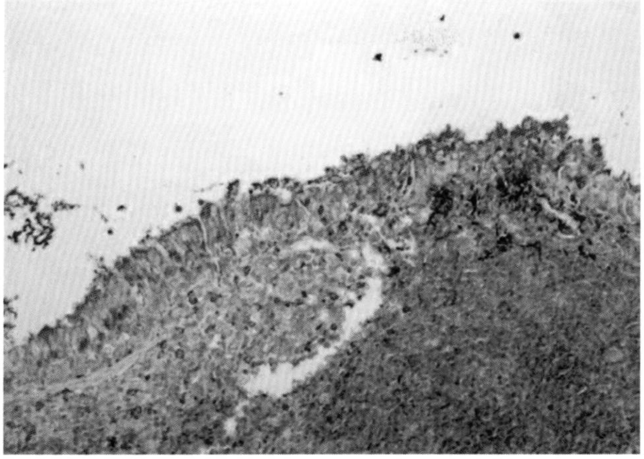

图 38.7 显微照片显示泪囊内衬上皮 IgA 强表达（抗 -IgA，×40）

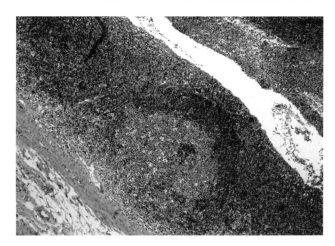

图 38.10 慢性泪囊炎 LDALT：滤泡型 LDALT（HE 染色，×40）

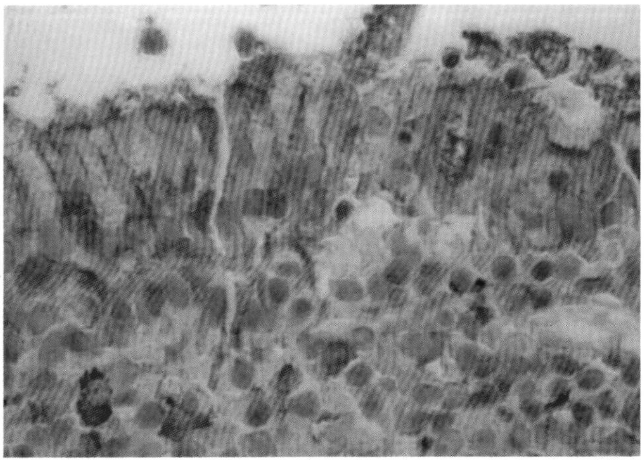

图 38.8 高倍显微照片显示内衬上皮和上皮下浆细胞的 IgA 表达（抗 -IgA，×400）

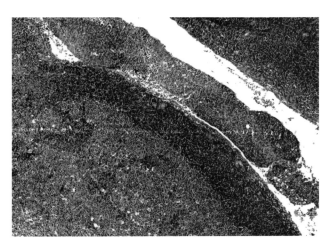

图 38.11 慢性泪囊炎 LDALT：弥漫性炎性浸润伴增生血管（HE 染色，×100）

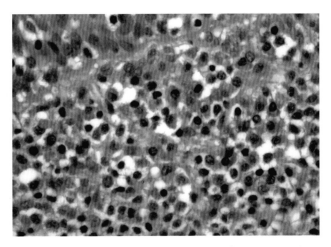

图 38.9 慢性泪囊炎 LDALT：弥漫和混合型 LDALT（HE 染色，×400）

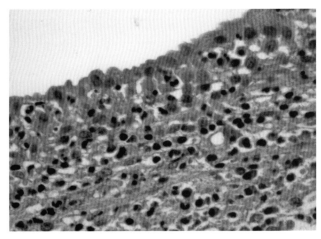

图 38.12 慢性泪囊炎 LDALT：淋巴细胞和浆细胞弥漫性上皮内和上皮下浸润（HE 染色，×400）

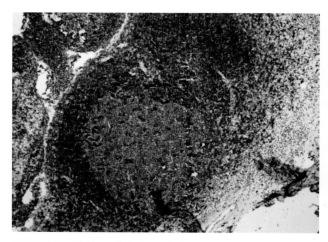

图38.13 慢性泪囊炎的免疫分型：一个明显的次级淋巴滤泡，其生发中心和周围的B淋巴细胞呈浅色着染（抗-CD20，×40）

图38.15 慢性泪囊炎的免疫分型：T淋巴细胞区（抗-CD3，×100）

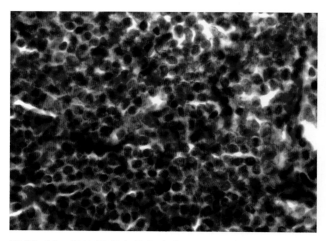

图38.14 慢性泪囊炎的免疫分型：B型淋巴细胞密集区（抗-CD20，×400）

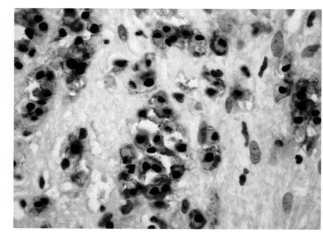

图38.16 慢性泪囊炎的免疫分型：浆细胞浸润区（抗-CD138，×400）

泪囊憩室

泪囊憩室是从泪囊向外的囊袋状膨出，多数与泪囊相连通[1-5]。在胚胎发育过程中，泪囊区异常的细胞索可能与憩室有关。泪囊的扩张可以是先天性的，或者炎症性的，也可以是外伤性的[1]。先天性泪囊憩室属于罕见的先天异常，可表现为溢泪、复发性急性泪囊炎和眼眶内侧肿块[1-5]。高度可疑性、仔细体检和影像学检查将有助于明确诊断。泪囊的下外侧壁是憩室的常见区域，因为与其他有骨膜和轮匝肌支撑的壁相比，该区域对扩张的阻力最小。通常可通过普通泪囊造影（dacryocystography，DCG）、CT 或 MR-DCG 检查进行诊断。治疗方法通常是切除向外膨出的憩室，同时进行或不进行其他手术[1-5]。

参考文献

1. Zonis S, Gdal-On M. A congenital diverticulum of the lacrimal sac successfully operated. Ear Nose Throat Mon, 1972,51:62–64.
2. Ackay EK, Cagil N, Yulek F, et al. Congenital lacrimal sac diver-ticulum as a cause of recurrent orbital cellulitis. Can J Ophthalmol, 2009,44:e29–30.
3. Kavanagh MC, Cahill KV. Congenital lacrimal system anomalies mimicking recurrent acute dacryocystitis. Ophthal Plast Reconstr Surg, 2008,24:53–54.
4. Kim JH, Chang HR, Woo KI. Multilobular lacrimal sac diver-ticulum presenting as a lower eyelid mass. Korean J Ophthalmol, 2012,26:297–300.
5. Ali MJ. Endoscopic approach to management of a lacrimal sac diverticulum. Ophthal Plast Reconstr Surg, 2016,32:e49.

图 39.15~39.17 来自 Ali, et al. Ophthal Plast Reconstr Surg, 2016,32:e49.

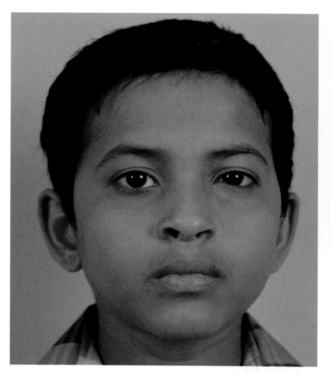

图 39.1 泪囊憩室病例研究 1：照片显示一名儿童左眼内侧下睑饱满

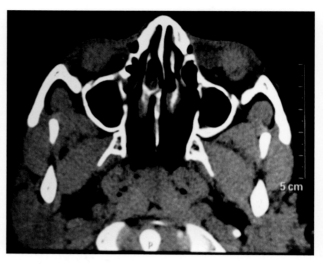

图 39.3 泪囊憩室病例研究 1：图 39.1 和图 39.2 患者水平位 CT 扫描显示眼眶组织扩张。注意泪囊后壁不规则

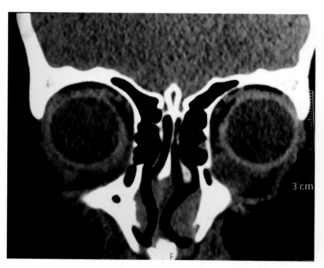

图 39.2 泪囊憩室病例研究 1：图 39.1 患者冠状位 CT 扫描显示一个大的扩张的泪囊伴眼眶下外侧扩张

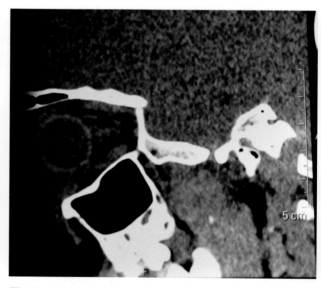

图 39.4 泪囊憩室病例研究 1：图 39.1 和图 39.2 患者矢状位 CT 扫描显示泪囊不规则的憩室壁

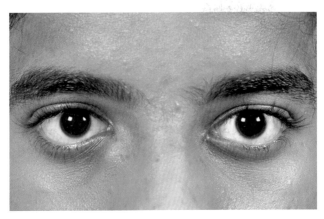

图 39.5　泪囊憩室病例研究 2：右眼泪囊扩张和泪道冲洗通畅的患者的照片。这也是无张力泪囊的临床表现

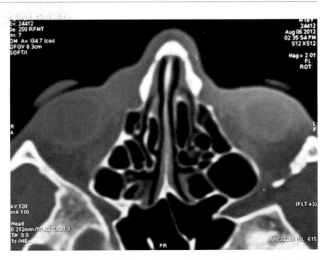

图 39.8　泪囊憩室病例研究 2：图 39.5~ 图 39.7 中患者的水平位 CT 扫描显示右侧泪囊扩张

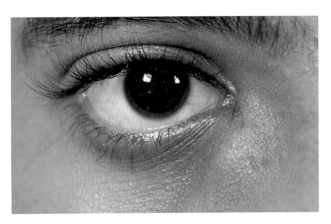

图 39.6　泪囊憩室病例研究 2：图 39.5 患者右侧泪囊区的特写图像

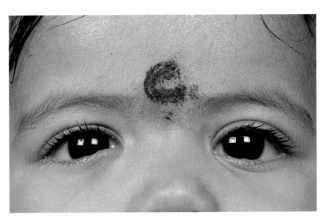

图 39.9　泪囊憩室病例研究 3：一名婴儿的照片显示右侧泪囊区饱满，伴内眦向上移位

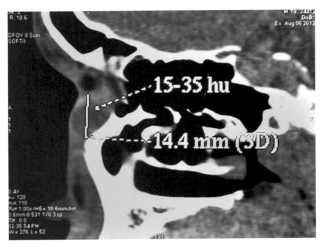

图 39.7　泪囊憩室病例研究 2：图 39.5 和图 39.6 中患者矢状位 CT 显示右侧泪囊增大并向下外侧延伸

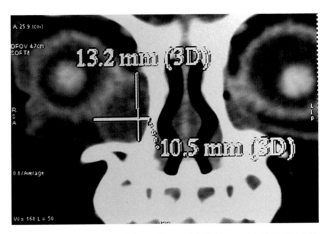

图 39.10　泪囊憩室病例研究 3：冠状位 CT 显示扩张的骨性泪囊窝，并有明确的泪囊病变延伸到眼眶。注意周围边缘组织强化和空气向病变眼眶部分的移位

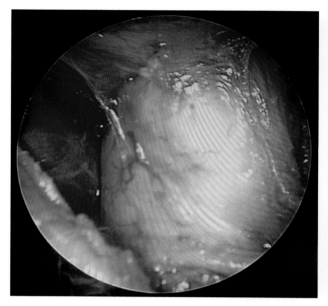

图 39.11   泪囊憩室病例研究 3：术中通过内镜拍摄的照片，显示泪囊憩室

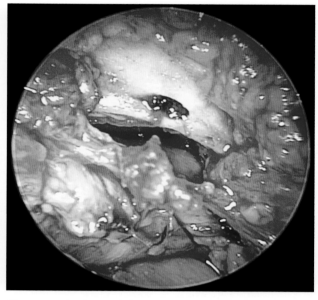

图 39.13   泪囊憩室病例研究 3：泪囊解剖修复。注意泪囊外侧缝线和泪前嵴

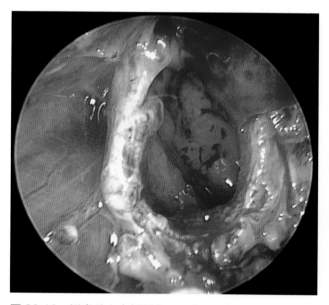

图 39.12   泪囊憩室病例研究 3：憩室切除后泪囊管腔

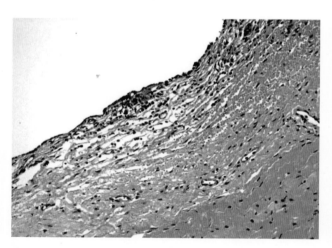

图 39.14   泪囊憩室病例研究 3：显微照片显示扁平的柱状上皮伴间质淋巴浆细胞浸润和纤维化形成的内壁

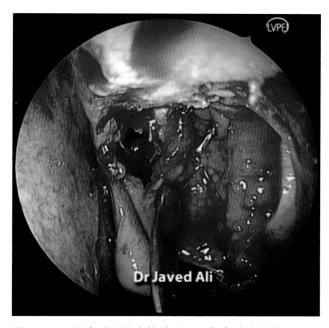

图 39.15　泪囊憩室的内镜检查：左侧鼻腔内镜检查。注意袋状泪囊及其黏膜瓣和前外侧憩室隐窝

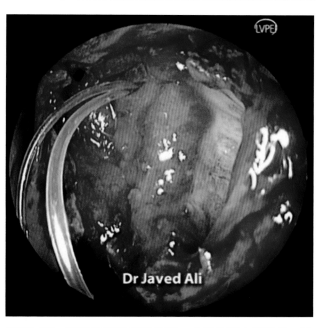

图 39.17　泪囊憩室的内镜检查：左侧鼻腔内镜检查。注意憩室切除后泪囊瓣与隐窝黏膜的关系

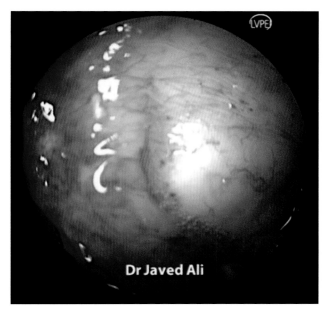

图 39.16　泪囊憩室的内镜检查：内镜下可见憩室隐窝。注意黏膜光滑，呈白色，既往无任何憩室炎的特征

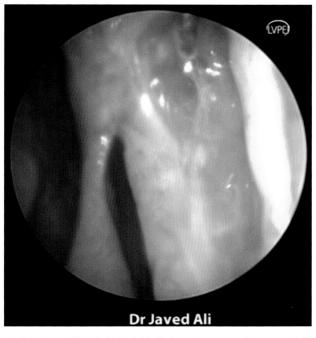

图 39.18　泪囊憩室的内镜检查：图 39.15~ 图 39.18 患者术后 6 个月的内镜照片。注意底部较浅的大吻合口

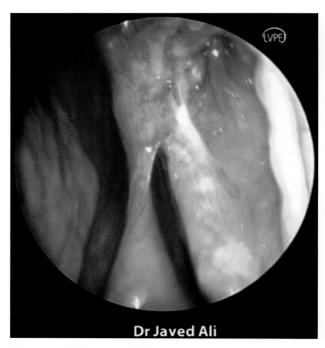

图 39.19 泪囊憩室的内镜检查：图 39.15~ 图 39.18 患者术后 6 个月的内镜照片。注意功能性内镜染色试验呈阳性

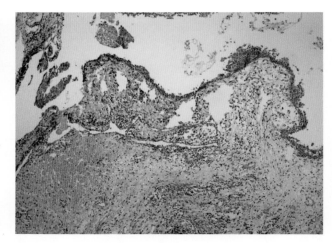

图 39.20 泪囊憩室的内镜检查：图 39.15~ 图 39.17 患者切除憩室的显微照片，憩室内层由扁平的柱状上皮构成

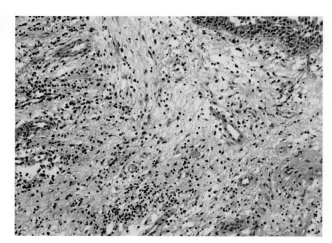

图 39.21 泪囊憩室的内镜检查：高倍镜下切除憩室的显微照片显示上皮下纤维化伴淋巴浆细胞浸润

泪道结石

泪道结石是在泪液引流系统内形成的结石。它们可大致分为感染性泪道结石和非感染性泪道结石[1-3]。病因尚不清楚，某种形式的泪道阻塞可能触发多种机制，可以导致上皮化生，黏蛋白改变及三叶草因子多肽形成[3]。这将进一步导致无定形物质的形成和随后的黏蛋白、肽类和碎片的沉积，最终形成复合物，这些复合物大多数呈黄白色或浅棕色。患者临床上表现为溢泪，泪囊炎或内眦肿块。临床上，通常是在泪囊鼻腔吻合术中直接观察到泪石而确诊。CT 扫描可以诊断出肿块，但不太可能显示泪石的特征。泪道内镜检查更为适用，可直接观察到结石。由于泪道结石症大多是在泪囊鼻腔吻合术时偶然发现的，所以手术同时即可以治愈结石。临床也偶尔可见自发排出泪道结石的病例，进而症状得以缓解。在极少数情况下，可以行泪囊切开取石术并重新缝合切口，同时进行置管术，也可行泪道内镜引导下的泪道结石去除术。

参考文献

1. Mishra A, Hu KY, Kamal S, et al. Dacryolithiasis: a review. Ophthal Plast Reconstr Surg, 2017,33:83–89.
2. Perry LJ, Jakobiec FA, Zakka FR. Bacterial and mucopeptide con-cretions of the lacrimal drainage system. An analysis of 30 cases. Ophthal Plast Reconstr Surg, 2012,28:126–133.
3. Paulsen FP, Schaudig U, Fabian A, et al. TFF peptides and mucins are major components of dacryoliths. Graefes Arch Clin Exp Ophthalmol, 2006,244:1160–1170.

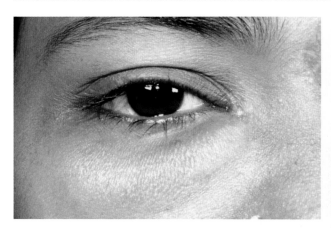

图 40.1　右眼溢泪及泪囊扩张的患者的照片。注意泪囊的饱满度

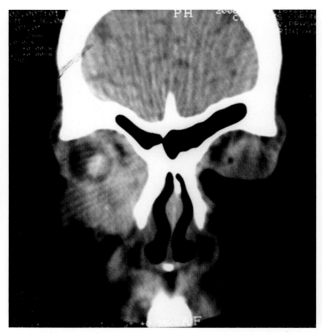

图 40.2　图 40.1 患者的冠状位 CT，可见扩张的大泪囊内有多个密度不等的病变区域，术中被证实是结石

图 40.3　图 40.1 患者的水平位CT，显示右泪囊多种密度的病变

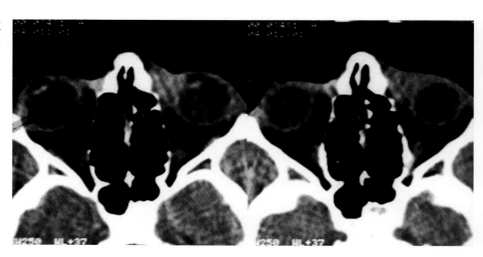

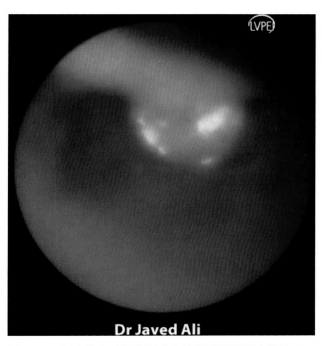

图 40.4 泪小管水平部的泪道内镜视图可见泪小管结石。
注意中间的结石界限清晰，周围的结石边界模糊

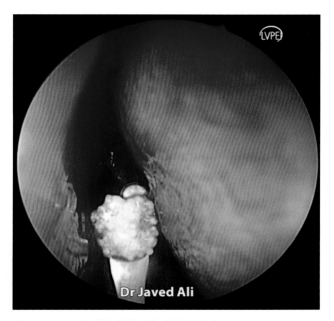

图 40.6 内镜下泪囊泪石高倍放大图像

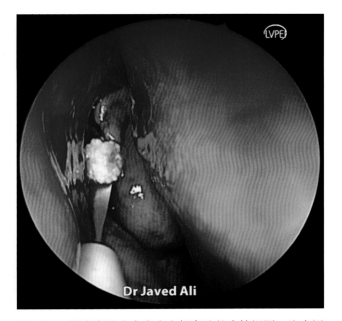

图 40.5 泪囊鼻腔吻合术中右侧鼻腔的内镜视图。注意泪
囊造口术中意外发现的一个大泪石

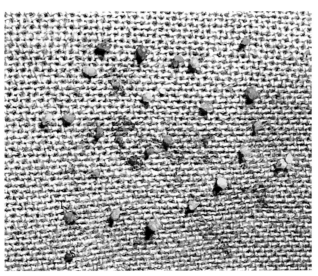

图 40.7 感染性泪小管炎患者的感染性结石

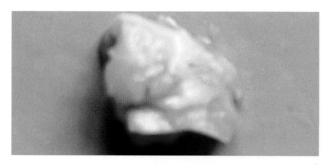

图 40.8 轮廓清晰的泪囊泪石

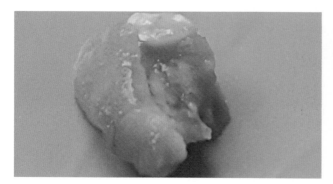

图 40.9 泪囊结石

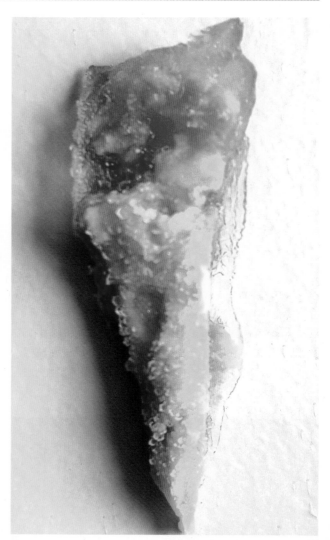

图 40.11 泪囊和鼻泪管的一种巨大的结石，呈现出泪液引流系统的形状

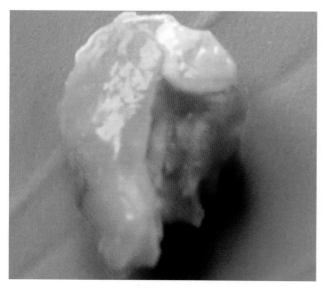

图 40.10 图 40.9 泪囊结石的高倍镜图像

鼻泪管（nasolacrimal duct，NLD）损伤可能为骨性鼻泪管骨折，但管内软组织完整，也可能是同时累及骨性鼻泪管和管内软组织的损伤[1-3]。它不像泪小管损伤那么常见，主要发生在面部损伤（Le Fort Ⅱ和Ⅲ），特别是鼻-眶-筛（naso-orbito-ethmoid，NOE）骨折中。钝性高冲击力伤（工业、机动车辆事故、袭击）通常会导致NOE骨折。患者的一般状态稳定后，仔细评估创伤很重要。对于所有上颌面部创伤的患者，都应进行CT扫描以明确是否存在骨性鼻泪管损伤。最好在面部骨折修复前，或在NOE碎片复位后，但需在植入人工骨片前进行仔细的泪道冲洗。泪道损伤未能诊断和处理是眼睑/面中部损伤的常见并发症之一。对孤立的鼻泪管损伤，大多数泪道医生倾向于初期进行观察，后期行手术治疗，包括泪囊鼻腔吻合术、外路和内镜下泪囊鼻腔吻合术的效果都很好。导航引导技术和术前3D眶骨重建技术的应用，使复杂外伤性鼻泪管阻塞的泪囊鼻腔吻合术变得更加容易。

参考文献

1. Ali MJ, Gupta H, Honavar SG, et al. Acquired nasolacrimal duct obstructions secondary to naso-orbito-ethmoid fractures: patterns and outcomes. Ophthal Plast Reconstr Surg, 2012,28:242–245.
2. Ali MJ, Naik MN. Image guided dacryolocalisation (IGDL) in trau-matic secondary acquired lacrimal drainage obstructions (SALDO). Ophthal Plast Reconstr Surg, 2015,31:406–409.
3. Ali MJ, Singh S, Naik MN, et al. Interactive navigation-guided ophthalmic plastic surgery: the utility of 3D CT-DCG guided dac-ryolocalization in secondary acquired lacrimal duct obstructions. Clin Ophthalmol, 2016,11:127–133.

图 41.4、图 41.5 来自 Ali, et al. Ophthal Plast Reconstr Surg, 2012,28:242–245.

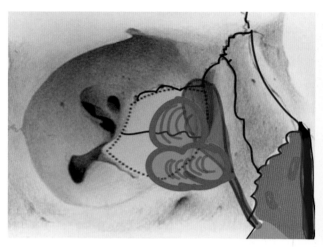

图 41.1 骨性损伤中泪道损伤的机制：示意图显示生长的骨痂影响泪道系统。这可能是除直接破坏泪液引流系统的骨组织和软组织外的另一种机制（照片提供者：Himika Gupta, Mumbai）

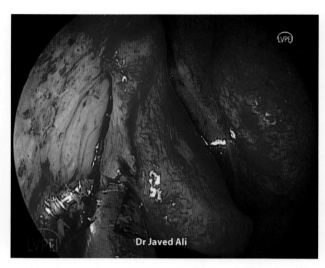

图 41.3 骨性损伤中泪道损伤的机制：右侧鼻腔内镜检查显示既往手术中的螺丝钉对鼻泪管造成直接损伤

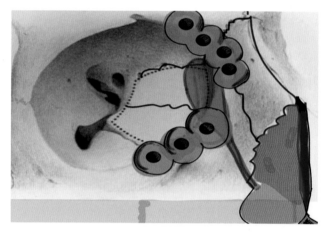

图 41.2 骨性损伤中泪道损伤的机制：示意图显示钛钉和钛板造成泪道损伤（照片提供者：Himika Gupta, Mumbai）

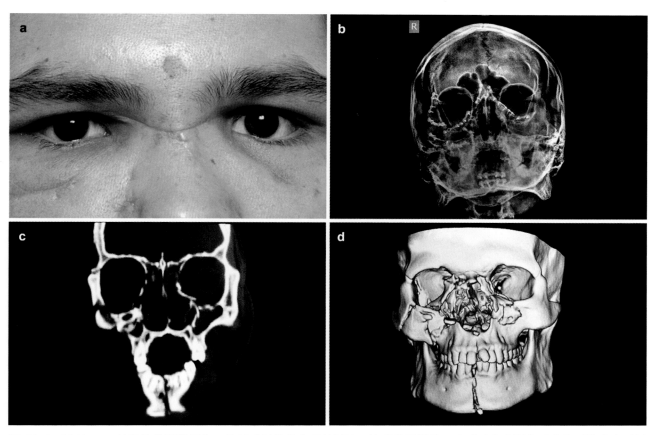

图 41.4　Ⅲ型 NOE 骨折的鼻泪管损伤：骨折后复位的患者的照片。注意鼻梁塌陷、内眦过宽和既往手术留下的疤痕（图 a）。颅骨 X 线片，PA 视图显示许多钛板和钛钉（图 b）。冠状位 CT 扫描眼眶和 PNS，显示 NOE Ⅲ型骨折（图 c）。三维 CT 重建模型显示Ⅲ型 NOE 骨折（图 d）

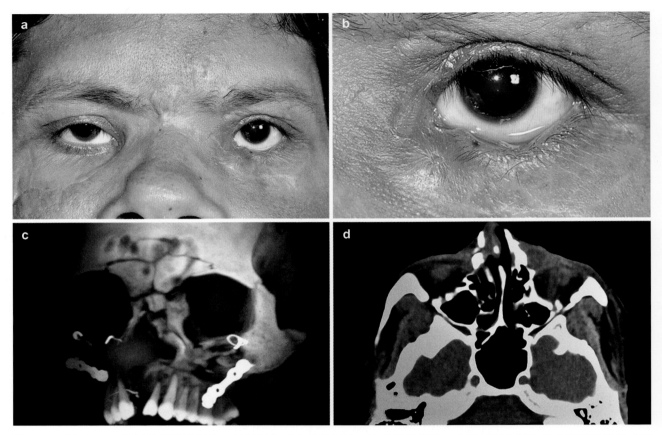

图 41.5　Ⅳ型 NOE 骨折的鼻泪管损伤：骨折复位后患者的照片。注意鼻梁塌陷、内眦过宽和既往手术留下的疤痕（图 a）。左眼照片显示泪囊黏液囊肿伴急性泪囊炎、自发性瘘和下眼睑瘢痕性外翻（图 b）。CT 三维重建仅显示未完全复位修复的上颌窦部分（图 c）。水平位 CT 扫描眼眶，显示鼻骨折伴左侧黏液囊肿（图 d）

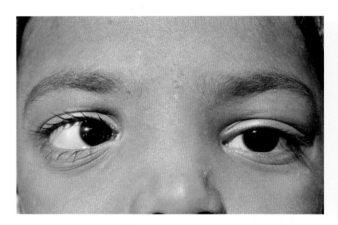

图 41.6　儿童面部外伤后的照片显示右眼移位、内斜视、眼距变宽和泪囊扩张

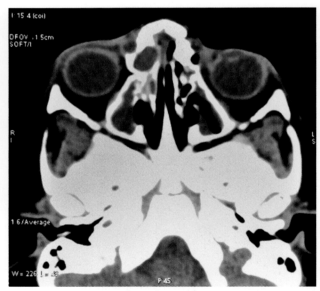

图 41.7　图 41.6 中患者的水平位 CT。注意右侧泪道黏液囊肿伴骨性泪道受累

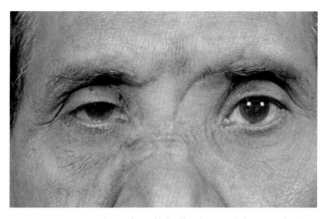

图 41.8　NOE 骨折及鼻泪管损伤：NOE 骨折后患者的照片。注意右侧泪囊黏液囊肿，鼻梁塌陷，内眦过宽

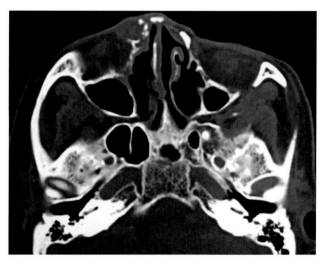

图 41.11　NOE 骨折及鼻泪管损伤：图 41.8 中患者眼眶 CT 水平位扫描显示泪囊黏液囊肿和骨性泪囊窝骨折片

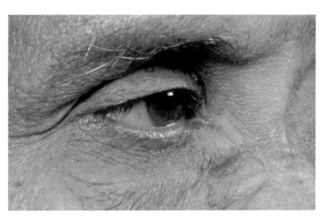

图 41.9　NOE 骨折及鼻泪管损伤：图 41.8 中患者右眼照片，注意泪囊黏液囊肿附近有不规则的疤痕

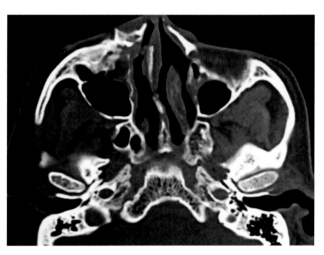

图 41.12　NOE 骨折及鼻泪管损伤：图 41.8 中患者眼眶 CT 水平位扫描显示外伤性骨性鼻泪管破裂

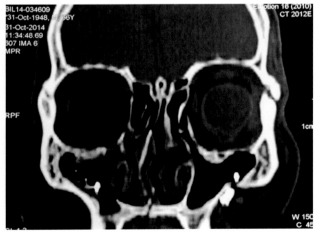

图 41.10　NOE 骨折及鼻泪管损伤：图 41.8 中患者冠状位 CT 扫描显示 NOE Ⅳ型骨折，骨性泪囊窝严重破裂

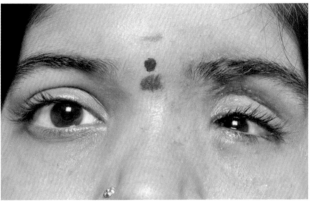

图 41.13　NOE 骨折及鼻泪管损伤：另一位患者的照片显示左眼内陷伴左侧泪囊扩张

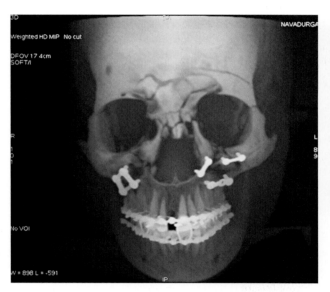

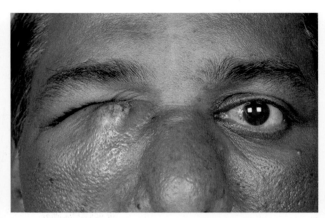

图 41.17　右侧眼外伤后急性泪囊炎及面部蜂窝织炎患者的照片

图 41.14　NOE 骨折及鼻泪管损伤：图 41.13 中患者的 CT 三维重建显示 NOE 骨折，以及在泪道附近的钛板和钛钉

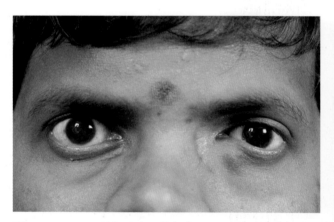

图 41.15　NOE 骨折及鼻泪管损伤：NOE 骨折后左侧泪囊黏液囊肿的照片

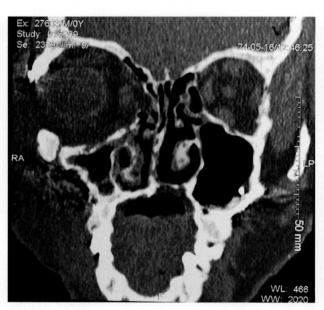

图 41.18　图 41.17 患者眼眶 CT 冠状位扫描显示面部骨折累及骨性泪囊窝

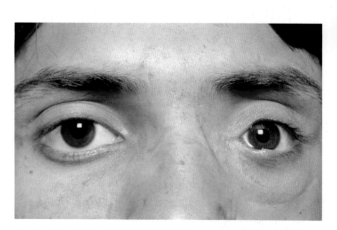

图 41.16　NOE 骨折及鼻泪管损伤：NOE 骨折后左侧泪囊扩张的照片。注意内眦异位、内眦距变宽和溢泪

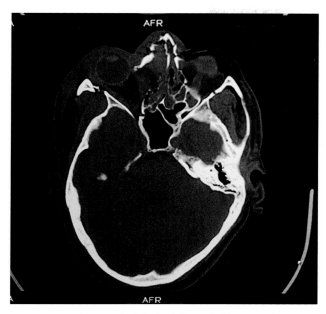

图 41.19　图 41.17 中患者水平位 CT 扫描显示骨折累及骨性鼻泪管

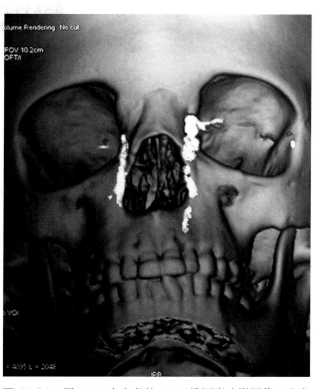

图 41.21　图 41.20 中患者的 CT 三维泪囊造影图像。注意右眼鼻泪管阻塞和左侧扩张的泪囊伴鼻泪管开放（无张力泪囊）

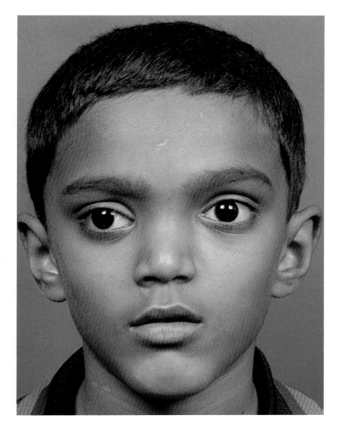

图 41.20　面部外伤后患者的照片。注意右侧外斜视和内眦距过宽、鼻桥凹陷、左侧泪囊区饱满

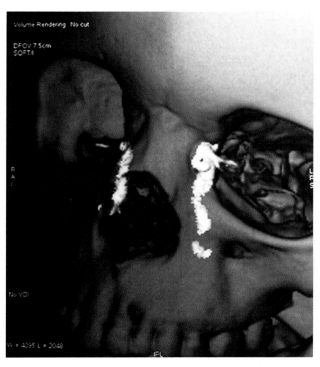

图 41.22　图 41.20 和图 41.21 中患者的 CT 三维泪囊造影图像（左侧面图），显示扩张呈袋状的泪囊

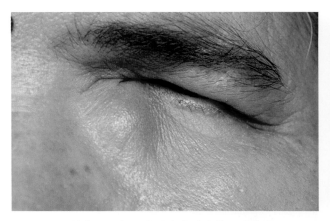

图 41.23　外伤后左侧泪囊黏液囊肿合并眼球萎缩

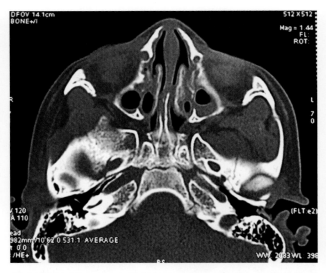

图 41.26　图 41.25 中患者的水平位 CT 扫描。注意外伤后右侧骨性 NLD 扩张和双侧反应性骨炎

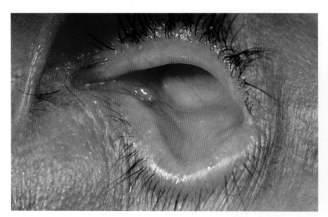

图 41.24　图 41.23 中患者左眼照片。注意眼球萎缩及下方泪囊黏液囊肿

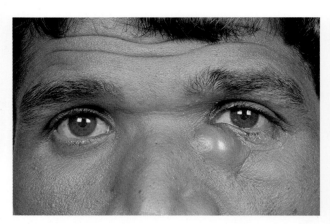

图 41.27　医源性鼻泪管损伤：上颌窦骨瘤切除后左侧泪道脓肿

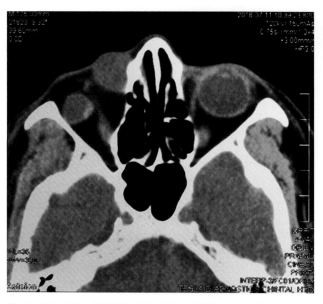

图 41.25　另一例创伤后患者的水平位 CT 扫描显示右侧黏液囊肿及同侧眼球萎缩

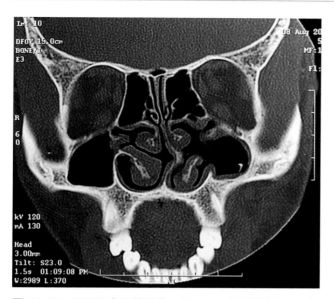

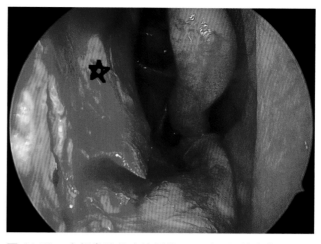

图 41.28 医源性鼻泪管损伤：图 41.27 患者冠状位 CT 扫描 PNS。注意左侧泪道系统在鼻泪管水平的中断

图 41.30 右侧鼻腔的内镜图像，显示经泪前隐窝入路进入上颌窦。注意暴露的上颌窦内侧壁（黑色五角星），这种入路可以保留鼻泪管并最大限度减少泪道损伤（照片提供者：PJ Wormald, Adelaide）

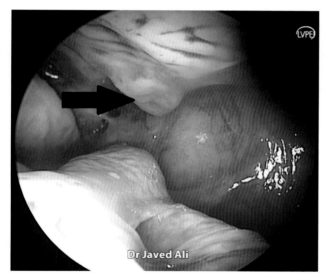

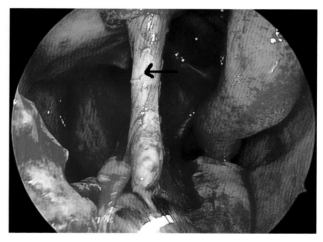

图 41.29 医源性鼻泪管损伤：图 41.27 和图 41.28 中患者左侧鼻腔内镜图像。注意切断的上方鼻泪管（黑色箭头）

图 41.31 图 41.30 患者右侧鼻腔的内镜图像。注意完全暴露的上颌窦及保留的鼻泪管（黑色箭头）（照片提供者：PJ Wormald, Adelaide）

医源性骨性鼻泪管裂伤

鼻泪管于鼻外侧壁呈向下、向后和向外侧走行，这种外侧壁结构非常重要。文献报道鼻泪管损伤是许多外科手术常见的并发症，例如钩突切除术、内镜鼻窦手术、额窦开窗术、上颌骨切除术、外路或内镜下内侧上颌骨切除术、鼻整形术、下鼻甲切除术和颌面部创伤修复手术等[1-3]。鼻泪管在中鼻道壁的半月裂孔前方通过，此处鼻泪管与上颌窦口之间的距离为3~6mm。紧密的解剖关系使鼻泪管易于在钩突切除和中鼻道上颌窦造口术中发生医源性损伤。据报道，医源性鼻泪管裂伤的发生率为3.6%~15%[1-3]。同样重要的是要注意到曾经被报道的术前或先前已经存在鼻泪管裂伤。区分术后反应性骨炎和直接的鼻泪管创伤同样重要[1]。耳鼻喉科医生应该熟悉鼻泪管的放射影像，明晰其走行，并掌握其解剖学差异，以评估医源性裂伤的风险。除此之外，其他可以降低功能性内镜鼻窦手术（FESS）医源性鼻泪管损伤发生率的因素包括：清晰的手术视野、对局部解剖的熟悉、在扩大上颌窦口需向后下方向的咬除、避免钩突前的骨接触等。FESS导致的医源性鼻泪管损伤并不常见，但偶有发生，因此对所有患者都应进行术前的知情告知。

参考文献

1. Ali MJ, Murphy J, Wormald PJ, et al. Bony nasolacrimal duct dehiscence in functional endoscopic sinus surgery: radiological study and discussion of surgical implications. J Laryngol Otol, 2015,129:S35–40.

2. Serdahl CL, Berries CE, Chole RA. Nasolacrimal duct obstruction after endoscopic sinus surgery. Arch Ophthalmol, 1990,108:391–392.

3. Sadeghi N, Joshi A. Management of the nasolacrimal system during transnasal endoscopic medial maxillectomy. Am J Rhinol Allergy, 2012,26:e85–88.

图片提供者 Ali, et al. J Laryngol Otol, 2015,129: S35–40.

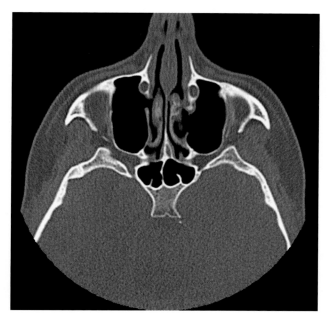

图 42.1 水平位 CT 扫描，可见双侧完整的骨性鼻泪管，左侧有钩突残留

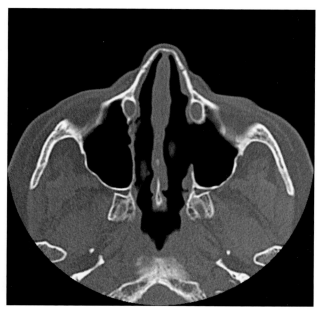

图 42.3 水平位 CT 扫描，另一例双侧壁薄且完整的鼻泪管

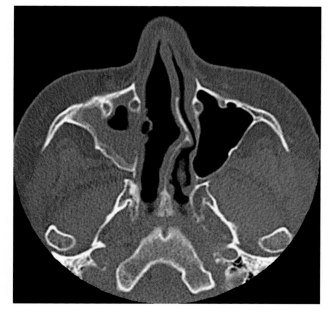

图 42.2 水平位 CT 扫描，可见双侧薄壁且完整的鼻泪管

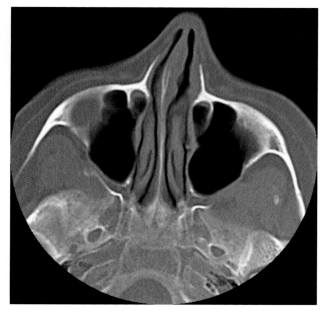

图 42.4 水平位 CT 扫描，可见术前巨大的双侧骨性鼻泪管裂开

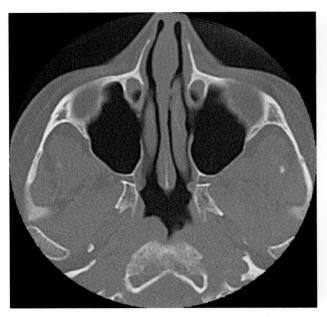

图 42.5　图 42.4 患者的术后水平位 CT 扫描。注意鼻泪管的裂开没有加重，保持相对稳定

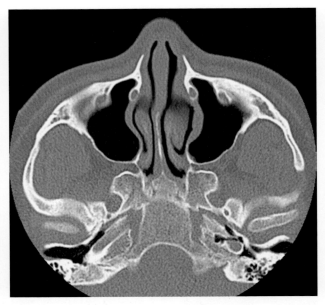

图 42.7　水平位 CT 扫描，可见术前双侧壁薄且完整的鼻泪管

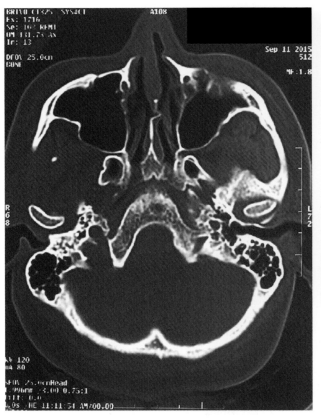

图 42.6　水平位 CT 扫描，可见术前双侧鼻泪管裂开

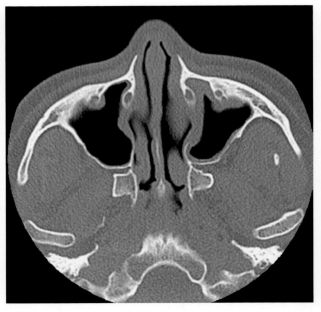

图 42.8　图 42.7 患者的术后水平位 CT 扫描。注意虽然鼻泪管结构完整，但在鼻泪管后内侧和后外侧有反应性骨炎

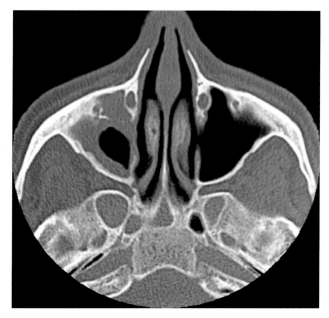

图 42.9　水平位 CT 扫描，另一例 FESS 术后患者双侧鼻泪管后壁继发反应性骨炎，炎症反应左侧较重

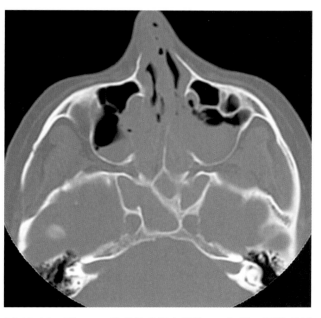

图 42.11　图 42.10 患者的术后水平位 CT 扫描。可见双侧鼻泪管后壁裂伤

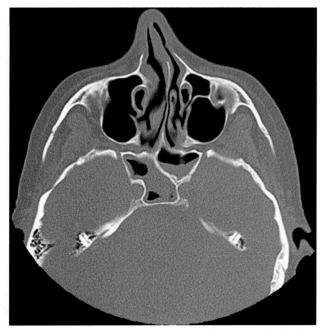

图 42.10　水平位 CT 扫描，可见壁薄但完整的骨性鼻泪管

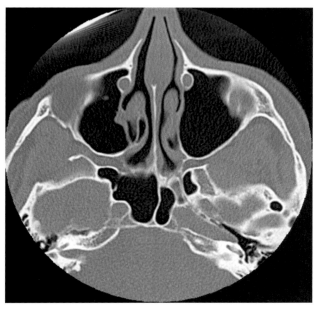

图 42.12　水平位 CT 扫描，可见术前双侧鼻泪管完整，后内侧壁薄

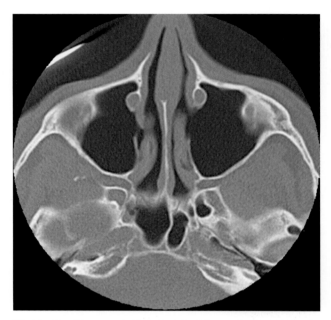

图 42.13 图 42.12 患者的术后水平位 CT 扫描。可见左侧
鼻泪管后内侧壁裂伤，并有极少软组织脱出

继发性获得性泪道阻塞

43

继发性获得性泪道阻塞（secondary acquired lacrimal drainage obstruction，SALOD）是各种继发性原因引起的泪道阻塞[1-4]。这意味着泪道阻塞的具体原因可以确定，针对具体原因进行治疗可缓解泪道阻塞的症状。Bartley GB 等[1-4]描述了 SALOD 的五种类型，即感染性、炎性、外伤性、机械性和肿瘤性，每种类型的病因众多。大部分外伤性和肿瘤性的 SALOD 在本书的特定章节已经叙述。炎性 SALOD 的病因包括内源性和外源性。内源性病因有史蒂文斯 – 约翰逊综合征、瘢痕性类天疱疮、结节病和韦格纳肉芽肿病等；外源性病因包括烧伤、过敏、使用某些滴眼液如抗病毒滴眼液、放射治疗，以及使用某些化疗药物，如 5- 氟尿嘧啶、紫杉醇和放射性碘（I-131）[4-5]。机械性 SALOD 是指特定的物质阻塞了泪道的某一部位。机械性 SALOD 由内源性因素和外源性因素引起。内源性因素如泪石或移位的泪点塞；外源性因素如结膜松弛症、鼻窦黏液囊肿或泪阜肿物等。治疗 SALOD 的原则是消除致病因素或尽量减少其影响。

参考文献

1. Bartley GB. Acquired lacrimal drainage obstruction: an etiologic classification system, case reports, and a review of the literature. Part 1. Ophthal Plast Reconstr Surg, 1992,8:237–242.
2. Bartley GB. Acquired lacrimal drainage obstruction: an etiologic classification system, case reports and a review of literature. Part 2. Ophthal Plast Reconstr Surg, 1992,8:243–249.
3. Bartley GB. Acquired lacrimal drainage obstruction: an etiologic classification system, case reports and a review of literature. Part 3. Ophthal Plast Reconstr Surg, 1993,9:11–26.
4. Sobel KR, Carter KD, Allen RC. Bilateral lacrimal drainage obstruction and its association with secondary causes. Ophthal Plast Reconstr Surg, 2014,30:152–156.
5. Ali MJ. Iodine-131 therapy and nasolacrimal duct obstructions: what we know and what we need to know. Ophthal Plast Reconstr Surg, 2016,32:243–248.

图 43.46 来自 Ali, et al. Ophthal Plast Reconstr Surg, 2016,32:243–248.

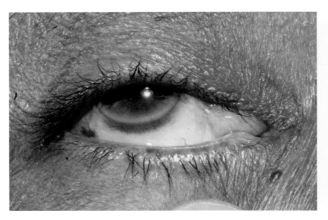

图 43.1 机械性 SALOD：右眼眶内脂肪脱出的照片。注意脱出的脂肪直接阻塞了下泪点

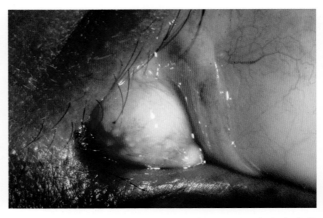

图 43.4 机械性 SALOD：左眼照片，显示泪阜皮脂腺囊肿直接阻塞下泪点

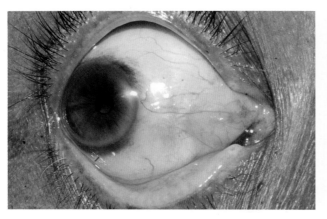

图 43.2 机械性 SALOD：图 43.1 中患者右眼的照片（高放大倍数）。注意眼眶脂肪和下泪点的位置关系

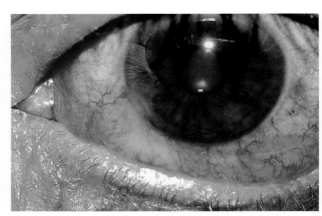

图 43.5 机械性 SALOD：甲状腺相关性眼病患者左眼照片，显示球结膜水肿导致下泪点阻塞

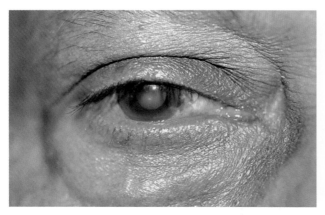

图 43.3 机械性 SALOD：右眼照片，显示泪阜肥大机械性干扰泪点功能

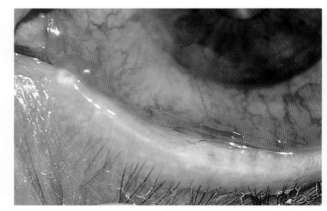

图 43.6 机械性 SALOD：图 43.5 患者的照片（放大倍数更高）。注意结膜与下泪点位置关系

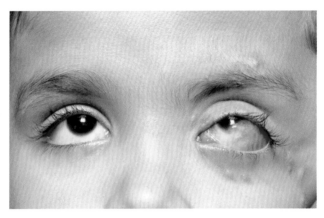

图 43.7　机械性 SALOD：皮脂腺痣综合征患者的照片。注意左下眼睑的僵硬导致机械性泪道阻塞

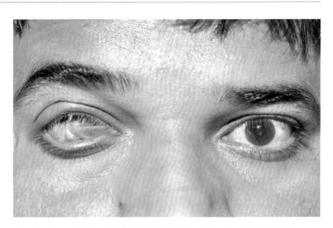

图 43.10　继发于化学烧伤的右眼 SALOD 患者的照片

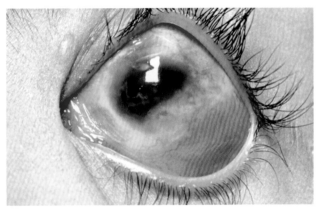

图 43.8　机械性泪道阻塞：图 43.7 患者左眼照片。注意下眼睑的位置

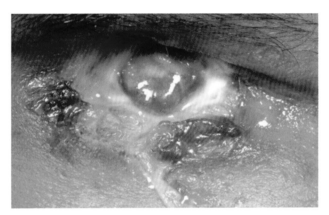

图 43.11　继发于热烧伤的眼结核（眼球萎缩终末期）患者的左眼 SALOD 的照片

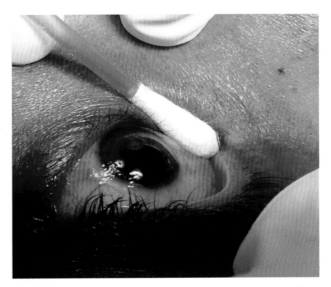

图 43.9　机械性 SALDO：可见左眼上泪点口有一个睫毛毛囊（异物）

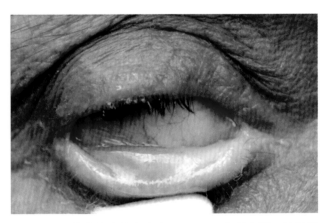

图 43.12　自身免疫性疾病和 SALDO：史蒂文斯—约翰逊综合征患者的右眼 SALDO 照片

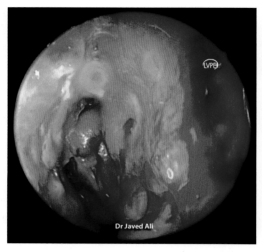

图 43.13 自身免疫性疾病和 SALDO：继发于韦格纳肉芽肿的 SALDO 患者的内镜检查图像。注意鼻黏膜的广泛坏死

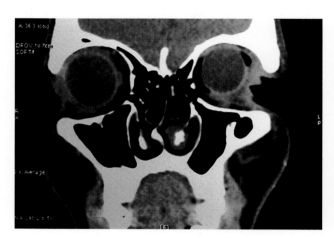

图 43.16 硬皮病和 SALDO：图 43.15 患者的眼眶冠状位 CT 扫描。注意左侧严重的眼球内陷

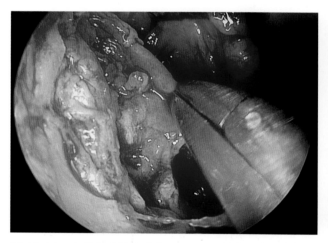

图 43.14 自身免疫性疾病和 SALDO：继发于扁平苔藓样变的 SALDO 患者右侧鼻腔的内镜图像。注意广泛的囊内粘连

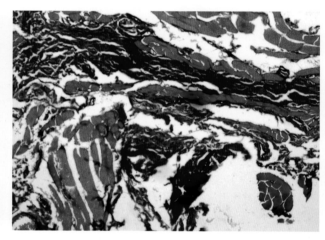

图 43.17 硬皮病和 SALDO：图 43.15 患者皮下组织的显微照片。注意轮匝肌纤维散布在致密均匀且异常的胶原蛋白内和周围（马森三色染色，×100）

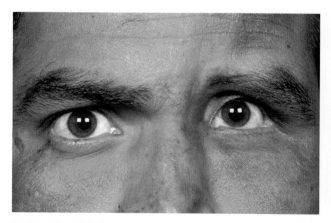

图 43.15 硬皮病和 SALDO：硬皮病患者的外观照片。注意左侧皮肤凹陷，并有左眼眼球内陷

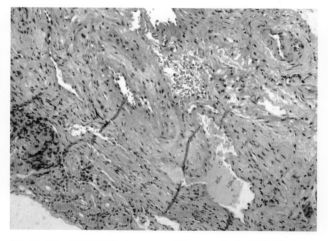

图 43.18 硬皮病和 SALDO：图 43.15 中患者泪囊组织显微照片。可见致密纤维结构已取代了大部分间质成分（HE 染色，×100）

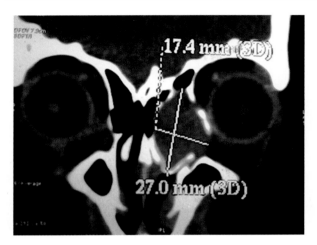

图 43.19 筛窦黏液囊肿和 SALDO：冠状位眼眶 CT 扫描，显示较大的筛窦黏液囊肿。这些可以机械地压缩附近的泪道系统，造成机械性 SALDO

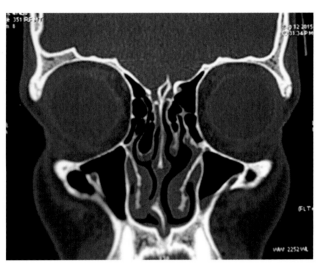

图 43.22 筛窦黏液囊肿和 SALDO：图 43.19 患者术后冠状位眼眶 CT 扫描。注意黏液囊肿手术后患者恢复了正常解剖结构

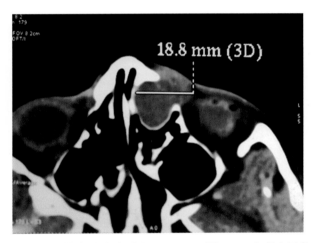

图 43.20 筛窦黏液囊肿和 SALDO：图 43.19 患者水平位 CT 扫描，注意黏液囊肿与泪道系统的密切关系

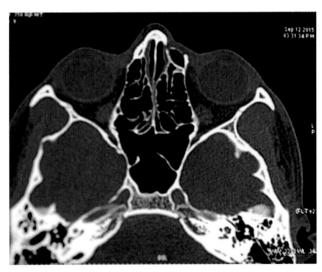

图 43.23 筛窦黏液囊肿和 SALDO：图 43.19 患者术后水平位眼眶 CT 扫描。注意黏液囊肿手术后患者恢复了正常解剖结构

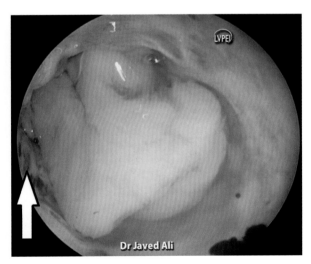

图 43.21 筛窦黏液囊肿和 SALDO：另一患者部分筛窦黏液囊肿减压术内镜图像。注意泪道系统（白色箭头）与黏液腔的复杂位置关系

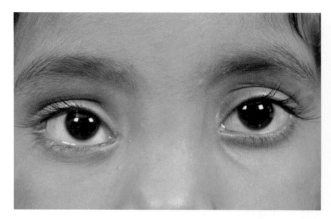

图 43.24　脑膨出和 SALDO：患者出现右眼泪溢的照片。注意右侧内眦过宽及泪囊区饱满。临床表现与筛窦黏液囊肿相似，位于泪囊窝附近的脑膨出可压迫泪道系统，表现为泪溢

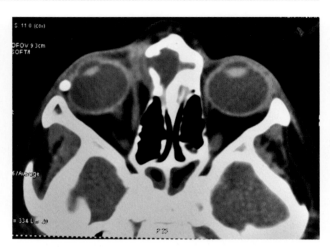

图 43.27　脑膨出和 SALDO：水平位 CT 眼眶扫描，可见脑膨出压迫泪囊

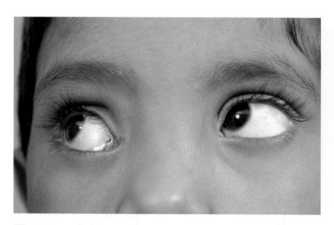

图 43.25　脑膨出和 SALDO：图 43.24 患者外观照片。可见右眼溢泪

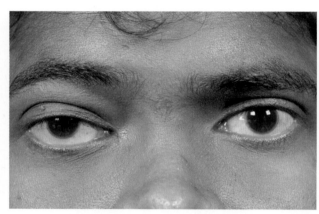

图 43.28　真菌性肉芽肿和 SALDO：患者右侧突眼和泪溢的照片。注意右眼内眦距过宽

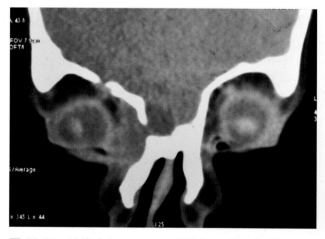

图 43.26　脑膨出和 SALDO：冠状位 CT 眼眶扫描，可见颅底缺损，下降的脑组织膨出压迫泪囊窝

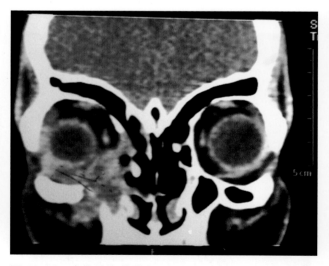

图 43.29　真菌性肉芽肿和 SALDO：图 43.28 患者的冠状位 CT 眼眶扫描，注意下眼眶受累，肿块延伸至泪囊窝和骨性鼻泪管

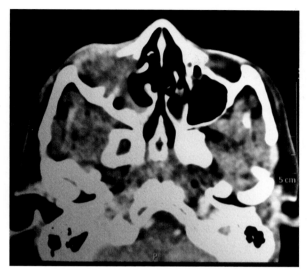

图 43.30 真菌性肉芽肿和 SALDO：图 43.28 患者的水平位 CT 眼眶扫描。注意肿块病变累及鼻泪管

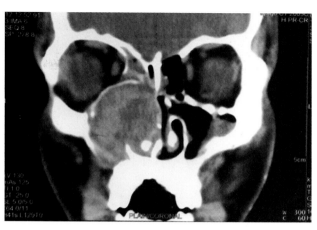

图 43.33 真菌性肉芽肿和 SALDO：冠状位 CT 扫描 PNS，可见巨大的真菌性肉芽肿，并侵及整个上颌窦和筛窦，注意病变累及泪囊和鼻泪管

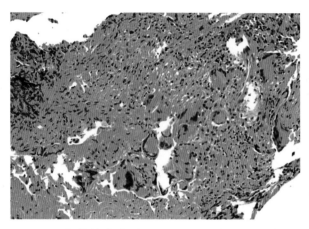

图 43.31 真菌性肉芽肿和 SALDO：图 43.28 患者活检组织的显微照片。可见肉芽肿的特征性结构（HE 染色，×100）

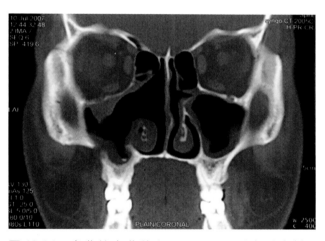

图 43.34 真菌性肉芽肿和 SALDO：经过广泛清创、FESS 和药物治疗后，图 43.29 患者的术后冠状位 CT 扫描。可见经过治疗后效果良好

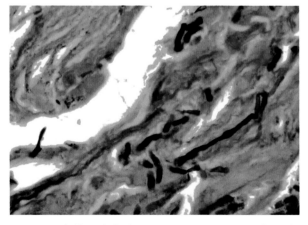

图 43.32 真菌性肉芽肿和 SALDO：图 43.28 患者活检组织的显微照片。可见肉芽肿内的特征性真菌丝（Gomori 六胺银染色，×400）

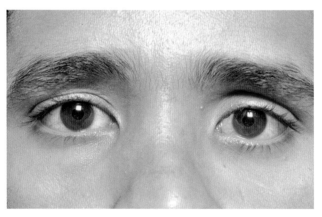

图 43.35 外伤性 SALOD：面部外伤并发左侧眼球内陷及左眼溢泪的患者照片

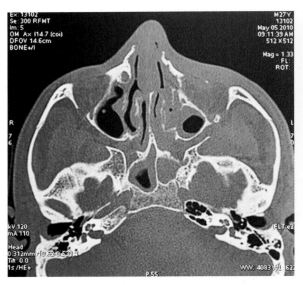

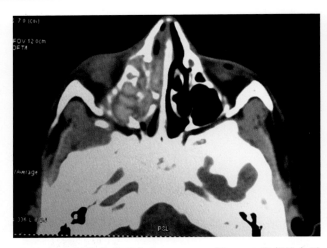

图 43.39　纤维发育不良和 SALDO：图 43.37 患者的水平位 CT 扫描，可见病变明显累及骨性鼻泪管

图 43.36　外伤性 SALDO：图 43.35 患者的水平位眼眶 CT 扫描。与正常的右侧比较，可见左侧鼻泪管骨折

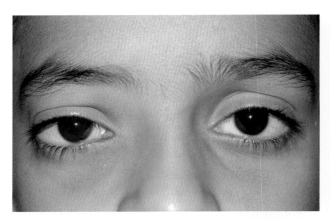

图 43.37　纤维结构不良和 SALDO：右眼移位，并伴有内眦距增宽和严重溢泪的患儿照片

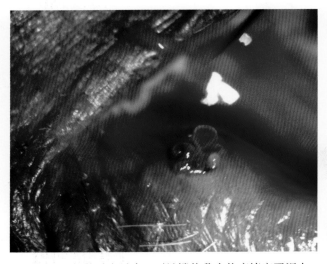

图 43.40　左眼下睑照片，可见鳞状乳头状瘤堵塞了泪点

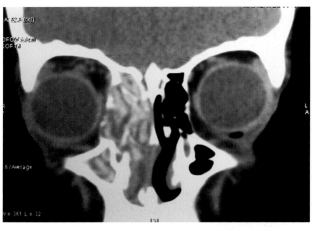

图 43.38　纤维结构不良和 SALDO：图 43.37 中患者的眼眶冠状位 CT 扫描。显示弥散性病变，并伴有斑块状骨化，累及右侧副鼻窦和泪道系统

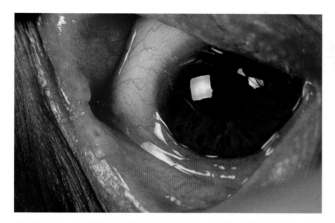

图 43.41 放射治疗后左眼的照片，可见下泪点周围严重的炎症及角化

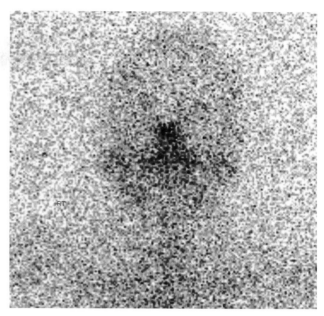

图 43.42 放射性碘（radioactive iodine，RAI）和 SALDO：RAI 治疗后患者的平面 I-131 闪烁显像图像。可见鼻部新生的组织。RAI 会导致鼻泪管吸收 β 射线并造成鼻泪管阻塞

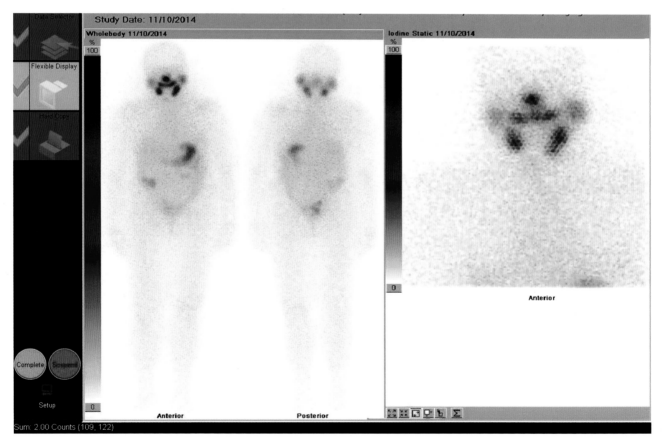

图 43.43 RAI 和 SALDO：RAI 治疗后的全身碘显像图像，显示鼻部组织高摄取

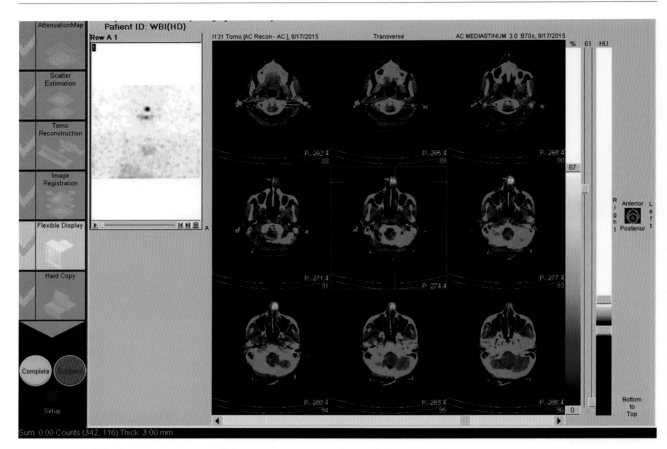

图 43.44　放射性碘和 SALDO：RAI 治疗后的 SPECT-CT 图像显示鼻部组织中度摄取

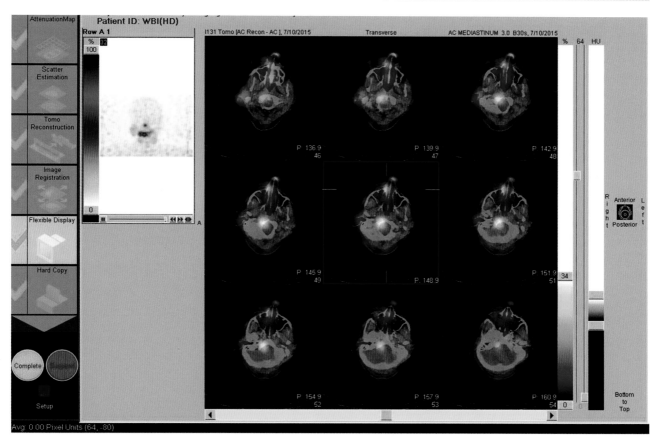

图 43.45 RAI 和 SALDO：另一例患者 RAI 治疗后的 SPECT-CT 图像也显示鼻部组织高摄取

图 43.46　RAI 和 SALDO：
评估 RAI 治疗后患者 SALDO
的筛查指标

<u>碘 –131 诱导的 SALDO 的筛选</u>

优先筛选人群

1. 高危患者（女性，>45 岁，I-131 剂量 >150mCi）
2. 所有溢泪症状的患者

进行检查的时机

1. 放射性碘治疗前：所有高危患者 / 有症状患者
2. 放射性碘治疗后：有症状的患者进行常规 WBI/SPECT 后

如何筛查有症状的患者

1. 病史

a. 眼中常有泪液

b. 室外溢泪

c. 眼睛发黏，尤其是清晨

d. 眼睛内侧肿胀

2. 常规的 WBI/SPECT 检查的分析

a. WBI 上高强度鼻腔定位

b. SPECT 上泪囊和鼻泪管 RAI 高活性

3. 阳性病史或 WBI/SPECT 阳性

a. 荧光素染料消失试验（FDDT）

b. 注入染料和检查染料

c. DCG/CT-DCG DSG——如果临床检查不明确，多节段狭窄可以作为临床检查的辅助诊断依据（术语：mCi，毫居里；LDS，泪液引流系统；WBI，全身骨显像；SPECT，单光子发射计算机断层扫描；NLD，鼻泪管；DCG，泪道造影术）

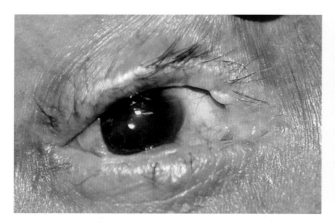

图 43.47　医源性 SALDO：可见皮瓣堵塞右眼上泪点

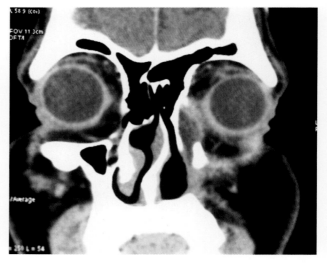

图 43.48　医源性 SALDO：冠状位 CT 扫描，显示左侧泪囊黏液囊肿，在鼻泪管水平有一个陡峭的末端。这是在血管纤维瘤切除之后

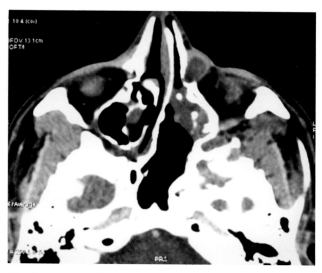

图 43.49　医源性 SALDO：图 43.48 中患者的水平位 CT 扫描。与右侧解剖结构相对比，可见左侧泪道黏膜囊肿

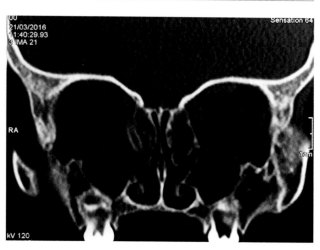

图 43.52　医源性 SALDO：图 43.51 中患者的冠状位 CT 扫描。可见泪囊区域存在异物，并引起继发性损害

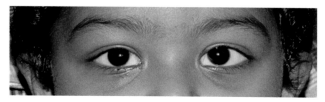

图 43.50　医源性 SALDO：患儿表现为右眼溢泪。既往病史提示曾住院手术治疗严重的感染性鼻窦炎合并眼眶蜂窝织炎

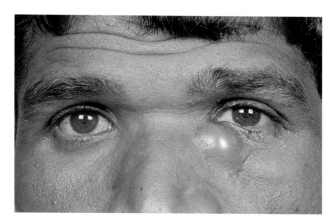

图 43.53　医源性 SALDO：上颌窦骨瘤切除术后左侧泪道脓肿患者的照片

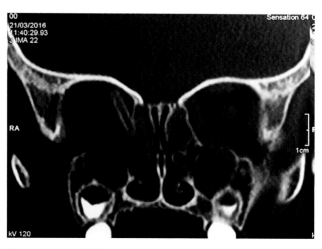

图 43.51　医源性 SALDO：图 43.50 中患者的冠状位 CT 扫描。这是在手术干预后早期的扫描，显示异物存在，根据病例记录为鼻眶引流物

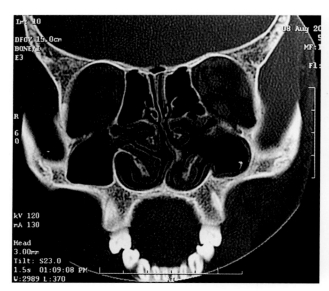

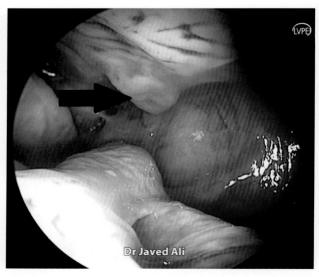

图 43.54　医源性 SALDO：图 43.53 患者的冠状位 CT 扫描 PNS，可见左侧泪道在鼻泪管水平处中断

图 43.55　医源性 SALDO：图 43.50 和图 43.51 中患者的左侧鼻腔的内镜图。注意鼻泪管上段水平切口（黑色箭头）

基本的外路泪囊鼻腔吻合术

44

泪囊鼻腔吻合术（dacrycystorhinostomy，DCR）是常见的治疗鼻泪管阻塞的泪道手术方式[1-3]，是一种通过在泪囊和鼻黏膜之间建立吻合通道的手术。手术适应证包括既往治疗无效的持续性先天性鼻泪管阻塞、原发性获得性鼻泪管阻塞（primary acquired nasolacrimal duct obstructions，PANDO）和继发性获得性鼻泪管阻塞（secondary acquired nasolacrimal duct obstructions，SANDO）。泪囊鼻腔吻合术过程有两个清晰的目标：一是在鼻腔内制造一个大的并且保持通畅的骨孔，二是进行黏膜吻合术。泪囊鼻腔吻合术是一种针对于原发性和继发性鼻泪管阻塞的治疗成功率较高的方法[1-3]。

参考文献

1. Ali MJ, Naik MN, Honavar SG. External dacryocystorhinostomy: tips and tricks. Oman J Ophthalmol, 2012,5:191–195.
2. Ali MJ, Gupta H, Naik MN, et al. Endoscopic guided self-linking stents in pediatric external dacrycystorhionstomy. Minim Invasive Ther Allied Technol, 2013,22:266–270.
3. Ali MJ, Gupta H, Honavar SG, et al. Acquired naso-lacrimal duct obstructions secondary to naso-orbito-ethmoid fractures: patterns and outcomes. Ophthal Plast Reconstr Surg, 2012,28:242–245.

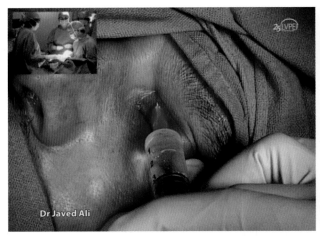

图44.1 外路泪囊鼻腔吻合术：滑车下神经麻醉阻滞

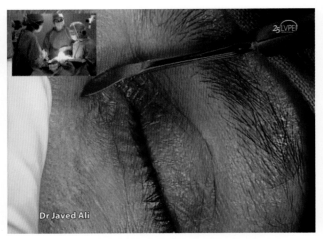

图44.4 外路泪囊鼻腔吻合术：术中用探针确定泪前嵴的位置

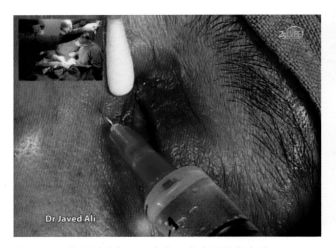

图44.2 外路泪囊鼻腔吻合术：术中行浸润麻醉

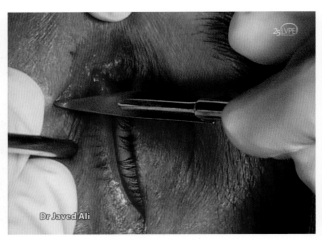

图44.5 外路泪囊鼻腔吻合术：术中在泪前嵴前方行弧形切口

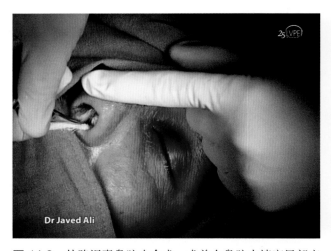

图44.3 外路泪囊鼻腔吻合术：术前在鼻腔内填塞局部麻醉–鼻黏膜收缩混合药物的棉片

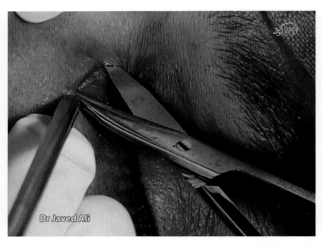

图44.6 外路泪囊鼻腔吻合术：术中皮下组织分离至骨膜

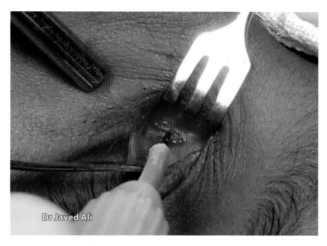

图 44.7 外路泪囊鼻腔吻合术：术中骨膜切口位于上颌骨额突上方，泪前嵴前方

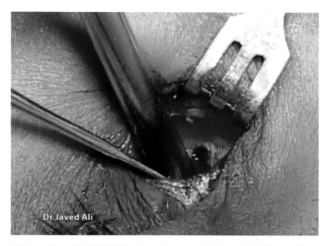

图 44.10 外路泪囊鼻腔吻合术：术中行上颌骨额突骨咬除术

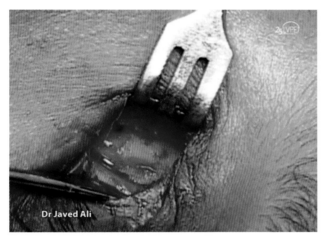

图 44.8 外路泪囊鼻腔吻合术：术中泪囊与骨膜侧面像，以及同时暴露的上颌骨的额突和深蓝色菲薄的泪骨

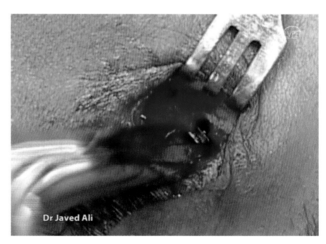

图 44.11 外路泪囊鼻腔吻合术：术中正在去除骨质。适当地去除骨质是要将泪囊和鼻黏膜充分暴露

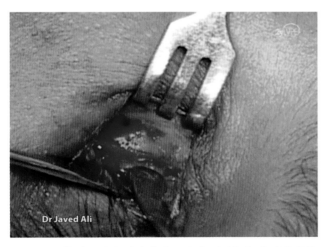

图 44.9 外路泪囊鼻腔吻合术：术中通过轻轻穿透菲薄的泪骨开始去除骨质

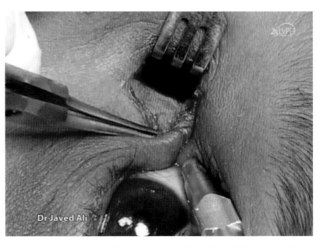

图 44.12 外路泪囊鼻腔吻合术：术中荧光素染色后的泪囊

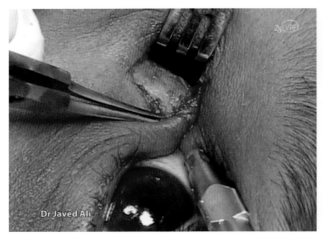

图 44.13　外路泪囊鼻腔吻合术：术中泪囊充盈扩张并被荧光素着染

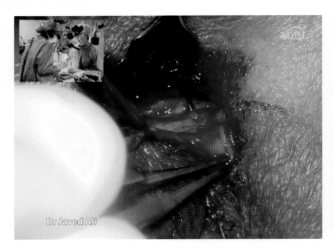

图 44.16　外路泪囊鼻腔吻合术：术中，在探针的辅助下可见泪总管开口。注意可清楚地观察到泪囊的前、后黏膜瓣

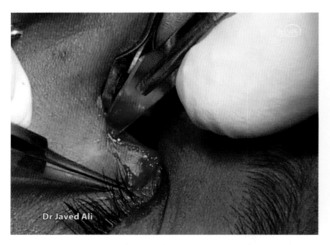

图 44.14　外路泪囊鼻腔吻合术：术中行泪囊缝合。可见泪囊腔内的绿色染料

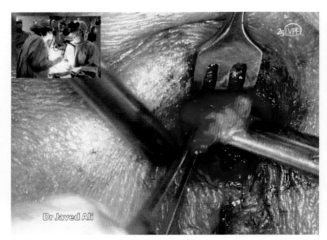

图 44.17　外路泪囊鼻腔吻合术：术中制作鼻黏膜瓣

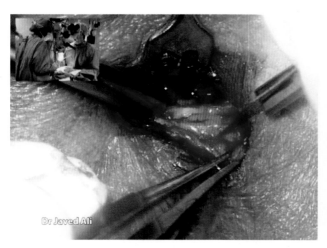

图 44.15　外路泪囊鼻腔吻合术：术中切开的泪囊，在其中央可见泪总管开口

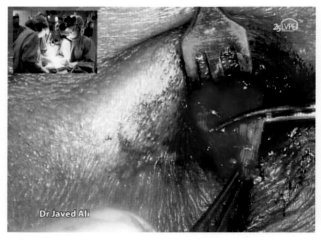

图 44.18　外路泪囊鼻腔吻合术：术中修剪鼻黏膜瓣以实现泪囊黏膜瓣的张力吻合

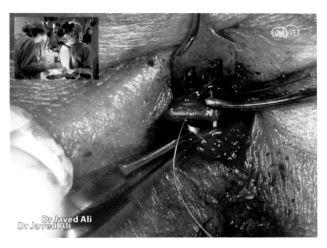

图 44.19 外路泪囊鼻腔吻合术：术中，将泪囊黏膜前瓣与鼻黏膜瓣进行吻合

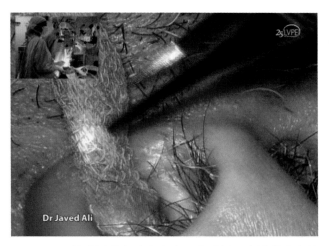

图 44.22 外路泪囊鼻腔吻合术：术后用经聚维酮碘和凡士林浸泡过的纱条填塞鼻腔

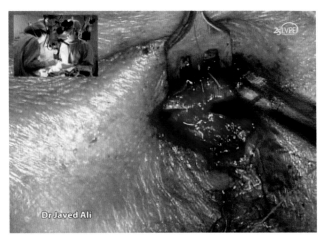

图 44.20 外路泪囊鼻腔吻合术：术中，用可吸收线确切缝合完成吻合

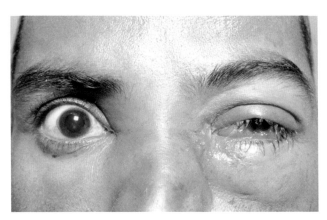

图 44.23 患者左眼急性泪囊炎合并眼眶蜂窝织炎

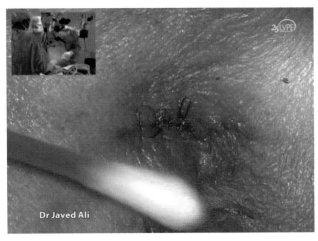

图 44.21 外路泪囊鼻腔吻合术：术中缝合伤口

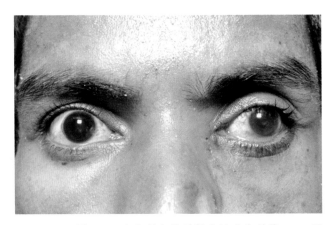

图 44.24 图 44.23 中患者在接受保守治疗和外路 DCR 后的照片

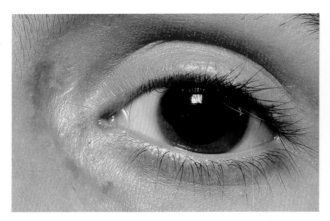

图 44.25　左眼行外路泪囊鼻腔吻合术后的皮肤瘢痕

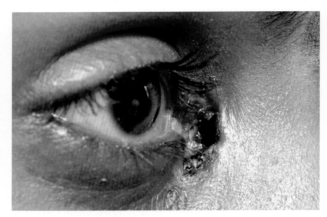

图 44.28　外路泪囊鼻腔吻合术后伤口裂开：图 44.27 中患者右眼术后 1 周出现伤口坏死及严重的开裂现象

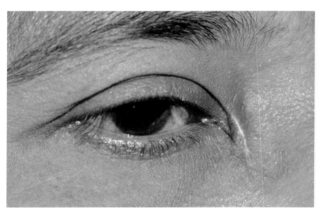

图 44.26　右眼行外路泪囊鼻腔吻合术后出现了蹼状瘢痕，通常由切口延伸至内眦上方所致

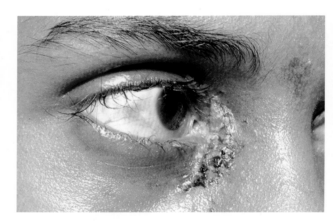

图 44.29　外路泪囊鼻腔吻合术后伤口裂开：图 44.28 的患者右眼的照片。伤口清创后经带蒂皮瓣移植，注意人工泪管仍在原位

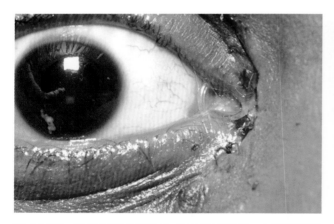

图 44.27　外路泪囊鼻腔吻合术后伤口裂开：右眼行泪囊鼻腔吻合术术后 1 天的照片，可观察到完整的缝线及双管人工泪管

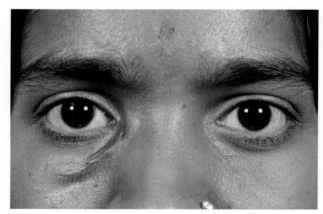

图 44.30　照片显示右眼行泪囊鼻腔吻合术术后伤口炎症，注意不要与急性泪囊炎相混淆

下睑缘入路泪囊鼻腔吻合术

45

外路泪囊鼻腔吻合术的成功率很高，但它有一个不可避免的缺点，那就是它会导致皮肤外表留有切口瘢痕，这也促进了鼻内镜及其他非皮肤切口手术的发展。下睑缘切口入路是一些眼眶和眼睑手术常用的手术方式，术后能有较好的美容效果[1-3]。沿下睑缘的内侧做 10~15mm 切口直至内眦部。切口位于下睑缘 1~2mm，不累及内眦皱襞，从泪点内侧延伸至瞳孔中线外侧。然后分离皮下组织至泪前嵴处，后续手术步骤与常规外路泪囊鼻腔吻合术相同。经平均 29 周（范围为 6~72 周）术后随访，分级评估显示经下睑缘入路泪囊鼻腔吻合术有 47% 的患者瘢痕不可见（0 级），88.2% 的患者疤痕几乎不可见（0-1 级）[1]。患者的主观分级报告显示 88% 的患者的疤痕不可见（0 级）100% 的患者的疤痕几乎不可见（0-1 级）[1]。因此，下睑缘入路泪囊鼻腔吻合术既能达到良好的美容效果，同时也保持了外路泪囊鼻腔吻合术的较高成功率。

参考文献

1. Dave TV, Javed Ali M, Shravani P, et al. Subciliary incision for an external dacryocystorhinostomy. Ophthal Plast Reconstr Surg, 2012,28:341–345.
2. Dave TV, Javed Ali M, Shravani P, et al. Reply re "Subciliary incision for an external dacryocystorhinostomy". Ophthal Plast Reconstr Surg, 2013,29:71–72.
3. Waly MA, Shalaby OE, Elbakary MA, et al. The cosmetic outcome of external dacryocystorhinostomy scar and factors affecting it. Indian J Ophthalmol, 2016,64:261–265.

图 45.8 来自 Dave, et al.Ophthal Plast Reconstr Surg, 2012, 28:341–345.
其他照片由 Dr.Milind N Naik, LVPEI, Hyderabad 提供。

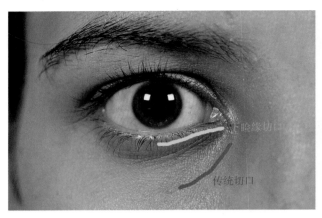

图 45.1　照片显示传统切口和下睑缘切口（照片提供者：Milind Naik, LVPEI, Hyderabad）

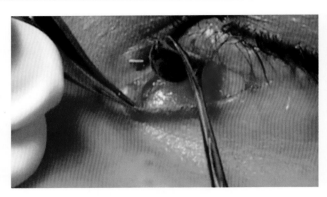

图 45.4　下睑缘入路泪囊鼻腔吻合术：术中向鼻外侧壁方向进行皮下组织分离 (照片提供者：Milind Naik, LVPEI, Hyderabad)

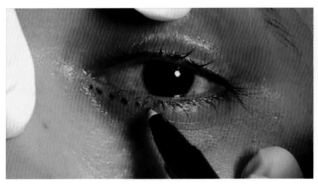

图 45.2　下睑缘入路泪囊鼻腔吻合术：术中对下睑缘切口进行标记（照片提供者：Milind Naik, LVPEI, Hyderabad）

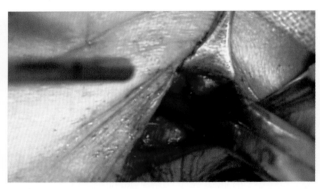

图 45.5　下睑缘入路泪囊鼻腔吻合术：术中行骨质去除术（照片提供者：Milind Naik, LVPEI, Hyderabad）

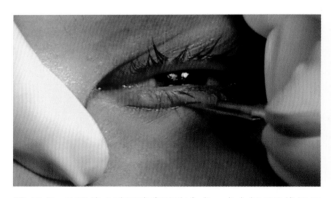

图 45.3　下睑缘入路泪囊鼻腔吻合术：术中行下睑缘切口（照片提供者：Milind Naik, LVPEI, Hyderabad）

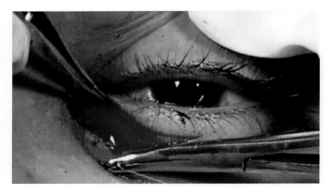

图 45.6　下睑缘入路泪囊鼻腔吻合术：术中缝合眼轮匝肌（照片提供者：Milind Naik, LVPEI, Hyderabad）

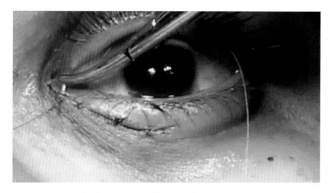

图 45.7 下睑缘入路泪囊鼻腔吻合术：术中缝合皮肤（照片提供者：Milind Naik, LVPEI, Hyderabad）

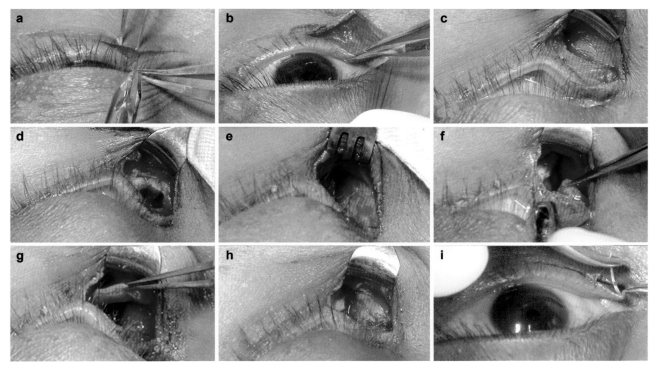

图 45.8 下睑缘入路泪囊鼻腔吻合术：术中行下睑缘切口（图 a），向鼻外侧壁进行皮下剥离（图 b），于泪前嵴上方暴露骨膜（图 c），制作骨窗（图 d），暴露鼻黏膜（图 e），制作泪囊瓣（图 f），制作鼻黏膜瓣（图 g），将泪囊瓣和鼻黏膜瓣进行吻合（图 h），缝合伤口（图 i）

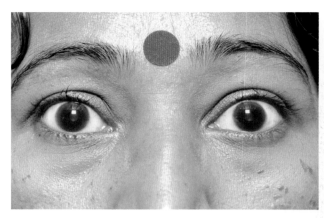

图 45.9　一位患者的术前照片（照片提供者：Milind Naik, LVPEI, Hyderabad）

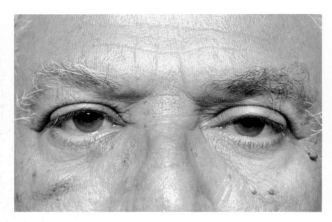

图 45.12　图 45.11 中的患者右眼行下睑缘入路泪囊鼻腔吻合术后 6 周的照片。可观察到疤痕几乎不可见（照片提供者：Milind Naik, LVPEI, Hyderabad）

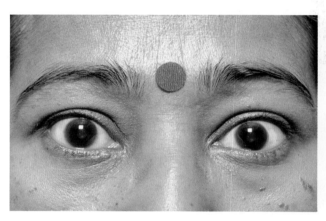

图 45.10　图 45.9 中的患者右眼行下睑缘入路泪囊鼻腔吻合术后 6 周的照片，手术切口瘢痕隐匿（照片提供者：Milind Naik, LVPEI, Hyderabad）

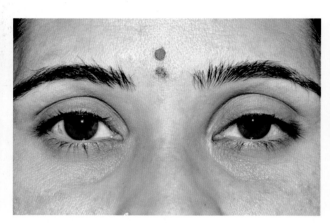

图 45.13　一位患者的术前照片（照片提供者：Milind Naik, LVPEI, Hyderabad）

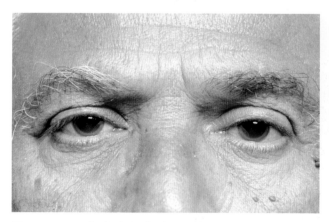

图 45.11　一位患者的术前照片（照片提供者：Milind Naik, LVPEI, Hyderabad）

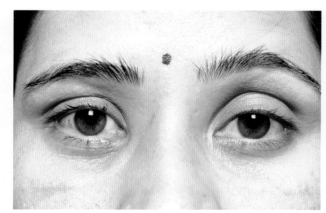

图 45.14　图 45.13 中的患者右眼行下睑缘入路泪囊鼻腔吻合术后 6 周的照片，手术切口瘢痕隐匿（照片提供者：Milind Naik, LVPEI, Hyderabad）

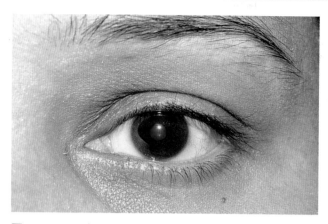

图 45.15　一位患者左眼的术前照片（照片提供者：Milind Naik, LVPEI, Hyderabad）

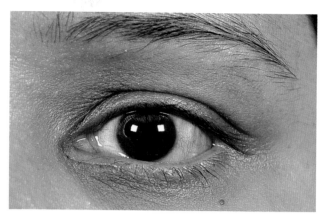

图 45.17　图 45.15 和图 45.16 的患者右眼行下睑缘入路泪囊鼻腔吻合术术后 6 周的照片，可观察到较淡的瘢痕（照片提供者：Milind Naik, LVPEI, Hyderabad）

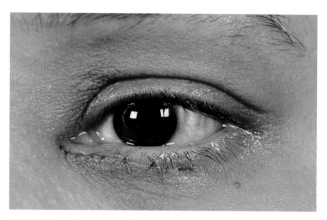

图 45.16　图 45.15 中的患者行下睑缘入路泪囊鼻腔吻合术术后 1 天的照片，可见手术缝线（照片提供者：Milind Naik, LVPEI, Hyderabad）

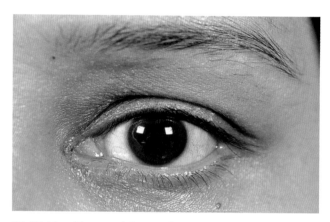

图 45.18　图 45.15~图 45.17 中的患者术后 3 个月的照片，美容效果明显（照片提供者：Milind Naik, LVPEI, Hyderabad）

基本的鼻内镜泪囊鼻腔吻合术

46

鼻内镜泪囊鼻腔吻合术正逐渐成为替代外路泪囊鼻腔吻合术的方法。它具有无面部手术切口，无需切断内眦韧带，避免了损伤面神经末梢，以及无皮肤和深层组织的术后瘢痕挛缩的优点，而外路泪囊鼻腔吻合术（外路 DCR）术后即使吻合口是通畅的，以上这些不良影响都可能导致继发泪液泵功能障碍[1-5]。在泪囊炎急性发作期，内镜泪囊鼻腔吻合术（内镜 DVR）不是禁忌证，手术可促进恢复，而且与外路 DCR 相比，内镜 DCR 创伤明显减少[4,5]。近期研究显示鼻内镜泪囊鼻腔吻合术的手术成功率可高达 95%，甚至更高[1-3]。这也反映了泪道领域的医生对鼻内镜技术与相关解剖知识的理解已更加深入，并对术后黏膜的愈合有了更好掌控。内镜 DCR 成功的关键在于创造了一个足够大的骨窗，去除上方足够的骨质，泪囊造口足够大，最大限度地保留鼻黏膜和泪囊黏膜并使黏膜边缘紧密接近，以及在术后能在早期且定期用内镜监测吻合口愈合情况[1-5]。

参考文献

1. Ali MJ, Psaltis AJ, Murphy J, et al. Powered endoscopic dacryocys-torhinostomy: a decade of experience. Ophthal Plast Reconstr Surg, 2015,31:219–221.
2. Ali MJ, Psaltis AJ, Bassiouni A, et al. Long-term outcomes in primary powered endoscopic dacryocystorhinostomy. Br J Ophthalmol, 2014,98:1678–1680.
3. Ali MJ, Psaltis AJ, Wormald PJ. Long-term outcomes in revision powered endoscopic dacryocystorhinostomy. Int Forum Allergy Rhinol, 2014,4:1016–1019.
4. Kamal S, Ali MJ, Pujari A, et al. Primary powered endoscopic dac-ryocystorhinostomy in the setting of acute dacryocystitis and lacri-mal abscess. Ophthal Plast Reconstr Surg, 2015,31:293–295.
5. Chisty N, Singh M, Ali MJ, et al. Long-term outcomes of powered endoscopic dacryocystorhinostomy in acute dacryocystitis. Laryngoscope, 2016,126:551–553.

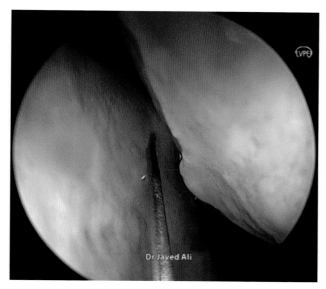

图 46.1 基本的鼻内镜泪囊鼻腔吻合术：右鼻腔的内镜图像显示对中鼻甲腋前方黏膜下进行局部麻醉浸润

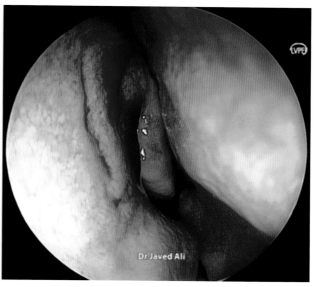

图 46.3 基本的鼻内镜泪囊鼻腔吻合术：内镜图像显示鼻黏膜血管收缩良好，注意标定的水平切口和垂直切口界限。将其与图 46.1 和图 46.2 进行比较

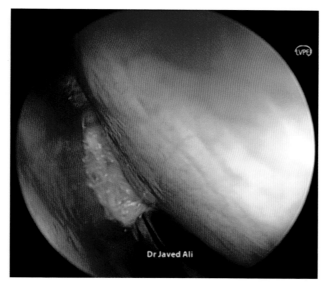

图 46.2 基本的鼻内镜泪囊鼻腔吻合术：内镜图像显示用减充血剂填塞鼻腔

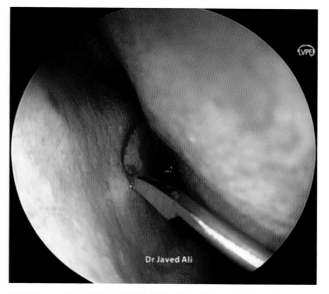

图 46.4 基本的鼻内镜泪囊鼻腔吻合术：内镜图像显示于中鼻甲腋上方 8~10mm 做一个 10~15mm 的鼻黏膜水平切口

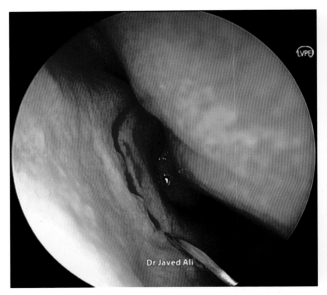

图 46.5　基本的鼻内镜泪囊鼻腔吻合术：内镜图像显示做鼻黏膜垂直切口

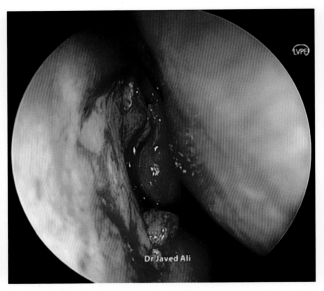

图 46.7　基本的鼻内镜泪囊鼻腔吻合术：内镜图像显示上颌骨额突暴露良好

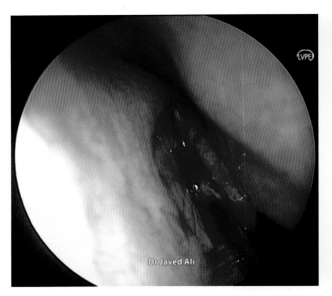

图 46.6　基本的鼻内镜泪囊鼻腔吻合术：内镜图像显示翻开已切开的鼻黏膜瓣

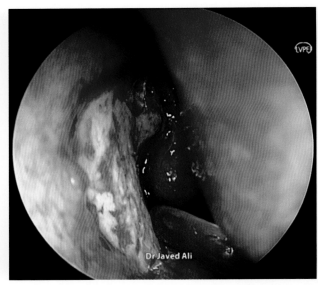

图 46.8　基本的鼻内镜泪囊鼻腔吻合术：内镜图像显示在较薄的泪骨背面做第一个下方骨孔

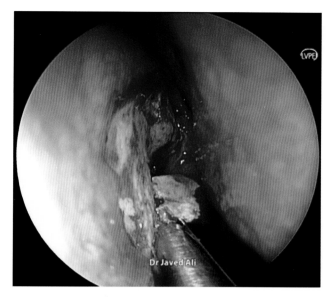

图 46.9　基本的鼻内镜泪囊鼻腔吻合术：内镜图像显示除去泪骨的下部

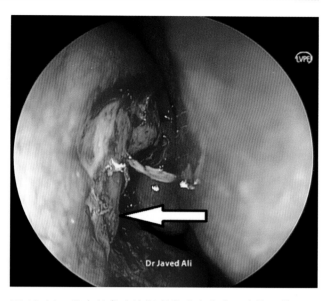

图 46.11　基本的鼻内镜泪囊鼻腔吻合术：内镜图像显示暴露鼻泪管（白色箭头）

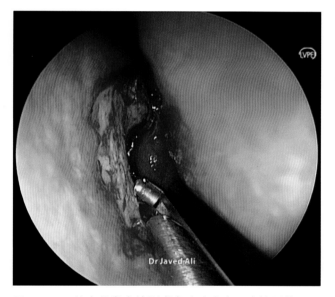

图 46.10　基本的鼻内镜泪囊鼻腔吻合术：内镜图像显示用咬骨钳制作骨窗

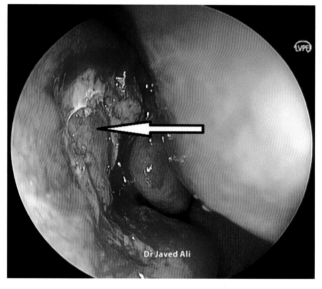

图 46.12　基本的鼻内镜泪囊鼻腔吻合术：内镜图像显示暴露的泪囊下半部分（白色箭头）

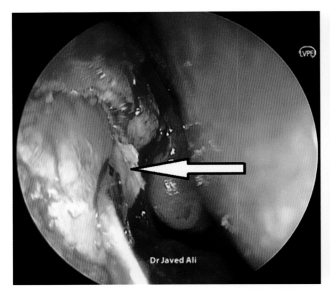

图 46.13　基本的鼻内镜泪囊鼻腔吻合术：内镜图像显示除去泪骨的上部（白色箭头）

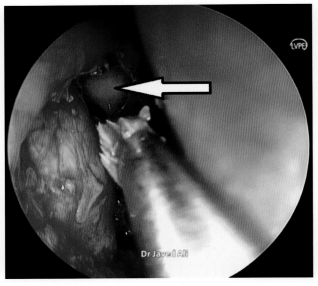

图 46.15　基本的鼻内镜泪囊鼻腔吻合术：内镜图像显示暴露鼻堤（白色箭头）。这也提示已经到达了泪囊底水平

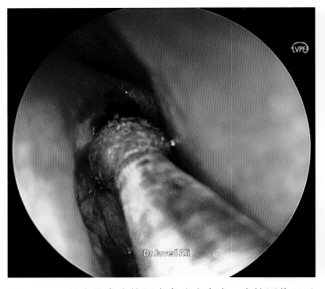

图 46.14　基本的鼻内镜泪囊鼻腔吻合术：内镜图像显示用磨钻在上部制作骨窗

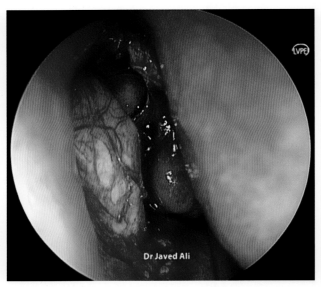

图 46.16　基本的鼻内镜泪囊鼻腔吻合术：内镜图像显示制作骨窗后暴露出泪囊全长

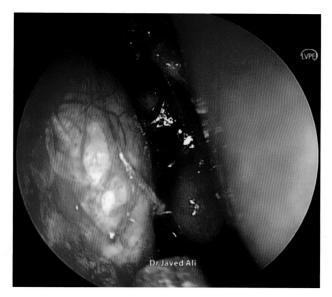

图 46.17 基本的内镜泪囊鼻腔吻合术：内镜图像为已暴露的泪囊，注意界限清楚的泪囊静脉丛

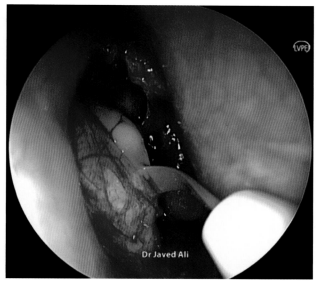

图 46.19 基本的鼻内镜泪囊鼻腔吻合术：内镜图像显示充分的泪囊切口，可见腔内有脓性内容物

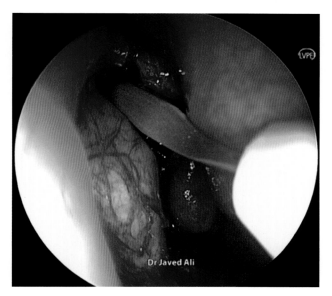

图 46.18 基本的鼻内镜泪囊鼻腔吻合术：内镜图像显示用新月形刀切开泪囊

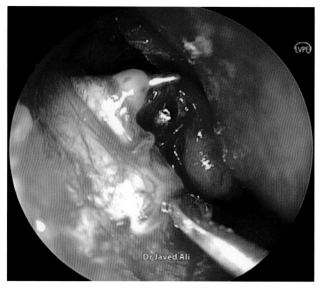

图 46.20 基本的鼻内镜泪囊鼻腔吻合术：内镜图像显示制作泪囊瓣水平切口以便于翻开泪囊瓣，类似于一本打开的书摊在鼻侧壁上

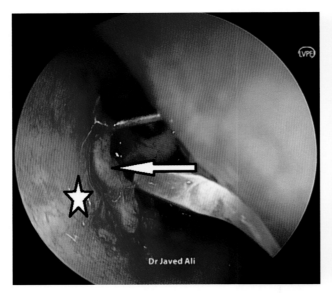

图 46.21 基本的鼻内镜泪囊鼻腔吻合术：内镜图像显示将前泪囊瓣翻起，可见泪囊瓣（白色箭头所指）黏膜与鼻黏膜（白色五角星）吻合

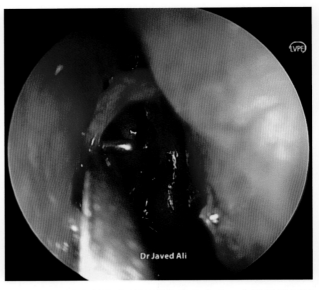

图 46.23 基本的鼻内镜泪囊鼻腔吻合术：内镜图像显示将上部鼻黏膜瓣复位

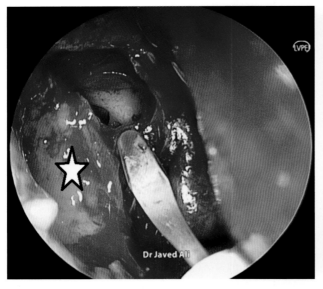

图 46.22 基本的鼻内镜泪囊鼻腔吻合术：内镜图像显示将后泪囊瓣翻起（白色五角星）。可见泪囊瓣（白色五角星）与鼻黏膜瓣（新月形刀）吻合

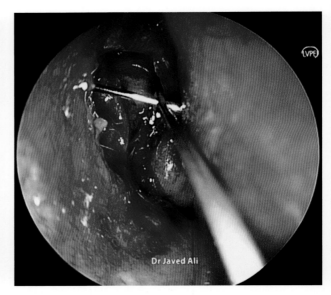

图 46.24 基本的鼻内镜泪囊鼻腔吻合术：内镜图像显示从腔内取出置入的 Crawford 管的一侧端

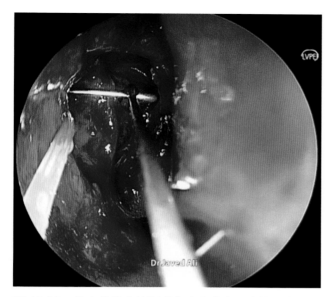

图 46.25　基本的鼻内镜泪囊鼻腔吻合术：内镜图像显示取出置入的 Crawford 管的另一侧端

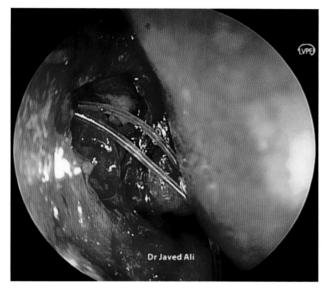

图 46.26　基本的鼻内镜泪囊鼻腔吻合术：内镜图像显示周围黏膜端端吻合，以促进愈合。注意置入的 Crawford 双管人工泪管

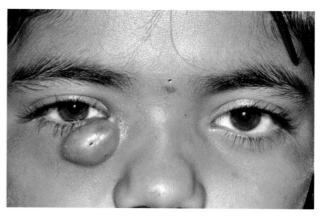

图 46.27　泪囊脓肿的内镜泪囊鼻腔吻合术：照片显示一名 12 岁儿童患有巨大泪囊脓肿

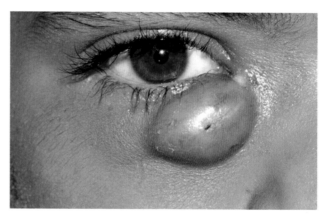

图 46.28　泪囊脓肿的内镜泪囊鼻腔吻合术：图 46.27 中患者右眼的照片，显示了一个大的泪囊脓肿。该患者于第 2 日进行了内镜泪囊鼻腔吻合术

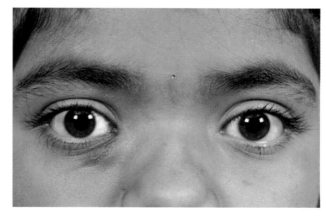

图 46.29　泪囊脓肿的内镜泪囊鼻腔吻合术：图 46.27 的患者术后 1 周的照片，注意脓肿已完全消除

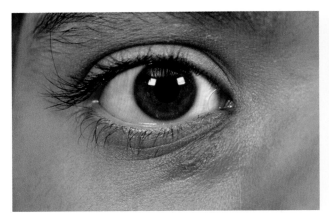

图 46.30　泪囊脓肿的内镜泪囊鼻腔吻合术：图 46.27 中的患者右眼术后 1 周的照片，可与图 46.28 的右眼进行比较，并可见在位的 Crawford 双管人工泪管

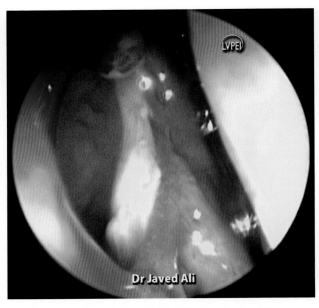

图 46.32　泪囊脓肿的内镜泪囊鼻腔吻合术：图 46.31 中的患者右鼻腔的内镜图像，可见荧光素内镜染料排泄试验（FEDT）阳性

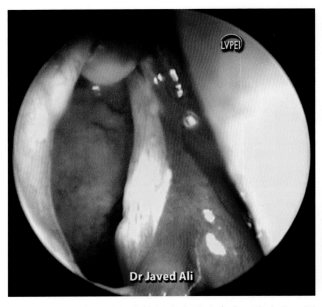

图 46.31　泪囊脓肿的内镜泪囊鼻腔吻合术：取出人工泪管 4 周后右侧鼻腔的内镜图像显示吻合道开口充分，基底深，黏膜边缘愈合良好

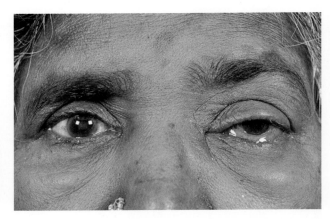

图 46.33　内镜泪囊鼻腔吻合术术后眼眶蜂窝织炎：一名糖尿病患者左眼行内镜泪囊鼻腔吻合术后 1 周的照片。可观察到左眼突出、上睑下垂及结膜水肿

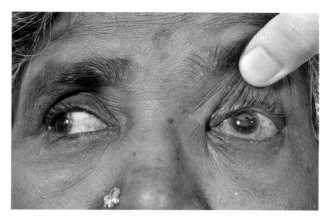

图 46.34　内镜泪囊鼻腔吻合术术后眼眶蜂窝织炎：图 46.33 中患者左眼运动受限图片 1

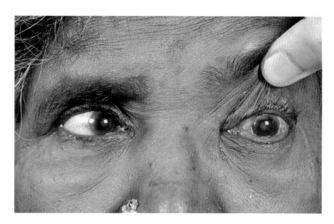

图 46.35　内镜泪囊鼻腔吻合术术后眼眶蜂窝织炎：图 46.33 中患者左眼运动受限图片 2

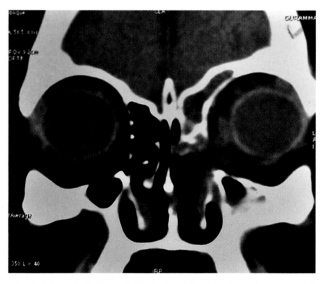

图 46.36　内镜泪囊鼻腔吻合术术后眼眶蜂窝织炎：图 46.33 中患者冠状位 CT 扫描显示内下方眶骨一个大的缺损，为内镜泪囊鼻腔吻合术严重的术后并发症，通常是由于手术时超越解剖界限所致

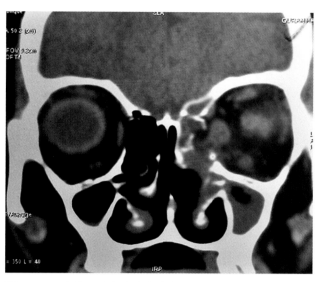

图 46.37　内镜泪囊鼻腔吻合术术后眼眶蜂窝织炎：图 46.33 中患者冠状位 CT 扫描显示眶骨缺损并伴有弥漫性筛窦炎

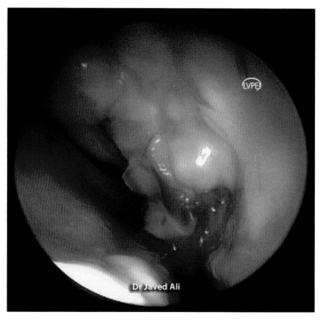

图 46.38　内镜泪囊鼻腔吻合术术后眼眶蜂窝织炎：图 46.33 中患者左侧鼻腔的内镜图像显示伤口被渗出的分泌物大面积覆盖

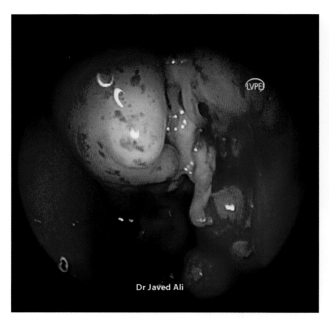

图 46.39　内镜泪囊鼻腔吻合术术后眼眶蜂窝织炎：对图 46.33 中患者行内镜清创术，可见中鼻道旁的眼眶组织

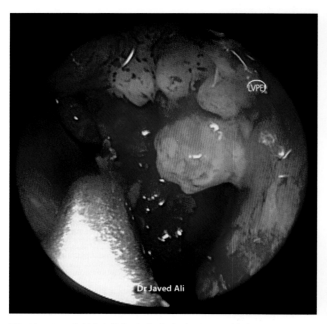

图 46.40　内镜泪囊鼻腔吻合术术后眼眶蜂窝织炎：对图 46.33 中患者行清创术时，创口内见眼眶脂肪脱垂并伴有出血和感染，经微生物学检测证实此为细菌感染。清创术后对患者进行了强效抗生素治疗，并积极控制血糖

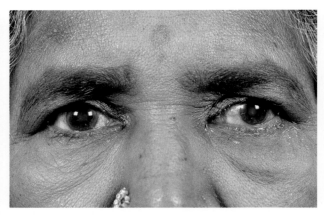

图 46.41　内镜泪囊鼻腔吻合术术后眼眶蜂窝织炎：图 46.33 中患者行清创术并静脉注射抗生素两周后的照片，可见眼球突出、上睑下垂和结膜水肿等已基本消除，可与图 46.33 进行比较

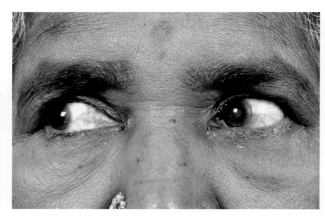

图 46.42　内镜泪囊鼻腔吻合术术后眼眶蜂窝织炎：图 46.33 中患者术后两周时的照片，显示其眼球运动已完全恢复，可与图 46.34 比较

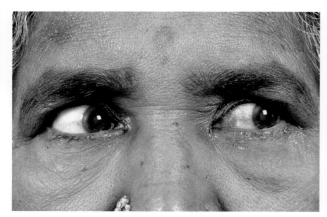

图 46.43　内镜泪囊鼻腔吻合术术后眼眶蜂窝织炎：图 46.33 中患者术后两周时的照片，显示其眼球运动已完全恢复，可与图 46.35 比较

超声内镜泪囊鼻腔吻合术

47

超声手术是通过使用 20~30kHz 的压电波或超声波只对矿化组织进行切割，而软组织得以保留的手术方法。其在重要部位操作中安全性高的优点使其适用于眼眶和泪道手术[1-3]。该仪器是由压电手柄、蠕动泵、控制台、各种切头及脚踏板组成。超声技术应用于鼻内镜泪囊鼻腔吻合术（endoscopic DCR）中的骨切除步骤，具有易切除骨质、易于完成上方骨成形、低热量/无组织坏死、出血少、泪囊及软组织保护性好、可视化较高（LED）、手术时间短、医生疲劳程度低、组织愈合好等优点，因此适合培训经验不足的手术医生。在进行骨切除时，将金刚石切割刀头垂直于目标骨放置，通过笔触式的运动使骨发生乳化。据研究报道，超声辅助泪道手术效果与电动切割器辅助泪道手术效果相似[1-3]。在骨表面挖出一条沟槽后继续向周围进行加深，以达到良好的骨切除效果。

参考文献

1. Murchinson AP, Pribitkin EA, Rosen MR, et al. The ultrasonic bone aspirator in transnasal endoscopic dacryocystorhinostomy. Ophthal Plast Reconstr Surg, 2013,29:25–29.
2. Ali MJ, Singh M, Chisty N, et al. Endoscopic ultrasonic dacryocystorhinostomy: clinical profile and outcomes. Eur Arch Otorhinolaryngol, 2016,273:1789–1793.
3. Ali MJ, Ganguly A, Ali MH, et al. Time taken for superior osteotomy in primary powered endoscopic dacryocystorhinostomy: is there a difference between an ultrasonic aspirator and mechanical drill? Int Forum Allergy Rhinol, 2015,5:764–767.

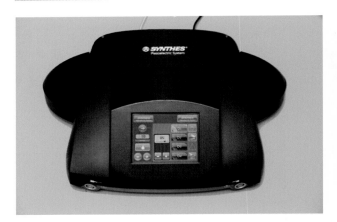

图 47.1　压电系统

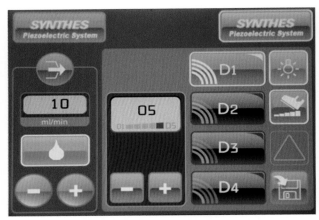

图 47.4　多功能触摸感应控制台

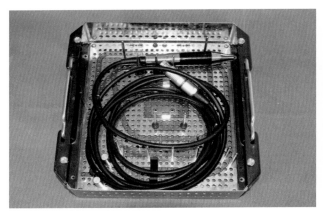

图 47.2　压电手柄套装

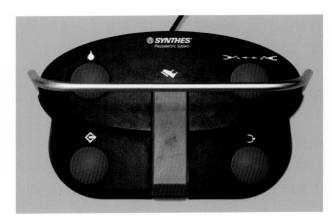

图 47.5　可以控制控制台所有功能的脚踏板

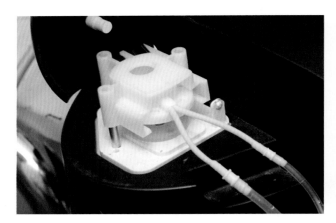

图 47.3　蠕动泵

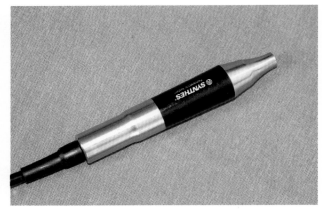

图 47.6　压电手柄

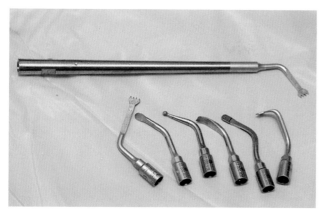

图 47.7 各种压电头

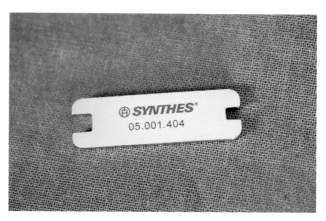

图 47.10 平扳手

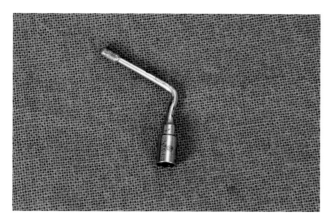

图 47.8 常用于内镜下 DCR 的金刚石切割头

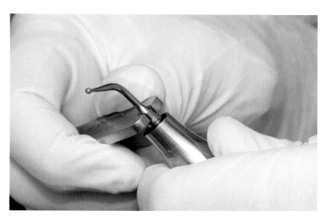

图 47.11 将切割头装在手柄上，并借助扳手固定于手柄

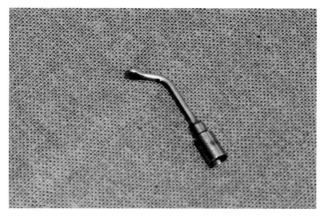

图 47.9 半圆形扁平切头在某些病例 DCR 术中上方骨切除时十分有用

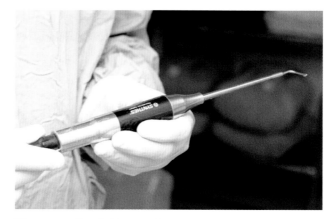

图 47.12 装配好的压电手柄

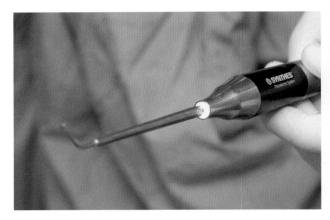

图 47.13　LED 照明手柄，需要时可在鼻腔深处提供额外的照明

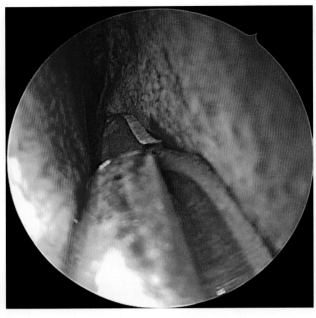

图 47.15　左侧鼻腔内镜视图显示鼻黏膜水平切口，位于中鼻甲腋的前上方

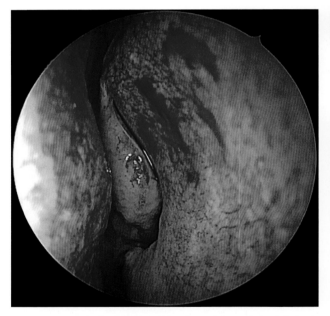

图 47.14　左侧鼻腔内镜视图，充血减轻，准备进行超声内镜泪囊鼻腔吻合术

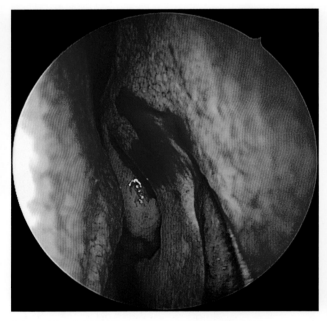

图 47.16　左侧鼻腔内镜视图显示鼻黏膜垂直切口

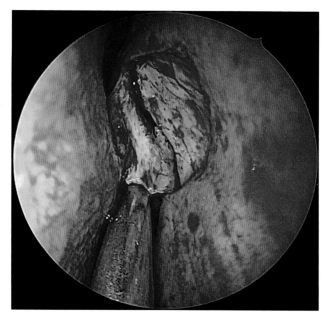

图 47.17　左侧鼻腔内镜视图显示翻转的鼻黏膜瓣并暴露出上颌骨额突

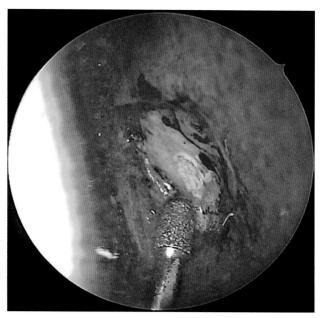

图 47.19　左侧鼻腔内镜视图显示骨乳化的开始

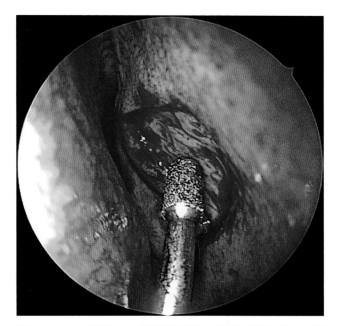

图 47.18　左侧鼻腔内镜图像显示金刚石切割头置于上颌骨额突的部位

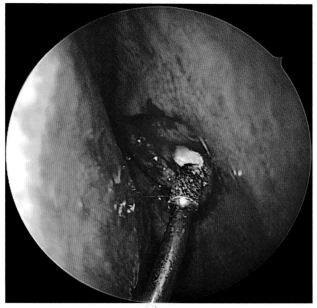

图 47.20　左侧鼻腔内镜图像显示造成第一个沟槽

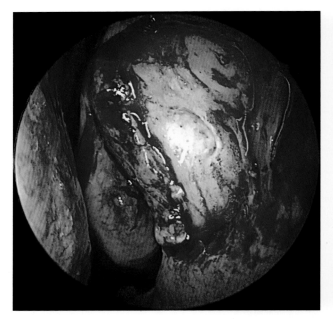

图 47.21　左侧鼻腔内镜视图显示沟槽向周边扩大和加深

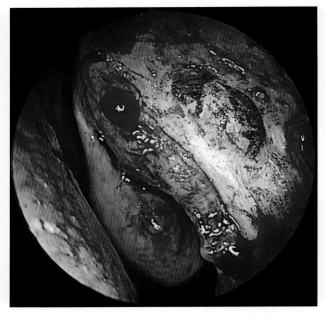

图 47.23　左侧鼻腔内镜视图显示骨切除区域圆周形扩大

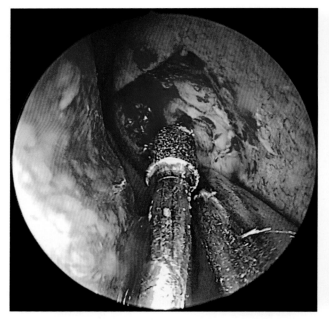

图 47.22　左侧鼻腔内镜视图显示局部骨质切除，暴露前下方泪囊

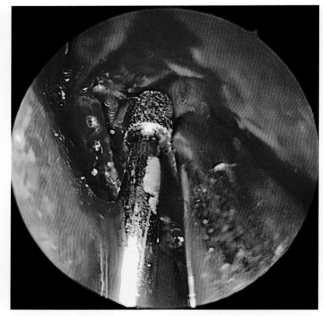

图 47.24　左侧鼻腔内镜视图显示上方骨切除

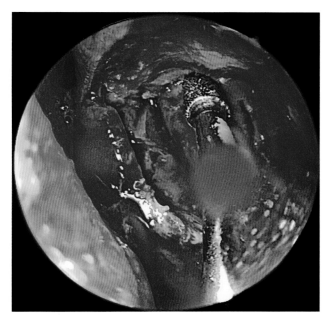

图 47.25 左侧鼻腔内镜视图显示上方的骨切除区域进一步扩大

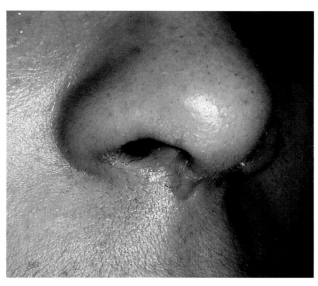

图 47.27 照片显示一小块上皮灼伤。一般只发生在骨切除过程中灌洗水流突然中断的情况下

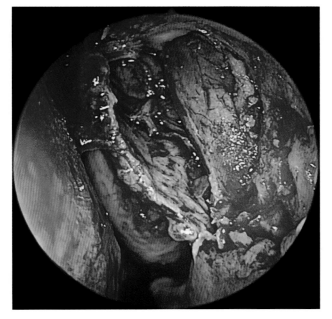

图 47.26 左侧鼻腔内镜视图显示骨质完全切除，泪囊暴露良好

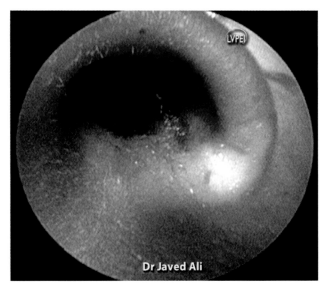

图 47.28 一小块上皮灼伤的特写照片

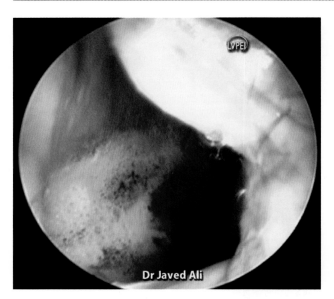

图47.29　右侧鼻腔内镜视图显示鼻腔黏膜上皮由于灌洗突然中断而发生灼伤

非内镜经鼻泪囊鼻腔吻合术

48

经鼻腔入路的泪囊鼻腔吻合术具有多种优点，包括无可见瘢痕、术后并发症发生率低、恢复快，以及手术成功率与外路 DCR 相似等。非内镜经鼻泪囊鼻腔吻合术（NEN DCR），于 2003 年首次报道，通过直视而非视频内镜进行经鼻泪囊鼻腔吻合术。这种手术技术避免了对昂贵的激光、超声及机械钻的需求，其良好的手术效果已被广泛报道[1-3]。NEN DCR 在常规病例、再次手术的病例及急性泪囊炎中取得了与内镜下 DCR 相似的疗效。NEN DCR 最终形成的吻合口大小与外路 DCR 相似。

参考文献

1. Ganguly A, Videkar C, Goyal R, Rath S. Nonendoscopic endonasal dacryocystorhinostomy: outcome in 134 eyes. Indian J Ophthalmol, 2016,2:215–221.
2. Jain S, Ganguly A, Singh S, et al. Primary nonendoscopic endonasal versus delayed external dacryocystorhinostomy in acute dacryocystitis. Ophthal Plast Reconstr Surg, 2017,33:285–288.
3. Ganguly A, Kaza H, Kapoor A, et al. Comparative evaluation of the ostium after external and non-endoscopic endonasal dacryocystorhinostomy using Image processing (Matlabs and Image J) softwares. Ophthal Plast Reconstr Surg, 2017,33:345–349.

图 48.1　照片显示手术医师的位置（图 a）和一套非内镜经鼻泪囊鼻腔吻合术手术器械（图 b）（图片提供者：Suryasnata Rath, LVPEI, Bhubaneshwar）

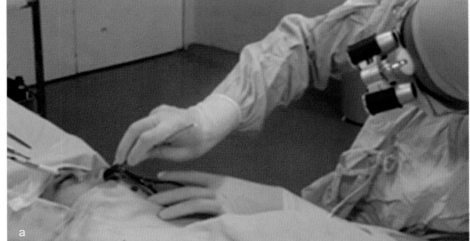

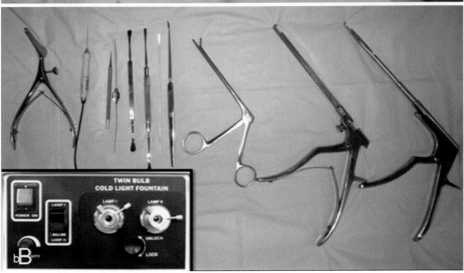

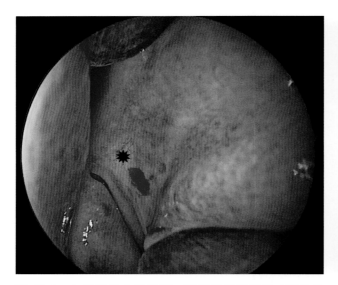

图 48.2　左侧鼻腔内镜视图，可见明亮透照处（黑色星形），这是由玻璃体切割术用内照明光纤头置于泪囊内壁所呈现（图片提供者：Suryasnata Rath, LVPEI, Bhubaneshwar）

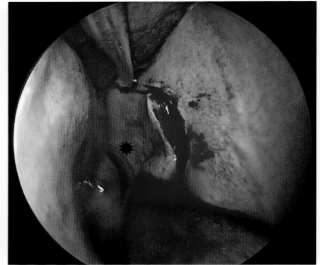

图 48.3　左侧鼻腔内镜视图显示由镰状鼓膜刀围绕透照区（黑色星形）制备形成的"C"形鼻黏膜切口。在手术部位的上下方可见鼻镜的长叶片（图片提供者：Suryasnata Rath, LVPEI, Bhubaneshwar）

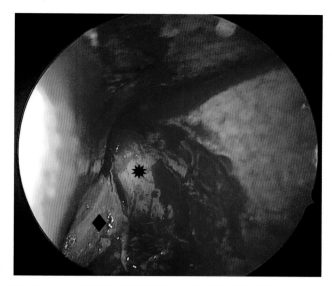

图 48.4 左侧鼻腔内镜视图显示穿过骨质的透射光（黑色星形）及鼻黏膜瓣（黑色菱形）（图片提供者：Suryasnata Rath, LVPEI, Bhubaneshwar）

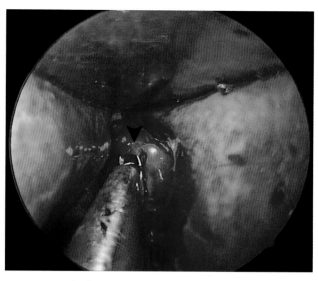

图 48.6 左侧鼻腔内镜视图显示大的骨孔和部分暴露的泪囊。去除上方骨质（黑色箭头）是手术成功的关键。可选择一把精细的开口向上的 Kerrison 咬骨钳或微型钻头来切除上方骨质（图片提供者：Suryasnata Rath, LVPEI, Bhubaneshwar）

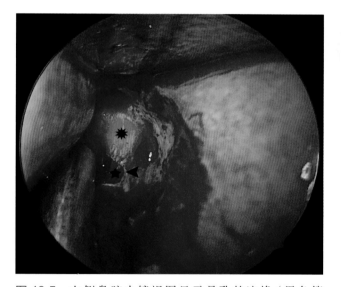

图 48.5 左侧鼻腔内镜视图显示骨孔的边缘（黑色箭头），通过骨孔可见泪囊（黑色五角星）（图片提供者：Suryasnata Rath, LVPEI, Bhubaneshwar）

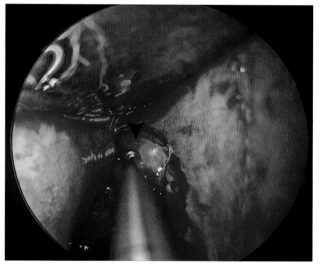

图 48.7 左侧鼻腔内镜视图显示大的骨孔和暴露的泪囊。去除上方骨质（黑色箭头）是手术成功的关键（图片提供者：Suryasnata Rath, LVPEI, Bhubaneshwar）

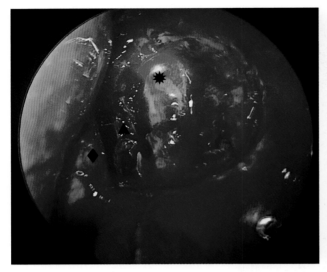

图 48.8　左侧鼻腔内镜视图显示一个大的骨孔，暴露的泪囊及透照靶（黑色星形）。也可见到鼻黏膜瓣（黑色菱形）及筛窦气房（黑色三角形）（图片提供者：Suryasnata Rath, LVPEI, Bhubaneshwar）

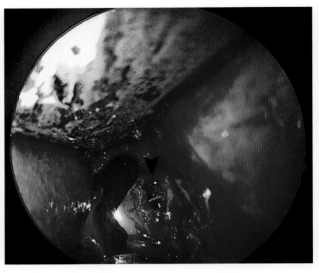

图 48.10　左侧鼻腔内镜视图显示玻璃体切割用的内照明光纤头顶起泪囊及沿着泪囊长度的全层切口（黑色箭头）。这个切口向下延伸加上水平松弛切口，有助于形成一个大的向后翻转的泪囊瓣（图片提供者：Suryasnata Rath, LVPEI, Bhubaneshwar）

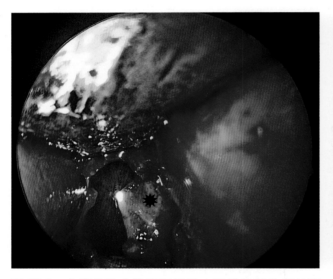

图 48.9　左侧鼻腔内镜视图显示内照明光纤头顶起泪囊，以便于进行全层泪囊造口术（图片提供者：Suryasnata Rath, , LVPEI, Bhubaneshwar）

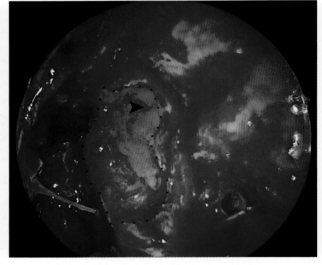

图 48.11　左侧鼻腔内镜视图显示完全的泪囊造口。标记区是泪囊的边缘（一排圆点）及泪总管内开口（黑色箭头）（图片提供者：Suryasnata Rath, LVPEI, Bhubaneshwar）

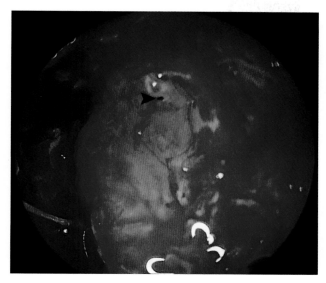

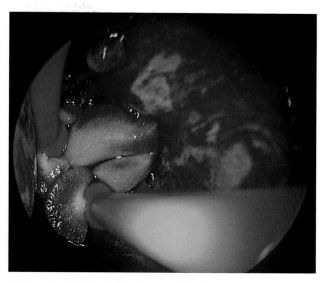

图 48.12　左侧鼻腔内镜视图显示用荧光素染色的生理盐水冲洗，冲洗液自由流入开放的泪囊（黑色箭头）（图片提供者：Suryasnata Rath, LVPEI, Bhubaneshwar）

图 48.13　左侧鼻内镜视图显示手术结束时联合应用了丝裂霉素 C（图片提供者：Suryasnata Rath, LVPEI, Bhubaneshwar)

经泪小管内镜激光泪囊鼻腔吻合术

49

内镜和激光技术的进步促进了经泪小管内镜激光泪囊鼻腔吻合术（endocanalicular laser dacryocystorhinostomy，ECL-DCR）这一概念的产生。ECL-DCR 的基本原理与其他 DCR 术式相同[1-3]。在 ECL-DCR 中，激光导光纤维通过泪点进入泪小管，最终到达泪囊。通过标准直径的鼻内镜从鼻内观察激光照亮的区域（图 49.1）。然后，利用导光纤维引导的激光穿透鼻腔外侧壁形成骨孔。由于泪囊没有全长切开，而且泪囊黏膜瓣与鼻黏膜瓣也没有吻合，因此吻合口的开放在 ECL-DCR 中尤为重要。基本的 ECL-DCR 成功的关键在于正确的病例选择、术前彻底的鼻内镜检查、合适的激光仪器、良好的手术技术、适宜的辅助治疗（丝裂霉素 C）。然而，包括激光制作大骨孔的能力有限，激光造成的黏膜组织灼烧及远期治疗效果不够理想等一些问题的存在，使得该技术目前仍不尽如人意。因此谨慎选择患者及恰当的术前告知，并取得患者的同意是非常必要的。

参考文献

1. Henson RD, Henson RG Jr, Cruz HL Jr, et al. Use of the diode laser with intra-operative mitomycin C in endocanalicular laser dacryocystorhinosotmy. Ophthal Plast Reconstr Surg, 2007,23:134–137.
2. Henson RD, Cruz HL Jr, Henson RG Jr, et al. Postoperative appli-cation of Mitomycin-C in Endocanalicular laser dacryocystorhinostomy. Ophthal Plast Reconstr Surg, 2012,28:192–195.
3. Kaynak P, Ozturker C, Yazgan S, et al. Transcanalicular diode laser assisted dacryocystorhinostomy in primary acquired nasolacrimal duct obstruction: 2-year follow up. Ophthal Plast Reconstr Surg, 2014,30:28–33.

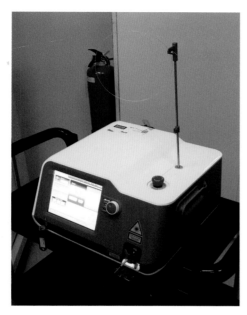

图 49.1 最近推出的用于 ECL-DCR 的二极管激光机（图片提供者：Raoul Henson, SLMC, Philippines）

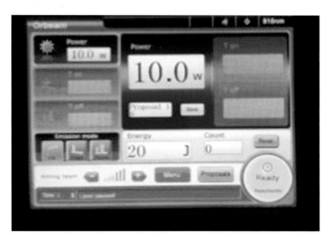

图 49.2 激光机控制台显示了各种功能控制键（图片提供者：Raoul Henson, SLMC, Philippines）

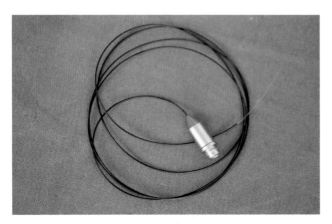

图 49.3 激光探针

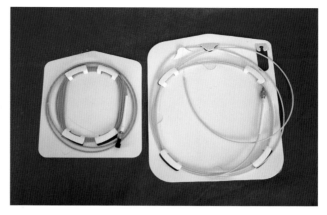

图 49.4 不同样式的激光探针

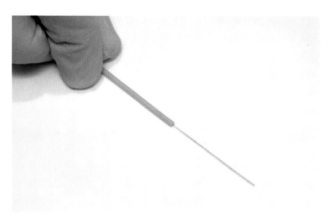

图 49.5 激光探针的头部

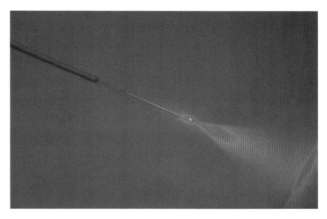

图 49.6 工作状态的激光探针，可见由导光纤维发射出的激光

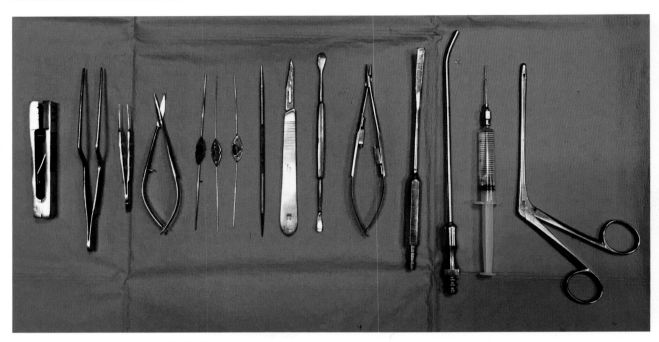

图 49.7　ECL-DCR 常用的其他手术器械（图片提供者：Raoul Henson, SLMC，Philippines）

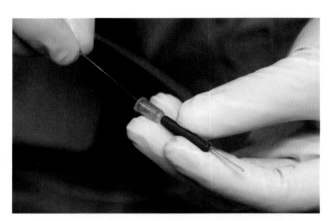

图 49.8　当使用激光探针时，笔者更倾向于使用 Sisler 泪小管环钻作为激光探针头部的载体，而不是直接使用裸探针

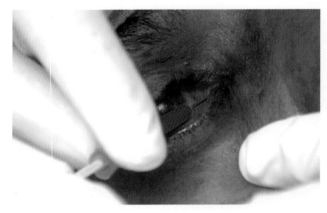

图 49.10　激光探针与 Sisler 环钻相结合进行操作

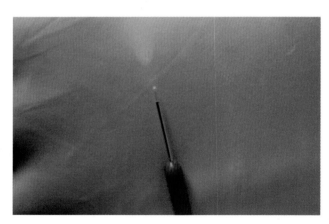

图 49.9　探针头部稍超出环钻边缘

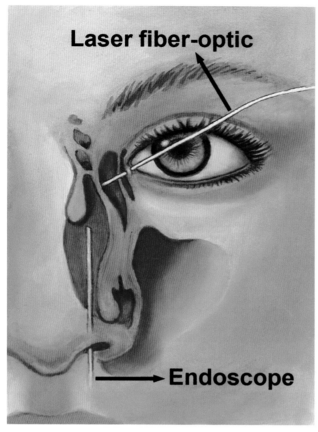

图 49.11　经泪小管内镜激光 DCR 的原理（图片提供者：Josie Henson，Angeles City, Philippines）

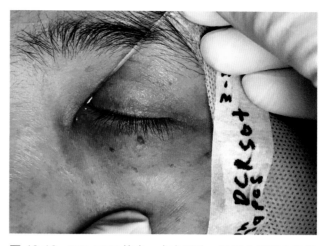

图 49.13　ECL-DCR 技术：术中照片，经泪小管置入激光探针图片 2（图片提供者：Raoul Henson, SLMC，Philippines）

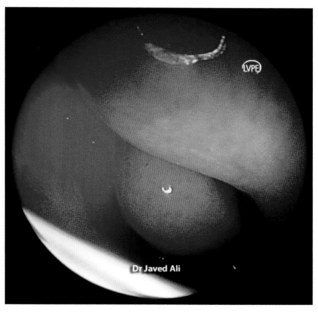

图 49.14　右侧鼻腔内镜视图显示了激光探针的透亮区

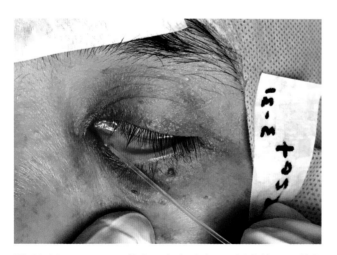

图 49.12　ECL-DCR 技术：术中照片，经泪小管置入激光探针图片 1（图片提供者：Raoul Henson, SLMC, Philippines）

图 49.15　ECL-DCR 技术：手术室的设置及正在进行的 ECL-DCR（图片提供者：Raoul Henson 提供，SLMC，Philippines）

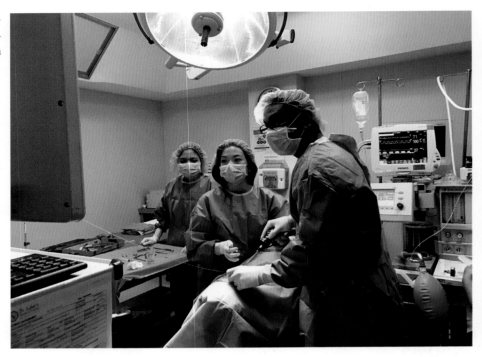

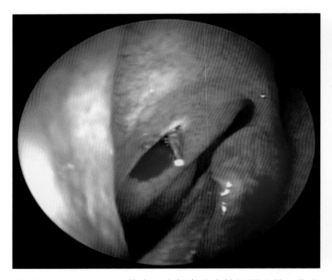

图 49.16　ECL-DCR 技术：右侧鼻腔内镜视图（另一位患者）显示激光探针首次突破形成骨孔（图片提供者：Raoul Henson, SLMC, Philippines）

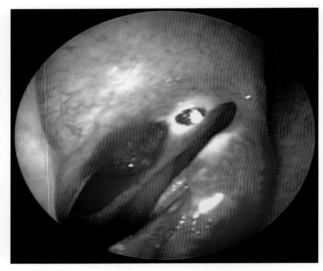

图 49.17　ECL-DCR 技术：右侧鼻腔内镜视图显示第二次突破形成骨孔，骨孔随后被逐步扩大（图片提供者：Raoul Henson, SLMC, Philippines）

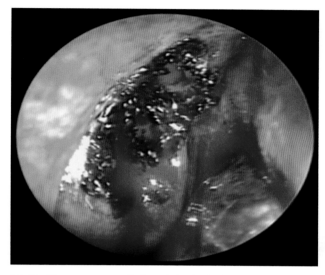

图 49.18 ECL-DCR 技术：右侧鼻腔内镜视图显示激光骨孔制备完成，注意形成了足够大的开口（图片提供者：Raoul Henson, SLMC, Philippines）

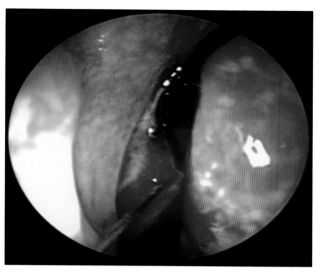

图 49.20 ECL-DCR 技术：右侧鼻腔内镜视图显示吻合口下缘周边注射丝裂霉素 C（图片提供者：Raoul Henson, SLMC, Philippines）

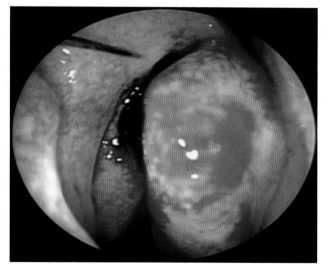

图 49.19 ECL-DCR 技术：右侧鼻腔内镜视图显示吻合口前缘周边注射丝裂霉素 C（图片提供者：Raoul Henson, SLMC, Philippines）

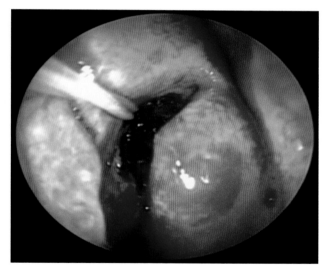

图 49.21 ECL-DCR 技术：右侧鼻腔内镜视图显示手术结束时鼻腔情况，可见双泪小管置管在位（图片提供者：Raoul Henson, SLMC, Philippines）

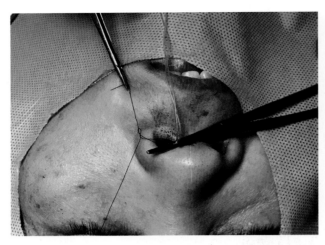

图 49.22　另一位患者的照片，用丝线缝合将人工泪管固定在鼻腔（图片提供者：Raoul Henson, SLMC, Philippines）

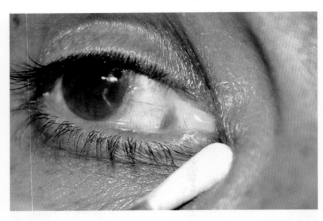

图 49.23　1 例 ECL-DCR 术后患者的照片，因泪池综合征（sump syndrome）产生的阳性反流，可见人工泪管在位（图片提供者：Raoul Henson, SLMC, Philippines）

　　骨性泪囊窝与筛窦有着错综复杂的关系，在泪囊鼻腔吻合术（DCR）中遇到前组筛窦的情况并不少见[1-3]。然而，偶尔会出现泪囊完全异位至筛窦内的情况，这给手术带来了挑战[1]。遇到这种病例应小心保留泪囊外侧的筛骨，以避免眼眶损伤。而筛窦外侧骨壁黏膜应该被利用，作为黏膜到黏膜的接合。对筛窦血管的解剖变异应熟记于心，防止损伤。术后吻合口的评估可能会因经常出现的假性瘢痕孔而受到干扰[3]。良好的鼻窦手术的训练、内镜下解剖、小心谨慎的操作、必要时使用影像导航技术有助于获得良好的手术效果。

参考文献

1. Ali MJ, Singh S, Naik MN. Entire lacrimal sac within the ethmoid sinus: outcomes of powered endoscopic dacryocystorhinostomy. Clin Ophthalmol, 2016,10:1199–1203.
2. Dave TV, Mohammed FA, Ali MJ, et al. Etiological analysis of 100 anatomically failed dacryocystorhinostomies. Clin Ophthalmol, 2016,10:1419–1422.
3. Ali MJ, Psaltis AJ, Wormald PJ. Dacryocystorhinostomy ostium: parameters to evaluate the DCR ostium scoring. Clin Ophthalmol, 2014,8:2491–2499.

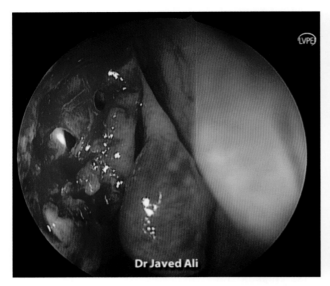

图 50.1　右侧鼻腔内镜视图显示透光的泪囊位于筛窦黏膜后方

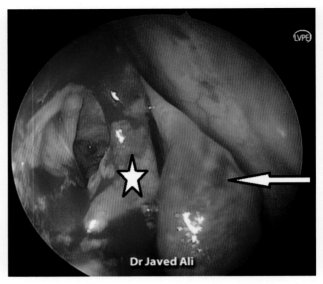

图 50.3　右侧鼻腔内镜视图显示整个泪囊位于筛泡后方。（白色五角星）注意中鼻甲（白色箭头）与泪囊（透光区）的位置关系

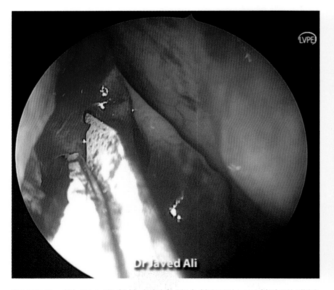

图 50.2　图 50.1 患者的右侧鼻腔内镜视图显示筛窦黏膜被切开

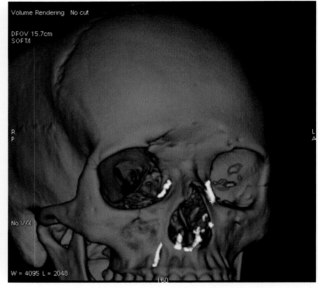

图 50.4　三 维 重 建 CT 泪 囊 造 影（dacryocystography，DCG），容积再现，可见右侧鼻泪道阻塞及左侧泪道通畅。注意右侧泪囊与左侧泪囊相比，位置偏后。这提示，在鼻内镜手术中该病例泪囊很可能位于鼻窦内

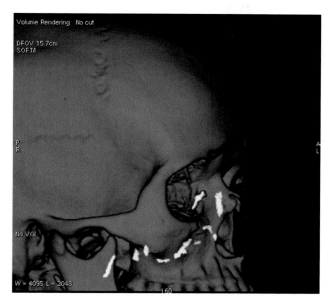

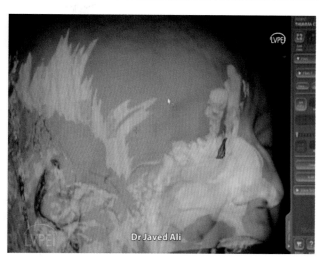

图 50.7　通过立体定向软件对 CT-DCG 进行三维重建。可见泪囊向上移位

图 50.5　三维重建 CT-DCG，容积再现，右外侧视图清晰显示了右侧泪囊偏后的位置。注意其与位置明显靠前且通畅的左侧泪道系统的清晰关系

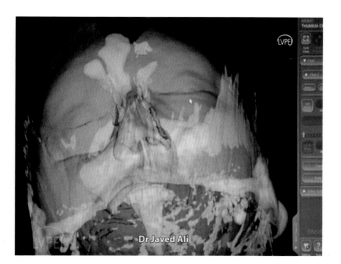

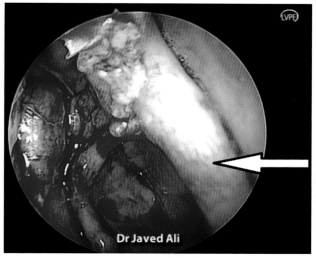

图 50.6　通过立体定向软件对 CT-DCG 进行三维重建。注意因外伤导致右侧鼻泪道阻塞及向后上方移位。此病例在鼻内镜手术中很可能表现为泪囊位于鼻窦内

图 50.8　右侧鼻腔内镜视图显示泪囊位于筛窦内。通过与中鼻甲（白色箭头）位置的相对关系来看，泪囊明显向上方移位

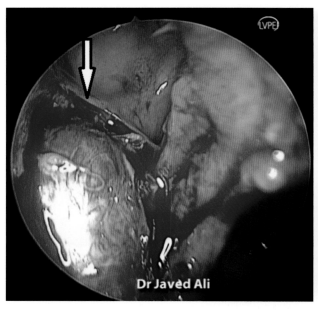

图 50.9　图 50.8 患者的右侧鼻腔内镜视图显示靠近泪囊底的上方骨质菲薄（白色箭头）

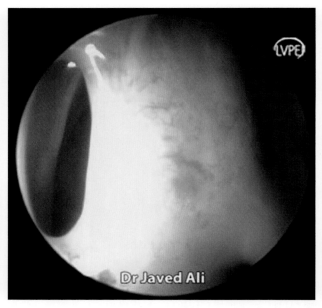

图 50.11　图 50.10 患者右侧假性瘢痕孔的内镜视图。注意孔内深部荧光素内镜染料试验（fluorescein endoscopic dye test，FEDT）阳性

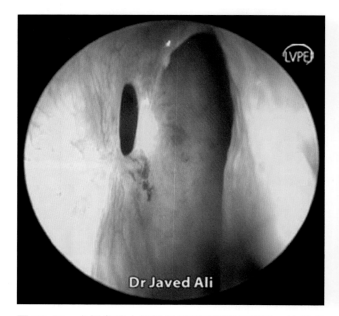

图 50.10　右侧鼻腔内镜视图显示了假性瘢痕孔。这种术后瘢痕孔在筛窦内泪囊的病例很常见。这一假孔是前方鼻黏膜瘢痕愈合形成的，真正的吻合口由于其解剖位置的原因，位于瘢痕孔后面。前部的这个瘢痕孔时常被误认为吻合口发生瘢痕闭锁

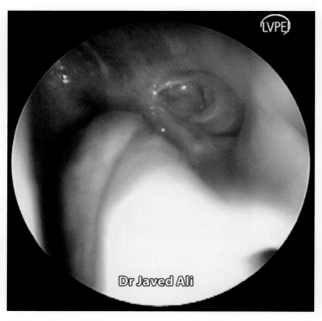

图 50.12　左侧鼻腔内镜视图显示假性瘢痕孔形成，伴 FEDT 阳性

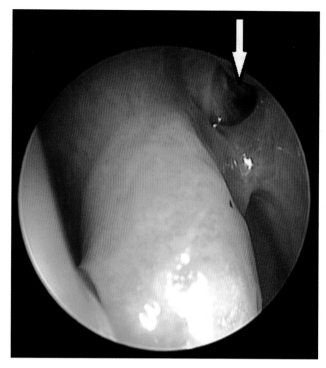

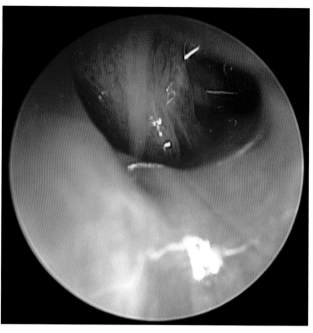

图 50.13　左侧鼻腔内镜视图显示术后吻合口。可见吻合口位于后上方（白色箭头）

图 50.14　图 50.13 患者左侧鼻腔内镜视图显示术后吻合口，可见 FEDT 阳性

高难度内镜泪囊鼻腔吻合术

内镜泪囊鼻腔吻合术（EN-DCR）因其相对其他方法的诸多优势、先进的设备及更好的培训机会，正迅速成为治疗鼻泪道阻塞的首选方法。随着该方法使用的增加，很多情况都可以归类为高难度 DCR 范畴[1-5]，包括厚的上颌骨额突，若没有动力钻辅助，此类上颌骨将很难处理。外伤后鼻内镜下 DCR 由于正常解剖结构的破坏而十分具有挑战性，如中鼻甲和泪囊位置关系的破坏，中鼻甲和筛泡空间结构关系的异常，鼻腔顶部下降，中鼻甲骨折，鼻中隔穿孔，眶周裂口伴有泪囊周围脂肪脱出。手术的挑战包括鼻窦手术后、泪囊憩室、泪囊肉芽肿、自身免疫性疾病相关的鼻泪管阻塞。还有一些极端困难的特殊情况，如单侧无鼻畸形（鼻缺失畸形）的 DCR 手术，已经在本书中单独列出展示。

参考文献

1. Ali MJ. Endoscopic approach to management of lacrimal sac diverticula. Ophthal Plast Reconstr Surg, 2016,32:e49.
2. Ali MJ, Singh S, Naik MN. Entire lacrimal sac within the ethmoid sinus: outcomes of powered endoscopic dacryocystorhinostomy. Clin Ophthalmol, 2016,10:1199–1203.
3. Ali MJ, Naik MN. Image-guided dacryolocalization in traumatic secondary acquired lacrimal drainage obstructions (SALDO). Ophthal Plast Reconstr Surg, 2015,31:406–1409.
4. Ali MJ, Singh S, Naik MN. Interactive navigation-guided ophthalmic plastic surgery: the utility of 3D CT-DCG-guided dacryolocalization in secondary acquired lacrimal duct obstructions. Clin Ophthalmol, 2016,11:127–133.
5. Ali MJ, Psaltis AJ, Wormald PJ, et al. Bony nasolacrimal duct dehiscence in functional endoscopic sinus surgery: radiological study and discussion of surgical implications. J Layngol Otol, 2015,129:S35–40.

图 51.17，图 51.18，以及图 51.27～图 51.30 引自 Ali, et al. Ophthal Plast Reconstr Surg, 2015,31:406– 409 和 Clin Ophthalmol, 2016,11:127–133.

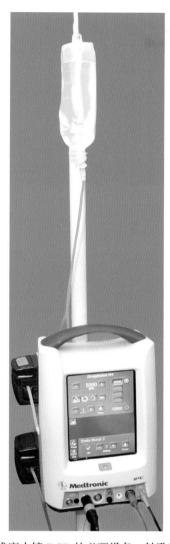

图 51.1　高难度内镜 DCR 的必要设备：钻孔灌注集成系统

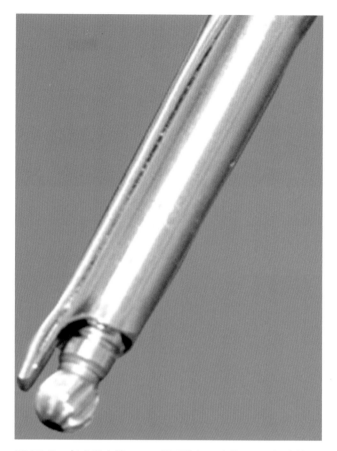

图 51.2　高难度内镜 DCR 必要设备：直的 DCR 切磨钻

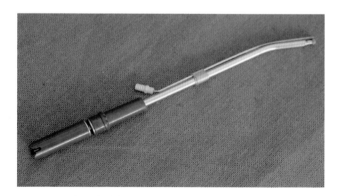

图 51.3　高难度内镜 DCR 的必要设备：弯的 DCR 金刚石磨钻

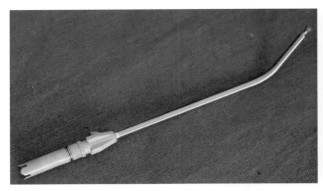

图 51.4　高难度内镜 DCR 的必要设备：锐利的角度向上的金刚石磨钻

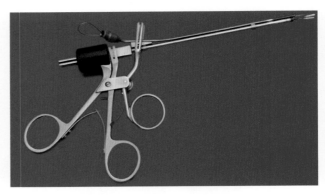

图 51.7　高难度内镜 DCR 的必要设备：Wormald 吸引式电凝器

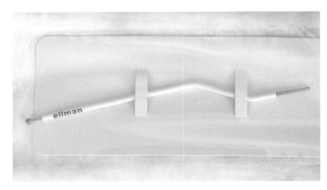

图 51.5　高难度内镜 DCR 的必要设备：射频内镜单极探头

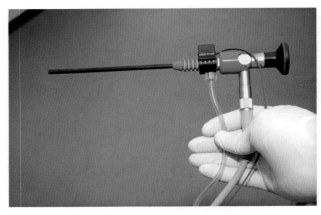

图 51.8　高难度内镜 DCR 的必要设备：内镜清洗系统

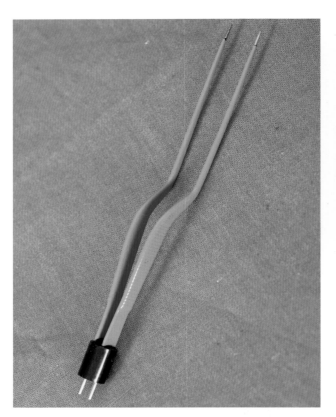

图 51.6　高难度内镜 DCR 的必要设备：射频内镜双极头

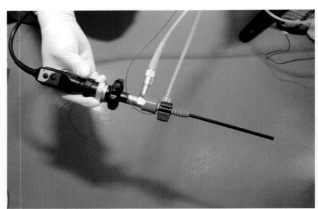

图 51.9　高难度内镜 DCR 的必要设备：装配好的内镜同步清洗系统

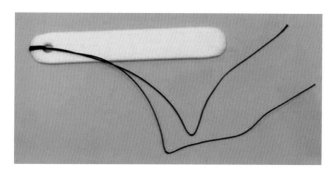

图 51.10 高难度内镜 DCR 的必要设备：Merocel® 海绵

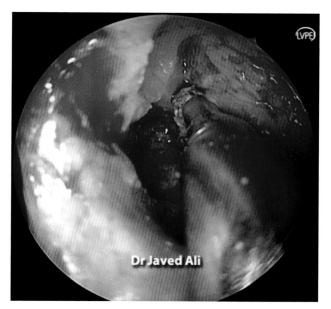

图 51.12 图 51.11 患者左侧鼻腔内镜视图。可见正在去除深部骨质

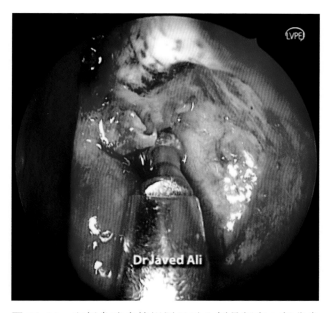

图 51.11 左侧鼻腔内镜视图显示上颌骨额突上部非常厚。这部分不容易咬切，需要如图所示的动力钻辅助

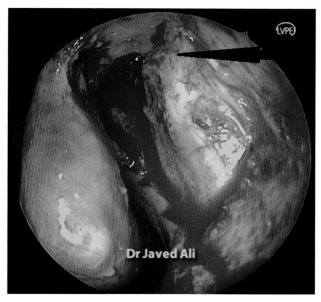

图 51.13 图 51.11 和图 51.12 患者的左侧鼻腔内镜视图，可见泪囊基底部暴露（黑色箭头）

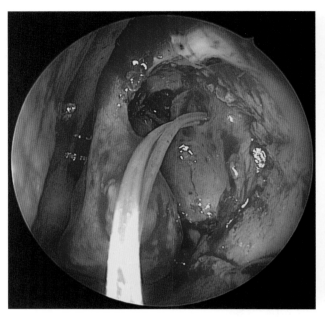

图 51.14　图 51.11~ 图 51.13 患者左侧鼻腔内镜视图。这是手术结束时的图像，显示上方所需骨切除的范围

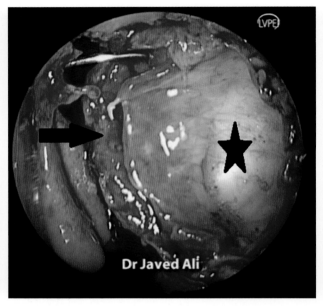

图 51.16　左侧鼻腔内镜视图显示大的前下方泪囊憩室（黑色五角星）。可见造口成形的泪囊瓣（黑色箭头）

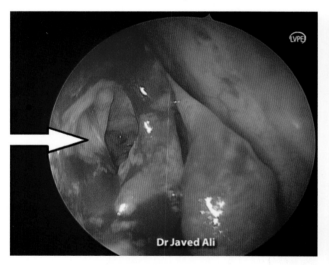

图 51.15　右侧鼻腔内镜视图显示泪囊完全位于筛窦内

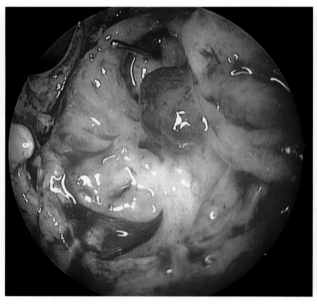

图 51.17　左侧鼻腔内镜视图显示泪总管开口下方（探针处）一个较大的泪囊内肉芽肿，来源于泪囊前壁

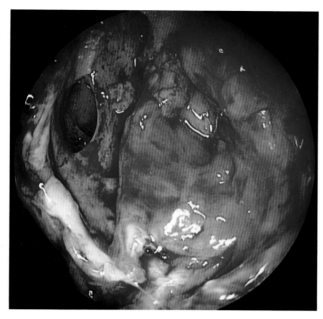

图 51.18 图 51.17 患者左侧鼻腔内镜视图显示肉芽肿已切除

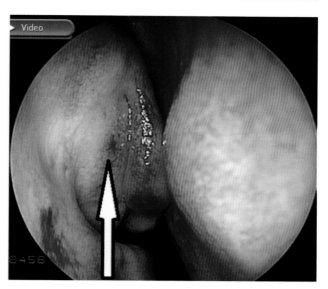

图 51.21 右侧鼻腔内镜视图显示筛窦黏液囊肿，该病例因鼻窦黏液囊肿压迫继发鼻泪道阻塞。可见黏液囊肿与泪道引流位置的重叠

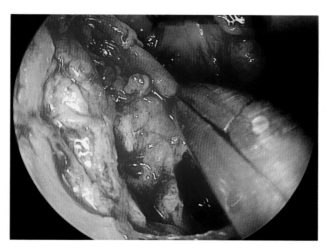

图 51.19 扁平苔藓患者右侧鼻腔内镜视图。可见泪囊壁增厚，囊内大量的粘连突起

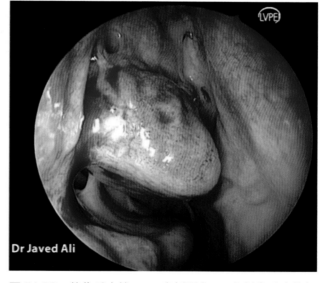

图 51.22 外伤后内镜 DCR 病例研究 1：右侧鼻腔内镜视图显示中鼻甲骨折并与鼻腔外侧壁粘连。应该预料到在该病例新形成的解剖关系中泪囊发生易位的可能情况

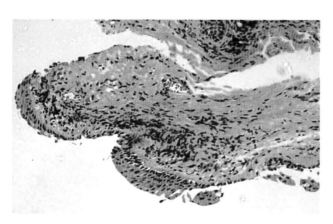

图 51.20 图 51.19 患者的泪囊活检病理显示慢性炎性细胞浸润伴广泛的黏膜下纤维组织增生

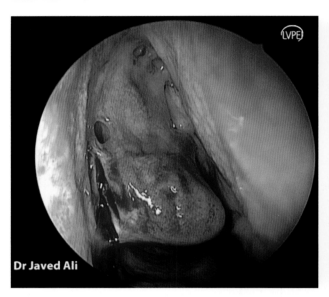

图 51.23　外伤后内镜 DCR 病例研究 1：右侧鼻腔内镜视图显示中鼻甲与鼻腔外侧壁轻度粘连分离

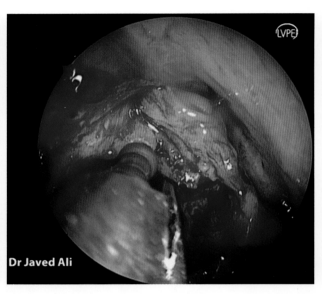

图 51.25　外伤后内镜 DCR 病例研究 1：右侧鼻腔内镜视图显示上方骨切除

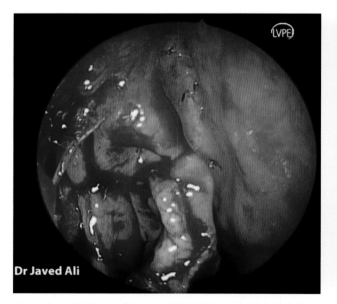

图 51.24　外伤后内镜 DCR 病例研究 1：右侧鼻腔内镜视图显示中鼻甲成形术结束，进入泪囊区

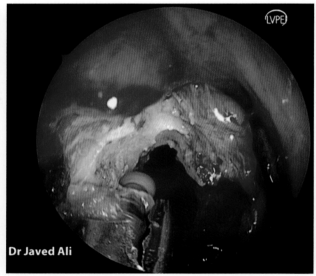

图 51.26　外伤后内镜 DCR 病例研究 1：右侧鼻腔内镜视图显示小心进行上方较厚骨质的切除。可见骨切除部位与鼻腔顶部非常接近

图 51.27　外伤后内镜 DCR 病例研究 1：术中影像导航和内镜视图联合显示泪囊。可见探针位于泪总管内，以及外伤后泪囊位置上移的幅度

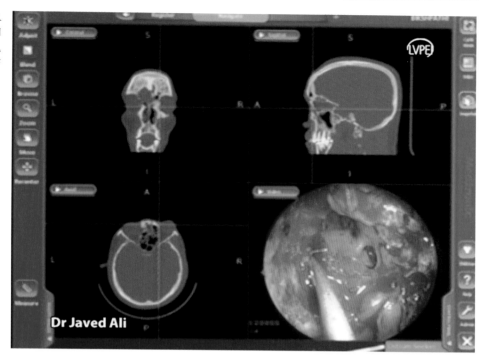

图 51.28　外伤后内镜 DCR 病例研究 1：术中影像导航和内镜视图联合显示额窦开口。注意硅胶人工泪管与额窦开口之间的位置关系

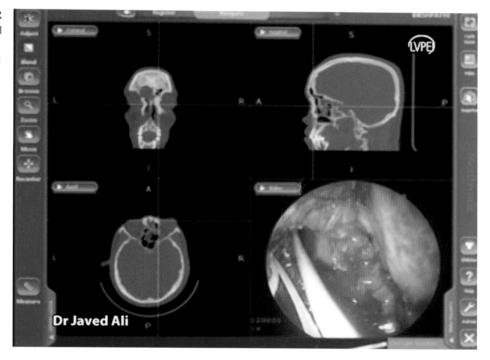

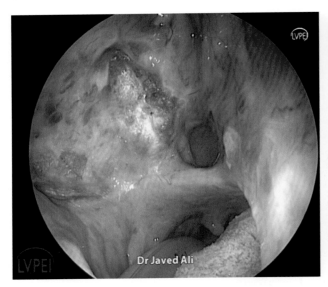

图 51.29　上颌骨切除术后内镜 DCR 病例研究 2：术中内镜视图显示右侧鼻腔外侧壁标志缺失以及一个大的腭部穿孔，通过该穿孔可见气管内所插的管

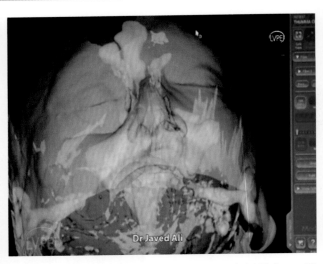

图 51.31　上颌骨切除术后内镜下 DCR 病例研究 2：图 51.29 和图 51.30 患者 DCG 的三维立体定向重建，显示与正常一侧相比，患侧泪囊向后上移位

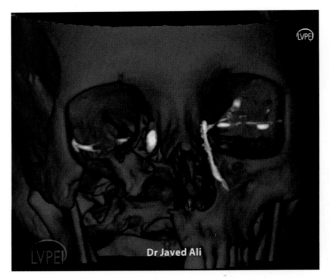

图 51.30　上颌骨切除术后内镜 DCR 病例研究 2：图 51.29 患者的 CT-DCG 三维重建。可见泪囊下端的医源性损伤。还可见到右侧上颌骨缺失，左侧泪道系统正常

图 51.32　上颌骨切除术后内镜 DCR 病例研究 2：术中影像导航 – 内镜综合视图显示采用立体定向技术对泪囊进行定位。该图像采用向前看的程序，提示泪囊位于手术医生的探针当前位置前 5mm 处

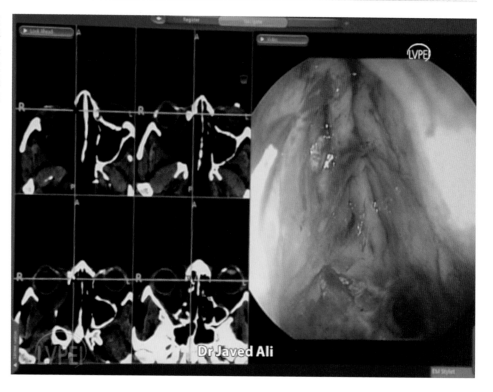

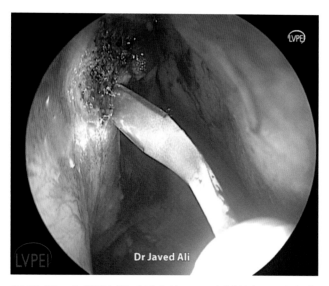

图 51.33　上颌骨切除术后内镜 DCR 病例研究 2：右侧鼻腔内镜视图显示泪囊较低位置的下方切口。CT-DCG 显示下部没有骨质覆盖

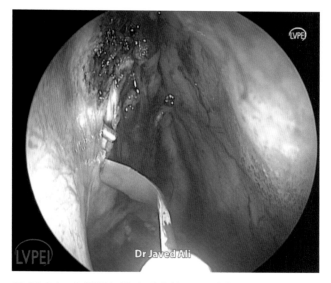

图 51.34　上颌骨切除术后内镜 DCR 病例研究 2：右侧鼻腔内镜视图显示探针从泪囊下部探出

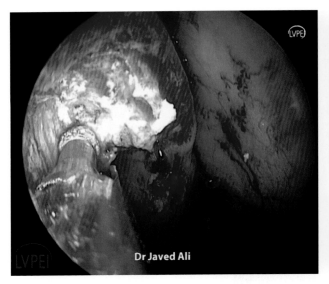

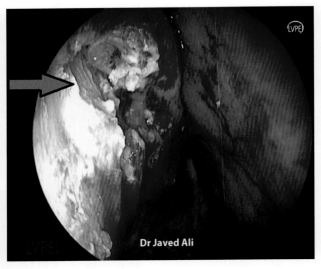

图 51.35　上颌骨切除术后内镜 DCR 病例研究 2：右侧鼻腔内镜视图显示上部骨质切除

图 51.36　上颌骨切除术后内镜 DCR 病例研究 2：右侧鼻腔内镜视图显示泪囊定位和骨切除后泪囊底部暴露（黑色箭头）。其余步骤与常规内镜 DCR 一致

泪囊鼻腔吻合术失败的原因

52

泪囊鼻腔吻合术（DCR）失败的常见原因包括吻合口瘢痕性闭合、骨孔开大不足、泪囊造口不充分、泪总管阻塞、累及筛窦、骨孔与泪囊的相对位置不合适导致的泪池综合征（sump sydrome）、吻合口及其周围组织与中鼻甲粘连、异常肉芽组织增生、泪总管内口狭窄等[1-3]。手术失败的多种原因并存的情况并不少见。其他较少见的原因包括鼻中隔偏曲、需联合中鼻甲切除时切除不足。罕见原因包括、隐匿性肿瘤、Paget病引起的骨性阻塞、筛窦骨瘤，以及由炎性疾病，如：结节病和韦格纳肉芽肿引起的软组织阻塞。据报道，与较高的手术失败风险相关的因素包括：泪囊开放过小、手术时间延长、炎症反应活跃、黏膜瓣不够大或不适当、术中眶脂脱出等。

参考文献

1. Dave TV, Mohammad FA, Ali MJ, et al. Etiologic analysis of 100 anatomically failed dacryocystorhinostomies. Clin Ophthalmol, 2016,10:1419–1422.
2. Ali MJ, Psaltis AJ, Murphy J, et al. Outcomes in primary powered endoscopic dacryocystorhinostomy: comparison between experienced and less experienced surgeons. Am J Rhinol Allergy, 2014,28:514–516.
3. Ali MJ, Mishra DK, Baig F, Naik MN. Histopathology, immunohistochemistry, and electron microscopic features of a dacryocystorhinostomy ostium cicatrix. Ophthal Plast Reconstr Surg, 2016,32:333–336.

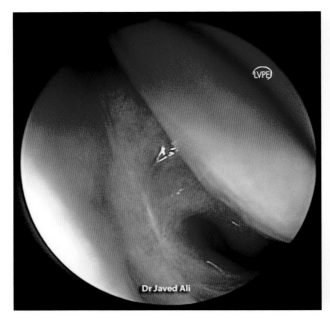

图 52.1　右侧鼻腔内镜视图显示吻合口完全闭合。可见白色线状瘢痕

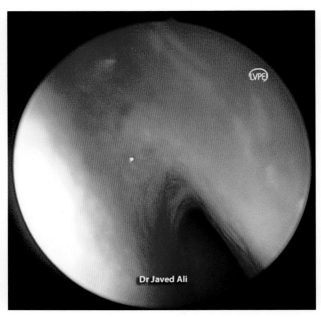

图 52.3　右侧鼻腔内镜视图显示吻合口完全与鼻中隔粘连

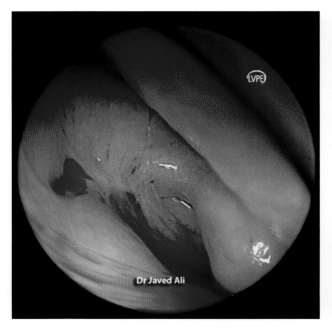

图 52.2　右侧鼻腔内镜视图显示吻合口完全闭合。可见白色线状瘢痕

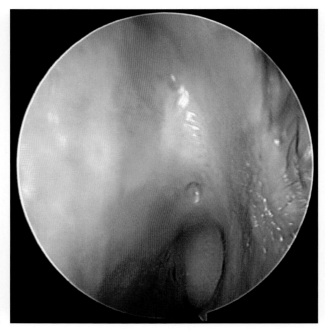

图 52.4　右侧鼻腔内镜视图显示鼻腔前部严重粘连，这使再次手术入路困难

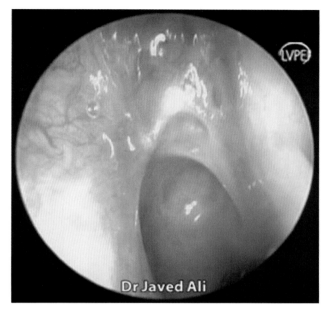

图 52.5　右侧鼻腔内镜视图显示严重的粘连直接影响到吻合口

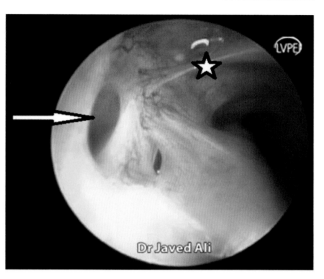

图 52.7　右侧鼻腔内镜视图显示粘连不影响吻合口的病例。注意吻合口（白色箭头）和粘连（白色五角星）的位置

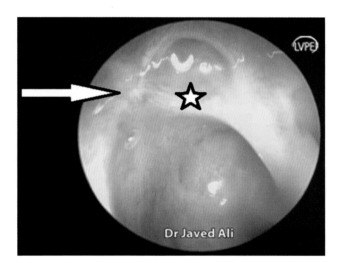

图 52.6　图 52.5 患者右侧鼻腔内镜视图。高倍镜下显示粘连（白色五角星）覆盖了吻合口（白色箭头）

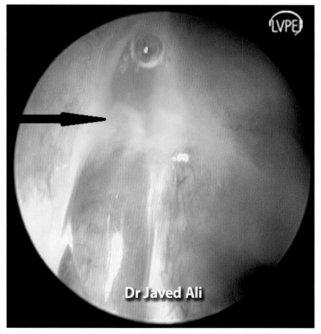

图 52.8　右侧鼻腔内镜视图显示另一个粘连不影响吻合口的病例。可见粘连（黑色箭头）横过吻合口，但是位于内侧总开口的下方，因此不影响吻合口功能。可见荧光素染料试验正常

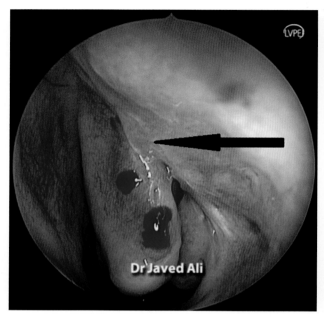

图 52.9 左侧鼻腔内镜视图显示由于鼻甲与吻合口粘连导致吻合口闭合

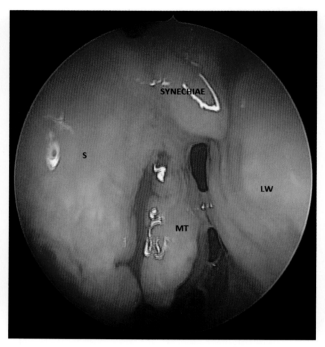

图 52.11 左侧鼻腔内镜视图显示吻合口与鼻中隔（S）完全粘连闭合，粘连部分连接了鼻中隔（S）与鼻腔外侧壁（LW）。此外还可见到鼻中隔（S）与中鼻甲粘连（MT）

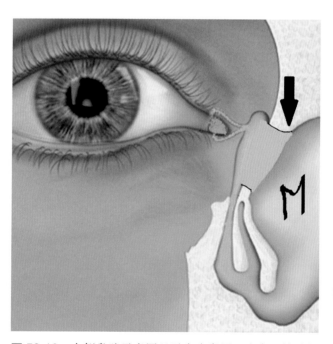

图 52.10 右侧鼻腔示意图显示完全鼻甲 – 吻合口粘连闭合（黑色箭头），累及中鼻甲（M）

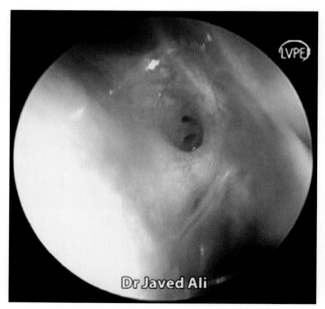

图 52.12 右侧鼻腔内镜视图显示吻合口与鼻中隔广泛粘连闭合

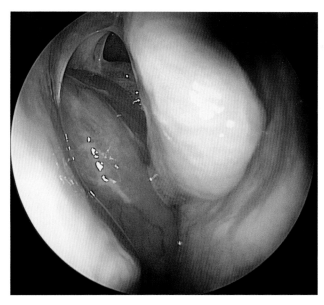

图 52.13　DCR 术后患者的右侧鼻腔内镜视图，显示了一个巨大但是不影响吻合口的上颌窦后鼻孔息肉

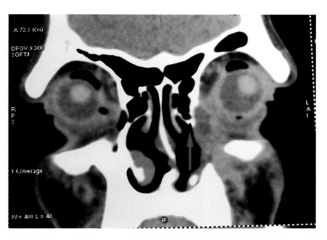

图 52.15　左侧 DCR 术后出现黏液囊肿患者的眼眶 CT 冠状位。可见左侧大的泪囊黏液囊肿及下方骨切除不足。注意覆盖泪囊上半部分的上颌骨额突（红色箭头）未被切除

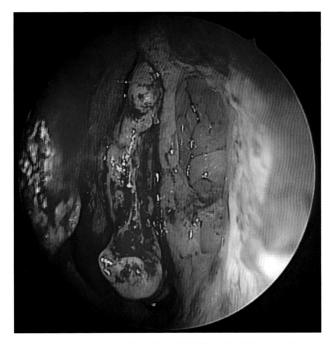

图 52.14　DCR 术后患者的左侧鼻腔内镜视图显示整个吻合口被息肉样黏膜所占据

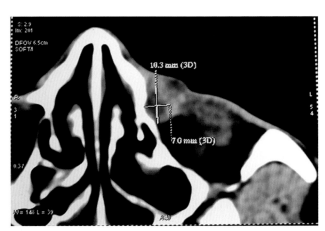

图 52.16　图 52.15 患者眼眶 CT 水平位。可见左侧大的泪囊黏液囊肿和完整的覆盖骨壁

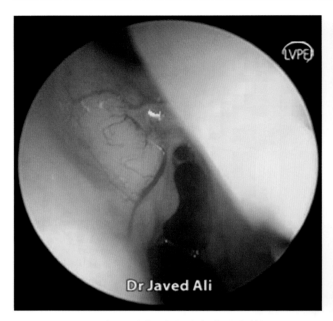

图 52.17　DCR 术后 3 周患者的右侧鼻腔内镜视图。可见早期增殖旺盛的纤维血管组织覆盖了整个吻合口

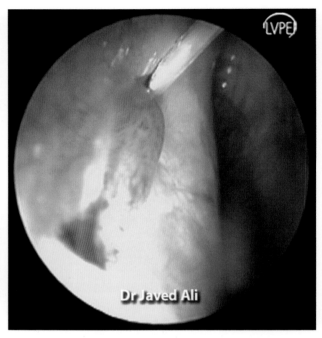

图 52.19　DCR 术后 2 周患者的右侧鼻腔内镜视图显示可能由于置管反应引起的吻合口肉芽肿。可见人工泪管已被机化的肉芽肿挤至一旁。这需要切除肉芽肿并取出人工泪管，同时局部应用皮质激素

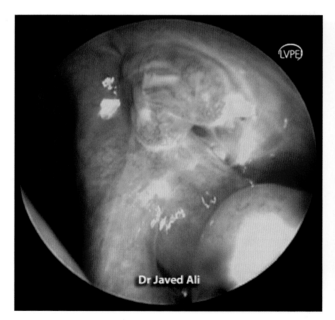

图 52.18　DCR 术后 3 周患者左侧鼻腔内镜视图显示了一个巨大的肉芽肿侵占了整个吻合口。如果不及时处理，肉芽肿将与吻合口融合使吻合口消失，导致手术失败

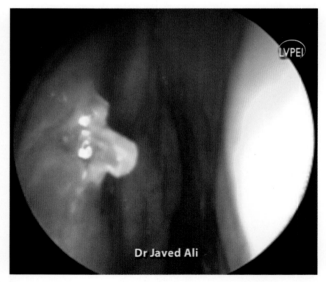

图 52.20　右侧鼻腔内镜视图显示人工泪管嵌入吻合口瘢痕

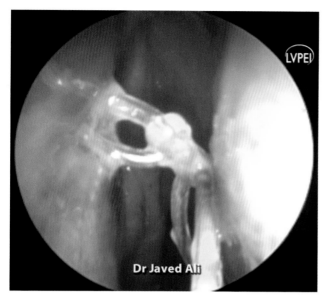

图 52.21 图 52.20 患者右侧鼻腔内镜视图。可见人工泪管正在被小心地拔出

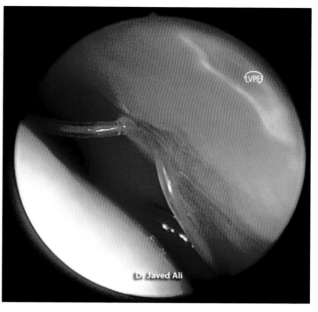

图 52.23 左侧鼻腔内镜视图显示另 1 例人工泪管嵌顿。可见人工泪管被吻合口瘢痕绞窄

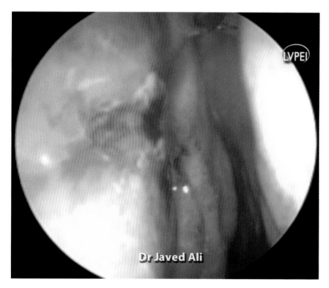

图 52.22 图 52.20 和图 52.21 患者拔管后的右侧鼻腔内镜视图。可见吻合口几乎完全瘢痕性闭合

泪囊鼻腔吻合术后
吻合口瘢痕

吻合口完全瘢痕性闭合是导致 DCR 失败的常见原因 [1-3]。确切的鼻黏膜愈合过程尚不清楚，人体损伤愈合模型显示鼻黏膜的愈合分为四个阶段：第一阶段（7~12 天），创面被血痂覆盖；第二阶段（2~4 周），肉芽组织形成；第三阶段（4~8 周），组织水肿；第四阶段（12~14 周），肉眼观恢复正常。电镜分析显示，完全瘢痕性闭合的组织中成束的胶原蛋白不规则地排列，其中有大量成纤维细胞和单核淋巴细胞浸润（免疫表型为 CD3+、CD5+ 和 CD20+，显示基本上为 T 淋巴细胞和 B 淋巴细胞的混合）[3]。无定形类骨质存在于纤维背景中，并可见大量代谢活跃的成骨细胞。成骨细胞中线粒体增生，高尔基体增大，内质网致密 [3]。因此有充分的证据表明，在 DCR 术后瘢痕形成的组织中有新骨形成，这可能为了解伤口愈合模式和可能的药物辅助治疗开辟新的途径。

参考文献

1. Dave TV, Mohammed FA, Ali MJ, et al. Etiologic analysis of 100 failed anatomical dacryocystorhinostomies. Clin Ophthalmol, 2016,10:1419–1422.
2. Ali MJ, Psaltis AJ, Wormald PJ. Long-term outcomes in revision powered endosocopic dacryocystorhinostomies. Int Forum Allergy Rhinol, 2014,4:1016–109.
3. Ali MJ, Mishra DK, Baig F, et al. Histopathology, immuno-histochemistry, and electron microscopic features of a dacryocystorhinostomy ostium cicatrix. Ophthal Plast Reconstr Surg, 2016,32:333–336.

图片引自 Ali, et al, Ophthal Plast Reconstr Surg, 2016,32:333–336.

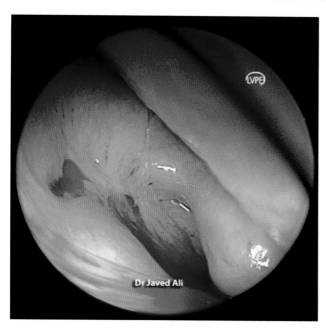

图 53.1 右侧鼻腔内镜视图显示吻合口完全瘢痕性闭合

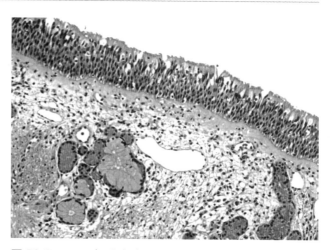

图 53.3 DCR 术后瘢痕组织的组织病理显微照片，显示完整的呼吸道上皮覆盖着少量黏膜下腺体（HE 染色，×40）

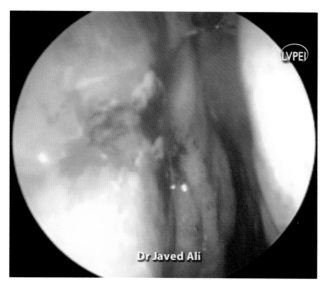

图 53.2 右侧鼻腔内镜视图显示吻合口几乎完全瘢痕性闭合

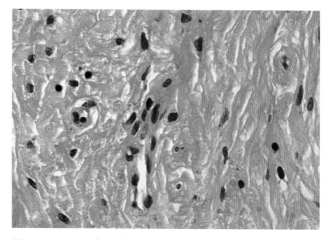

图 53.4 DCR 术后瘢痕组织的组织病理显微照片，显示深部嗜酸性透明质酸胶原中成纤维细胞（HE 染色，×100）

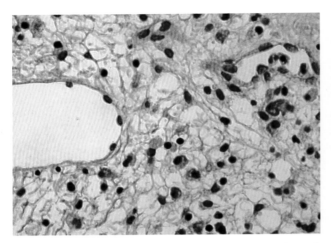

图 53.5　DCR 术后瘢痕组织病理切片：显微镜下偶见疏松的水肿结缔组织（HE 染色，×100）

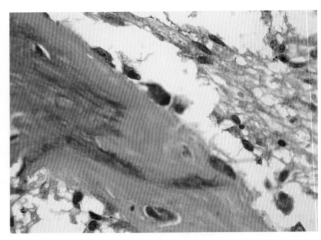

图 53.8　DCR 术后瘢痕组织病理切片：显微镜下可见平铺的类骨质和成骨细胞的边缘（HE 染色，×400）

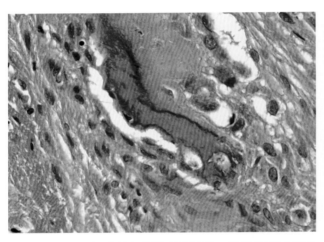

图 53.6　DCR 术后瘢痕组织病理切片：显微镜下可见致密结缔组织内新骨形成（HE 染色，×100）

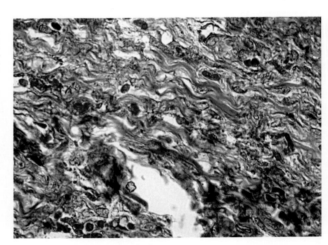

图 53.9　DCR 术后瘢痕组织特殊染色：显微镜下可见固有层内致密不规则的胶原沉积（马森三色染色，×100）

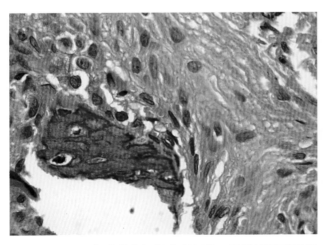

图 53.7　DCR 术后瘢痕组织病理切片：显微镜下可见类骨质与骨细胞（HE 染色，×100）

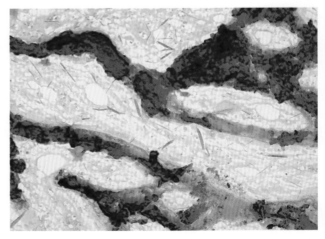

图 53.10　DCR 术后瘢痕组织特殊染色：显微镜下可见瘢痕组织内羟基磷灰石或类骨质染色（茜素红，×100）

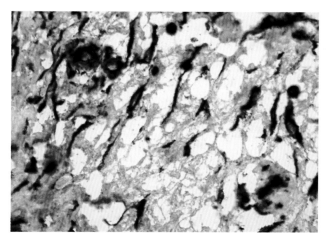

图 53.11　DCR 术后瘢痕组织免疫组化：显微镜下可见强而弥漫的波形蛋白免疫染色（抗波形蛋白，×100）

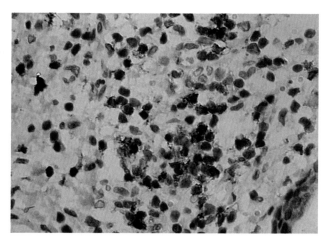

图 53.14　DCR 术后瘢痕组织免疫组化：显微镜下可见上皮下区域 CD5⁺淋巴细胞浸润（抗 CD5，×100）

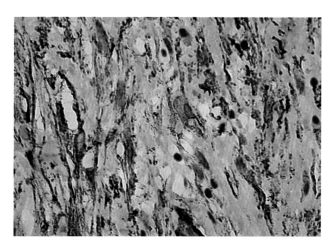

图 53.12　DCR 术后瘢痕组织免疫组化：显微镜下可见强而弥漫的平滑肌肌动蛋白免疫染色（抗平滑肌肌动蛋白，×100）

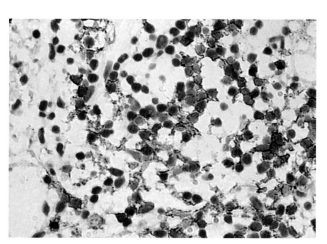

图 53.15　DCR 术后瘢痕组织免疫组化：显微镜下可见上皮下区域 CD20⁺淋巴细胞浸润（抗 CD20，×100）

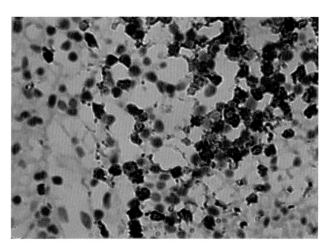

图 53.13　DCR 术后瘢痕组织免疫组化：显微镜下可见上皮下区域 CD3⁺淋巴细胞浸润（抗 CD3，×100）

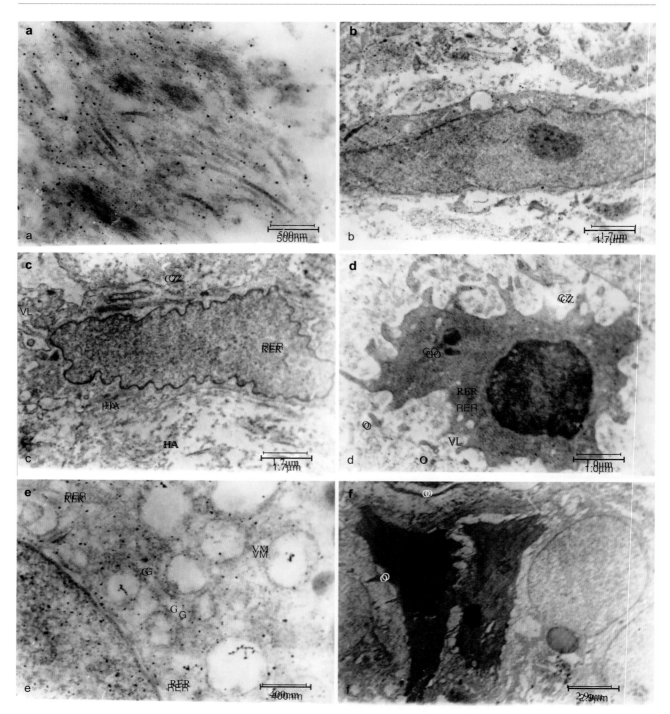

图 53.16　DCR 术后瘢痕组织电镜下特征：透射电子显微镜（transmission electron micrograph，TEMG）下可见不规则排列的胶原纤维［原始放大倍数（original magnification，OM）×38600］（图 a）。可见成纤维细胞及其周围胶原密集区（OM ×11580）（图 b）。可见成骨细胞及其与基质间的透明区（clear zone，CZ）。标注处为胶原纤维上外周绒毛样结构（villous-like，VL）、丰富的粗面内质网（rough endoplasmic reticulum，RER）及羟基磷灰石（hydroxyapatite，HA）（OM ×11580）（图 c）。更高倍 TEMG 下另一成骨细胞，可显示透明区（CZ）、粗面内质网（RER）、外周绒毛样结构（VL）、增大的高尔基体（Golgi apparatus，GO）及类骨质（osteoid，O）的更多细节（OM ×19300）（图 d）。非常高倍 TEMG 显示囊泡胞质内界限清楚且含量丰富的粗面内质网（RER）、囊状线粒体（vesicular mitochondria，VM）和糖原（glycogen，G）囊（OM ×48250）（图 e）。TEMG 示瘢痕组织内有致密的类骨质和骨片层（O）（OM ×6755）（图 f）

再次外路泪囊鼻腔吻合术

泪囊鼻腔吻合术失败的常见原因包括：吻合口瘢痕性闭合，骨孔不够大，泪囊开放不充分，泪总管阻塞，累及筛窦，骨孔位置与泪囊不匹配而导致的泪池综合征（sump syndrome），吻合口处及其周围与鼻中隔粘连，异常的肉芽组织增生，泪总管内口狭窄等[1-5]。多种失败原因并存的情况并不少见，应予注意。就大多数病例而言，可以通过泪道探查及鼻内镜检查来明确泪囊鼻腔吻合术失败的原因；复杂病例则需借助泪道CT造影（CT-DCG）及泪道内镜检查来明确。再次外路泪囊鼻腔吻合术的基本原则包括：评估上次手术骨孔的位置与范围，完全切除存在的瘢痕组织，充分去除骨质以完全暴露泪囊，以及充分开放泪囊。术中应用丝裂霉素C（MMC）及硅胶人工泪管置入等辅助措施均可帮助提高再次手术的成功率[3]。对于泪囊鼻腔吻合术后泪总管内口狭窄的患者，可以联合采用泪道球囊管扩张成形术。再次外路泪囊鼻腔吻合术的成功率较高，约为80%~90%[1-5]。

参考文献

1. Welham RA, Wulc AE. Management of unsuccessful lacrimal sur-gery. Br J Ophthalmol. 1987,71:152–157.
2. Dave TV, Mohammad FA, Ali MJ, et al. Etiologic analysis of 100 anatomically failed dacryocystorhinostomies. Clin Ophthalmol. 2016,10:1419–1422.
3. Kamal S, Ali MJ, Naik MN. Circumostial Mitomycin C (COS-MMC) in external and endoscopic dacryocystorhinostomy: efficacy, safety profiles and outcomes. Ophthal Plast Reconstr Surg. 2014,30:187–190.
4. Walland MJ, Rose GE. Factors affecting the success rate of open lacrimal surgery. Br J Ophthalmol. 1994,78:888–891.
5. Konuk O, Kurtulmusoglu M, Knatova Z, et al. Unsuccessful lacri-mal surgery: causative factors and results of surgical management in a tertiary referral center. Ophthalmologica. 2010,224:361–366.

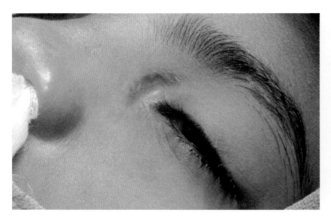

图 54.1　再次外路泪囊鼻腔吻合术病例研究 1：照片示左眼外路泪囊鼻腔吻合术后的瘢痕

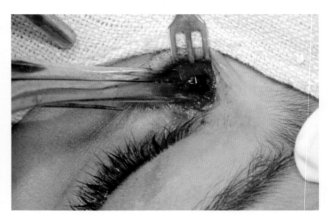

图 54.4　再次外路泪囊鼻腔吻合术病例研究 1：照片示新鲜截骨以获取新的鼻黏膜

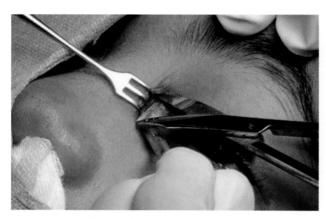

图 54.2　再次外路泪囊鼻腔吻合术病例研究 1：照片示在原瘢痕上行皮肤切口，并分离皮下组织以到达骨膜

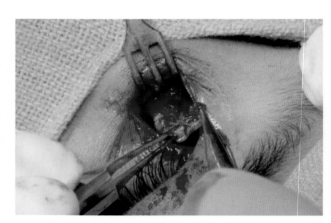

图 54.5　再次外路泪囊鼻腔吻合术病例研究 1：照片示新制备成形的鼻黏膜

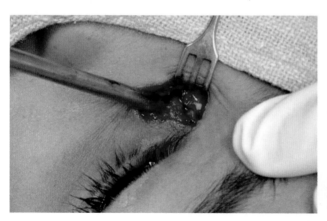

图 54.3　再次外路泪囊鼻腔吻合术病例研究 1：照片示暴露上次手术在鼻外侧壁造口的边缘

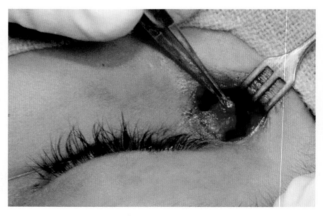

图 54.6　再次外路泪囊鼻腔吻合术病例研究 1：照片示新制备成形的泪囊黏膜

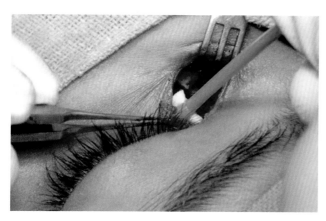

图 54.7   再次外路泪囊鼻腔吻合术病例研究 1：照片示应用丝裂霉素 C

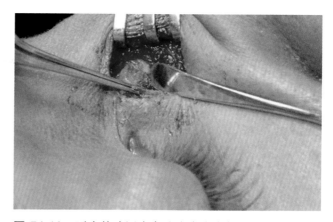

图 54.10   再次外路泪囊鼻腔吻合术病例研究 2：照片示一例右侧再次 DCR。注意骨膜反光以暴露上颌骨额突

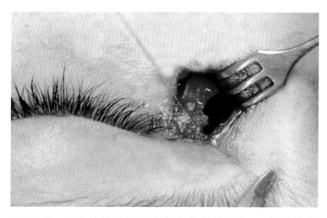

图 54.8   再次外路泪囊鼻腔吻合术病例研究 1：照片示泪囊瓣与鼻黏膜瓣吻合。注意，此次吻合的黏膜瓣不如初次 DCR 手术的宽和牢固

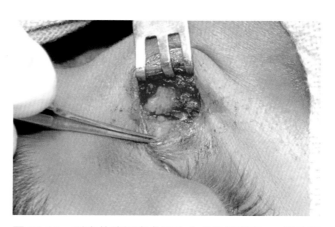

图 54.11   再次外路泪囊鼻腔吻合术病例研究 2：照片示暴露先前手术造口的边缘

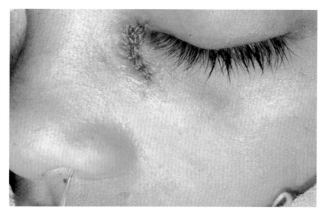

图 54.9   再次外路泪囊鼻腔吻合术病例研究 1：照片示手术结束时切口缝合的外观

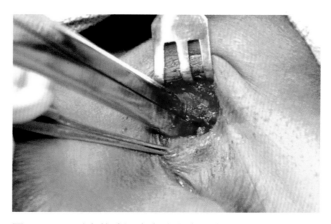

图 54.12   再次外路泪囊鼻腔吻合术病例研究 2：照片示开始去除骨质以获取新的鼻黏膜

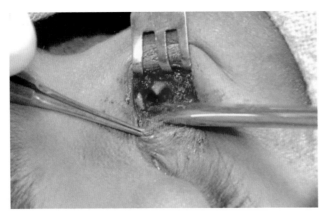

图 54.13 再次外路泪囊鼻腔吻合术病例研究 2：照片示进一步去除骨质

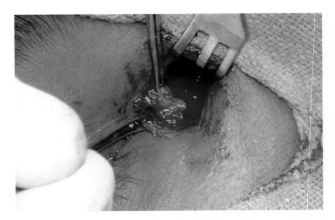

图 54.16 再次外路泪囊鼻腔吻合术病例研究 2：照片示制作泪囊瓣，注意泪囊前瓣厚且有瘢痕

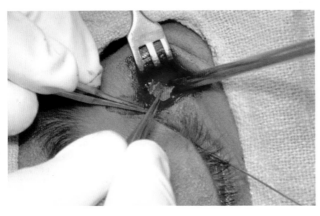

图 54.14 再次外路泪囊鼻腔吻合术病例研究 2：照片示从吻合口中去除筛窦气房。吻合口区域的筛窦气房可能是前次手术中被忽略的因素之一

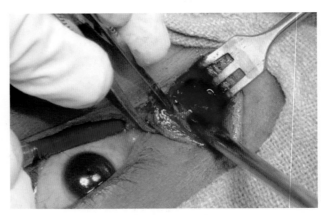

图 54.17 再次泪囊鼻腔吻合术病例研究 2：照片示直视下利用 Sisler 泪小管环钻处理泪总管阻塞

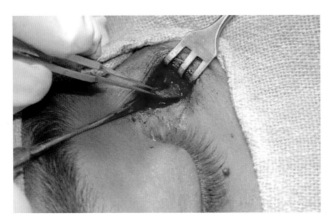

图 54.15 再次外路泪囊鼻腔吻合术病例研究 2：照片示挽救残存的下方鼻黏膜瓣

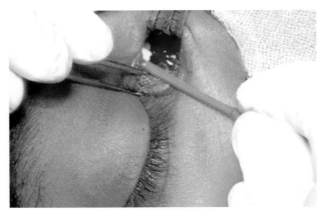

图 54.18 再次外路泪囊鼻腔吻合术病例研究 2：照片示应用丝裂霉素 C

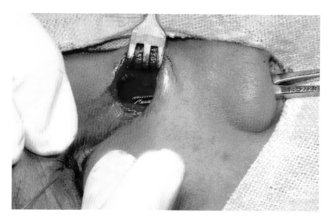

图 54.19 再次外路泪囊鼻腔吻合术病例研究 2：照片示经鼻腔取出人工泪管前部的探针

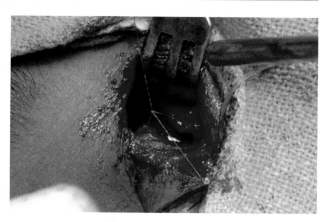

图 54.21 再次外路泪囊鼻腔吻合术病例研究 2：照片示吻合口黏膜瓣缝合。注意，挽救的鼻黏膜瓣要较初次外路 DCR 的窄

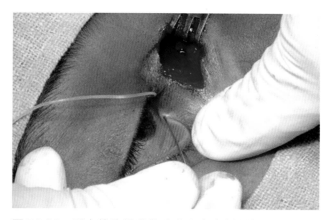

图 54.20 再次外路泪囊鼻腔吻合术病例研究 2：照片示经上下泪小管置管

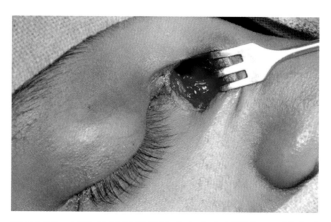

图 54.22 再次外路泪囊鼻腔吻合术病例研究 2：照片示黏膜瓣吻合完成

再次内镜泪囊鼻腔吻合术

55

泪囊鼻腔吻合术失败的常见原因包括：吻合口瘢痕性闭合，骨孔不够大，泪囊开放不充分，泪总管阻塞，累及筛窦，骨孔位置与泪囊不匹配而导致的泪池综合征，造孔处及其周围与鼻中隔粘连，异常肉芽组织增生，泪总管内口狭窄等[1-5]。多种失败原因同时存在的情况并不少见，应予注意。就大多数病例而言，可以通过泪道探查及鼻内镜检查来明确失败的原因；复杂病例则需借助 CT-DCG 及泪道内镜来明确失败原因。再次内镜泪囊鼻腔吻合术的基本原则包括：评估上次手术骨孔的位置与范围，完全切除存在的瘢痕组织，充分去除骨质以完全暴露泪囊，以及充分开放泪囊。各种辅助措施，包括术中应用丝裂霉素 C（MMC），以及硅胶人工泪管置入等均可帮助提高再次手术的成功率[4]。对于泪囊鼻腔吻合术后内口狭窄的患者，可以联合采用泪道球囊管扩张成形术[5]。内镜下修复手术的优点在于可以同时解决导致手术失败的鼻腔问题。再次内镜泪囊鼻腔吻合术的成功率较高，约为 80%~90%[1-5]。

参考文献

1. Tsirbas A, Davis G, Wormald PJ. Revision dacryocystorhinostomy: a comparison of endoscopic and external techniques. Am J Rhinol. 2005,19:322–325.

2. Dave TV, Mohammad FA, Ali MJ, et al. Etiologic analysis of 100 anatomically failed dacryocystorhinostomies. Clin Ophthalmol. 2016,10:1419–1422.

3. Ali MJ, Psaltis AJ, Wormald PJ. Long-term outcomes in revision powered endoscopic dacryocystorhinostomy. Int Forum Allergy Rhinol. 2014,4:1016–1069.

4. Lee A, Ali MJ, Wong ACW, et al. Balloon dacryoplasty in internal ostium stenosis after endoscopic dacryocystorhinostomy. Ophthal Plast Reconstr Surg. 2014,30:7–10.

5. Penttilä E, Smirnov G, Seppä J, et al. Mitomycin C in revision endoscopic dacryocystorhinostomy: a prospective randomized study. Am J Rhinol Allergy. 2011,25:425–428.

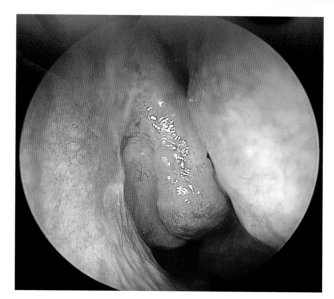

图 55.1　再次内镜泪囊鼻腔吻合术病例研究 1：内镜视图示右侧鼻腔吻合口完全瘢痕性闭合。注意前次吻合口处黏膜瘢痕

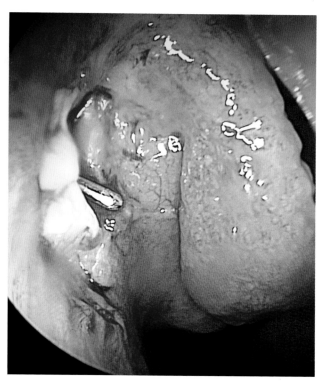

图 55.3　再次内镜泪囊鼻腔吻合术病例研究 1：内镜视图示制作泪囊瓣。注意前次手术骨窗足够大

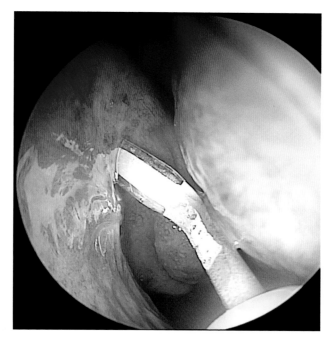

图 55.2　再次内镜泪囊鼻腔吻合术病例研究 1：内镜视图示切除吻合口处瘢痕

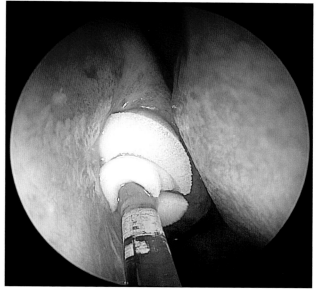

图 55.4　再次内镜泪囊鼻腔吻合术病例研究 1：内镜视图示应用丝裂霉素 C

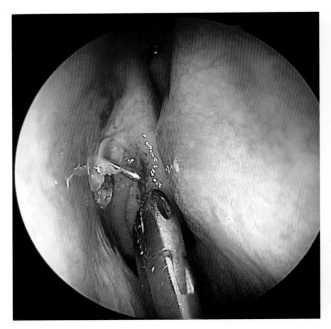

图 55.5 再次内镜泪囊鼻腔吻合术病例研究 1：内镜视图示取出 Crawford 管头部的探针

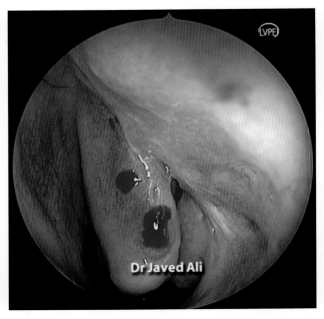

图 55.7 再次内镜泪囊鼻腔吻合术病例研究 2：内镜视图示左侧鼻腔有严重的鼻甲 – 吻合口粘连，这是导致前次 DCR 失败的原因

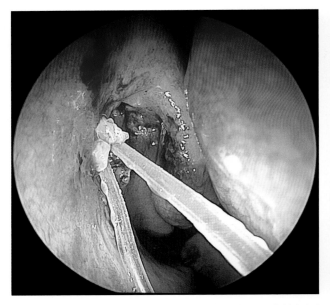

图 55.6 再次内镜泪囊鼻腔吻合术病例研究 1：内镜视图示上下泪小管置管后状态

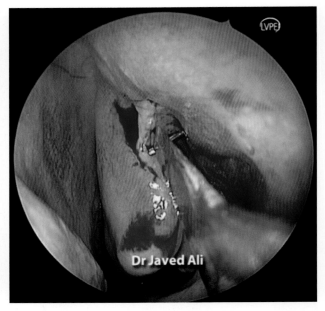

图 55.8 再次内镜泪囊鼻腔吻合术病例研究 2：内镜视图示在粘连和吻合口之间做垂直切口以形成干净的平面

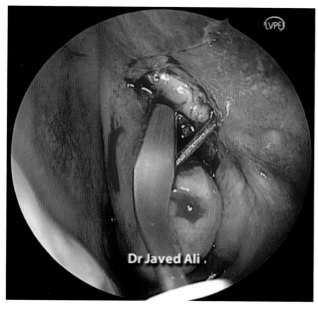

图 55.9　再次内镜泪囊鼻腔吻合术病例研究 2：内镜视图示制作泪囊瓣

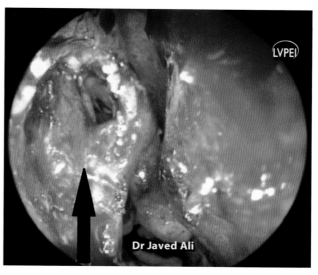

图 55.11　再次内镜泪囊鼻腔吻合术病例研究 3：内镜视图示泪囊鼻腔吻合术失败病例的右侧鼻腔。黑色箭头所示为泪囊与鼻黏膜瓣下方吻合处。手术失败的原因为去除骨质不当及泪囊切开不充分

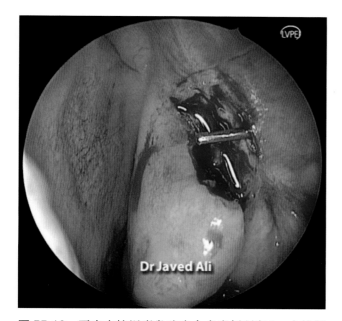

图 55.10　再次内镜泪囊鼻腔吻合术病例研究 2：内镜视图示中鼻甲部分切除成形术。注意吻合口区域没有中鼻甲，可见制作良好的泪囊瓣

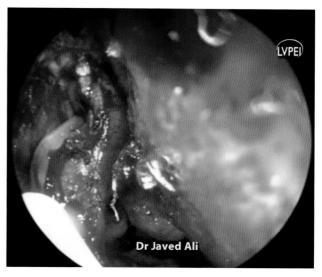

图 55.12　再次内镜泪囊鼻腔吻合术病例研究 3：内镜视图示清晰分离的吻合口

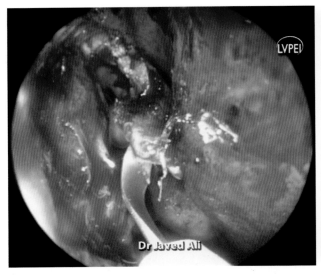

图 55.13　再次内镜泪囊鼻腔吻合术病例研究 3：内镜示
从泪囊上分离的鼻黏膜瘢痕

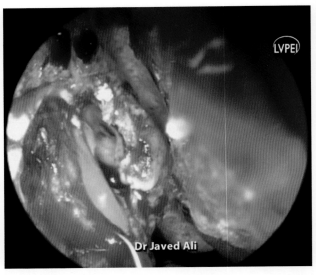

图 55.15　再次内镜泪囊鼻腔吻合术病例研究 3：内镜示
全长的泪囊切开。注意泪囊中有荧光素染色的黏弹剂

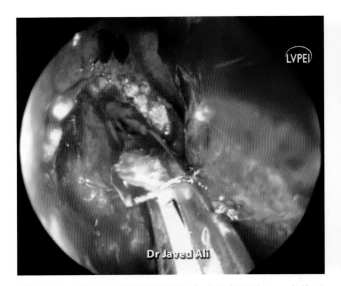

图 55.14　再次内镜泪囊鼻腔吻合术病例研究 3：内镜示
切除鼻黏膜瘢痕

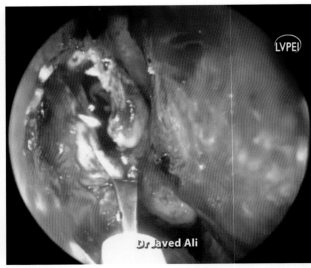

图 55.16　再次内镜泪囊鼻腔吻合术病例研究 3：内镜示
泪囊下方水平切开

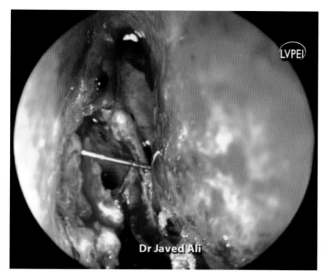

图 55.17　再次内镜泪囊鼻腔吻合术病例研究 3：内镜视图示良好切开和反折的泪囊瓣

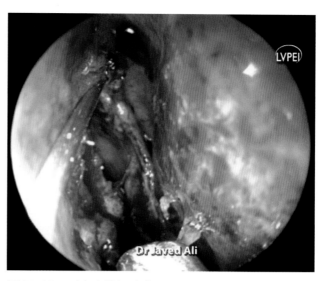

图 55.19　再次内镜泪囊鼻腔吻合术病例研究 3：内镜视图示在吻合口上缘环形注射丝裂霉素 C

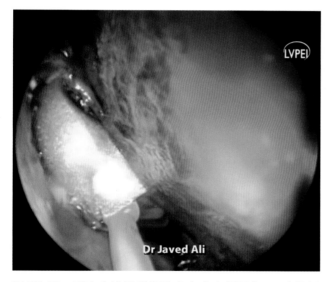

图 55.18　再次内镜泪囊鼻腔吻合术病例研究 3：内镜视图示局部应用丝裂霉素 C

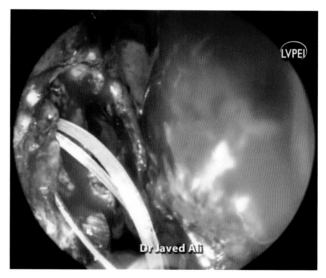

图 55.20　再次内镜泪囊鼻腔吻合术病例研究 3：内镜视图示泪囊黏膜与鼻黏膜相贴近及手术结束时所置的管

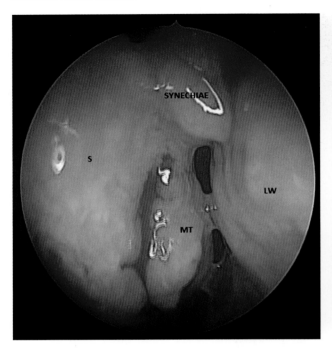

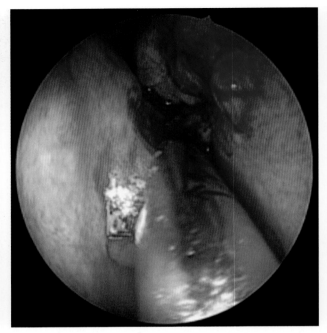

图 55.21　再次内镜泪囊鼻腔吻合术病例研究 4：内镜视图示复杂的多种因素导致失败的 DCR 术后病例的左侧鼻腔。注意图片上方由前次鼻中隔成形术造成的鼻中隔与吻合口处粘连及下方鼻中隔与中鼻甲粘连。此外，吻合口区域存在多发息肉（以下图片中将展示），骨窗不够大，这些都是导致手术失败的原因

SYNECHIAE– 粘连，S– 鼻中隔，MT– 中鼻甲，LW– 鼻腔外侧壁

图 55.23　再次内镜泪囊鼻腔吻合术病例研究 4：内镜视图示分离粘连后进行组织清理

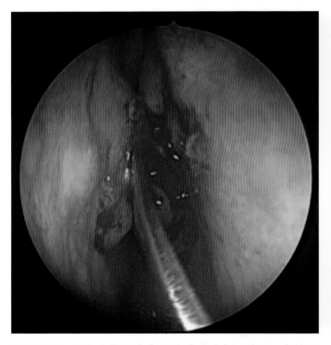

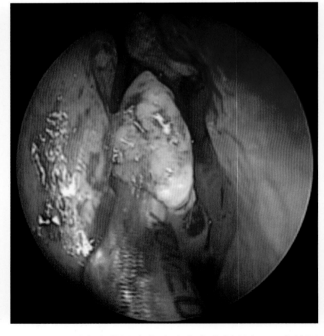

图 55.22　再次内镜泪囊鼻腔吻合术病例研究 4：内镜视图示中鼻甲与鼻中隔粘连

图 55.24　再次内镜泪囊鼻腔吻合术病例研究 4：内镜视图示开始中鼻甲成形术

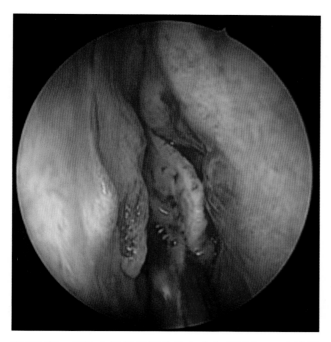

图 55.25　再次内镜泪囊鼻腔吻合术病例研究 4：内镜视图示暴露中鼻甲气房

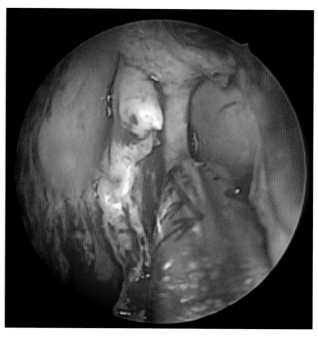

图 55.27　再次内镜泪囊鼻腔吻合术病例研究 4：内镜视图示吻合口区域用动力切头仔细进行息肉切除

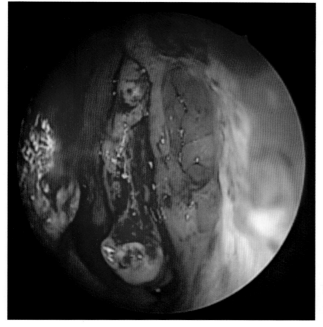

图 55.26　再次内镜泪囊鼻腔吻合术病例研究 4：内镜视图示完成中鼻甲部分切除成形，从而获得良好暴露和容易接近瘢痕化的外侧壁。注意吻合口附近的息肉

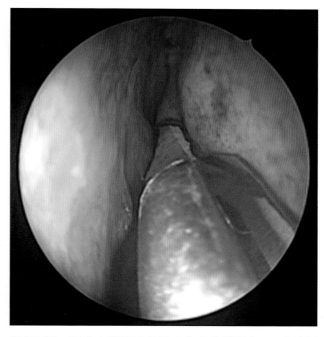

图 55.28　再次内镜泪囊鼻腔吻合术病例研究 4：内镜视图示于鼻黏膜上做切口以暴露前次手术骨孔的边缘

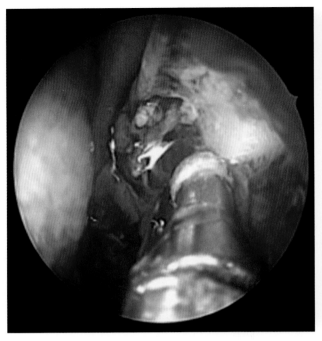

图55.29　再次内镜泪囊鼻腔吻合术病例研究4：内镜视图示用动力磨钻去除上方骨质，暴露泪囊底部

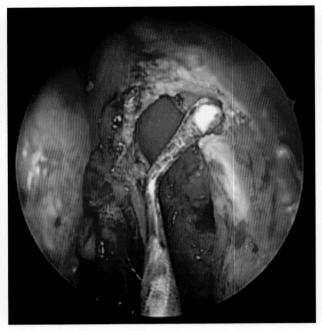

图55.31　再次内镜泪囊鼻腔吻合术病例研究4：内镜视图示评估截骨的上界

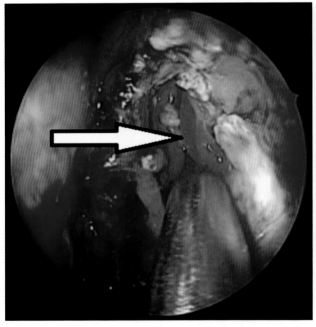

图55.30　再次内镜泪囊鼻腔吻合术病例研究4：内镜视图示泪囊底部附近息肉较多（白色箭头），随后息肉均被切除

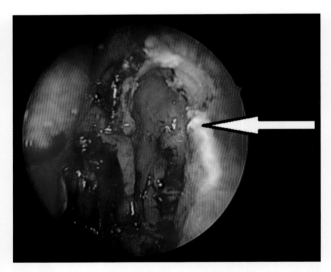

图55.32　再次内镜泪囊鼻腔吻合术病例研究4：内镜视图示充分的骨质去除，息肉切除和暴露的泪囊底部（白色箭头）

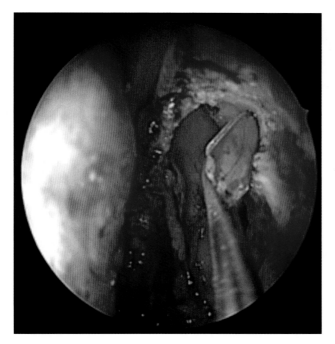

图 55.33　再次内镜泪囊鼻腔吻合术病例研究 4：内镜视图示切开泪囊

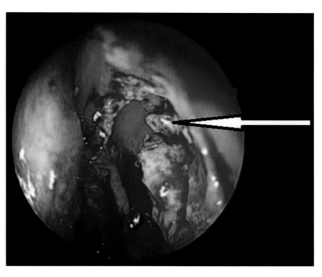

图 55.35　再次内镜泪囊鼻腔吻合术病例研究 4：内镜视图示对泪总管瘢痕（白色箭头）行环钻术

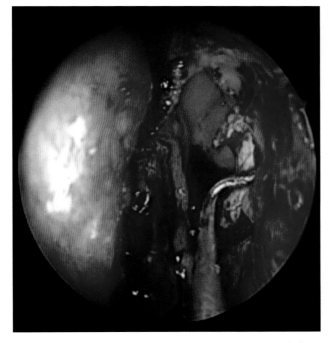

图 55.34　再次内镜泪囊鼻腔吻合术病例研究 4：内镜视图示泪囊切开后，用一个球头探针评估囊袋内的粘连状况

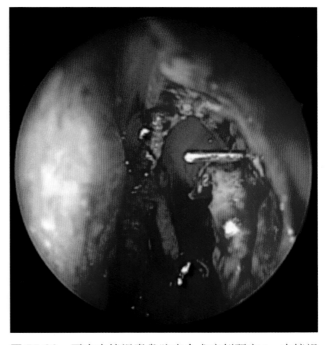

图 55.36　再次内镜泪囊鼻腔吻合术病例研究 4：内镜视图示切开良好的泪囊瓣及开放的泪小管系统

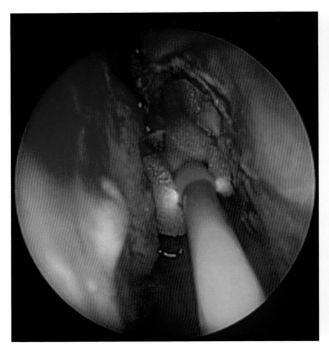

图 55.37 再次内镜泪囊鼻腔吻合术病例研究 4：内镜视图示局部应用丝裂霉素 C

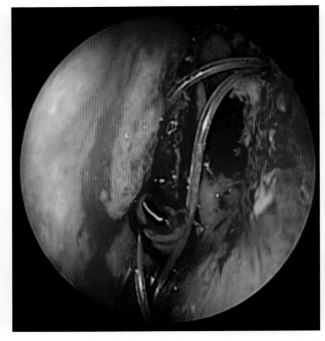

图 55.39 再次内镜泪囊鼻腔吻合术病例研究 4：内镜视图示反折良好的泪囊瓣及手术结束时所置的管

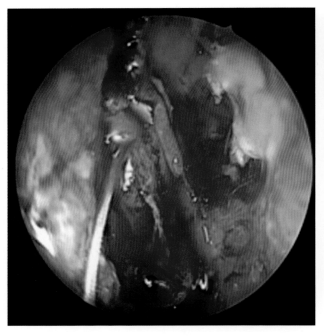

图 55.38 再次内镜泪囊鼻腔吻合术病例研究 4：内镜视图示在吻合口边缘后缘环形注射丝裂霉素 C

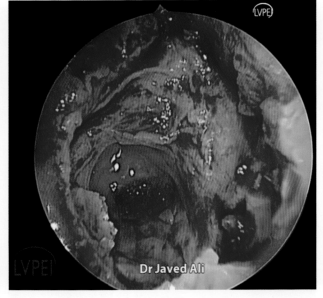

图 55.40 再次内镜泪囊鼻腔吻合术病例研究 5：内镜视图示 DCR 失败病例的左侧鼻腔。掀起黏膜瓣后，可见累及泪囊底部及中鼻甲腋区的严重粘连。吻合口处粘连闭合，骨质去除不当，上方泪囊切开不够及未处理中鼻甲腋区都是导致前次手术失败的原因

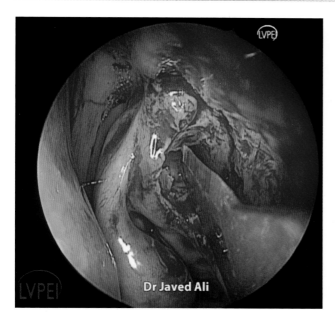

图 55.41　再次内镜泪囊鼻腔吻合术病例研究 5：内镜视图示在有瘢痕的中鼻甲腋区及泪囊底部之间做垂直切口以获得一个干净的平面

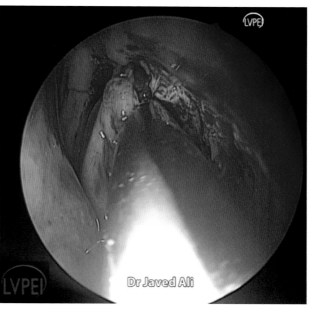

图 55.43　再次内镜泪囊鼻腔吻合术病例研究 5：内镜视图示切除中鼻甲腋区瘢痕。避免在中鼻甲腋部做太大的操作非常重要，因为腋区部分附着于颅底，操作不当可能导致脑脊液漏

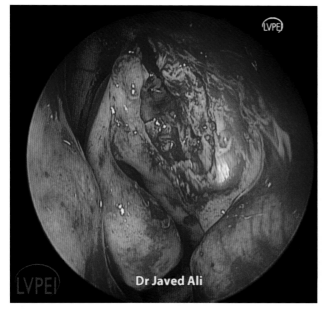

图 55.42　再次内镜泪囊鼻腔吻合术病例研究 5：内镜视图示粘连被分离后的干净平面

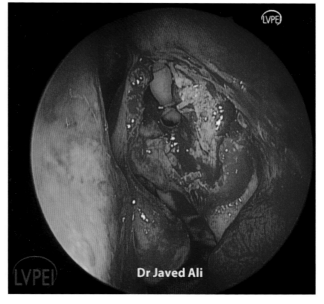

图 55.44　再次内镜泪囊鼻腔吻合术病例研究 5：内镜视图示完全清理干净的吻合口

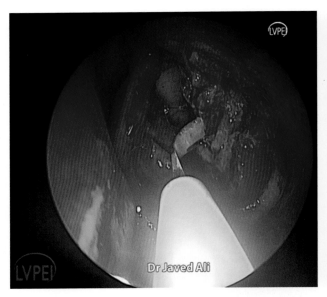

图 55.45 再次内镜泪囊鼻腔吻合术病例研究 5：内镜视图示一个全长的泪囊切开

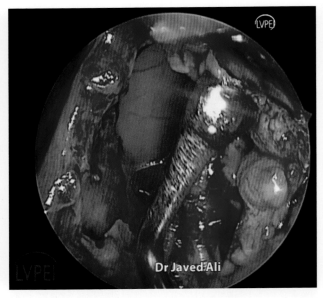

图 55.47 再次内镜泪囊鼻腔吻合术病例研究 5：内镜视图示泪囊瓣的反折。接下来将与前面病例一样应用丝裂霉素 C 及置管

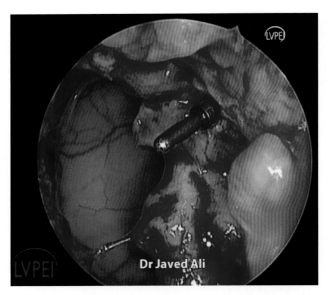

图 55.46 再次内镜泪囊鼻腔吻合术病例研究 5：内镜视图示内镜引导下泪总管环钻术。由于前次手术吻合区累及泪囊基底区域，患者发生泪总管前阻塞并不意外

泪小管阻塞和鼻泪管阻塞的治疗具有挑战性。尽管已知有多种病因，但泪道阻塞是炎症反应和纤维化共同作用的结果。作为泪道旁路手术的一种替代方案，阻塞泪道的再通手术正得到越来越多的应用[1-5]。泪道再通术的适应证包括：部分性或完全性泪小管阻塞；部分性或完全性鼻泪管阻塞；泪小管和鼻泪管的局部性或多灶性狭窄；以及泪囊鼻腔吻合术后膜性泪小管阻塞。再通的方法包括：Sisler 泪小管环钻术、泪道内镜引导下的泪小管和鼻泪管环钻术、激光泪道成形术、泪小管微钻成形术；泪小管球囊扩张成形术和以电热疗法为基础的再通术[1-5]。泪道再通术要成为一种真正的替代治疗方法，其基础在于对泪道阻塞发病机制的准确理解，而这一点目前仍难以做到。

参考文献

1. Sisler HA, Allarakhia L. New minitrephine makes lacrimal canalicular rehabilitation an office procedure. Ophthal Plast Reconstr Surg. 1990,6:203–206.
2. Steinhauer J, Norda A, Emmerich KH, et al. Laser canaliculoplasty. Ophthalmologe. 2000,97:692–695.
3. Chen D, Li N, Wan P, et al. A novel procedure to treat canalicular obstruction by recanaliculisation and bicanalicular intubation. Br J Ophthalmol. 2012,96:366–369.
4. Ali MJ, Naik MN. Efficacy of endoscopic guided anterograde 3 mm balloon dacryoplasty with silicone intubation in treatment of acquire partial nasolacrimal duct obstruction in adults. Saudi J Ophthalmol. 2014,28:40–43.
5. Javate R, Pamintuan FG, Cruz RT, et al. Efficacy of endoscopic lacrimal duct recanalization using microendoscope. Ophthal Plast Reconstr Surg. 2010,26:330–333.

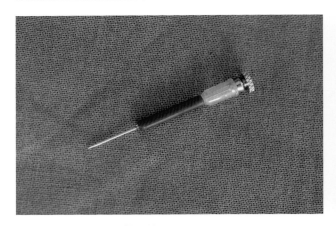

图 56.1　Sisler 泪小管环钻

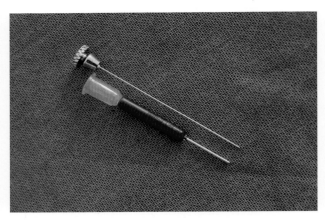

图 56.4　拆分开的 Sisler 泪小管环钻。注意环钻及引导探针的长度

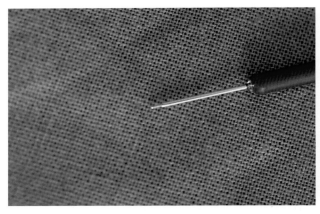

图 56.2　Sisler 泪小管环钻的头部，注意伸出环钻外的引导探针

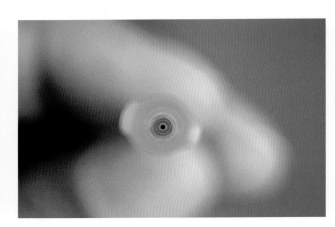

图 56.5　环钻主体内的探针入口

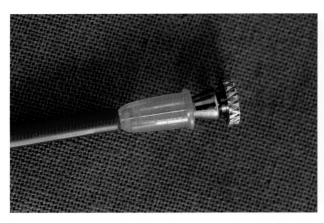

图 56.3　Sisler 泪小管环钻的轮毂部分，注意圆形金属为引导探针尾端

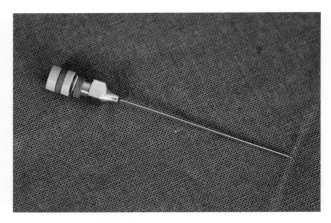

图 56.6　Huco 环钻

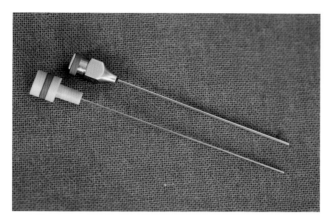

图 56.7 拆分开的 Huco 环钻。分为环钻主体和引导探针

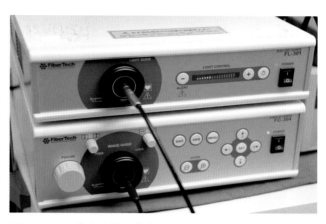

图 56.9 泪道内窥镜成像与照明系统

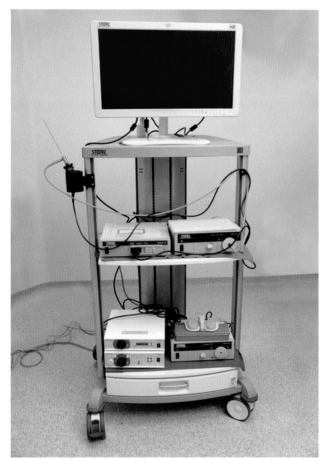

图 56.8 完整的鼻内镜和泪道内镜系统

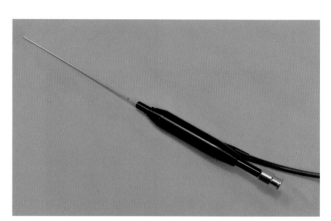

图 56.10 直的泪道内镜 Ruido 纤维镜

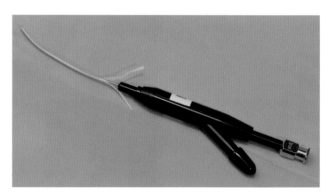

图 56.11 光滑的弯角泪道内镜 Ruido 纤维镜

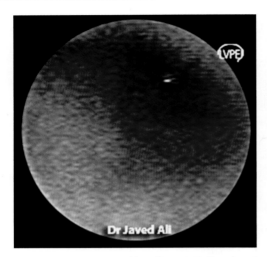

图 56.12　泪道内镜下泪小管图像，示黏膜正常，但可见远端阻塞（白色亮点处）

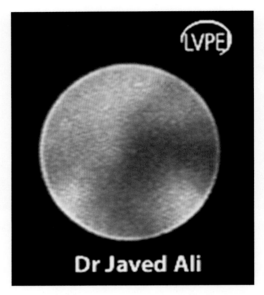

图 56.15　泪道内镜图像示继发于周围纤维化（白色斑块）的鼻泪管部分性阻塞

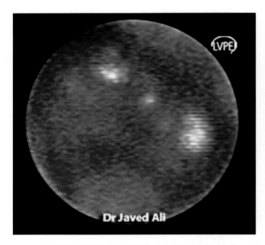

图 56.13　泪道内镜泪小管图像，远端阻塞部位。注意闪亮的纤维块充满了管腔

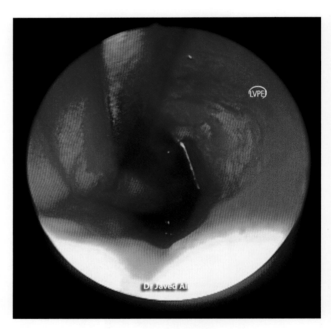

图 56.16　图 56.15 患者的鼻内镜图像。注意探针可自由通过鼻泪管

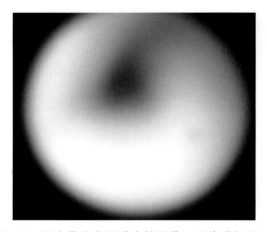

图 56.14　泪小管狭窄泪道内镜图像。可将其与图 56.13 的阻塞进行对比

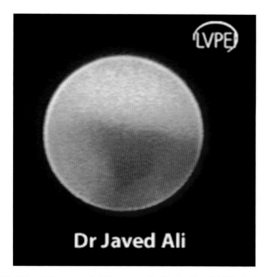

图 56.17 图 56.15 和图 56.16 患者术后 6 周泪道内镜图像。注意鼻泪管腔内干净，周围无纤维组织

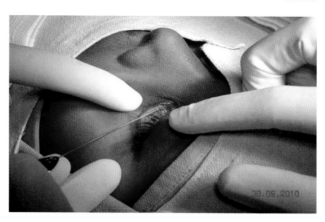

图 56.19 Sisler 泪小管环钻技术：左下睑术中照片显示进行环钻术前先用探针探查确认，并扩张近端通畅部分

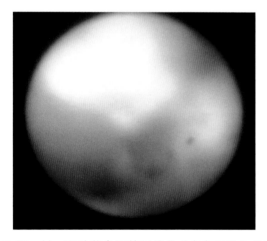

图 56.18 另一斑片状鼻泪管纤维化（白色斑片）的泪道内镜图像

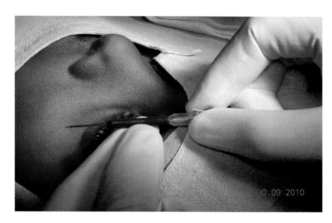

图 56.20 Sisler 泪小管环钻技术：左下睑术中照片示 Sisler 泪小管环钻完成使用前的组装

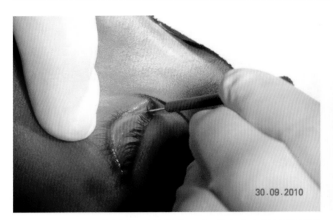

图 56.21　Sisler 泪小管环钻技术：左下睑术中照片示环钻垂直进入

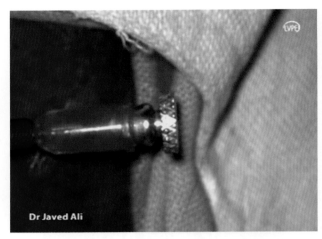

图 56.24　Sisler 泪小管环钻技术：另一患者术中照片示在环钻水平进入近端泪小管开放区域时的环钻轮毂，注意针芯尾部非常接近环钻轮毂

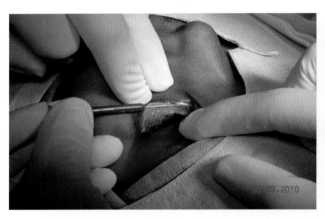

图 56.22　Sisler 泪小管环钻技术：左下睑术中照片示环钻水平进入

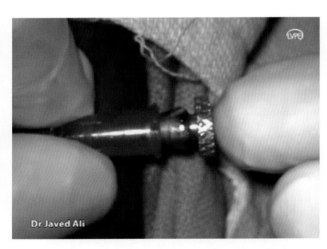

图 56.25　Sisler 泪小管环钻技术：图 56.24 患者术中照片。注意，由于探针尖端遇到物理性阻碍，探针末端与环钻轮毂之间的距离增加。通过环钻的旋转向前运动，阻塞部分被轻柔地钻除，操作中要确认不改变位置及方向

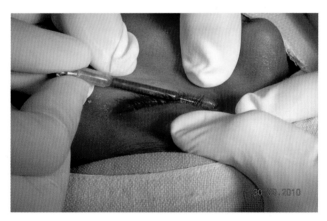

图 56.23　Sisler 泪小管环钻技术：左下睑术中照片示牵拉眼睑，使环钻平放并平行于睑缘

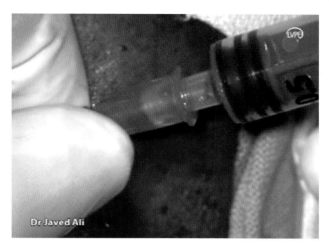

图 56.26 Sisler 泪小管环钻技术：环钻术中照片示注射器连接至环钻的轮毂上

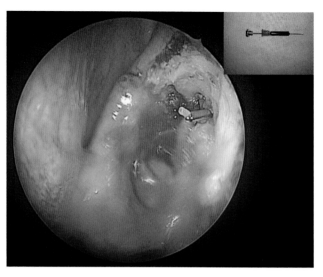

图 56.28 Sisler 泪小管环钻技术：单泪小管阻塞及鼻泪管阻塞患者左侧鼻腔术中内镜照片，环钻末端为钻除的泪小管中阻塞组织

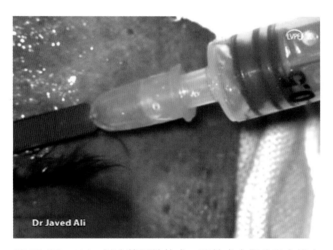

图 56.27 Sisler 泪小管环钻技术：环钻术中照片示在拔出环钻时应进行持续抽吸，将钻除的泪小管阻塞物质吸入注射器

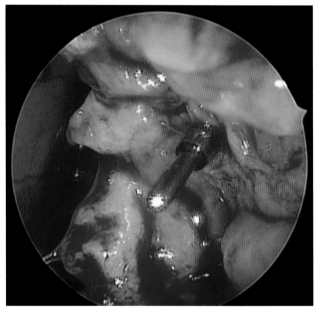

图 56.29 Sisler 泪小管环钻技术：单泪小管及鼻泪管阻塞患者左侧鼻腔术中，内镜照片显示内镜直视下可见环钻。注意在泪总管内口处的 Sisler 泪小管环钻

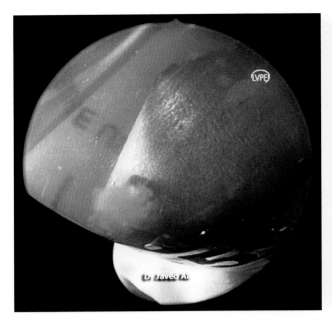

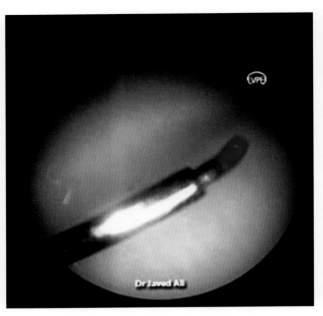

图 56.30　Sisler 泪小管环钻技术：术中照片示抽吸入注射器中的泪小管阻塞组织

图 56.31　Sisler 泪小管环钻技术：术中照片示从 Sisler 泪小管环钻膛孔中取出钻除的节段组织

泪道球囊管扩张成形术

泪道球囊管扩张成形术（balloon dacryoplasty，BDCP）是一种使用针对泪道系统的不同部位而特殊设计的球囊管来扩张泪道的微创手术，具有广泛的适应证。球囊管是专门设计的，导管的一端为一个可充盈球囊，另一端为连接充盈装置的 Luer锁。充盈装置有一个显示气压读数的压力表。先天性鼻泪管阻塞中泪道球囊管扩张成形术的适应证包括：探通失败，置管失败及综合征相关的先天性鼻泪管阻塞。在各种大型病例研究中，手术的成功率为 76%~83%[1-3]。在成人中，BDCP 被用于部分鼻泪管阻塞、初次内镜下球囊辅助泪囊鼻腔造口术及DCR 术后吻合口狭窄的再次手术。尽管初次球囊辅助 DCR 没有得到普及，但其在再次 DCR 中的结果鼓舞人心[1-3]。对患者的仔细选择和熟练的鼻内镜技术也是获得成功的重要因素。

参考文献

1. Ali MJ, Naik MN, Honavar SG. Balloon Dacryoplasty: ushering a new and routine era in minimally invasive lacrimal surgeries. Int Ophthalmol. 2013,33:203–210.
2. Lee A, Ali MJ, Li EY, et al. Balloon dacryoplasty in internal ostium stenosis after endoscopic dacryocystorhinostomy. Ophthal Plast Reconstr Surg. 2014,30:7–10.
3. Ali MJ, Naik MN. Efficacy of endoscopic guided anterograde 3mm balloon dacryoplasty with silicone intubation in treatment of acquired partial nasolacrimal duct obstruction in adults. Saudi J Ophthalmol. 2014,28:40–43.

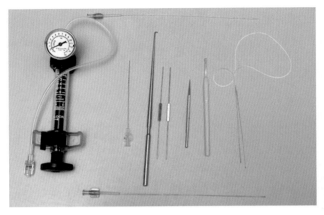

图 57.1 一套典型的泪道球囊管扩张成形术装置

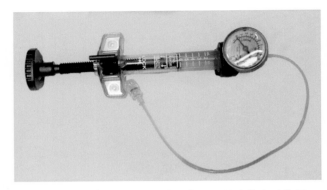

图 57.4 准备好的充满荧光素染色生理盐水的充盈装置

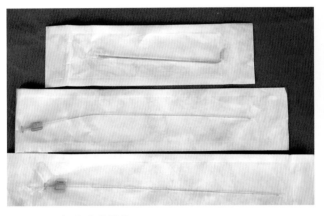

图 57.2 各种球囊导管

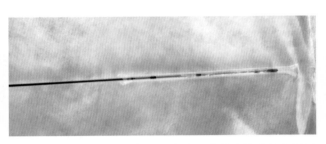

图 57.5 2mm 球囊的头部。注意充盈末端有许多黑色标记线，这可供手术医生评估导管在泪道引流系统中的位置

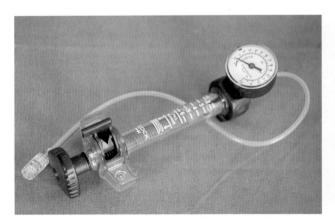

图 57.3 充盈装置

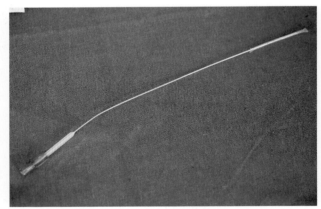

图 57.6 5mm 球囊导管。注意主体部分是平滑的弯角

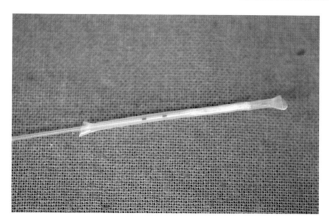

图 57.7　5mm 球囊导管的头部

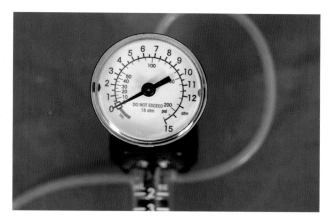

图 57.10　充盈压力表

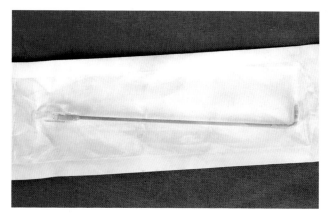

图 57.8　9mm 球囊导管，注意其主体较粗，头部成 90° 角

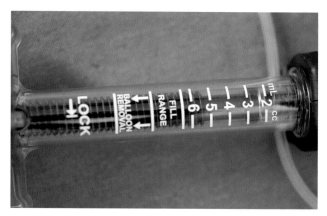

图 57.11　带有液体加注引导刻度的充盈装置主体

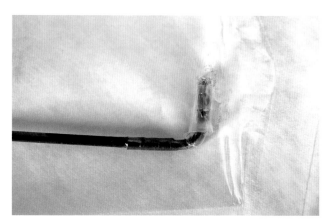

图 57.9　9mm 球囊导管的头部

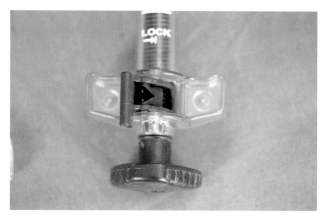

图 57.12　充盈装置的锁定机制

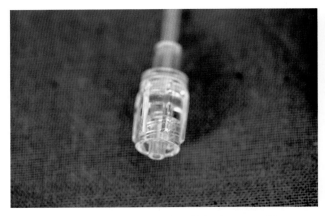

图 57.13 充盈装置末端与球囊导管相连的 Luer 锁

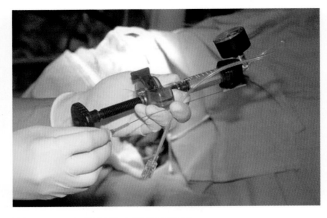

图 57.16 组装好的充盈球囊装置

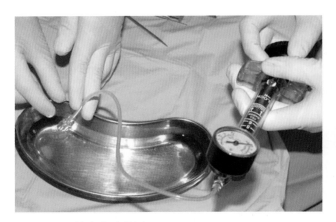

图 57.14 填充充盈装置

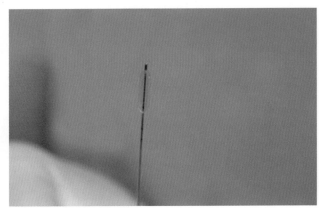

图 57.17 充满的 2mm 球囊

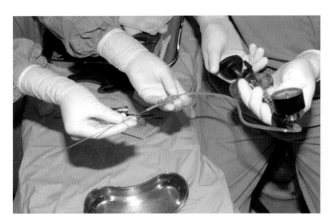

图 57.15 球囊导管与充盈装置的装配

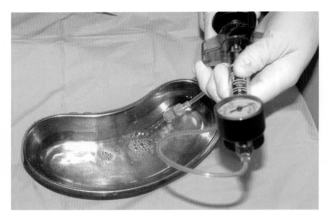

图 57.18 结束时从充盈装置中排出液体

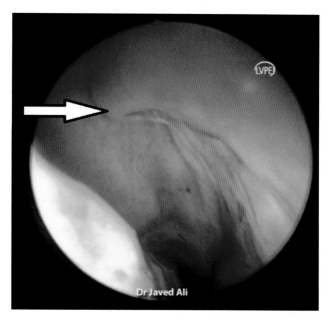

图 57.19　球囊泪道成形技术：左侧下鼻道内镜下视图示鼻泪管开口，白色箭头处为前方黏膜褶皱

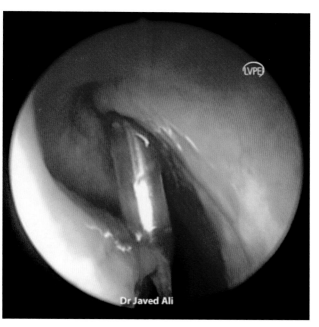

图 57.21　球囊泪道成形技术：左侧下鼻道内镜下视图示装置充盈阶段。注意球囊被荧光素染液充满

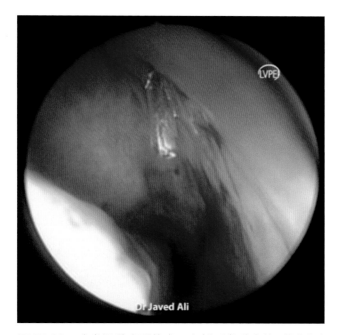

图 57.20　球囊泪道成形技术：左侧下鼻道内镜下视图示导管球囊末端到达下鼻道位置

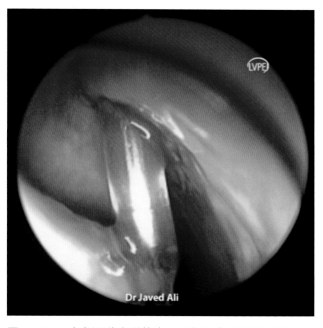

图 57.22　球囊泪道成形技术：左侧下鼻道内镜下视图示球囊有序充盈，远端鼻泪管扩张

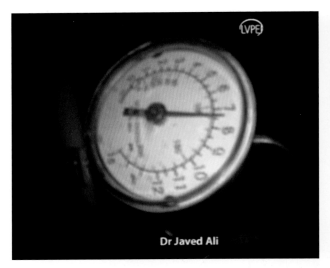

图 57.23　泪道球囊成形技术：充盈压力表术中视图示压力接近预期的 8 个大气压

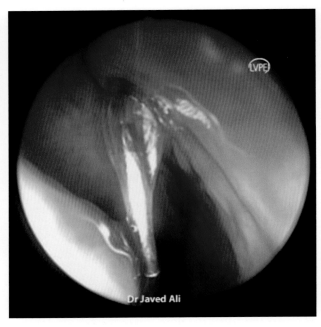

图 57.25　球囊泪道成形技术：左侧下鼻道内镜下视图示球囊缓慢排出液体

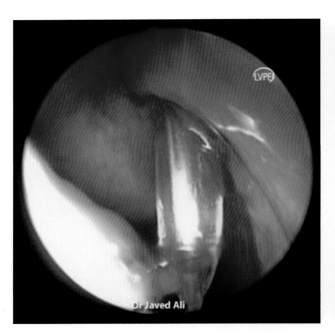

图 57.24　泪道球囊成形技术：左侧下鼻道内镜下视图示 8 个大气压下完全扩张的球囊导管

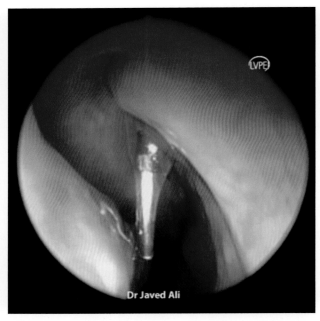

图 57.26　泪道球囊成形技术：左侧下鼻道内镜下视图示回撤球囊以扩张近端鼻泪管。注意球囊的再度充盈

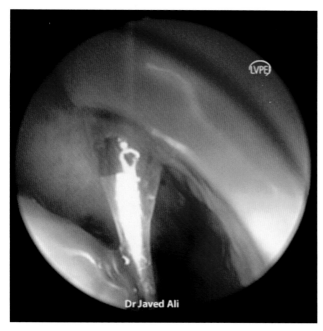

图 57.27　球囊泪道成形技术：左侧下鼻道内镜下近距离视图示近端鼻泪管扩张

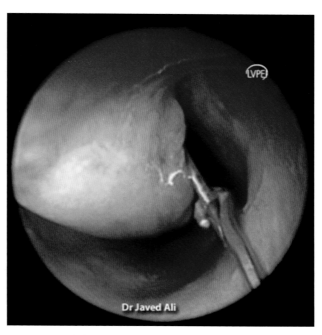

图 57.29　球囊泪道成形技术：左侧下鼻道内镜下视图示勾取 Crawford 双泪小管置管的一根探针

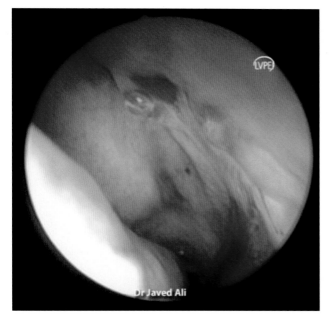

图 57.28　球囊泪道成形技术：左侧下鼻道内镜下视图示注入的荧光素染液顺畅流过

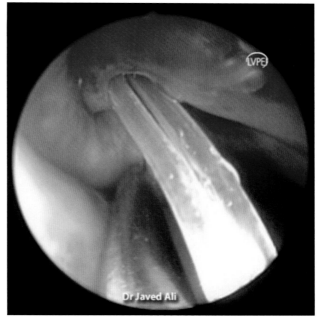

图 57.30　球囊泪道成形技术：左侧下鼻道内镜下视图示置管的鼻泪管开口。注意开口的宽度及对前方褶皱的钝性扩张效应

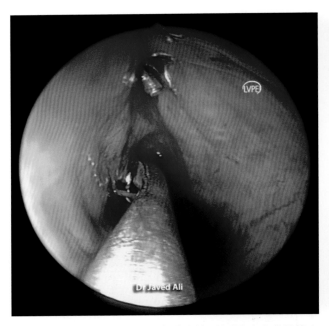

图 57.31 另一患者左侧下鼻道内镜下视图示球囊导管末端到达鼻泪管开口处

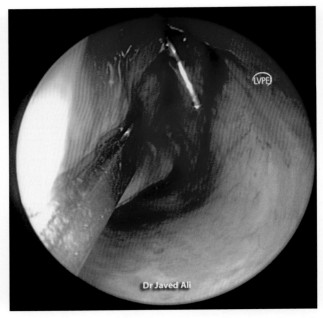

图 57.33 图 37.1 和图 37.2 患者内镜下视图。注意鼻泪管近端扩张过程

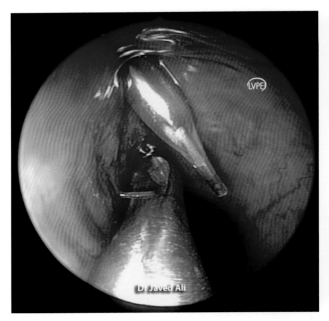

图 57.32 图 57.31 患者内镜下视图。注意鼻泪管远端扩张过程。还需注意，使用的是透明的生理盐水而非荧光素染液

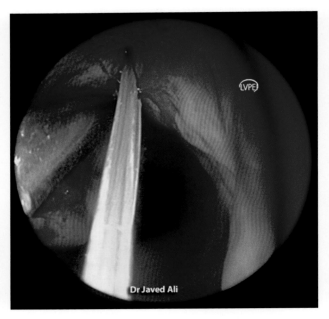

图 57.34 图 37.1~图 37.3 患者经球囊泪道成形及置管后内镜下视图。注意充分扩张的鼻泪管开口

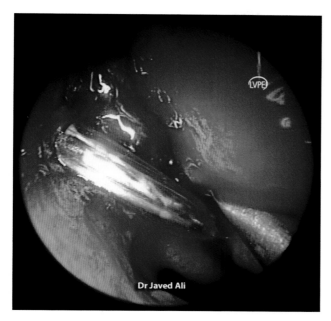

图 57.35　右侧鼻腔内镜下视图示使用 5mm 球囊管扩张狭窄的 DCR 吻合口。注意狭窄吻合口的扩张

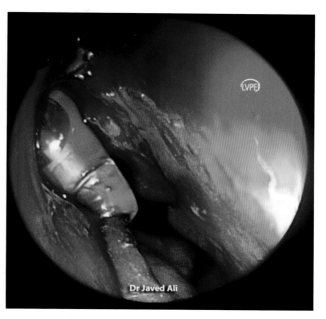

图 57.37　内镜下球囊辅助的初次 DCR：图 57.35 患者术中图像示插入的 9mm 球囊导管充盈扩张

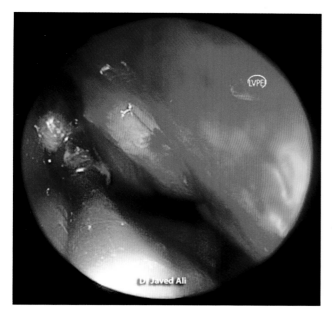

图 57.36　内镜下球囊辅助的初次 DCR：右侧鼻腔术中图像示 9mm 球囊插入新制作的小吻合口

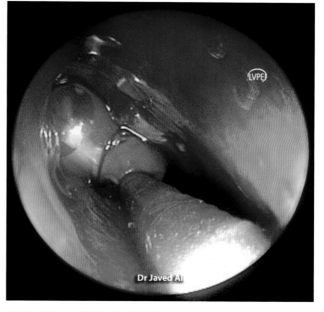

图 57.38　内镜下球囊辅助的初次 DCR：图 57.35 和图 57.37 患者术中图像。注意完全扩张的 9mm 球囊被拉入鼻腔，扩张成一个更大的吻合口

结膜泪囊鼻腔吻合术

结膜泪囊鼻腔吻合术（conjunctivodacryocystor-hinostomy，CDCR）是指在旁路义管的辅助下，建立一个将泪液自结膜囊直接引流至鼻腔的新通道的手术。该手术可以通过外路（外路 CDCR）、内镜下（内镜 CDCR）、微创入路（MICDCR）、激光辅助（LCDCR）和非 DCR 的内镜下结膜鼻腔吻合术（CR）等方法来进行[1-3]。CDCR 的适应证包括泪点发育不全，泪小管发育不全，近端泪小管严重阻塞，无法修复的近端泪道陈旧损伤，泪囊切除术后需要修复，伴泪小管阻塞的多次失败的 DCR 后，泪液泵功能障碍引起的溢泪，DCR 后泪道通畅却还未能解决的泪溢。禁忌证是相对的，包括内眦部瘢痕、明显的眼睑畸形、明显的鼻畸形、幼儿、精神不稳定患者、抱有不切实际期望或不愿行义管维护的患者。尽管该手术有效且成功率在90% 左右，大型系列研究显示有两个主要并发症：管脱出占 28%~51%，管移位占 22%~28%[1-3]。为避免这些并发症，已设计出多种改良的旁路导管，包括额外的凸缘设计，宽大的内眦侧末端，有角度的管及多孔聚乙烯涂层管。该方法的远期疗效仍不清楚，因此，仔细筛选患者是至关重要的。

参考文献

1. Athansiov PA, Madge S, Kakizaki H, et al. A review of bypass tubes for proximal lacrimal drainage obstruction. Surv Ophthalmol. 2011,56:252–266.
2. Rose GE, Welham RN. Jones' lacrimal canalicular bypass tubes: twenty five years' experience. Eye. 1991,5:13–19.
3. Ali MJ, Honavar SG, Naik MN. Endoscopically guided minimally invasive bypass tube intubation without DCR: evaluation of drainage and objective outcomes assessment. Minim Invasive Ther Allied Technol. 2013,22:104–109.

图 58.1　不同直径和长度的 Jones 管

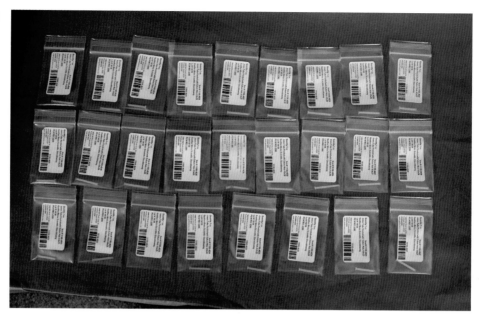

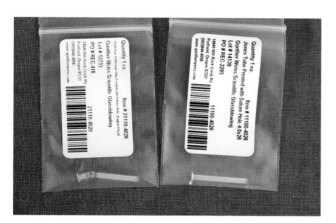

图 58.2　Jones 管（右）和 Gladstone-Putterman 管（左）。注意有斜面的鼻侧末端

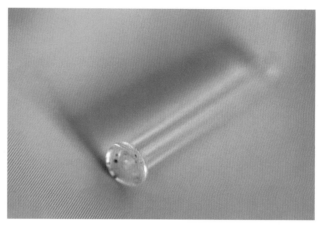

图 58.4　眼侧有末端凸缘的不带缝合孔的经典 Jones 管

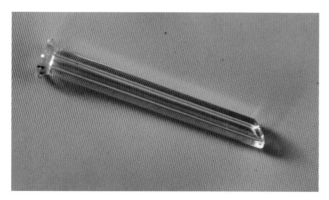

图 58.3　光滑表面的经典 Pyrex Jones 管

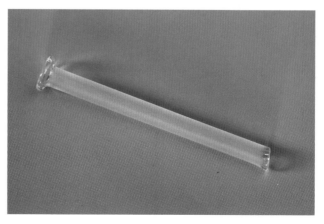

图 58.5　直的磨砂 Jones 管

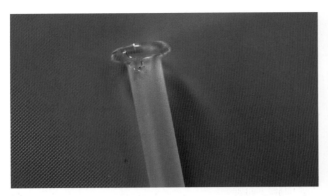

图 58.6　磨砂 Jones 管的眼侧凸缘设计。注意存在缝合孔

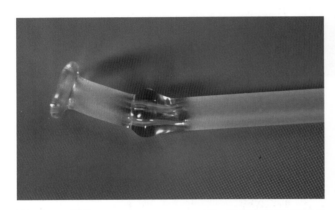

图 58.7　磨砂 Gladstone-Putterman 管。注意弯曲的颈部有额外凸缘。将其与图 58.3 和 58.5 比较

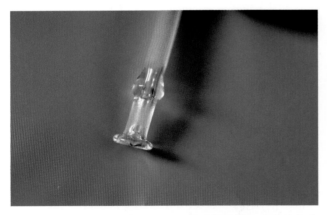

图 58.8　磨砂 Gladstone-Putterman 管眼侧凸缘。注意缝合孔

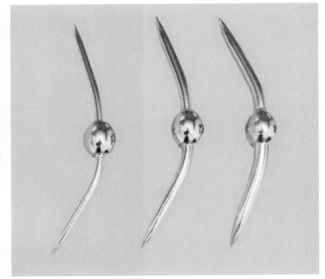

图 58.9　一套 CDCR 金制扩张器

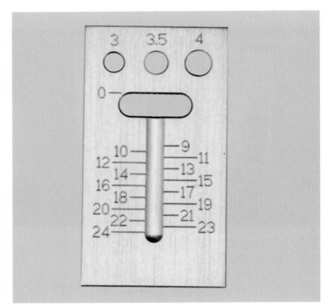

图 58.10　Jones 管测量板。该板可以测量外径和长度

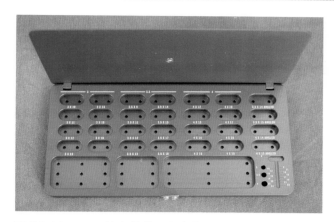

图 58.11 Jones 管安装箱。注意各种测量 Jones 管的插孔和内置的测量板

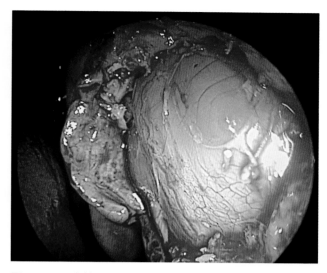

图 58.13 内镜下 CDCR 技术：一例泪点及泪小管发育不全患者去除骨质后左侧鼻腔术中内镜下图像

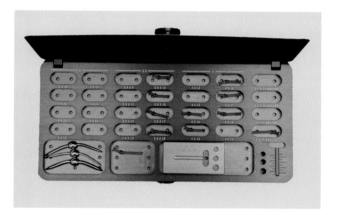

图 58.12 手术用经典 Jones 管安装箱

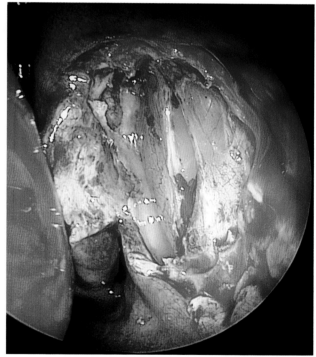

图 58.14 内镜下 CDCR 技术：泪囊切开后左侧鼻腔术中内镜下图像。注意发育不良的泪囊，囊壁较薄

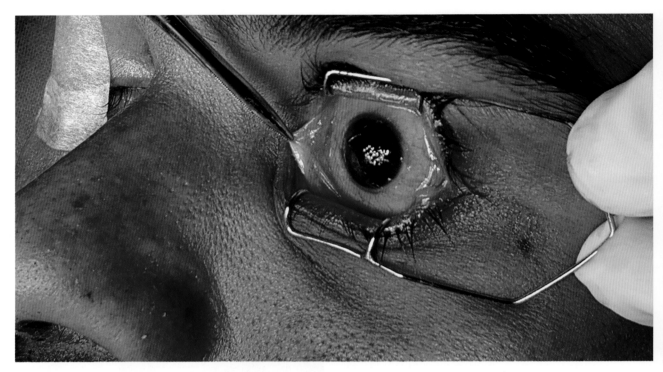

图 58.15　内镜下 CDCR 技术：术中图像示提起泪阜以做结膜切口

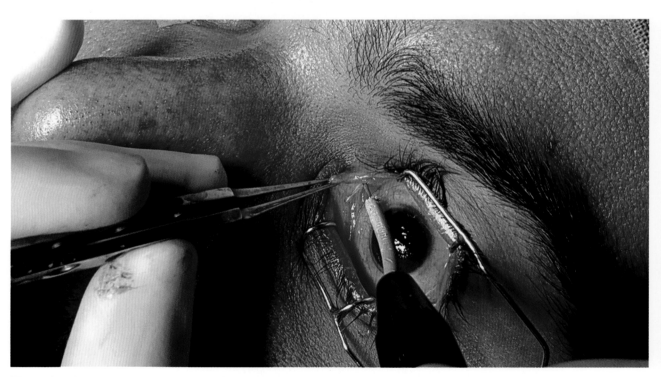

图 58.16　内镜下 CDCR 技术：术中图像示泪阜下切口

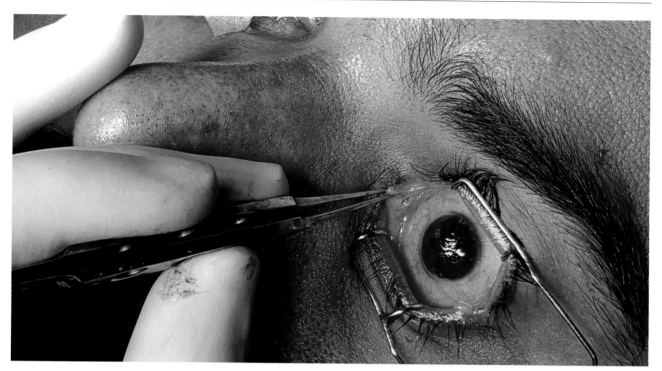

图 58.17　内镜下 CDCR 技术：术中图示切口完成

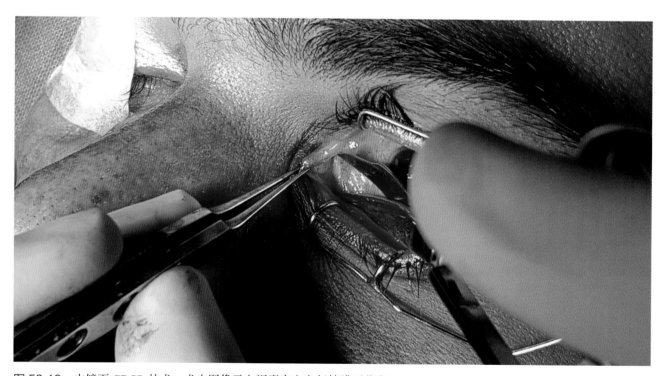

图 58.18　内镜下 CDCR 技术：术中图像示向泪囊窝方向行结膜下分离

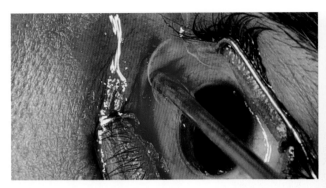

图58.19　内镜下CDCR技术：术中图像示插入宽孔径（14号）针头，为Jones管建立通道

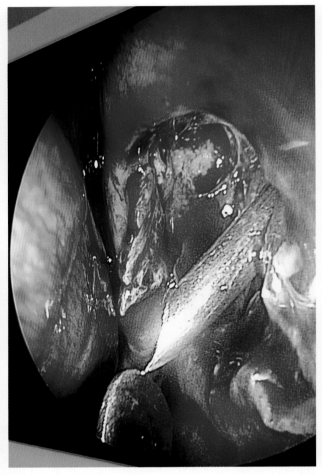

图58.21　内镜下CDCR技术：术中内镜下图像示调整针的位置，使其位于侧壁和鼻中隔之间。当达到所需位置时，将针在结膜入口端固定住，取出针进行长度测量

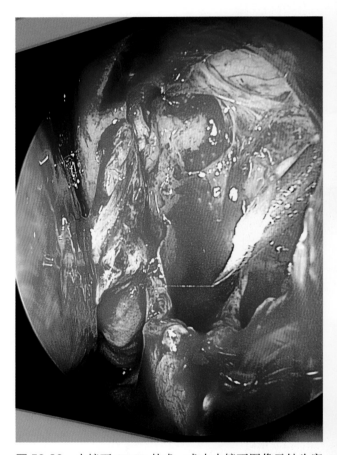

图58.20　内镜下CDCR技术：术中内镜下图像示针头穿出。这一穿刺通道必须经过泪囊，这一点非常重要

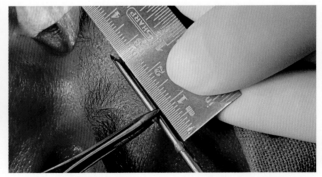

图58.22　内镜下CDCR技术：术中图像示测量针的长度。这相当于所需使用Jones管的长度

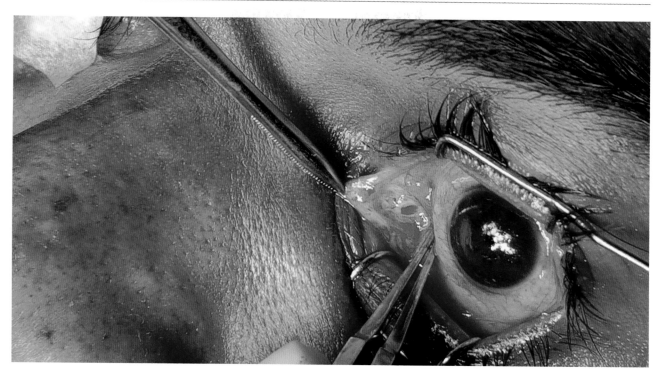

图 58.23 内镜下 CDCR 技术：术中图像示为 Jones 管插入新制作的通道

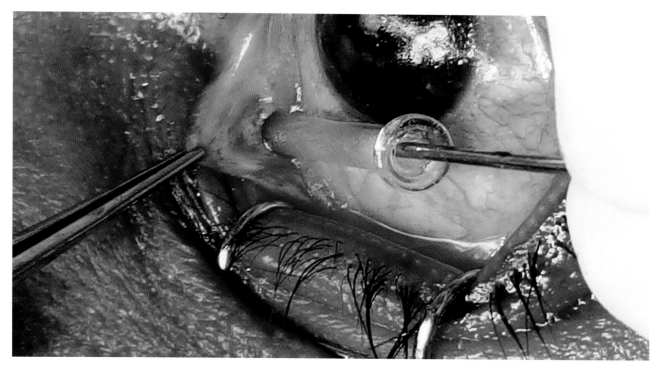

图 58.24 内镜下 CDCR 技术：术中图像示在新制作的通道中插入 Jones 管

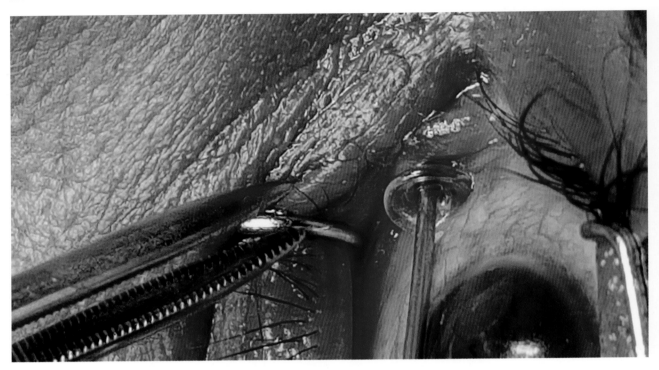

图 58.25　内镜下 CDCR 技术：术中图像示 Jones 管完全插入

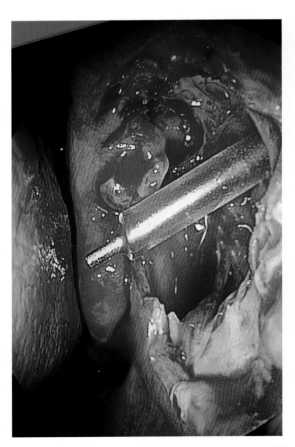

图 58.26　内镜下 CDCR 技术：术中图像示在内镜引导下
调整 Jones 管

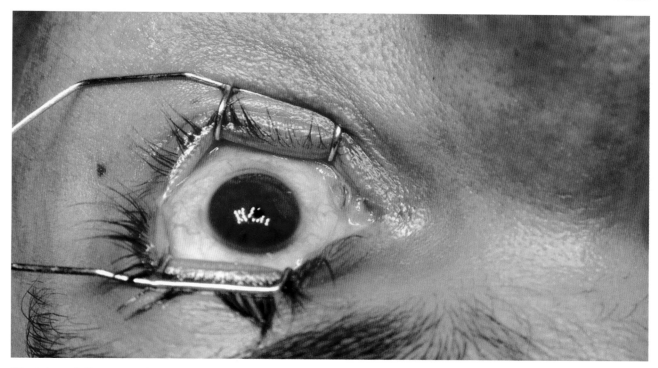

图 58.27 内镜下 CDCR 技术：术中图像示 Jones 管调整后的最终位置。同时，将用荧光素染色的生理盐水注入结膜囊，以评估 Jones 管的引流情况

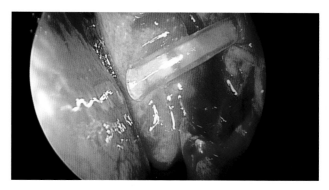

图 58.28 内镜下 CDCR 技术：术中图像示 Jones 管功能良好

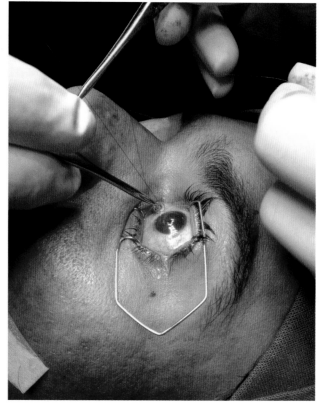

图 58.29 内镜下 CDCR 技术：术中图像示在 Jones 管周围缝线固定的位置，这是为了防止管移动，直至完全愈合

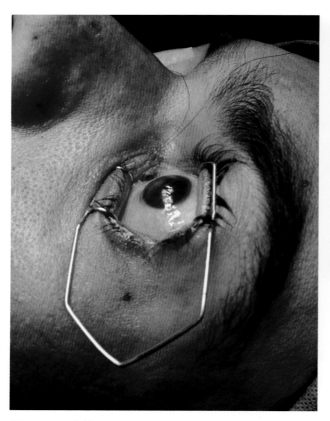

图 58.30　内镜下 CDCR 技术：术中图像示 Jones 管固定
完毕

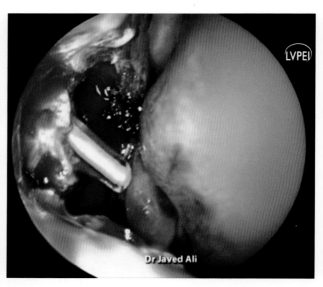

图 58.32　图 58.31 患者右鼻腔的术中内镜图像。可见荧
光素很好地被 Jones 管引流

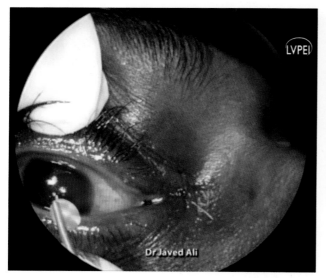

图 58.31　另一位患者右眼 CDCR 的术中图像示用荧光素
生理盐水冲洗眼表，以评估 Jones 管的功能

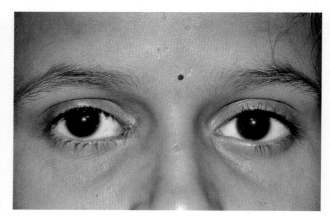

图 58.33　术后处理：右眼 CDCR 术后第 1 天的照片。可
见固定的 Jones 管

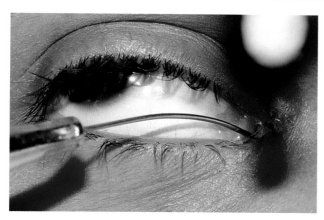

图 58.34 术后处理：右眼 CDCR 术后第 1 天的照片。注意，正在用钝套管冲洗管子内可能存在的血凝块

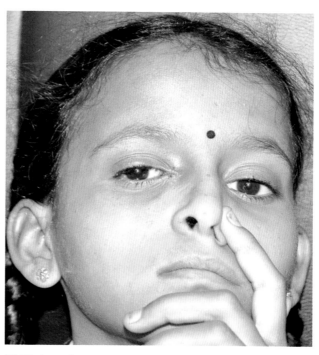

图 58.36 术后处理：滴眼液滴入结膜囊后，患者随后压迫对侧鼻孔，用手术侧鼻孔深吸气。这会使鼻腔内变成负压，使液体从眼表通过管子排出

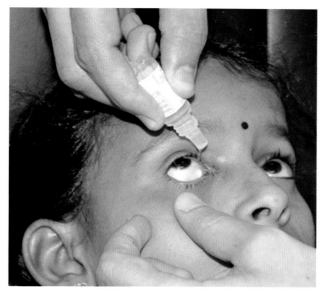

图 58.35 术后处理：患者最好每天一次自行清洁管子。在结膜囊中滴入 2~3 滴生理盐水

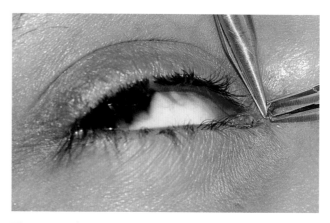

图 58.37 术后处理：照片示术后 2~3 周拆线

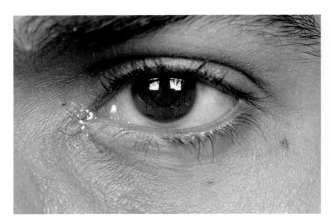

图 58.38　左眼照片示术后早期导管下移。注意完整的缝合线将使重新调整的过程更容易

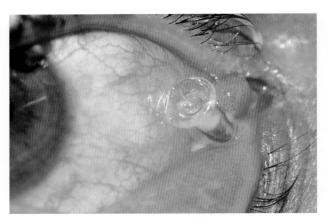

图 58.41　图 58.40 患者右眼的高倍放大照片。可见 Jones 管向外侧移位

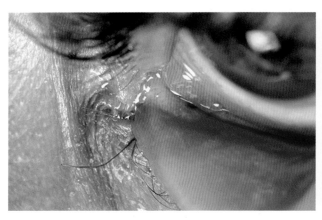

图 58.39　图 58.36 患者左眼下睑外翻后的照片。显示 Jones 管向下移位，上面有穹隆结膜褶皱

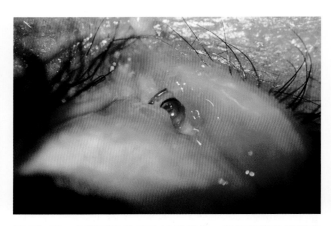

图 58.42　右眼下睑的照片示管移位，以及管周的结膜肉芽肿

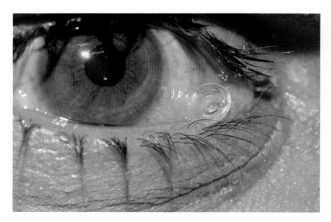

图 58.40　右眼的照片示 Jones 管向外侧移位

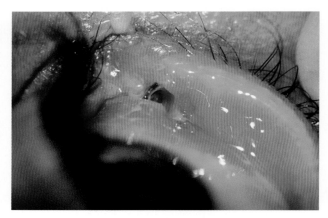

图 58.43　图 58.42 患者右眼的高倍放大照片。注意部分可见的 Jones 管和附近结膜的肉芽肿反应

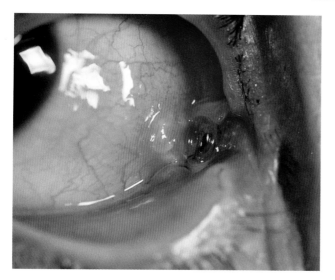

图 58.44   右眼的照片示管周结膜肉芽肿

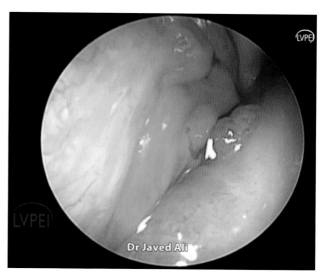

图 58.46   左鼻腔内镜照片示 Jones 管在鼻侧端的周围粘连和肉芽肿

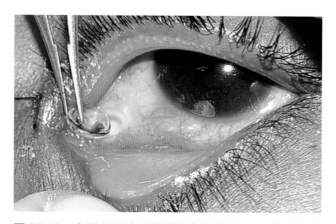

图 58.45   右眼的照片示紧贴后角放置的 Jones 管引起的结膜压迫性坏死

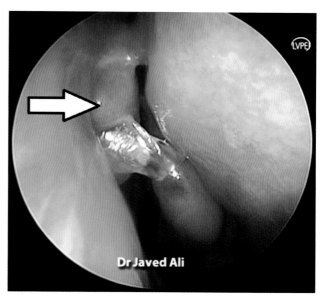

图 58.47   右鼻腔内镜视图示 Jones 管上方有一个很大的肉芽肿（白色箭头）

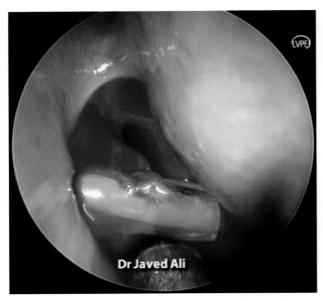

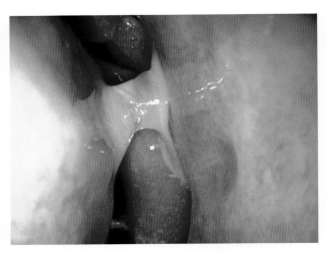

图 58.50　左侧鼻腔内镜视图示 Jones 管有严重感染

图 58.48　图 58.47 患者右鼻腔的内镜视图。可见肉芽肿切除后出血的底部

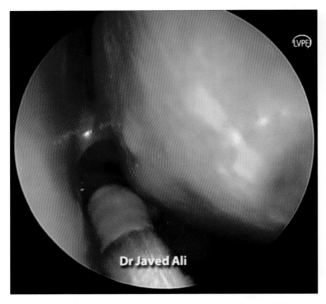

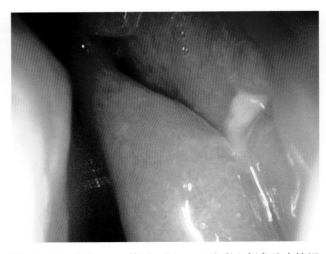

图 58.51　拔出 Jones 管后，图 58.50 患者左侧鼻腔内镜视图。可见从手术通道流出的脓性分泌物

图 58.49　图 58.46 和图 58.47 患者右侧鼻腔的内镜视图。注意，在肉芽肿底部使用硝酸银棒烧灼以防止复发

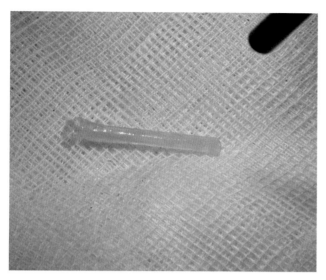

图 58.52 图 58.50 和图 58.51 患者取出的 Jones 管已变色

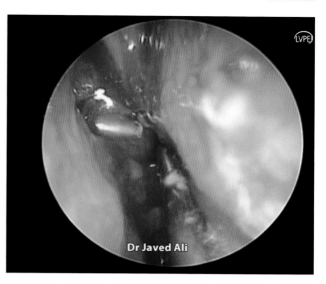

图 58.54 图 58.53 中患者右侧鼻腔的内镜视图。可见管已调整好，远离鼻中隔

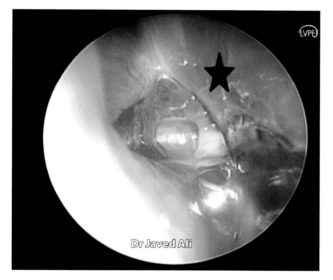

图 58.53 右侧鼻腔内镜视图示 Jones 管嵌入鼻中隔（黑色五角星）

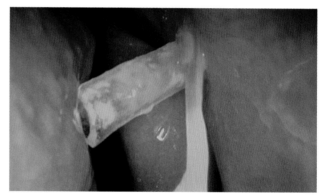

图 58.55 另一位患者的左侧鼻腔内镜视图示导管向内下移位，并压在鼻中隔上

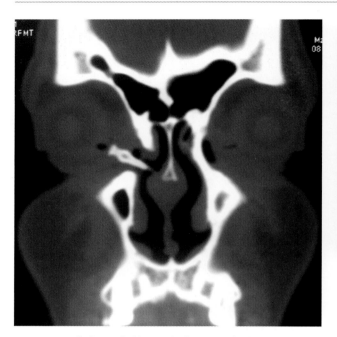

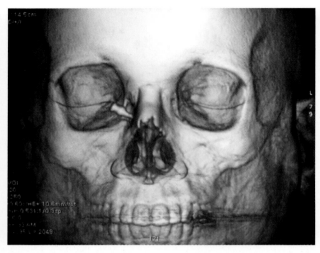

图 58.57　对图 58.56 患者进行鼻窦 CT 扫描，三维重建，容积再现。可见向内侧移位的非 Jones CDCR 管

图 58.56　鼻窦 CT 扫描，冠状位显示一例非 Jones CDCR 管向外侧移位。这位患者正在进行鼻窦疾病的检查

丝裂霉素 C（使用技术和组织效应）

丝裂霉素 C（MMC）已被用于泪囊鼻腔吻合手术，通过抑制活跃的损伤愈合反应来防止吻合口的瘢痕性闭合[1-5]。诸多基础研究已经证实了 MMC 对鼻黏膜成纤维细胞的作用[1-5]。临床可采用手术区域表面用药方式，也可采用环吻合口（circumostial，COS）区域注射的方式，后者被称为 COS-MMC。表面应用 MMC（0.02%，3 分钟）和 COS-MMC（0.2mg/ml）对鼻黏膜超微结构的影响已被评估，并与未经治疗的鼻黏膜（作为对照组）进行了比较[5]。不同给药方式的标准化 MMC 对鼻黏膜作用的透射电子显微镜观察结果被记录下来，MMC 影响黏膜的所有成分，包括上皮、腺体、血管和纤维胶原组织。在 MMC 作用下，鼻黏膜成纤维细胞出现显著的超微结构反应，包括细胞内水肿、多形性和多泡性线粒体、滑面和粗面内质网扩张及染色质浓缩。此外，局部表面用药和 COS-MMC 对鼻黏膜成纤维细胞均有显著影响，但 COS-MMC 组所受的影响更明显，且无任何组织坏死。这些证据表明，如果应用标准化的技术，以适当的剂量使用，MMC 对抑制活跃的组织愈合反应是非常有效的。

参考文献

1. Ali MJ, Mariappan I, Maddileti S, et al. Mitomycin C in dacryocystorhinostomy: the search for the right concentration and duration— a fundamental study on human nasal mucosa fibroblasts. Ophthal Plast Reconstr Surg. 2013,29:469–474.
2. Kumar V, Ali MJ, Ramachandran C. Effect of mitomycin-C on contraction and migration of human nasal mucosa fibroblasts: implications in dacryocystorhinostomy. Br J Ophthalmol. 2015,99:1295–1300.
3. Nair AG, Ali MJ. Mitomycin-C in dacryocystorhinostomy: from experimentation to implementation and the road ahead: a review. Indian J Ophthalmol. 2015,63:335–339.
4. Kamal S, Ali MJ, Naik MN. Circumostial Mitomycin C (COS-MMC) in external and endoscopic dacryocystorhinostomy: efficacy, safety profiles and outcomes. Ophthal Plast Reconstr Surg. 2014,30:187–190.
5. Ali MJ, Baig F, Lakshman M, et al. Electron microscopic features of nasal mucosa treated with topical and circumostial injection of mitomycin C: implications in dacryocystorhinostomy. Ophthal Plast Reconstr Surg. 2015,31:103–107.

图片提供者：Ali, et al. Ophthal Plast Reconstr Surg, 2013, 29:469–474 和 Ophthal Plast Reconstr Surg. 2015, 31:103–107）和 Kumar 等（Br J Ophthalmol. 2015, 99:1295–1300.

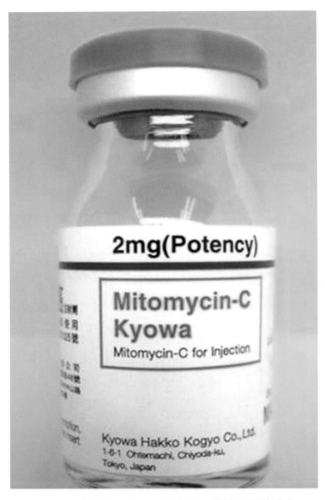

图 59.1　丝裂霉素 C（MMC）小瓶，常用于泪道手术

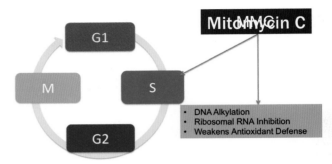

图 59.2　细胞周期和 MMC 的作用。MMC 作用于细胞周期的 S 期，阻止细胞增殖。同时列举了各种亚细胞机制

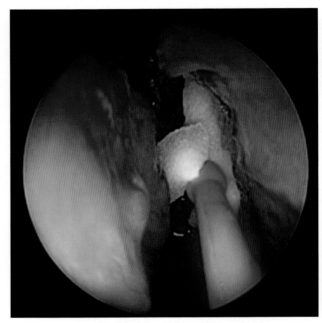

图 59.3　左侧鼻腔内镜视图示在泪囊鼻腔吻合术（DCR）中局部应用 MMC

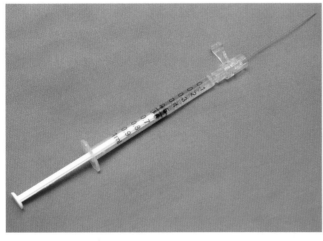

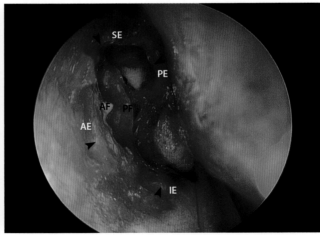

图 59.4　环吻合口注射 MMC（COS-MMC）。MMC 的使用浓度为 0.2mg/ml。右侧泪囊造口术后的内镜视图。可见前、后泪囊瓣（AF 和 PF）。黑色箭头示吻合口前缘（AE）、后缘（PE）、上缘（SE）和下缘（IE）的 MMC 注射点

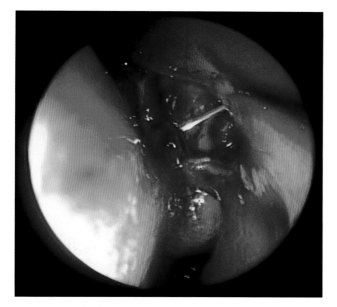

图 59.5 左侧鼻腔内镜视图可见 COS-MMC 注入吻合口前缘

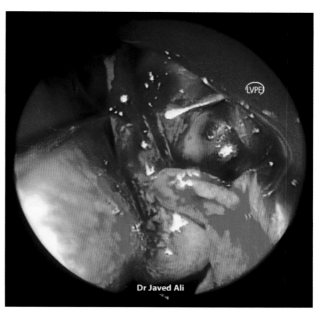

图 59.7 左侧鼻腔内镜视图可见 COS-MMC 注入吻合口后缘

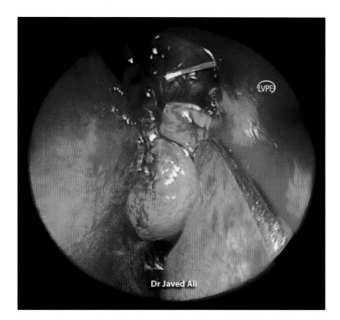

图 59.6 左侧鼻腔内镜视图可见 COS-MMC 注入吻合口下缘

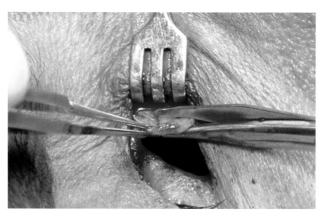

图 59.8 为 MMC 研究采集鼻黏膜：在外路 DCR 手术中采集新鲜组织

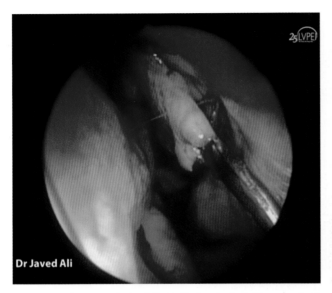

图 59.9　为 MMC 研究采集鼻黏膜：经鼻内镜 DCR 中采集新鲜组织

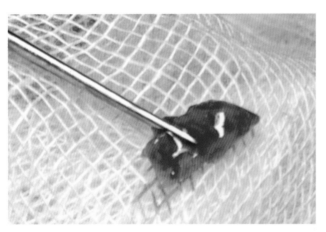

图 59.10　为 MMC 研究采集的鼻黏膜：鼻黏膜来自治疗组或非治疗组

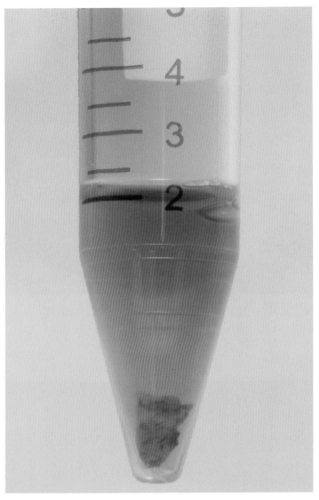

图 59.11　为 MMC 研究采集的鼻黏膜：将采集的样品立即转移到细胞培养液中

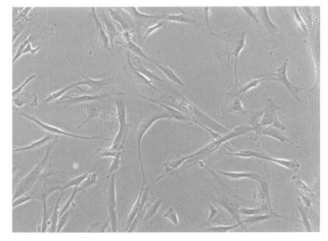

图 59.12　培养的人鼻黏膜成纤维细胞的显微镜对比成像

图 59.13 溴 脱 氧 尿 苷（BrdU）和碘化丙啶（PI）染色。该图显示暴露于 0.2mg/ml MMC 3 分钟后的成纤维细胞的 BrdU/PI 染色。在 MMC 处理组中，极少数细胞有 BrdU 染色。可注意到，即使在有染色的细胞中，与未处理的对照组细胞相比，染色强度也非常弱，这表明 MMC 诱导了有丝分裂停滞 / 细胞周期进展延迟。还要注意的是，尽管缺乏 BrdU 标记，MMC 处理后存活的细胞仍具有完整的细胞核形态。这表明应用 MMC 的理想浓度和处理时间是 0.2mg/ml，3 分钟

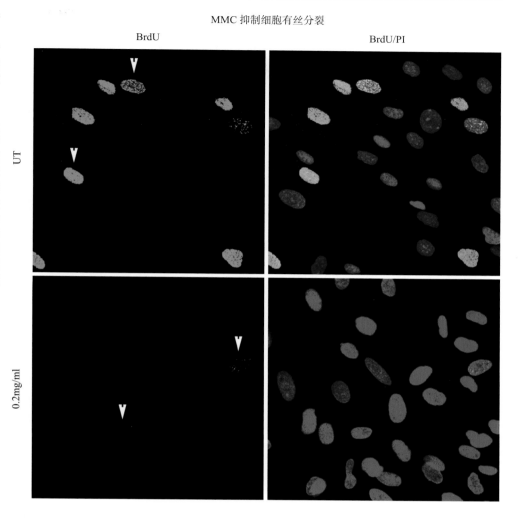

图 59.14 用 0.2mg/ml 的 MMC 处理 3 分钟的细胞的肌动蛋白 – 鬼笔环肽（Actin-phalloidin）染色，可见细胞中的肌动蛋白细胞骨架被完全破坏，DAPI（4，6- 二氨基 -2- 苯基吲哚）染色显示染色质浓缩（箭头），这是分裂停滞和凋亡细胞的标志

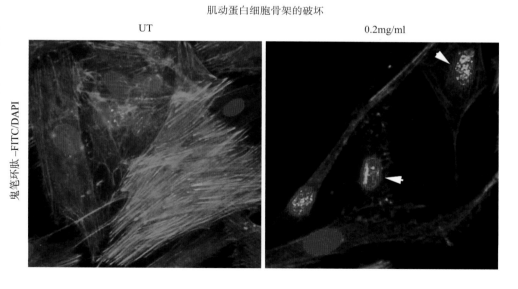

图 59.15 膜联蛋白 V（Annexin V）和 PI 染色的细胞图像。Alexa-594 共轭膜联蛋白 V 染色（红色）的细胞膜和 DAPI（蓝色）复染的细胞核（图 a 和图 b）。注意，膜联蛋白 V 染色是早期凋亡细胞的标志，其中无 DNA 碎片和核泡，细胞膜完整性也未完全破坏。PI 染色标志着晚期凋亡细胞（双箭头）并使细胞核着色，而活细胞（三角箭头）保持未染色状态（图 c 和图 d）

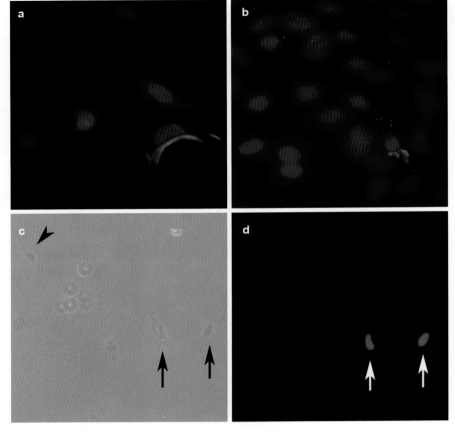

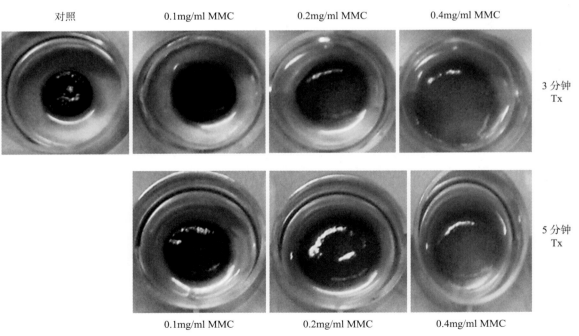

图 59.16 MMC 对胶原凝胶收缩的影响。凝胶试验图像和有无 MMC 处理时凝胶收缩的程度。在未处理的对照组中测出的收缩程度最大，并以此作为基线。与对照组相比，用 MMC 处理 3 分钟，显著减小了凝胶的收缩程度（$P<0.05$）。在给定的浓度下，两种处理时间的凝胶收缩没有差异。这再次表明，0.2 mg/ml MMC 3 分钟是可取的

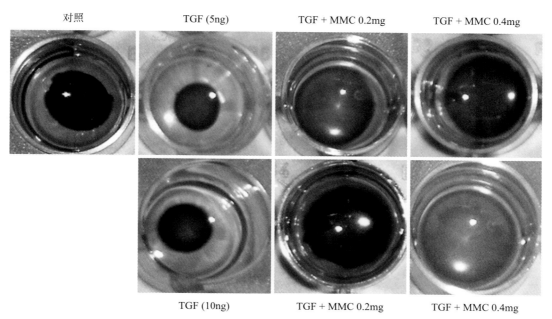

对照	TGF (5ng)	TGF + MMC 0.2mg	TGF + MMC 0.4mg

TGF (10ng)	TGF + MMC 0.2mg	TGF + MMC 0.4mg

图 59.17　MMC 对转化生长因子 β（TGF-β）诱导的胶原凝胶收缩的影响：图 A 是凝胶收缩试验的典型图片，显示 MMC 减少了 TGF-β 诱导的收缩。从图 A 可以看出，与未处理的对照组相比，向细胞中加入 TGF-β 显著增加了凝胶收缩。用 MMC 预处理细胞（3 分钟）能够对抗 TGF-β 诱导的收缩增加。这种凝胶收缩的减少是显著的（$P<0.05$）

图 59.18　TGF-β1 对人鼻黏膜成纤维细胞（HNMFs）表达 α 平滑肌肌动蛋白（α-SMA）的影响。用 1ng/ml、5ng/ml 和 10ng/ml 的 TGF-β 处理 HNMFs 24 小时，并用特异性抗体染色 α-SMA。图中可以看到该蛋白的表达呈浓度依赖性增加，10ng/ml ≥ 5ng/ml>1ng/ml，这表明用 TGF-β1 处理可诱导 HNMFs 从成纤维细胞向肌成纤维细胞转化。注：红色，碘化丙锭；绿色，α-SMA

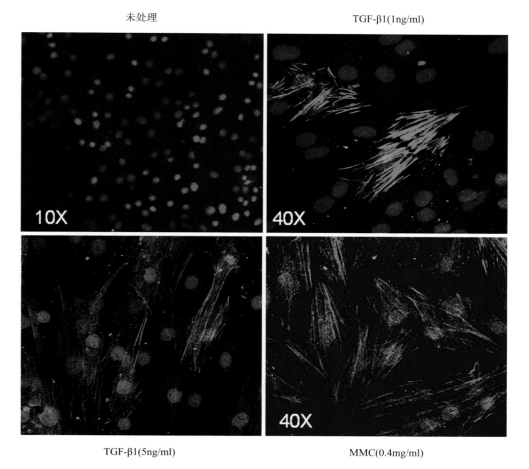

未处理	TGF-β1(1ng/ml)

TGF-β1(5ng/ml)	MMC(0.4mg/ml)

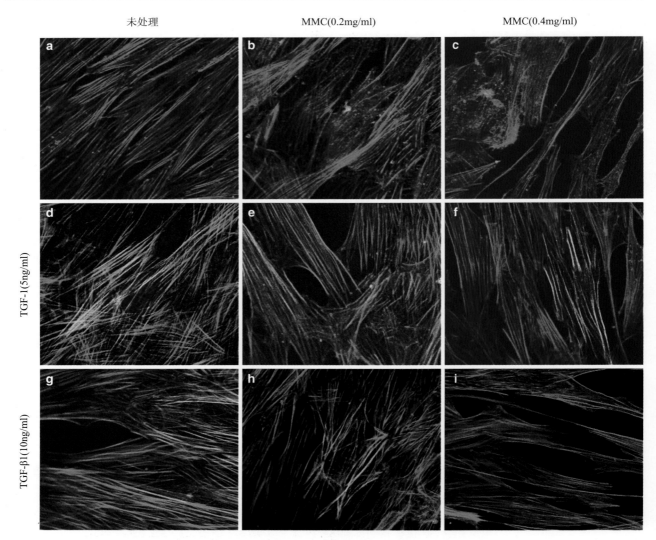

图 59.19 丝裂霉素处理减少了 HNMFs 从成纤维细胞向肌成纤维细胞的转化。如图 a 所示，在未处理的对照组中，即使有 α-SMA 阳性细胞也非常少，同时肌动蛋白丝显示出一致的排列。单独用 MMC（0.2mg/ml 和 0.4mg/ml）处理 3 分钟导致肌动蛋白丝的断裂和聚集。未检测到 α-SMA 染色（图 b 和图 c）。另一方面，用 5ng/ml 和 10ng/ml 的 TGF-β 处理细胞可诱导 α-SMA 的表达增加，如图 d 和图 g 所示。在细胞暴露于 TGF-β 前，用 MMC 预处理 3 分钟可显著降低这些细胞中 α-SMA 的表达（图 e，f，h 和 i）

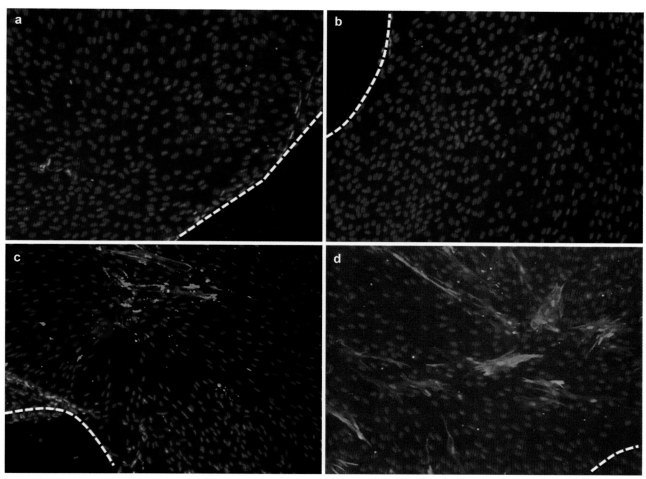

图 59.20 MMC 可延缓 HNMFs 的伤口愈合。图像示在融合的成纤维细胞培养物中制造划痕创伤后，α-SMA 的表达增加，表明 HNMFs 向肌成纤维细胞表型的转化是对创伤的正常反应。伤后即刻和伤后 4 小时内未见 α-SMA 阳性细胞。在伤后 24 小时可见一些阳性细胞，在 48 小时出现更多（图 a ~ 图 d）

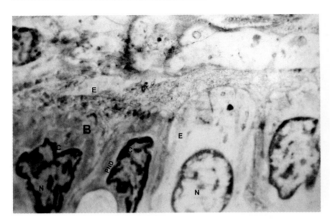

图 59.21　MMC 处理的组织表面超微结构改变：透射电镜照片（TEMG）显示上皮至基底细胞改变（B），伴有细胞内和细胞间水肿（E）、核变性（N）、外周核染色质浓缩（C）和核周扩张（PND）（OM，×6755）

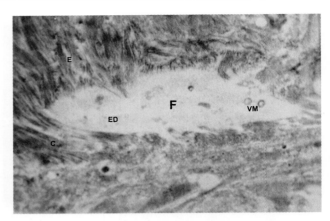

图 59.24　MMC 处理的组织表面超微结构改变：TEMG 显示水肿的胶原纤维（C）及肿胀的成纤维细胞（F），内有少量电子致密颗粒（ED）和泡状线粒体（VM）（OC，×7720）

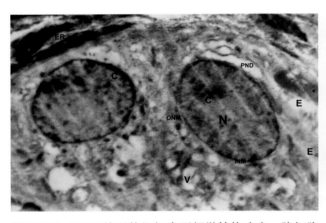

图 59.22　MMC 处理的组织表面超微结构改变：腺细胞的 TEMG 表现为泡状细胞质（V）、内质网扩张（ER）、核（N）和广泛的染色质浓缩（C）、外核膜（ONM）破裂，以及核周扩张（PND）（OM，×7720）

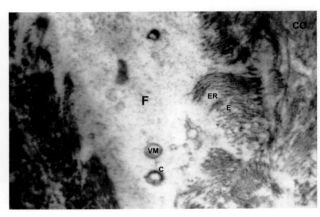

图 59.25　MMC 处理的组织表面超微结构改变：成纤维细胞（F）的高倍 TEMG 显示，一侧细胞轮廓保留，内质网扩张（ER），伴有外周染色质浓缩（C）的泡状线粒体（VM）（OM，×13510）

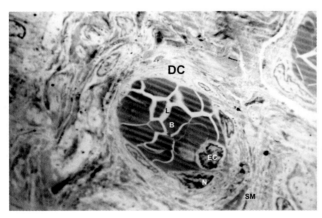

图 59.23　MMC 处理的组织表面超微结构改变：TEMG 显示微毛细血管扩张（DC），管腔（L）内充满红细胞（B）。内皮细胞（EC）水肿，并伴有细胞核（N）紊乱。周围可见平滑肌（SM）纤维（OM，×2316）

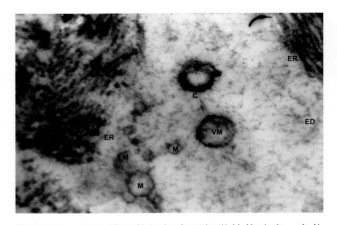

图 59.26　MMC 处理的组织表面超微结构改变：高倍 TEMG 显示成纤维细胞的亚细胞特征，包括内质网扩张（ER）、多形性线粒体（M）、外周染色质浓缩（C）的泡状线粒体（VM）和散在的电子致密颗粒物（ED）（OM，×28950）

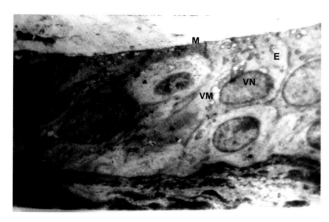

图 59.27 COS-MMC 的超微结构改变：经 COS-MMC 处理黏膜的 TEMG 显示，上皮（E）变薄，伴有泡状核（VN）和泡状线粒体（VM），微绒毛（M）稀疏（OM，×3860）

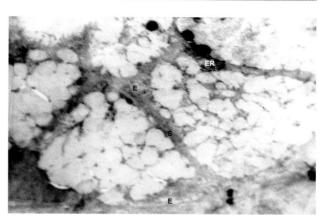

图 59.30 COS-MMC 的超微结构改变：腺组织显示间隔（S）增厚，伴有空的分泌囊泡和明显的水肿（E）及紊乱的内质网（ER）（OM，×4825）

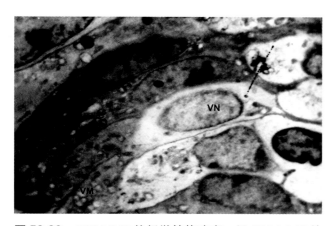

图 59.28 COS-MMC 的超微结构改变：经 COS-MMC 处理的黏膜的高倍放大 TEMG 显示泡状核（VN）和泡状线粒体（VM）（OM，×4825）

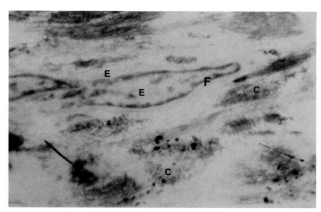

图 59.31 COS-MMC 的超微结构改变：TEMG 显示，由于广泛水肿（E），胶原纤维（C）稀疏且紊乱。成纤维细胞（F）呈现严重的细胞内水肿（E）（OM，×7720）

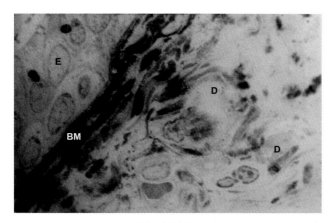

图 59.29 COS-MMC 的超微结构改变：TEMG 显示上皮（E）明显变薄，基底膜（BM）不连续，上皮下组织紊乱（D）（OM，×2316）

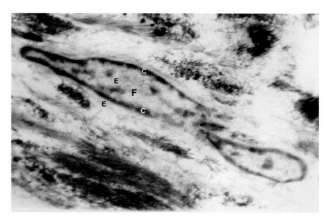

图 59.32 COS-MMC 的超微结构改变：TEMG 高倍镜下可见成纤维细胞（F）周围和细胞内弥漫性水肿（E），外周染色质浓缩。可见其中一个成纤维细胞失去了部分细胞轮廓（OM，×9650）

泪道置管装置

泪道置管是一种常见的治疗方法[1-3]。一般通过在泪道中置入一个硅胶人工泪管来完成。硅胶人工泪管可以支撑泪道，并促进周围组织愈合，从而保持泪道通畅。此外，置管还可以通过毛细管作用和降低流动阻力促进泪液引流。泪道置管的适应证包括：泪点狭窄、泪道探通失败、复杂的先天性泪道阻塞、泪道球囊扩张成形术后、泪小管断裂、泪道狭窄、再次泪囊鼻腔吻合术、黏膜瓣制作不良及初次泪囊鼻腔吻合术中泪总管开口处有瓣膜。人工泪管有单泪小管置入式人工泪管和双泪小管置入式人工泪管，每种人工泪管分为儿童型和成人型。单泪小管置入式人工泪管包括 mini-monoka®、monoka-Crawford、monoka-Ritleng 和 Masterka®。双泪小管置入式人工泪管包括 Bika、Crawford、annular 和 Nunchaku® 管。

参考文献

1. Crawford JS. Intubation of the lacrimal system. Ophthal Plast Reconstr Surg. 1989,5:261–265.
2. Fayet B, Racy E, Renard G. Pushed monocanalicular intubation: a preliminary report. J Fr Ophtalmol. 2010,33:145–151.
3. Moscato EE, Dolmetsch AM, Silkiss RZ, Seiff SR. Silicone intubation for the treatment of epiphora in adults with presumed functional nasolacrimal duct obstruction. Ophthal Plast Reconstr Surg. 2012,28:35–39.

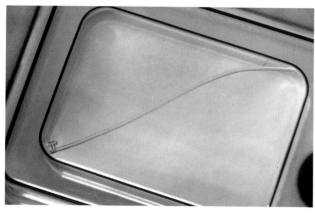

图 60.1　Mini-Monoka® 单泪小管置入式人工泪管。可见设计精良、用于固定管的 Monoka 头部

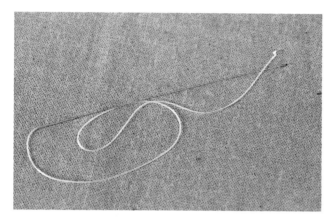

图 60.2　Monoka-Crawford 单泪小管置入式人工泪管

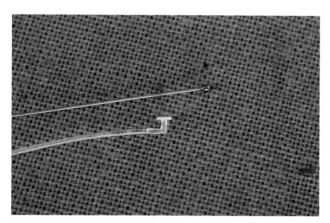

图 60.3　Monoka-Crawford 单泪小管置入式人工泪管。可见一端是头部呈橄榄形的探针，另一端是 monoka 固定头

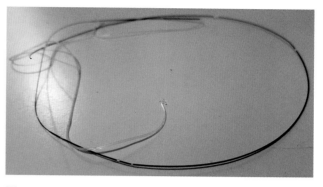

图 60.4　Monoka-Ritleng 单泪小管置入式人工泪管

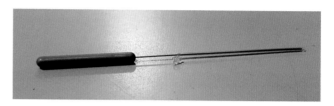

图 60.5　Masterka® 推进式单泪小管置入式人工泪管

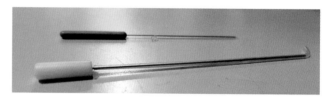

图 60.6　Masterka® 推进式单泪小管置入式人工泪管及其引导针

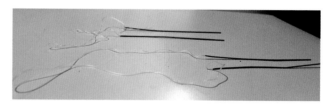

图 60.7　儿童和成人 Bika 型双泪小管置入式人工泪管

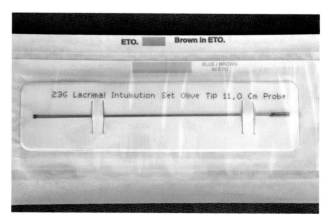

图 60.8　23G 成人用 Crawford 双泪小管置入式人工泪管

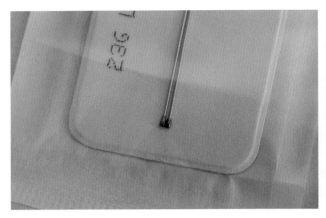

图 60.9 23G 成人用 Crawford 双泪小管置入式人工泪管的头部。可见橄榄形膨大的探针头部

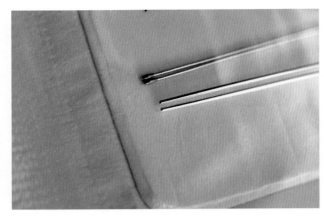

图 60.12 Crawford 和 Bika 双泪小管置入式人工泪管的头部。可见 Bika 置管没有橄榄形头部

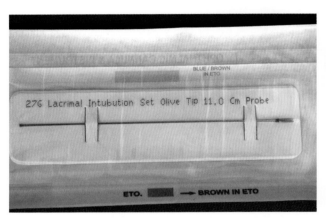

图 60.10 27G 儿童用 Crawford 双泪小管置入式人工泪管

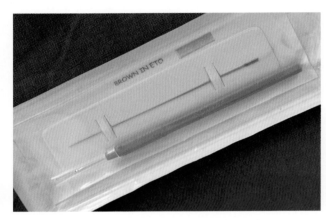

图 60.13 Crawford 双泪小管的钩取装置（蓝色）

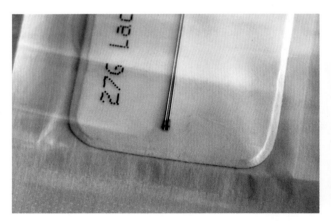

图 60.11 27G 儿童用 Crawford 双泪小管置入式人工泪管的头部。与图 60.9 中的成人用人工泪管的头部对比

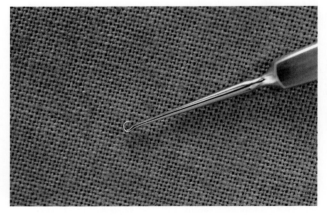

图 60.14 头部设计不同的 Crawford 双泪小管的牵引钩

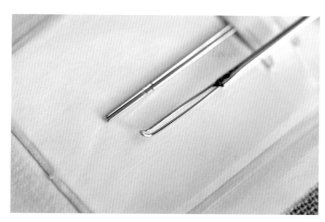

图 60.15 头部直尖的人工泪管钩取装置。注意靠近头部的阶梯设计，便于在取出时被钩住

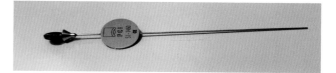

图 60.18 Ritleng 泪道置管探针

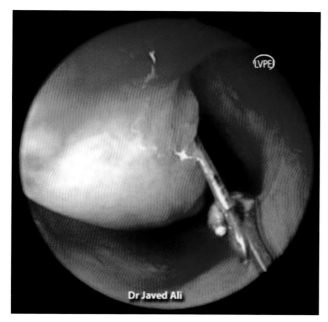

图 60.16 左侧鼻腔内镜视图显示 Crawford 双泪小管被钩出

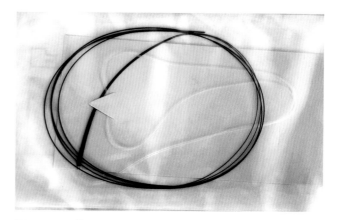

图 60.19 带丝线的 Ritleng 置管系统

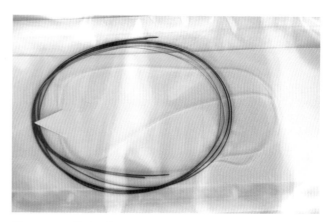

图 60.20 带聚丙烯缝线的 Ritleng 置管系统

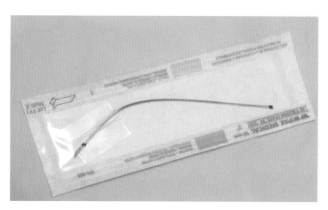

图 60.17 带 O'Donoghue 设计的 Crawford 双泪小管置入式人工泪管

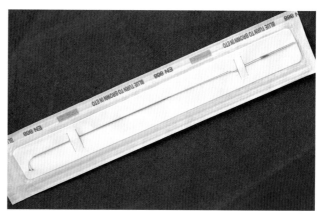

图 60.21 另一种双泪小管置入式人工泪管，设计独特但不常见

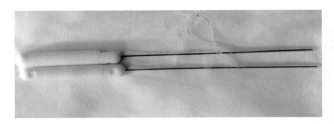

图 60.22　Nunchaku® 推进式双泪小管置入式人工泪管

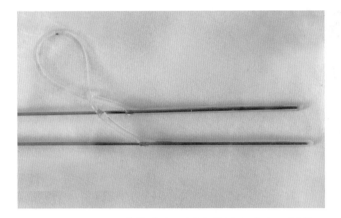

图 60.23　Nunchaku® 推进式双泪小管置入式人工泪管。注意直的针芯和硅胶管上的标记

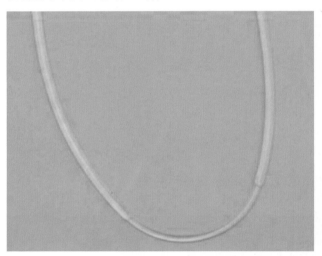

图 60.24　Ⅰ 型双泪小管置入式人工泪管（I-stent®）。注意管子各节段直径的差异。细的部分在眼表面附近，而粗的部分在泪道引流系统内

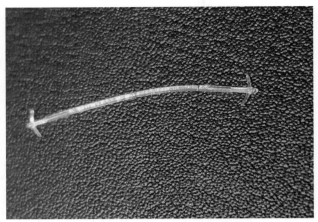

图 60.25　自固定式双泪小管置入式人工泪管。注意两端的自固定设计

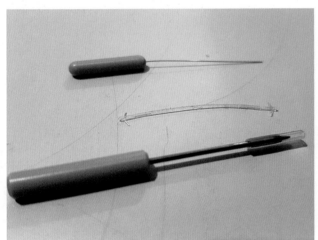

图 60.26　自固定式双泪小管置入式人工泪管系统

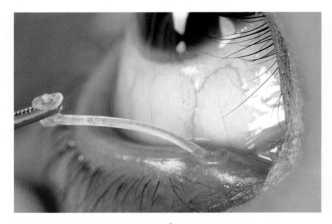

图 60.27　取出 Mini-Monoka® 人工泪管

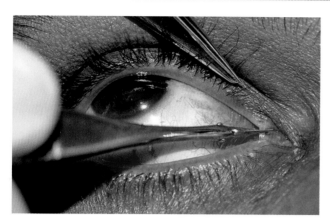

图 60.28 取出双泪小管置入式人工泪管。从眼部切断管环，经鼻腔取出

人工泪管置入术的并发症

61

人工泪管已用于多种儿童和成人泪道手术[1-3]。众所周知，它们会引起一系列特殊的并发症，其中包括宿主的排异反应。人工泪管置入术的并发症包括：人工泪管脱出、人工泪管牵拉太紧导致泪点磨损或撕裂、泪点或鼻内化脓性肉芽肿、感染、人工泪管脱失和嵌顿于瘢痕中[1-3]。这些并发症都应早发现并采取适当的措施处理，以获得良好的治疗效果。发生人工泪管轻微脱出时，可以观察；其他则需要在内镜引导下通过泪小管向里推进或经鼻腔向里牵拉进行复位。使用夹子固定，或在鼻前庭内缝合于鼻腔外侧壁固定，或内镜下做管的自打结固定，可以减少人工泪管脱出[3]。发生肉芽肿则可能需要手术切除肉芽肿或取出人工泪管。如果人工泪管脱失在术后早期发生，可以重新置管。因人工泪管脱失而造成的医疗和法律后果应时刻予以重视。

参考文献

1. Crawford JS. Intubation of the lacrimal system. Ophthal Plast Reconstr Surg. 1990,18:318.
2. Ali MJ, Gupta H, Naik MN, et al. Endoscopic guided-single self-linked stent in pediatric external dacryocystorhinostomy. Minim Invasive Ther Allied Technol. 2013,22:266–270.
3. Madge SN, Selva D. Intubation in routine dacryocystorhinostomy: why do we do what we do? Clin Exp Ophthalmol. 2009,37:620–623.

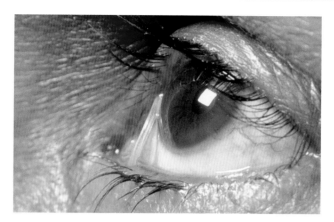

图 61.1　左眼照片示早期人工泪管脱出

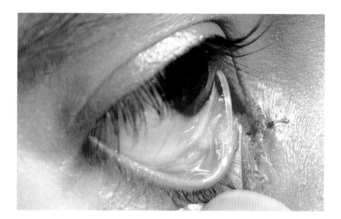

图 61.2　右眼照片示早期人工泪管脱出

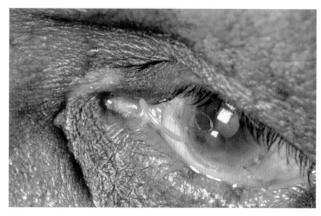

图 61.3　左眼照片示中度人工泪管脱出

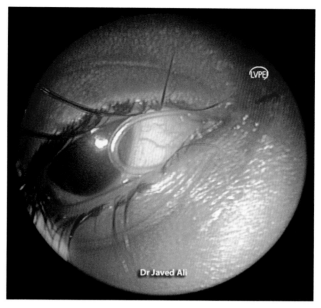

图 61.4　右眼照片示中度人工泪管脱出

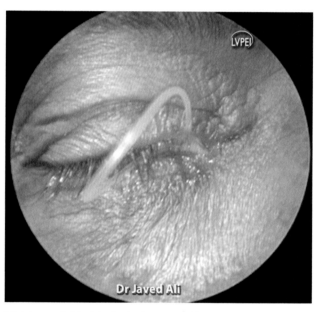

图 61.5　右眼照片示严重的人工泪管脱出

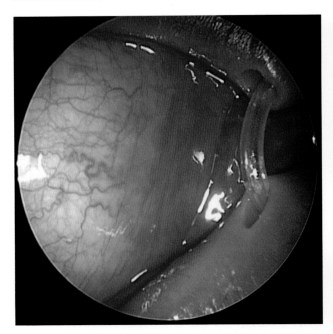

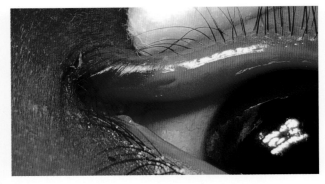

图 61.8　右眼下睑裂隙灯照片，示严重的 cheese-wiring 征，有泪点豁开

图 61.6　右眼照片示早期泪点牵拉的 cheese-wiring 征。注意紧绷的人工泪管对泪点内侧缘的牵拉

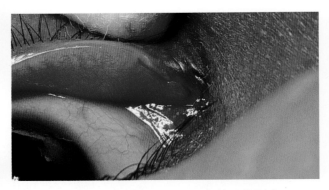

图 61.9　左眼下睑裂隙灯照片，示严重的泪点 cheese-wiring 征，伴有严重的泪小管撕裂

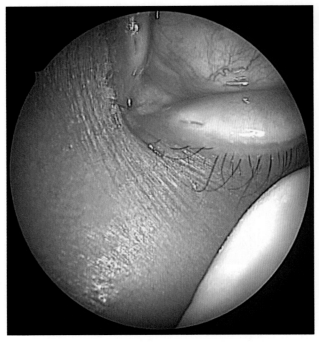

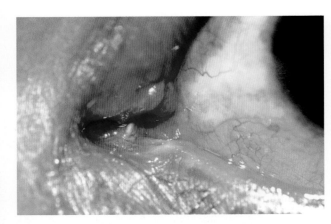

图 61.10　左眼裂隙灯照片示牵拉非常紧的人工泪管已撕裂上下泪点和泪小管。还可看到进展中的泪点周围肉芽肿

图 61.7　左眼下睑照片，示泪点牵拉引起的 cheese-wiring 征（图片提供者：Nishi Gupta, SCEH, Delhi）

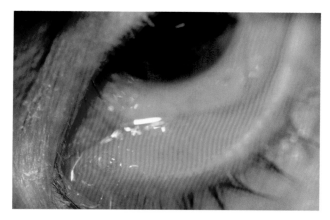

图 61.11　左眼下睑照片，刚取出人工泪管后拍摄，可见肉芽肿累及泪点和泪小管垂直部

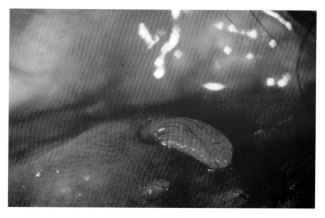

图 61.14　右眼下睑裂隙灯照片，刚取出人工泪管后拍摄。可见巨大的管状肉芽肿从泪点口突然脱出

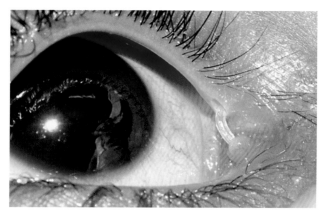

图 61.12　右眼下睑照片示泪点周围和管周的肉芽肿

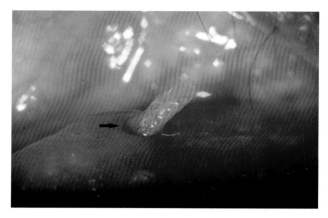

图 61.15　图 61.14 患者右眼下睑裂隙灯照片。注意泪点的外侧缘（黑色箭头）与肉芽无连接，肉芽肿来自泪小管的深处

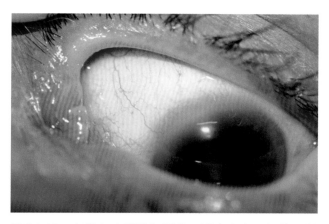

图 61.13　左眼上睑裂隙灯照片，刚取出人工泪管后拍摄，可见累及泪点的肉芽肿

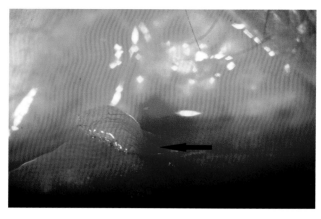

图 61.16　图 61.14 和图 61.15 患者右眼下睑裂隙灯照片。注意泪点的内侧缘（黑色箭头）与肉芽无连接，肉芽肿来自泪小管的深处

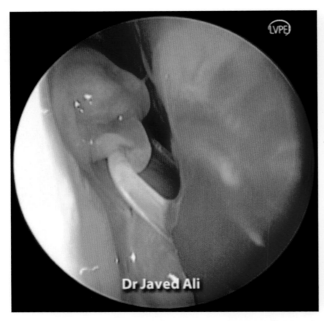

图 61.17 右侧鼻腔内镜视图示人工泪管诱发的管周巨大肉芽肿占据了整个吻合口

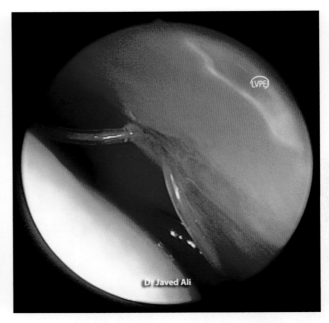

图 61.19 左侧鼻腔内镜视图示了另一个人工泪管嵌顿在瘢痕吻合口中的病例

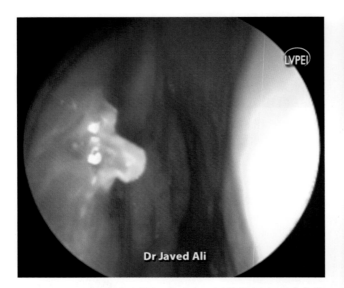

图 61.18 右侧鼻腔内镜视图示人工泪管嵌顿在瘢痕化的吻合口中

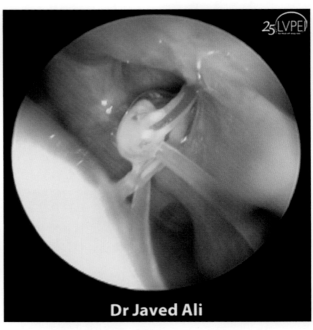

图 61.20 左侧鼻腔内镜视图示人工泪管脱出后，人工泪管在吻合口内。注意没有人工泪管嵌顿、吻合口正常

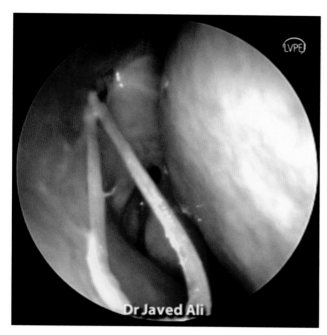

图 61.21　保留时间过长的人工泪管的内镜图像。可见变色的人工泪管表面有大量的沉积物。这种人工泪管还黏附着厚的生物膜

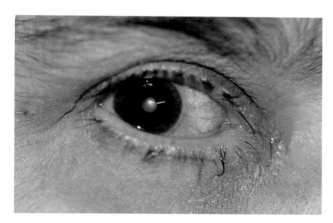

图 61.22　置管后 1 周右眼照片，可见内眦部肿胀和分泌物

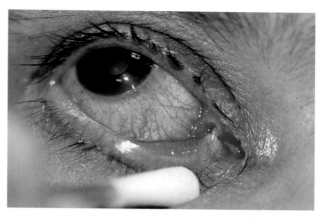

图 61.23　图 61.22 患者右眼照片。可见置管后感染性泪小管炎的迹象

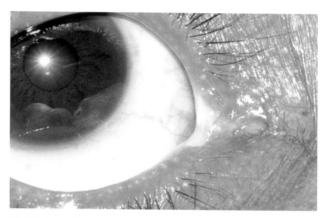

图 61.24　右眼照片示，泪点狭窄的病例置管后，泪点和邻侧泪小管区域出现局灶性睑缘粘连。这可能是由创伤的创面和人工泪管固定过紧，使内眦睑缘持续接触所致

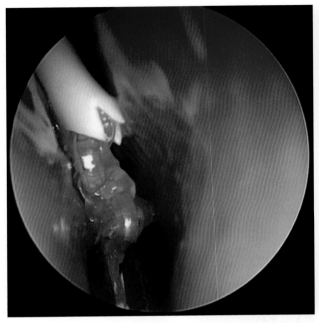

图 61.25　设计不佳、不理想的人工泪管：一位转诊到作者科室的 DCR 术后患者，右侧鼻腔内镜视图示硅胶人工泪管外套有另一个边缘不规则的大管（白色）

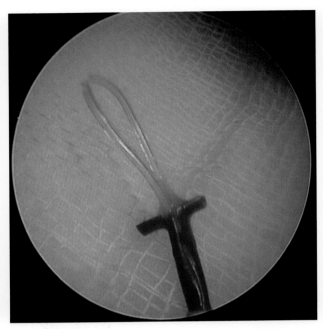

图 61.27　设计不佳、不理想的人工泪管：照片示图 61.25 和图 61.26 患者取出的人工泪管

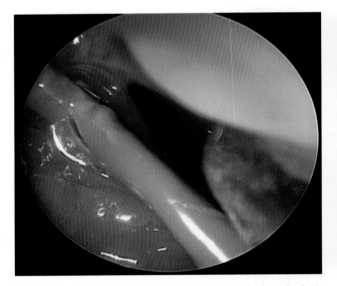

图 61.26　设计不佳、不理想的人工泪管：一例右侧鼻腔内镜照片，可见一个大的人工泪管的近端部分（绿色），嵌在一个几乎毁坏的人工泪管中

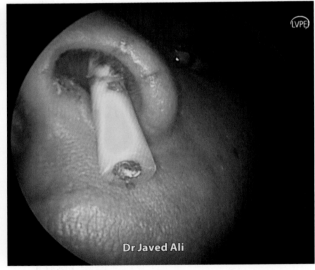

图 61.28　设计不佳、不理想的人工泪管：左侧鼻腔外部内镜照片可见一个大的人工泪管。此人工泪管设计不同寻常，其细节作者不得而知

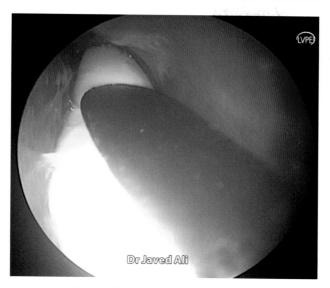

图 61.29 设计不佳、不理想的人工泪管：图 61.28 患者左侧鼻腔内镜照片，可见巨大的人工泪管占据了整个鼻腔

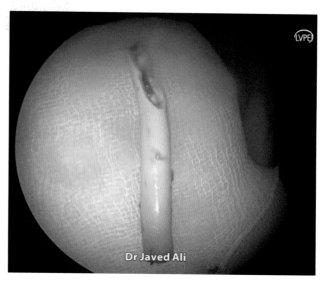

图 61.31 设计不佳、不理想的人工泪管：图 61.28~61.30 中患者取出的大的人工泪管的照片。使用这种人工泪管会适得其反

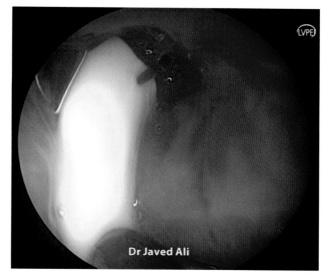

图 61.30 设计不佳、不理想的人工泪管：图 61.28 和 61.29 患者左侧鼻腔内镜照片，可见人工泪管嵌入一个闭塞的吻合口中

人工泪管与生物膜

单泪小管置入式人工泪管和双泪小管置入式人工泪管已常被用于泪道手术，适应证有多种。它们被认为可以在泪小管（如断裂伤）或吻合口（如DCR）的愈合过程中起到支撑的作用。此外，由于可以扩张通道、减小流动阻力，它们被证明在功能性溢泪的治疗中也有效。使用时，人工泪管的保留时间一直是一个有争议的问题。此外，还有证据显示它们可成为多种微生物的滋生地[1-5]。

生物膜是一个复杂的微生物群落，包裹于自身产生的胞外多糖基质中，该基质不可逆地附着于某物表面[1]。生物膜为生活在其中的微生物提供了许多便利，包括降低代谢需求和抵抗抗菌药物。在扫描电镜下，人工泪管上的细菌生物膜可通过微菌落簇或微菌落塔识别，后者由0.05~5U的细菌体组成，被胞外多糖基质、复杂的水通道和三维结构所包围[5]。

多项研究显示，置入泪道以后的人工泪管上存在生物膜[1-5]。置管4周后，平均生物量估测为$0.9385\mu m^3/\mu m^2$[5]。生物膜和沉积物在双泪小管置入式人工泪管的眼环部分和mini-monoka®人工泪管的管头壶腹部更为集中。在人工泪管管腔内可见细菌和真菌混合形成的生物膜。当保留时间超过4周时，生物膜和沉积物变得更加致密、层数增多、范围更广。所有这些研究都为减少人工泪管留置时间（4周）和开发无腔人工泪管提供了指导。

图片提供者：Ali et al. Ophthal Plast Reconstr Surg. 2015,31:452–455; Ophthal Plast Reconstr Surg. 2016,32:252–256; Ophthal Plast Reconstr Surg. 2016,32:20–23 和 Ophthal Plast Reconstr Surg. 2015,31:396–400.[1, 3, 4, 5]

参考文献

1. Ali MJ, Baig F, Lakshman M, et al. Biofilms and physical deposits on nasolacrimal silastic stents following dacryocystorhinostomy: Is there a difference between ocular and nasal segments? Ophthal Plast Reconstr Surg. 2015;31:452–455.
2. Ali MJ, Baig F, Lakshman M, et al. Scanning electron microscopic features of extubated monoka stents. Ophthal Plast Reconstr Surg. 2017;33:90.
3. Ali MJ, Baig F, Naik MN. Electron microscopic features of intra-luminal portion of nasolacrimal silastic stents following dacryocystorhinostomy. Is there a need for stents without a lumen? Ophthal Plast Reconstr Surg. 2016;32:252–256.
4. Ali MJ, Baig F, Lakshman M, et al. Scanning electron microscopic features of nasolacrimal silastic stents retained for prolong durations following dacryocystorhinostomy. Ophthal Plast Reconstr Surg. 2016;32:20–23.
5. Murphy J, Ali MJ, Psaltis AJ. Biofilm quantification on nasolacri-mal silastic stents following dacryocystorhinostomy. Ophthal Plast Reconstr Surg. 2015;31:396–400.

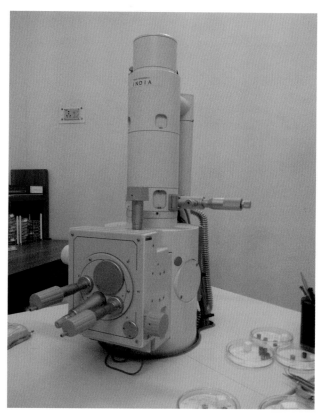

图 62.1　用于研究泪道人工泪管上的生物膜和沉积物的扫描电子显微镜（SEM）

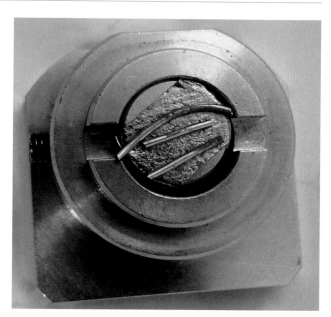

图 62.3　样品柱上的表面有薄层镀金的人工泪管节段的高倍放大图

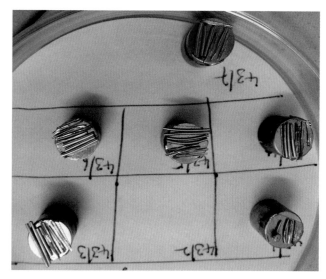

图 62.2　多个人工泪管节段（单泪小管和双泪小管置入式人工泪管）放置在多个 SEM 的样品柱上

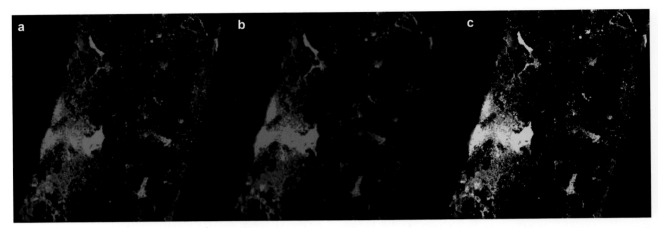

图 62.4　活 / 死 BacLight 染色样品的共聚焦激光扫描显微镜图像示有活力的生物膜（荧光发射 497~555nm, 图 a），无活力生物膜（荧光发射 600~700nm，图 b）和荧光通道覆盖（图 c）

图 62.5　共聚焦激光扫描显微镜（CLSM）荧光通道覆盖图像展示了某患者样本的多微生物生物膜（图 a）。CLSM 图像显示，在体外，金黄色葡萄球菌附着于实验性 O'Donoghue 人工鼻泪管（图 b）

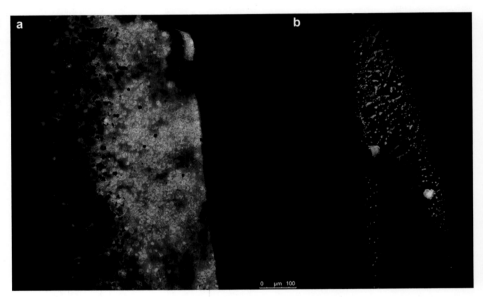

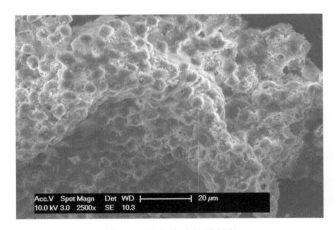

图 62.6　SEM 图像示三维多糖生物膜结构

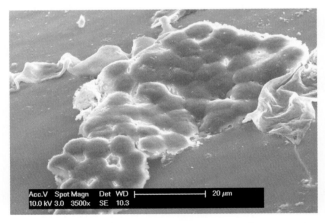

图 62.7　SEM 图像示人工泪管表面的浮游细菌

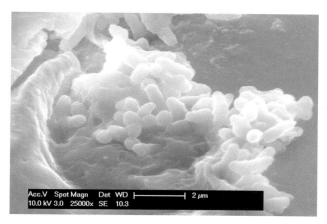

图 62.8 细菌菌落的 SEM 图像

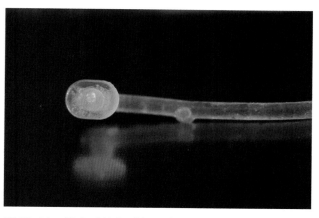

图 62.11 拔出后被长时间留存的 Monoka 人工泪管。可见人工泪管变色，有厚厚的沉积物

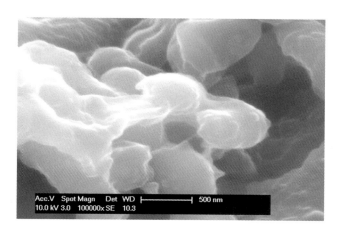

图 62.9 嵌入细菌的 3D 水通道的 SEM 图像

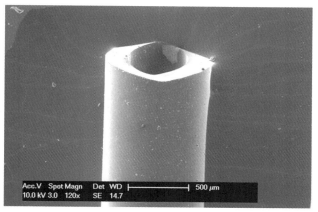

图 62.12 无菌人工泪管表面的 SEM 图像。可见纹理光滑，表面没有任何附着物

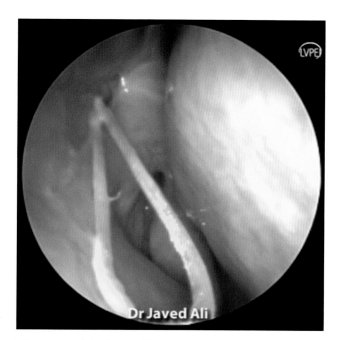

图 62.10 右侧鼻腔内镜视图示保留时间过长的人工泪管。可见人工泪管变色，有厚厚的沉积物

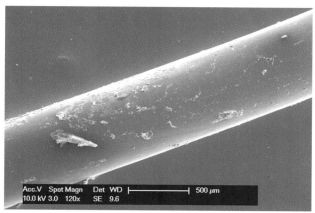

图 62.13 留置 4 周后取出的人工泪管表面的 SEM 图像。可见薄层生物膜和物理沉积物。将其与图 62.12 进行比较

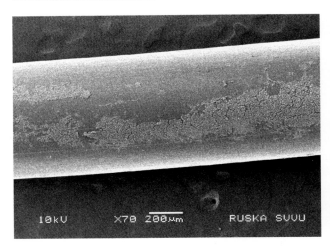

图 62.14　留置 1 年后取出的人工泪管表面的 SEM 图像。可见，随着生物膜的形成，沉积物增多（SEM，×70）。将其与图 62.12 和图 62.13 进行比较

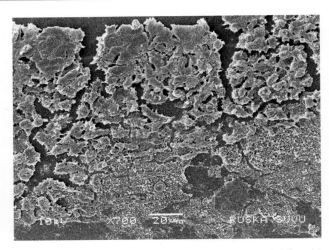

图 62.17　留置 1 年后取出的人工泪管的 SEM 图像。低倍放大图像显示局部区域沉积物和聚集的生物膜（SEM，×700）

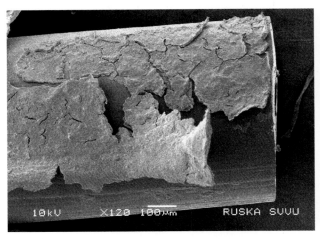

图 62.15　留置 3 年后取出的人工泪管表面的 SEM 图像。可见厚厚的沉积物（SEM，×120）。将其与图 62.12~ 图 62.14 进行比较

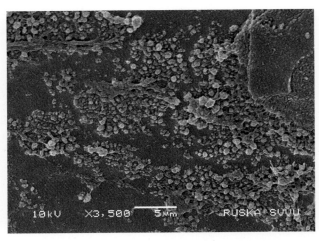

图 62.18　留置 1 年后取出的人工泪管的 SEM 图像。高倍放大图像显示多层、粗糙的沉积物（SEM，×3500）

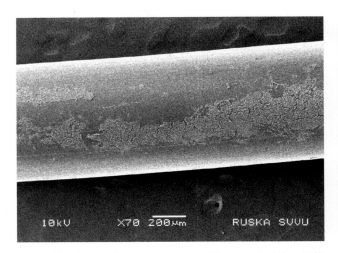

图 62.16　留置 1 年后取出的人工泪管的 SEM 图像。低倍放大图像显示大量局部沉积物（SEM，×70）

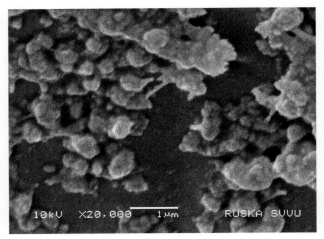

图 62.19　留置 1 年后取出的人工泪管的 SEM 图像。超高倍放大图像显示多层、粗糙的沉积物（SEM，×20000）

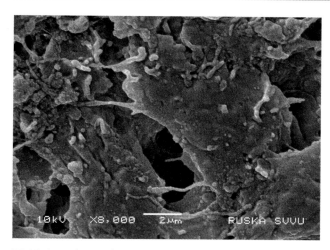

图 62.20　留置 1 年后取出的人工泪管的 SEM 图像：超高倍放大图像显示大量浮游细菌和包埋的细菌体（SEM，×8000）

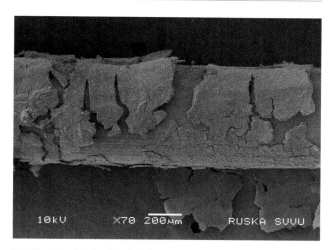

图 62.23　留置 3 年后取出的人工泪管的 SEM 图像：低倍图像显示分散、厚且多层的脆性沉积物（SEM，×70）。与图 62.13 和图 62.16 比较

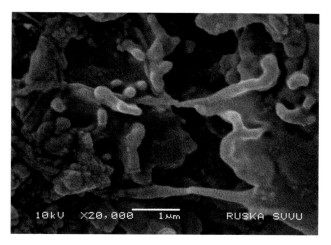

图 62.21　留置 1 年后取出的泪道中人工泪管的 SEM 图像：超高倍放大图像显示含有多种微生物的 3D 水通道（SEM，×20000）

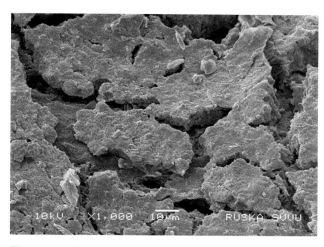

图 62.24　留置 3 年后取出的人工泪管的 SEM 图像：较高倍放大图像的碎裂的沉积物（SEM，×1000）

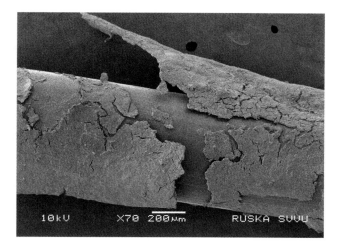

图 62.22　留置 3 年后取出的人工泪管的 SEM 图像：低倍图像显示分散、厚且多层的脆性沉积物（SEM，×70）。与图 62.13 和图 62.16 比较

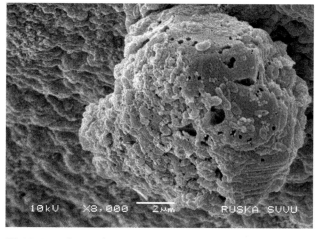

图 62.25　留置 3 年后取出的人工泪管的 SEM 图像：超高倍放大图像显示复杂的 3D 胞外多糖结构和水通道（SEM，×8000）

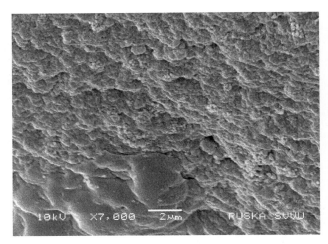

图 62.26　留置 3 年后取出的人工泪管的 SEM 图像：高倍放大图像显示生物膜与沉积物的整合（SEM，×7000）

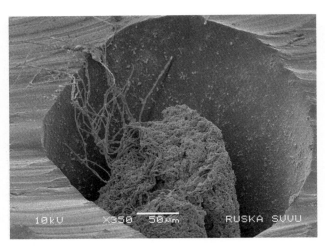

图 62.29　留置 4 周后取出的双泪小管置入式人工泪管鼻侧断端管腔切面的 SEM 图像：充满真菌菌丝的管腔的高倍放大图像（SEM，×350）

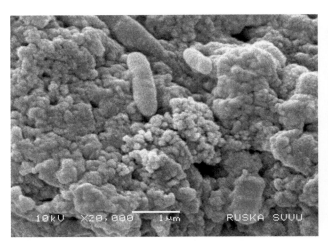

图 62.27　留置 3 年后取出的人工泪管的 SEM 图像：超高倍放大图像显示多种微生物浮游细菌（SEM，×20000）

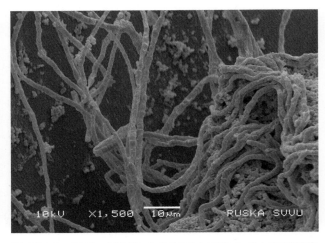

图 62.30　留置 4 周后取出的双泪小管置入式人工泪管鼻侧断端管腔切面的 SEM 图像：沉积物中有分枝状、分隔的真菌菌丝（SEM，×1500）

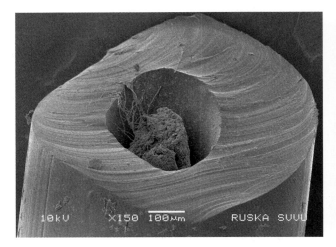

图 62.28　留置 4 周后取出的双泪小管置入式人工泪管鼻侧断端管腔切面的 SEM 图像：可见管腔内充满沉积物，有真菌菌丝（SEM，×150）

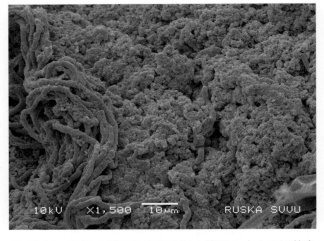

图 62.31　留置 4 周后取出的双泪小管置入式人工泪管鼻侧断端管腔切面的 SEM 图像：管腔内的真菌和细菌混合生物膜，内有 3D 水通道和浮游细菌（SEM，×1500）

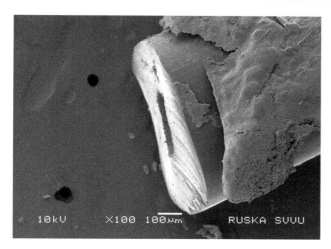

图 62.32 留置 4 周后人工泪管的 SEM 图像，其上主要为沉积物：低倍图像显示表面分布广泛的沉积物，管腔堵塞（SEM，×100）

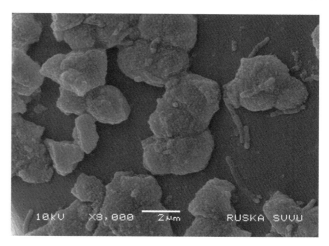

图 62.35 留置 4 周的人工泪管的 SEM 图像，其上主要为沉积物：管腔内的高倍放大图像显示不规则沉积物中有浮游细菌（SEM，×8000）

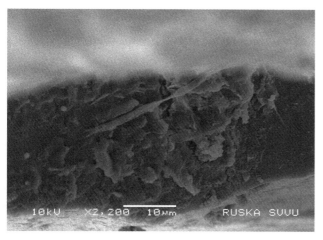

图 62.33 留置 4 周后取出的人工泪管的 SEM 图像，其上主要为沉积物：高倍放大的末端视图显示管腔充满大量沉积物（SEM，×2200）

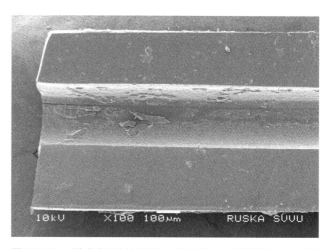

图 62.36 纵向切开的留置 4 周后的人工泪管的 SEM 图像：低倍放大图像显示管腔内有弥漫但较薄的沉积物。将它与内腔两侧的边缘进行比较（SEM，×100）

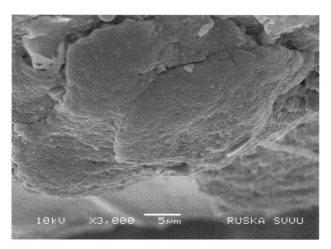

图 62.34 留置 4 周后取出的人工泪管的 SEM 图像，其上主要为沉积物：细菌生物膜，内有 3D 水通道和嵌入的细菌体（SEM，×3000）

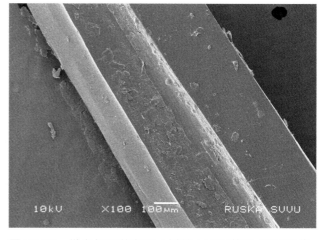

图 62.37 纵向切开的留置 4 周的人工泪管的 SEM 图像：具有黑色跳跃区域的广泛的物质沉积（SEM，×100）

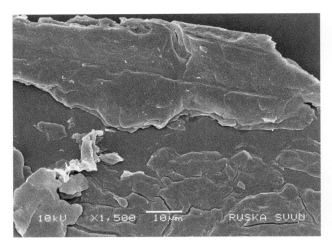

图 62.38　纵向切开的留置 4 周的人工泪管的 SEM 图像：腔内表面的高倍放大图像显示不规则斑片状沉积区域（SEM，×1500）

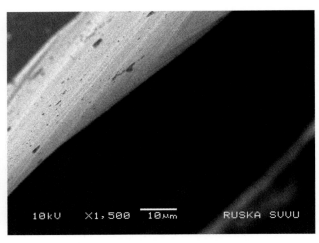

图 62.41　无菌人工泪管管腔的 SEM 图像：干净无菌的管腔的末端视图（SEM，×1500）。与图 62.28 和图 62.29 比较

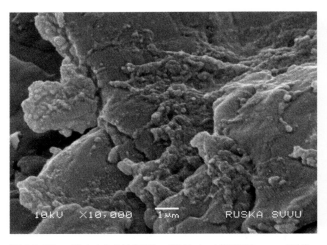

图 62.39　纵向切开的留置 4 周的人工泪管的 SEM 图像：超高倍放大图像显示 3D 水通道和嵌入的细菌体（SEM，×10000）

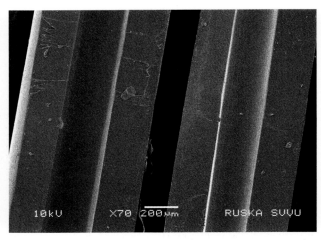

图 62.42　人工泪管管腔的 SEM 图像：纵向切开人工泪管在大范围内显示管腔干净（SEM，×70）。与图 62.36 和图 62.37 比较

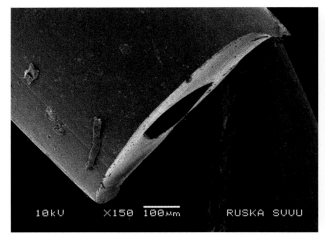

图 62.40　无菌人工泪管管腔 SEM 图像：人工泪管的断端无沉积物，管腔干净、呈暗黑色（SEM，×150）。与图 62.28 和图 62.32 比较

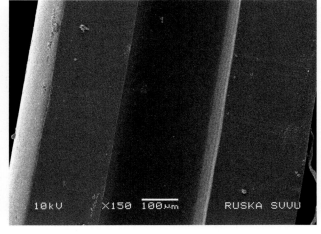

图 62.43　无菌人工泪管管腔的 SEM 图像：管腔表面的高倍放大图像显示管腔干净、无沉积物（SEM，×150）。与图 62.36 和图 62.37 比较

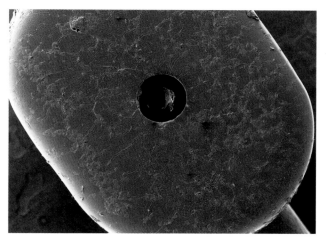

图 62.44 Monoka 人工泪管的 SEM 图像：Monoka 人工泪管的末端视图显示表面有细微的沉积物（SEM，×70）

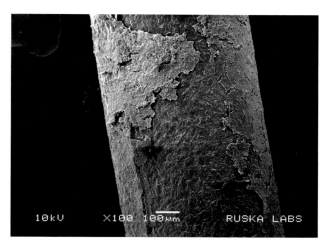

图 62.47 Monoka 人工泪管的 SEM 图像：在留置第 6 周时，单泪小管置入式人工泪管表面显示有均匀的沉积物（SEM，×100）

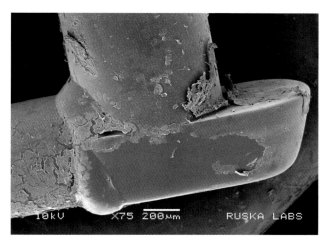

图 62.45 Monoka 人工泪管的 SEM 图像：留置 6 周时，Monoka 头部的壶腹部有大量沉积物（SEM，×75）

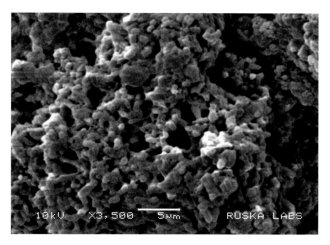

图 62.48 Monoka 人工泪管的 SEM 图像：管腔的超高倍放大图像显示 3D 水通道和嵌入的细菌体（SEM，×3500）

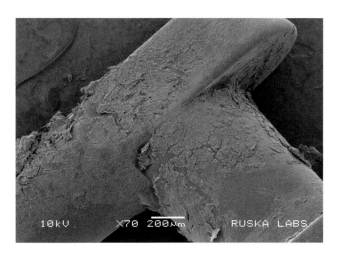

图 62.46 Monoka 人工泪管的 SEM 图像：留置 3 个月时，壶腹部有大量沉积物（SEM，×70）

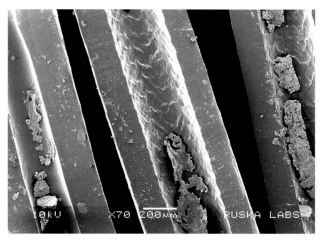

图 62.49 Monoka 人工泪管的 SEM 图像：纵向切开的人工泪管管腔内表面显示广泛的沉积物团块和整合的生物膜，其间有透明的跳跃区域（SEM，×70）

泪囊鼻腔吻合术 吻合口的评估

泪囊鼻腔吻合术失败很多可以归因于吻合口的问题，最常见的是骨孔区域的瘢痕和闭锁[1-3]。还包括：骨孔不够大、骨孔位置不适当、累及筛窦、泪总管内口处膜遮盖和吻合口处肉芽肿[1-3]。目前许多研究集中在吻合口的大小及其测量技术和通畅性试验上。显然，术后要对吻合口进行许多更精细的物理和功能细节评估，以便尽早发现问题并及时制订合理的预防或治疗措施。吻合口评估所需的参数包括位置、形状、大小、演变、解剖通畅性、功能性内镜染料试验、吻合口处有无瘢痕、有无开口处或口周围的粘连、泪总管内口的位置和活动性、眨眼时人工泪管的活动性、肉芽肿及分泌物聚集。目前已经设计出了一个详尽且简单的吻合口评分系统，可轻松应用于常规临床评估[1]。

参考文献

1. Ali MJ, Psaltis AJ, Wormald PJ. Dacryocystorhinostomy ostium: parameters to evaluate the DCR ostium scoring. Clin Ophthalmol. 2014,8:2491–2499.
2. Ali MJ, Psaltis AJ, Wormald PJ. The Dacryocystorhinostomy ostium granulomas: classification, indications for treatment, management modalities and outcomes. Orbit. 2015,34:146–151.
3. Ali MJ, Psaltis AJ, Ali MJ, et al. Endoscopic assessment of dacryocystorhinostomy ostium after primary powered surgery: behavior beyond 4 weeks. Clin Exp Ophthalmol. 2015,43:152–155.

图 63.1~ 图 63.8，图 63.51，图 63.52 引自 Ali, et al. Clin Ophthalmol. 2014,8:2491–2499.[1]

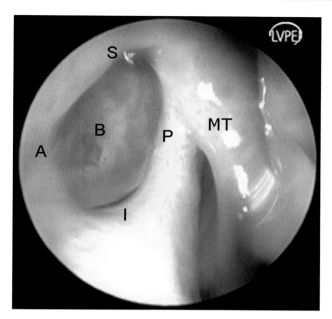

图 63.1　右侧鼻腔内镜视图示愈合良好的吻合口。注意吻合口的前缘（A）、后缘（P）、上缘（S）、下缘（I）、基底部（B）及中鼻甲（MT）

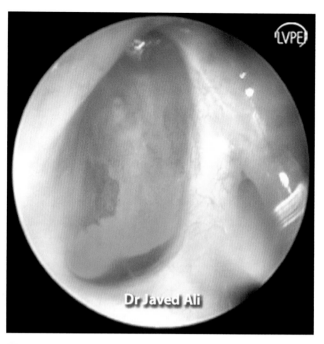

图 63.3　图 63.2 患者右侧鼻腔内镜视图。内镜荧光素染料消失试验阳性

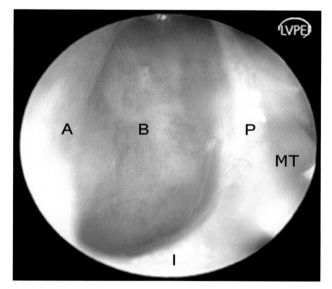

图 63.2　右侧鼻腔内镜视图示一个深的基底部（B）和吻合口的前、后、下缘及中鼻甲（MT）

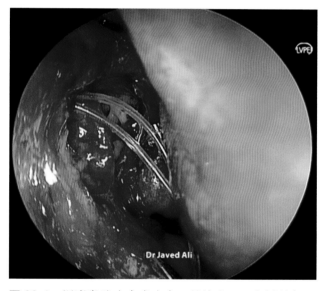

图 63.4　泪囊鼻腔吻合术吻合口的演变——病例研究 1：术中右侧鼻腔内镜示手术结束时成形良好的吻合口，泪囊黏膜与鼻黏膜吻合

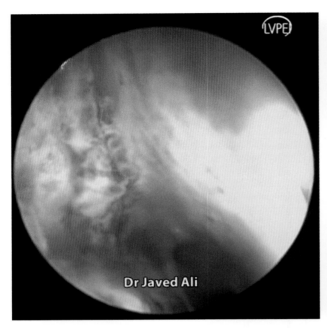

图 63.5 泪囊鼻腔吻合术吻合口的演变——病例研究 1：右侧鼻腔内镜视图，术后第 1 天，可见严重的黏膜水肿阻碍了良好的视野

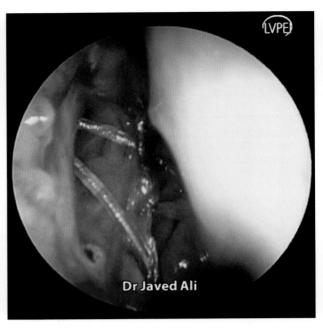

图 63.7 泪囊鼻腔吻合术吻合口的演变——病例研究 1：右侧鼻腔内镜视图，术后第 2 周，可见泪囊黏膜与鼻黏膜相接处肉芽组织形成，伴有轻度结痂。注意人工泪管在位

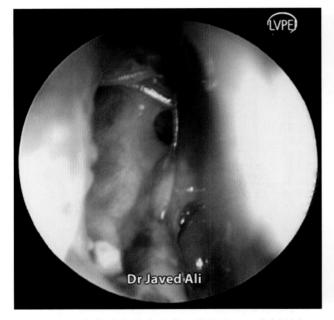

图 63.6 泪囊鼻腔吻合术吻合口的演变——病例研究 1：右侧鼻腔内镜视图，术后第 5 天，黏膜水肿减轻和上皮化良好的黏膜面

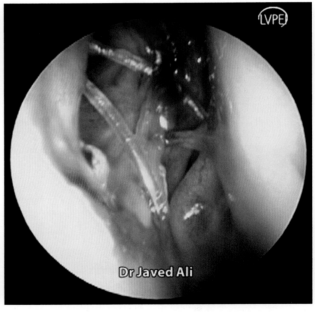

图 63.8 泪囊鼻腔吻合术吻合口的演变——病例研究 1：右侧鼻腔内镜视图，术后第 2 周，高倍视野下，可见吻合口处有正常的肉芽组织生长

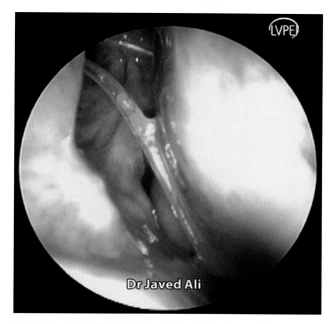

图 63.9 泪囊鼻腔吻合术吻合口的演变——病例研究 1：右侧鼻腔内镜视图，术后第 3 周，可见黏膜吻合处肉芽组织减少。注意与术中相比，吻合口已有缩小

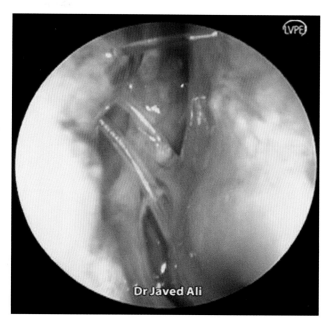

图 63.11 泪囊鼻腔吻合术吻合口的演变——病例研究 1：右侧鼻腔内镜视图，术后第 4 周，可见吻合口愈合良好，人工泪管在位。由于愈合基本完成，人工泪管在第 4 周时取出

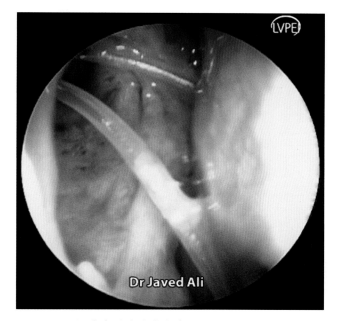

图 63.10 泪囊鼻腔吻合术吻合口的演变——病例研究 1：右侧鼻腔内镜视图，术后第 3 周，高倍视野下，可见黏膜相接处吻合良好

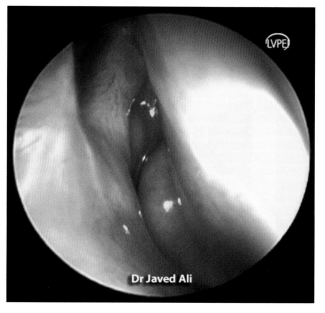

图 63.12 泪囊鼻腔吻合术吻合口的演变——病例研究 1：右侧鼻腔内镜视图，术后第 6 周，可见吻合口的最终外观，有一个深的基底。注意人工泪管已于第 4 周时取出

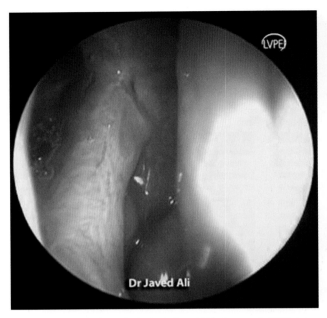

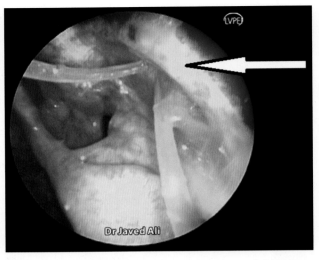

图 63.15　泪囊鼻腔吻合术吻合口的演变——病例研究 2：左侧鼻腔内镜视图，术后第 1 周，高倍视野下，可见前缘泪囊黏膜与鼻黏膜相接处愈合（白色箭头）

图 63.13　泪囊鼻腔吻合术吻合口的演变——病例研究 1：右侧鼻腔内镜视图，术后第 6 周，高倍视野下，可见吻合口后缘与鼻黏膜组织的连续性良好

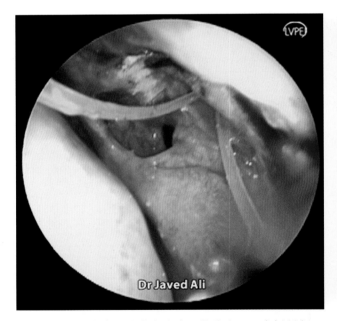

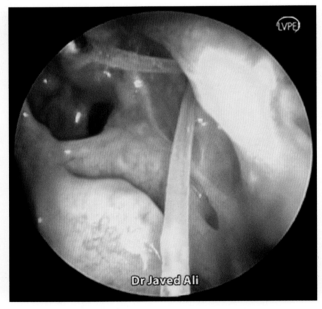

图 63.14　泪囊鼻腔吻合术吻合口的演变——病例研究 2：左侧鼻腔内镜视图，术后第 1 周，可见吻合口收缩，黏膜接合处有结痂和肉芽组织

图 63.16　泪囊鼻腔吻合术吻合口的演变——病例研究 2：左侧鼻腔内镜视图，术后第 2 周，可见吻合口收缩，人工泪管在位，边缘愈合

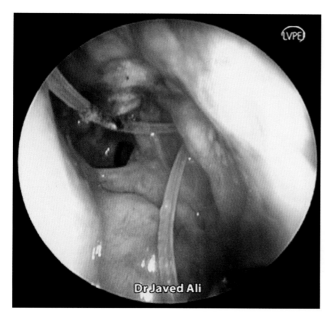

图 63.17 泪囊鼻腔吻合术吻合口的演变——病例研究 2：左侧鼻腔内镜视图，术后第 3 周，显示黏膜表明上皮化和连续性良好

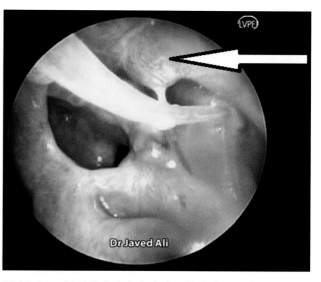

图 63.19 泪囊鼻腔吻合术吻合口的演变——病例研究 2：左侧鼻腔内镜视图，术后第 4 周，高倍视野下，显示上缘处进展的肉芽肿（白色箭头）。人工泪管在此次访视后取除

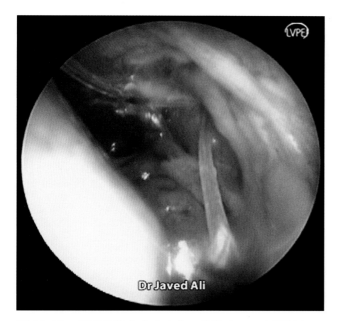

图 63.18 泪囊鼻腔吻合术吻合口的演变——病例研究 2：左侧鼻腔内镜视图，术后第 4 周，可见部分皱缩、但整体愈合良好的吻合口全貌

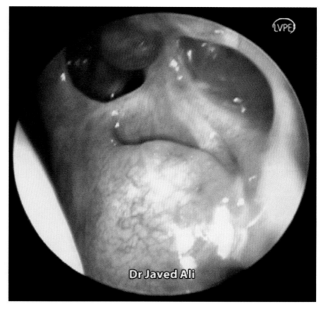

图 63.20 泪囊鼻腔吻合术吻合口的演变——病例研究 2：左侧鼻内镜视图，术后第 6 周，可见上缘处有肉芽肿生长。对泪总管内口无影响；给予激素保守治疗

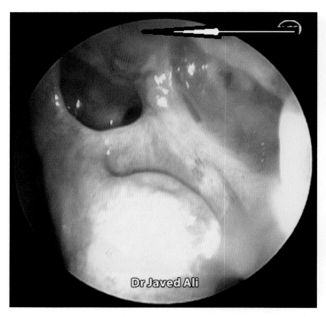

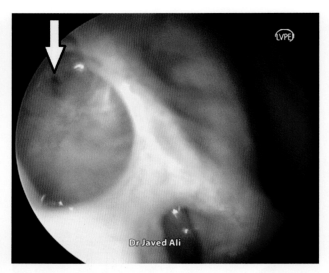

图 63.23　右侧鼻腔内镜视图示圆形伴有深基底的吻合口和靠近上缘处的泪总管内口（白色箭头）

图 63.21　泪囊鼻腔吻合术吻合口的演变——病例研究 2：左侧鼻腔内镜视图，术后第 7 周，示上缘处肉芽肿显著缩小（白色箭头）

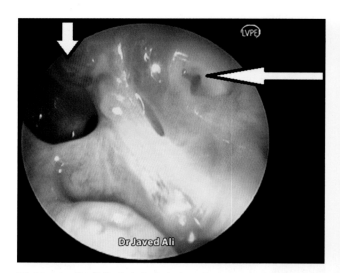

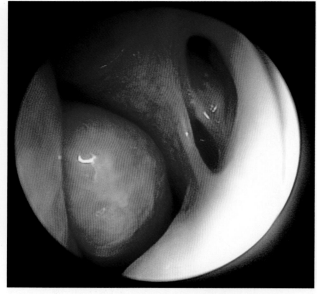

图 63.22　泪囊鼻腔吻合术吻合口的演变——病例研究 2：左侧鼻腔内镜视图，术后第 7 周，高倍视野下，示肉芽肿对激素反应良好。注意泪总管内口（长箭头）更加远离缩小的肉芽肿（短箭头）

图 63.24　左侧鼻腔内镜视图示卵圆形的吻合口

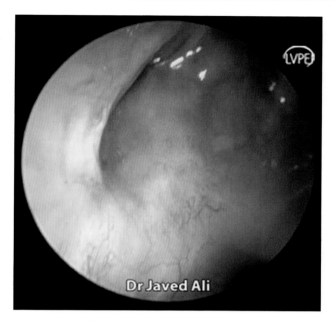

图 63.25　右侧鼻内镜视图示新月形吻合口

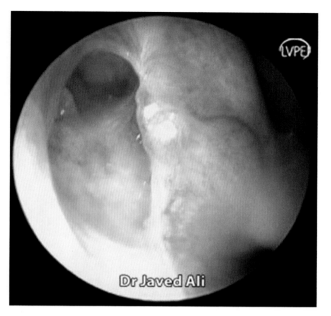

图 63.27　右侧鼻腔内镜视图示有非常深基底的椭圆形吻合口

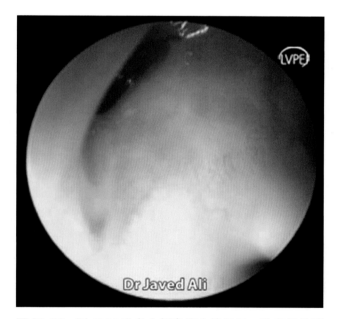

图 63.26　图 63.25 患者右侧鼻腔内镜视图。注意新月形的吻合口，内镜荧光素染料消失试验阳性

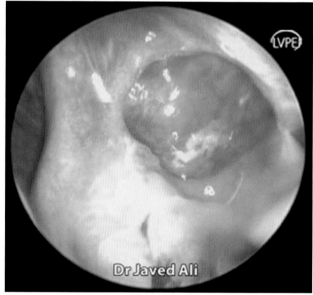

图 63.28　左侧鼻腔内镜视图示有深基底的圆形吻合口

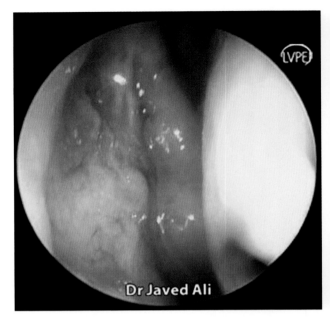

图 63.29　右侧鼻腔内镜视图可见浅基底的吻合口

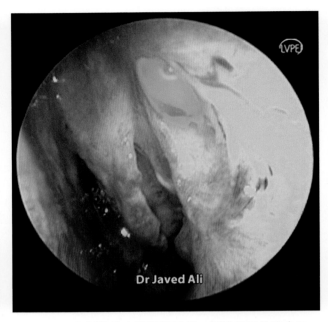

图 63.31　左侧鼻腔内镜视图示另一例浅基底的吻合口，荧光素染料消失试验阳性

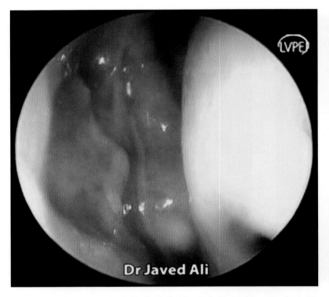

图 63.30　图 63.29 患者的右侧鼻腔内镜视图。注意内镜下荧光素染料消失试验阳性

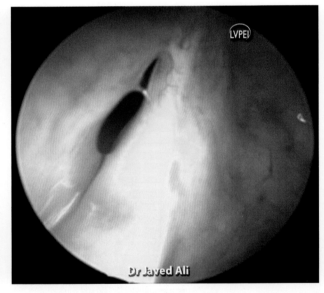

图 63.32　右侧鼻腔内镜视图示垂直方向狭长且开放的吻合口

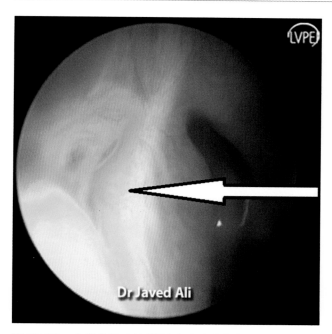

图 63.33 右侧鼻腔内镜视图示通过垂直方向的裂隙状狭长吻合口，荧光素染料消失试验阳性（白色箭头）

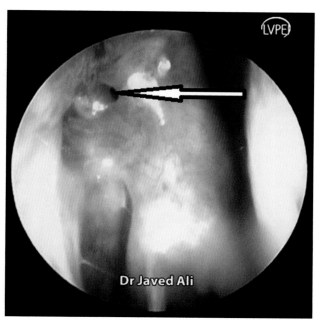

图 63.35 右侧鼻腔内镜视图示浅基底的良好吻合口，以及收缩的鼻丘气房开口（白色箭头）

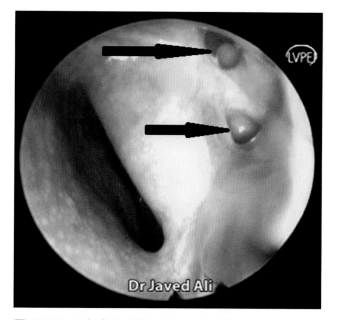

图 63.34 左侧鼻腔内镜视图示毗邻功能良好的吻合口上方已开放的筛窦（黑色箭头）

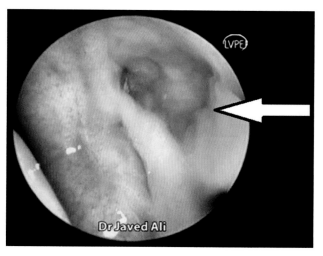

图 63.36 左侧鼻腔内镜视图示一例急性泪囊炎泪囊鼻腔吻合术后吻合口。注意吻合口的锯齿状边缘（白色箭头）

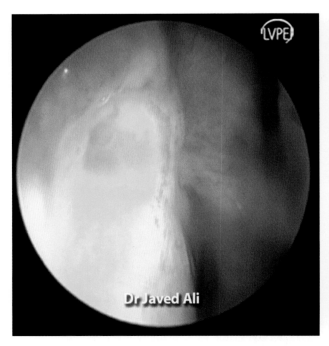

图 63.37 右侧鼻腔内镜视图示有精致边缘的泪囊鼻腔吻合术吻合口，荧光素染料消失试验阳性

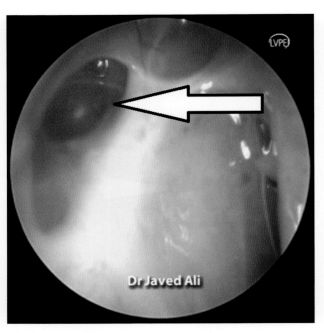

图 63.39 泪总管内口（internal common opening，ICO）的动态性：内镜视图示 ICO（白色箭头）。注意 ICO 的宽度

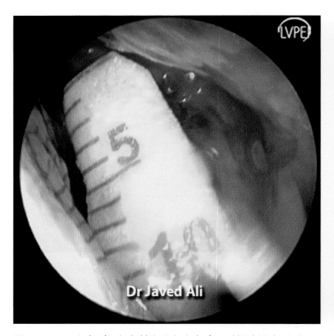

图 63.38 左侧鼻腔内镜视图示吻合口的测量方法之一（采用纸质测量尺）

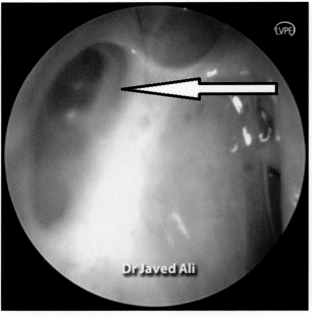

图 63.40 ICO 的动态性：内镜视图示液体引流。注意 ICO 周围区域直径减小（白色箭头）。与图 63.39 比较

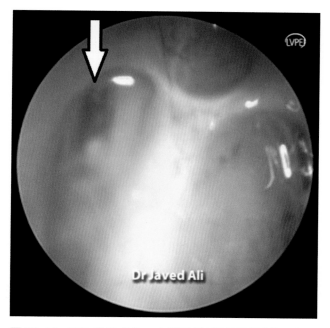

图 63.41 ICO 的动态性：内镜视图示通过活跃的眨眼机制，荧光素染料被泵入吻合口。注意缩窄加剧的 ICO 周围区域（白色箭头）。与图 63.39 和图 63.40 比较

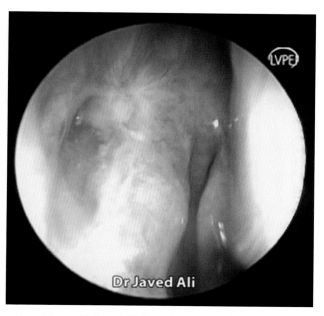

图 63.43 右侧鼻腔内镜视图示吻合口上缘形成一个无影响的瘢痕

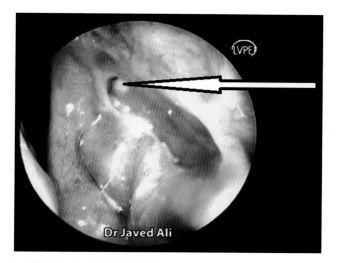

图 63.42 左侧鼻腔内镜视图可见 ICO 区一处黏膜栓阻塞（白色箭头）

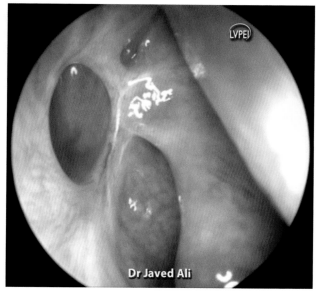

图 63.44 右侧鼻腔内镜视图示良好的吻合口，但有上缘愈合过度及粘连

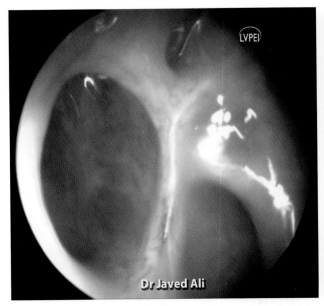

图 63.45 图 63.44 患者的右侧鼻腔内镜视图示吻合口上缘粘连（不影响 ICO）

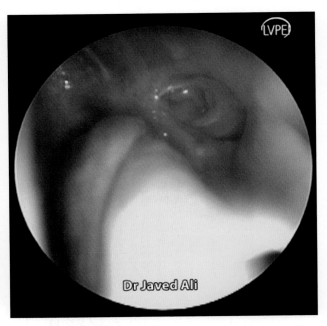

图 63.47 左侧鼻腔内镜视图示位置异常的吻合口，位于中鼻甲腋的后上方

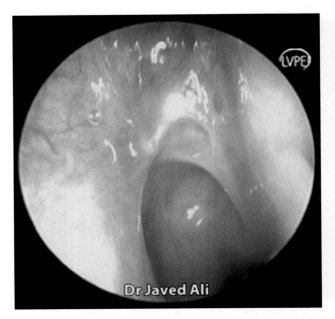

图 63.46 内镜视图示吻合口处完全粘连。与图 63.45 比较

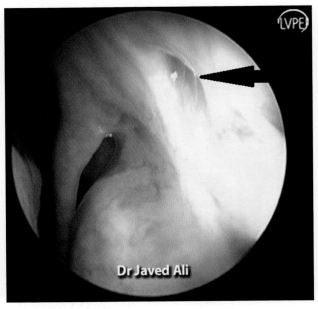

图 63.48 左侧鼻腔内镜视图示一个微小的吻合口（黑色箭头）

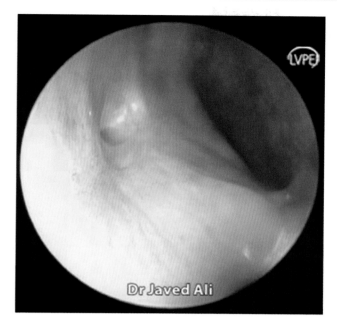

图 63.49　右侧鼻腔内镜视图示另一例微小吻合口

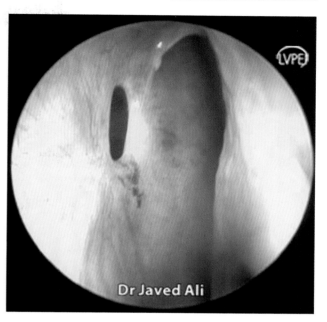

图 63.51　右侧鼻腔内镜视图示一泪囊位于筛窦内病例的假性瘢痕口。这易被误认为进展的瘢痕导致吻合口闭锁或者微小吻合口

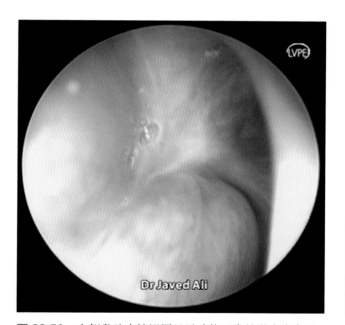

图 63.50　右侧鼻腔内镜视图显示功能正常的微小吻合口

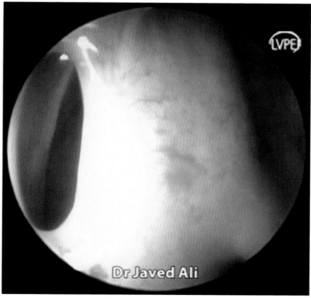

图 63.52　图 63.51 中患者的右侧鼻腔内镜视图。注意，当从假性瘢痕口边缘观察时，可发现其内部有一更大的吻合口且荧光素染料消失试验阳性

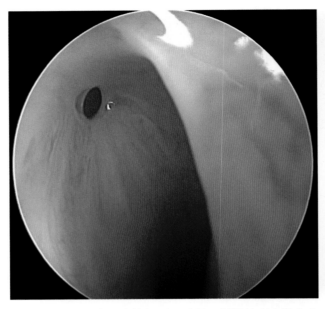

图 63.53　右侧鼻腔内镜视图显示另一例假性瘢痕性吻合口（照片提供者：Nishi Gupta, SCEH, Delhi）

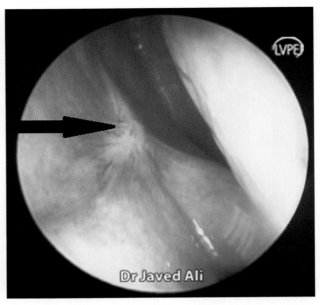

图 63.55　右侧鼻腔内镜视图示另一例完全瘢痕化闭锁的吻合口。注意消失的吻合口和白色的瘢痕（黑色箭头）

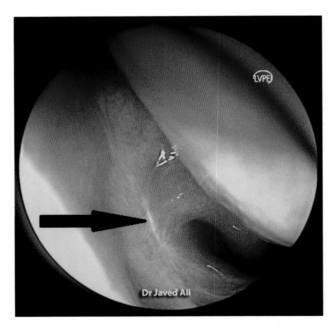

图 63.54　右侧鼻腔内镜视图示完全瘢痕化闭锁的吻合口。注意消失的吻合口和线形的白色瘢痕（黑色箭头）

泪囊鼻腔吻合术
吻合口肉芽肿

吻合口肉芽肿偶有发生，一个良好的内镜下泪囊鼻腔吻合术，泪囊黏膜与鼻黏膜的吻合及伤口的一期愈合可以预防吻合口肉芽肿的发生。但过度愈合或继发于人工泪管的接触性肉芽肿时有发生[1-3]。大多数肉芽肿可在眼和鼻腔局部应用糖皮质激素治疗。威胁到泪总管内口（ICO）或将人工泪管包裹在内的肉芽肿可能需要精细的手术切除。最近，有文献报道了8种不同类型的吻合口和口周肉芽肿，每种都有各自的特点[1]。它们包括边缘肉芽肿、基底部肉芽肿、ICO周围肉芽肿、ICO正中肉芽肿、管周肉芽肿、边缘到边缘或桥状肉芽肿、混合肉芽肿及弥漫性肉芽肿。基于临床处理经验，研究者已对每种肉芽肿标准化治疗方式做了努力。

参考文献

1. Ali MJ, Wormald PJ, Psaltis AJ. The dacryocystorhinostomy ostium granulomas: classification, indications for treatment, management modalities and outcomes. Orbit. 2015,34:146–151.
2. Ali MJ, Psaltis AJ, Wormald PJ. Dacryocystorhinostomy ostium: parameters to evaluate the DCR ostium scoring. Clin Ophthalmol. 2014,8:2491–2499.
3. Dave TV, Mohammed FA, Ali MJ, et al. Etiological analysis of 100 anatomically failed dacryocystorhinostomies. Clin Ophthalmol. 2016,10:1419–1422.

图64.1，图64.2，图64.7，图64.8，图64.10，图64.14，和图64.18~图64.25引自Ali, et al. Orbit, 2015,34:146–151.[1]

1. 边缘肉芽肿
2. 基底部肉芽肿
3. ICO 周围肉芽肿
4. ICO 正中肉芽肿
5. 管周肉芽肿
6. 边缘到边缘或桥状肉芽肿
7. 混合肉芽肿
8. 弥漫性肉芽肿

图 64.1 关于泪囊鼻腔吻合术吻合口肉芽肿粗略分类建议

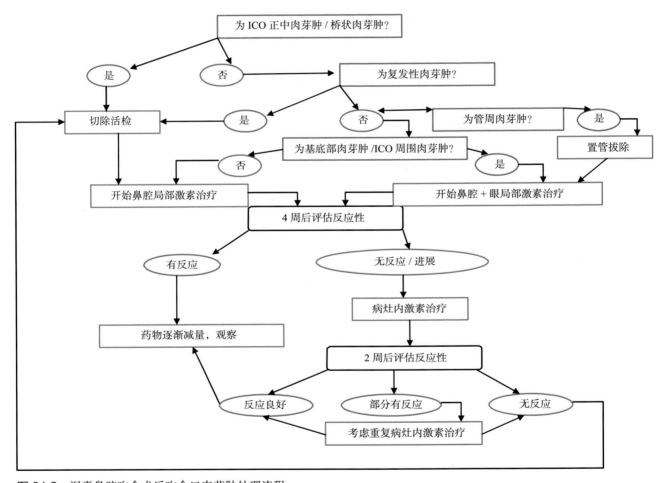

图 64.2 泪囊鼻腔吻合术后吻合口肉芽肿处理流程

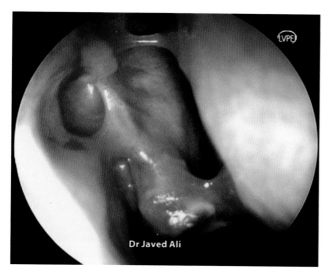

图 64.3 右侧鼻腔内镜视图示一吻合口上缘肉芽肿

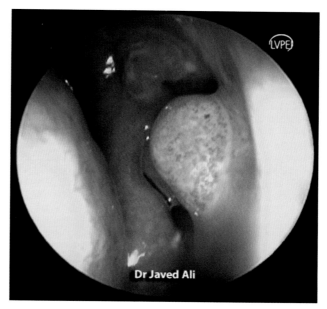

图 64.5 左侧鼻腔内镜视图示一吻合口下缘肉芽肿

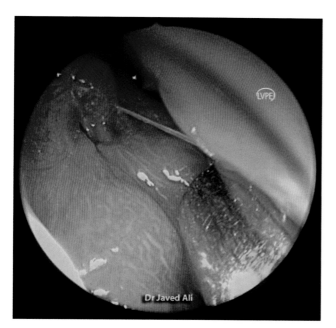

图 64.4 右侧鼻腔内镜视图示另一例吻合口上缘肉芽肿

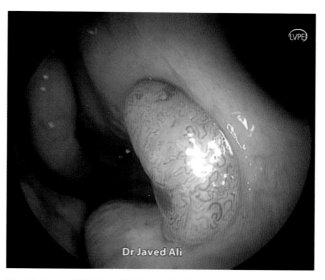

图 64.6 左侧鼻腔内镜视图，高倍视野下，可见肉芽肿的表面特征。注意大量的血管分布

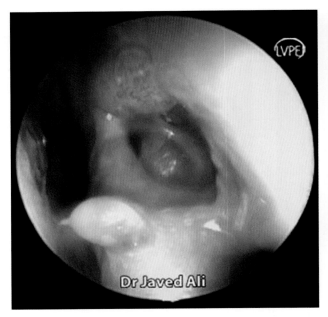

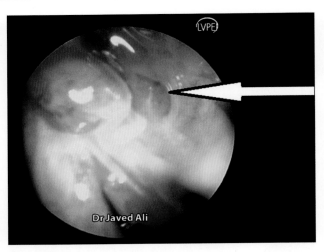

图 64.9　左侧鼻腔内镜视图示一后缘肉芽肿,同时位于 ICO 周围区域。ICO 见白色箭头所示

图 64.7　左侧鼻腔内镜视图示吻合口上下缘的混合肉芽肿

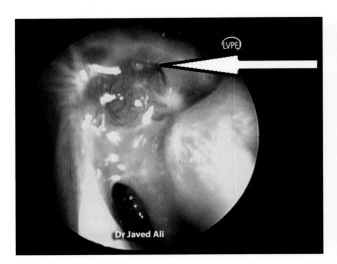

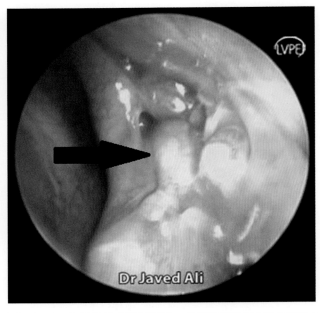

图 64.8　左侧鼻腔内镜视图示一泪总管内口（ICO）周围肉芽肿。ICO 见白色箭头所示

图 64.10　左侧鼻腔内镜视图示一基底部肉芽肿（黑色箭头）

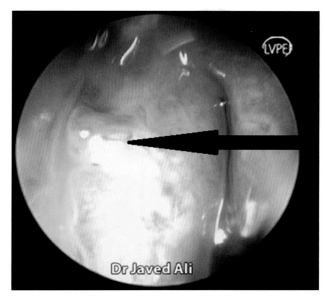

图 64.11　右侧鼻腔内镜视图示桥状肉芽肿（黑色箭头），内镜荧光素染料消失试验阳性

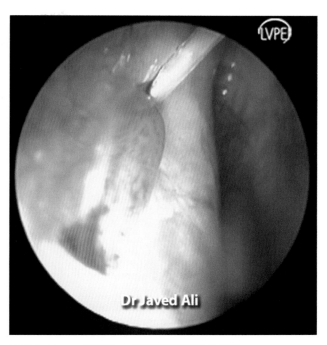

图 64.13　右侧鼻腔内镜视图示管周肉芽肿

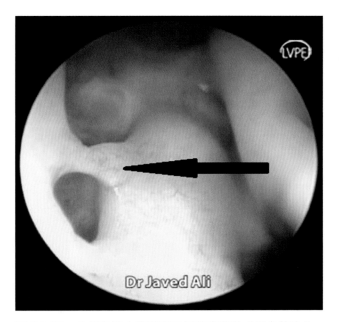

图 64.12　右侧鼻腔内镜视图示桥状肉芽肿（黑色箭头）

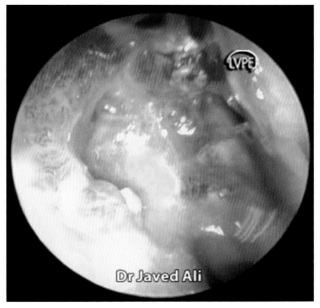

图 64.14　右侧鼻腔内镜视图示弥漫性肉芽肿

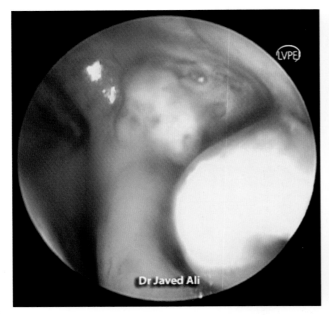

图64.15 左侧鼻腔内镜视图示威胁到 ICO 的肉芽肿。注意内镜荧光素染料消失试验阳性

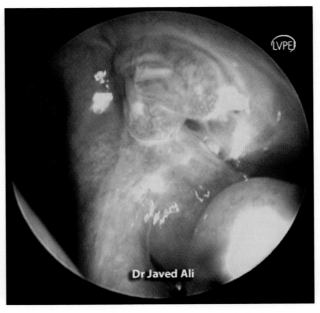

图64.17 左侧鼻腔内镜视图示 ICO 正中肉芽肿

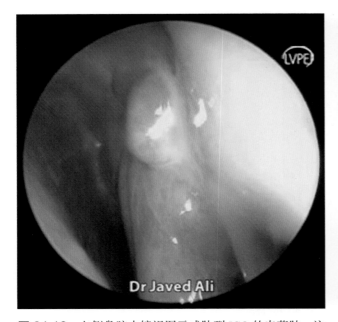

图64.16 左侧鼻腔内镜视图示威胁到 ICO 的肉芽肿。注意内镜荧光素染料消失试验阳性

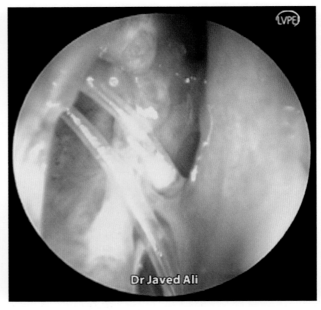

图64.18 右侧术后吻合口的鼻腔内镜视图示上缘肉芽肿

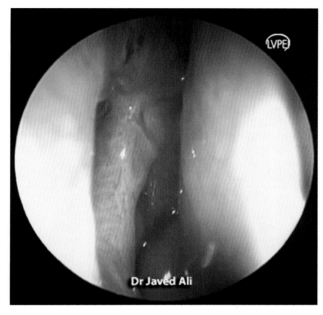

图 64.19　图 64.18 患者的右侧术后吻合口的内镜视图。注意鼻腔局部应用激素后肉芽肿消退

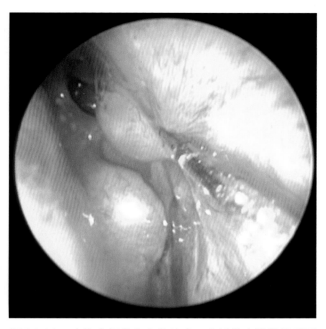

图 64.21　病灶内用曲安奈德治疗：左侧鼻内镜视图示用一长静脉内导管针向病灶内注射曲安奈德

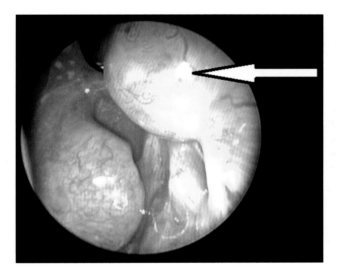

图 64.20　病灶内用曲安奈德治疗：左侧鼻腔内镜视图示一巨大的上缘悬垂肉芽肿（白色箭头）。注意仅可见吻合口的下半部分

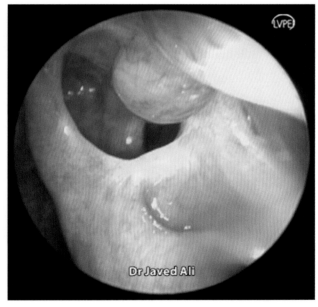

图 64.22　病灶内用曲安奈德治疗：左侧鼻腔内镜视图示注射后 1 周的反应。注意下面吻合口的可见度提高

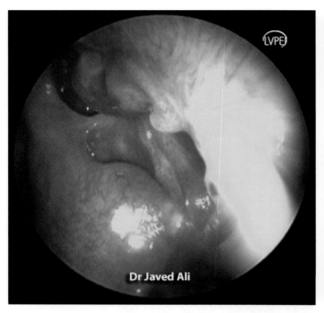

图 64.23　病灶内用曲安奈德治疗。左侧鼻腔内镜视图示注射后 2 周的反应。注意肉芽肿明显缩小，仅局限于上缘

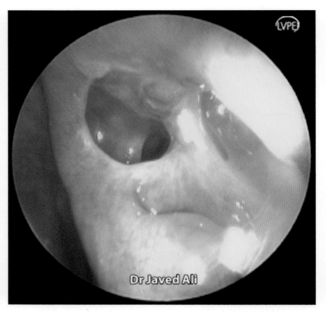

图 64.25　病灶内用曲安奈德治疗。左侧鼻腔内镜视图示几乎消失的肉芽肿

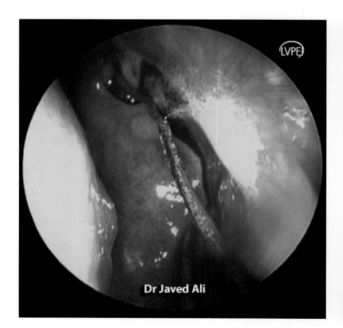

图 64.24　病灶内用曲安奈德治疗。左侧鼻腔内镜视图示曲安奈德的第 2 次注射

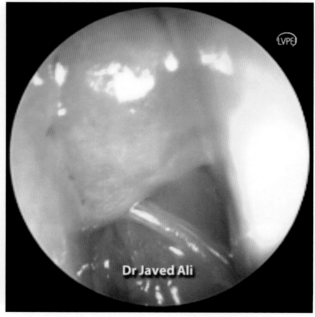

图 64.26　切除加硝酸银治疗。右侧鼻腔内镜视图示一巨大的管周肉芽肿覆盖了整个吻合口。其基底位于吻合口的前缘和上缘

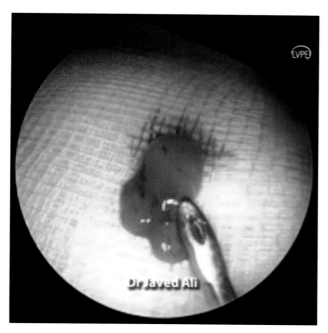

图 64.27　切除加硝酸银治疗。从图 64.26 患者鼻腔切除的肉芽肿

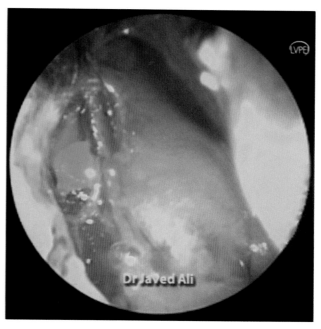

图 64.29　切除加硝酸银治疗。图 64.26~64.28 患者的右侧鼻腔内镜视图，硝酸银基底部烧灼后即刻拍照。注意被烧灼的灰黑色区域，内镜荧光素染料消失试验阳性

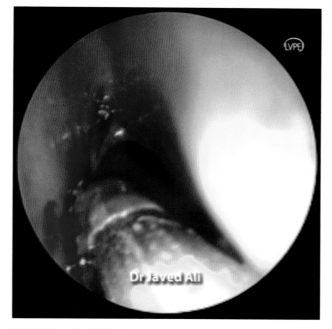

图 64.28　切除加硝酸银治疗。图 64.26 和 64.27 患者的右侧鼻腔内镜视图。注意正在进行上缘和前缘的硝酸银基底部烧灼。这可以控制肉芽肿基底部出血并帮助预防复发

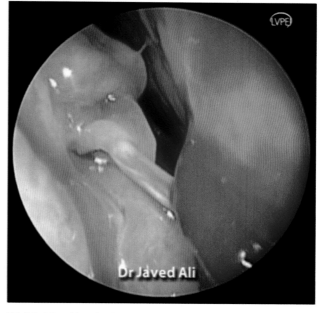

图 64.30　抽吸加硝酸银治疗。右侧鼻腔内镜视图示巨大的管周肉芽肿

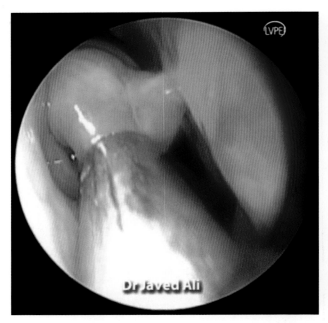

图 64.31　抽吸加硝酸银治疗。右侧鼻腔内镜视图示在取出置管后，用一动力吸引器开始轻柔地有动力地抽吸

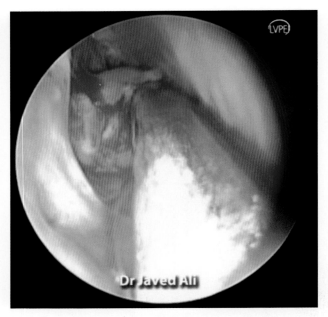

图 64.33　抽吸加硝酸银治疗。右侧鼻腔内镜视图示进一步抽吸肉芽肿

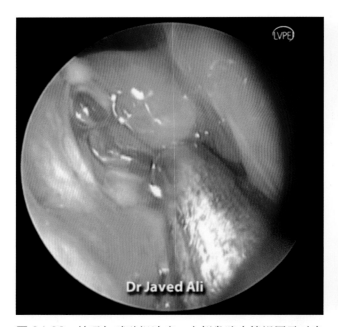

图 64.32　抽吸加硝酸银治疗。右侧鼻腔内镜视图示对肉芽肿做进一步抽吸，暴露了其下缘连接处

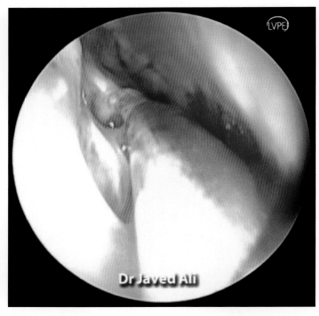

图 64.34　抽吸加硝酸银治疗。右侧鼻腔内镜视图示后缘处肉芽肿后侧巨大的蒂

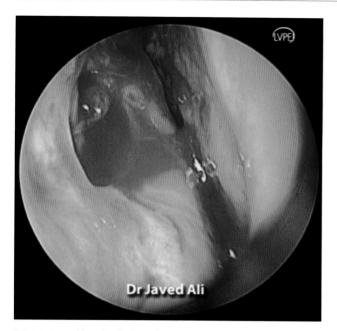

图 64.35　抽吸加硝酸银治疗。右侧鼻腔内镜视图示肉芽肿抽吸完成后暴露良好的吻合口

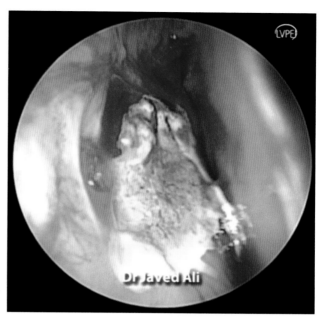

图 64.37　抽吸加硝酸银治疗。右侧鼻腔内镜视图示烧灼后的即时图片。注意整个后缘及下缘已被硝酸银烧灼，露出吻合口

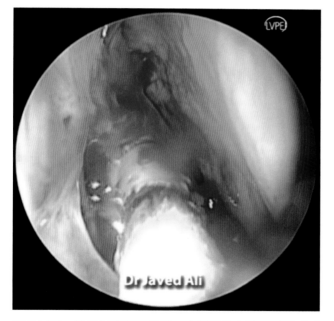

图 64.36　抽吸加硝酸银治疗。右侧鼻腔内镜视图示对后缘肉芽肿进行硝酸银基底烧灼

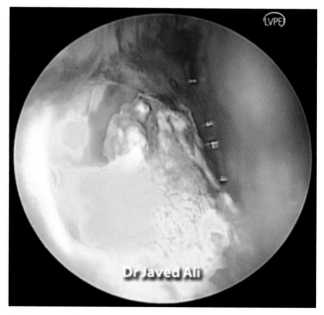

图 64.38　抽吸加硝酸银治疗。右侧鼻腔内镜视图示内镜荧光素染料消失试验阳性。注意硝酸银烧灼区域不包括吻合口的基底部且远离泪总管开口

辅助性内镜手术：内镜下 鼻中隔成形术

65

内镜泪囊鼻腔造口术是常见的泪道手术。在内镜检查过程中鼻腔解剖变异并不罕见，并且可能需要与内镜泪囊鼻腔造口术同时解决，以简化手术并获得更好的效果。在鼻科，几乎一半的泪道疾病患者需要做辅助手术[1]。这些手术大多数旨在改善鼻腔外侧壁的通畅性，例如鼻中隔成形术和中鼻甲成形术[1-3]。鼻中隔偏曲并不少见，应该解决那些阻碍中鼻甲腋部完整暴露的问题。在进行鼻中隔成形术之前，医生应熟悉鼻中隔的解剖，同时必须注意重要区域的解剖结构，以免损伤支撑性结构。作者遵循的内镜下鼻中隔成形术的三个主要原则是：首先，良好且干净地分离软骨与黏膜；第二，保留前部软骨，骨性鼻中隔的矫正范围要不超过中鼻甲水平；最后，注意，切勿造成贯穿性撕裂，以免造成鼻中隔穿孔及其后遗症。并发症包括：出血、感染、鼻中隔血肿或脓肿形成、鼻中隔穿孔、美容并发症、结构性支撑丧失、鼻尖下垂、上牙感觉异常和脑脊液漏。因此，在进行辅助性内镜手术之前，对手术医生进行适当培训非常重要。

参考文献

1. Ali MJ, Psaltis AJ, Wormald PJ. The frequency of concomitant adjunctive nasal procedures in powered endoscopic dacryocystorhinostomy. Orbit. 2015,34:142–145.
2. Champagne C, Ballivet de Régaloix L, Genestier L, Crambert A, Maurin O, Pons Y. Endoscopic vs conventional septoplasty: a review of the literature. Eur Ann Otorhinolaryngol Head Neck Dis. 2016,133:43–47.
3. Ali MJ, Psaltis AJ, Wormald PJ. Long-term outcomes in revision powered endoscopic dacryocystorhinostomy. Int Forum Allergy Rhinol. 2014,4:1016–1019.

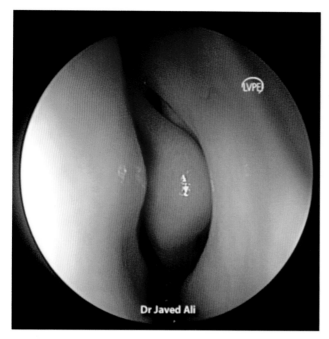

图 65.1 左侧鼻腔内镜视图示正常鼻中隔。注意中鼻甲及其腋部清晰可见

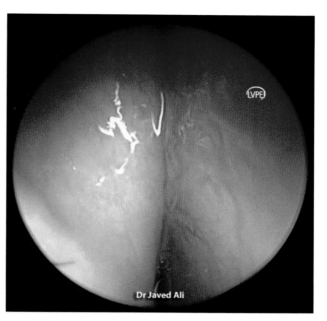

图 65.3 右侧鼻腔内镜视图示鼻中隔前段明显偏曲，完全阻碍视野

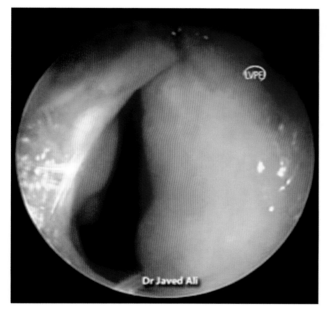

图 65.2 右侧鼻腔内镜视图示鼻中隔前段偏曲

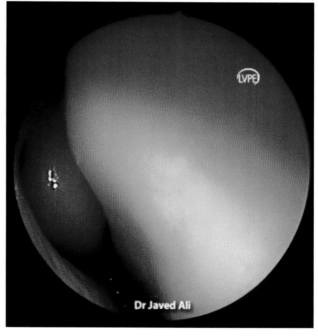

图 65.4 右侧鼻腔内镜视图示鼻中隔前段高位偏曲

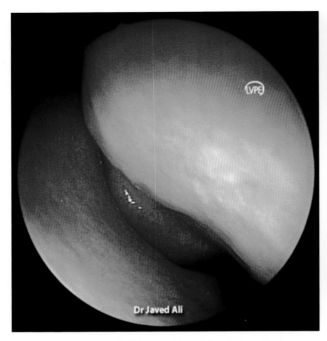

图 65.5 右侧鼻腔内镜视图示鼻中隔后段高位偏曲

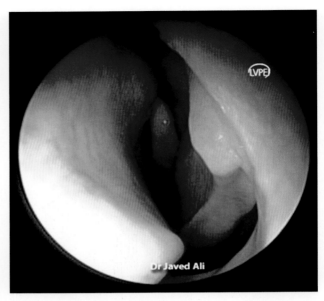

图 65.7 左侧鼻腔内镜视图示鼻中隔前下段尖锐的棘突

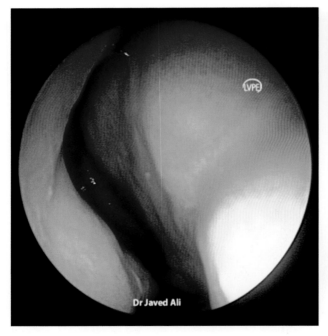

图 65.6 右侧鼻腔内镜视图示弥漫的鼻中隔高位偏曲

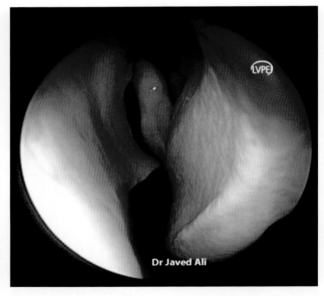

图 65.8 图 65.7 患者的左侧鼻腔内镜视图。注意鼻中隔下段棘突的程度

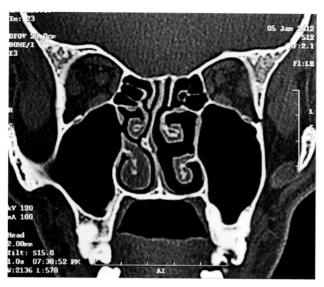

图 65.9 副鼻窦 CT 扫描，冠状切面，显示鼻中隔右侧偏曲。注意偏曲处于高位且伴右侧下鼻甲肥大

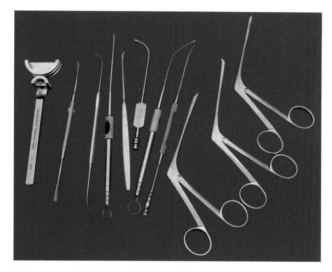

图 65.10 鼻中隔成形术的基本辅助器械

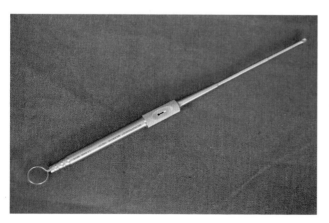

图 65.11 Wormald 鼻中隔成形术吸引剥离器 ®。这是一种可塑性器械

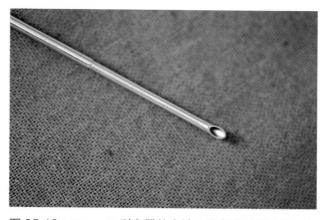

图 65.12 Wormald 剥离器的尖端。注意除了吸引外，它还可以做剥离和切割

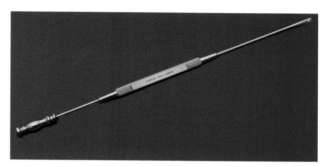

图 65.13 笔直且头部钝圆的吸引剥离器

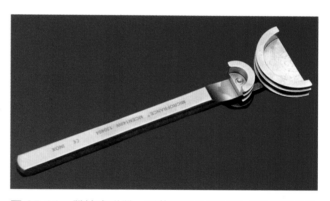

图 65.14 器械成形器，可使可塑性器械形成理想形状和角度

图 65.15　解剖标本显示内镜
下鼻中隔成形术的过程：正中
矢状位图片显示一个完整的鼻
中隔（黑色五角星）

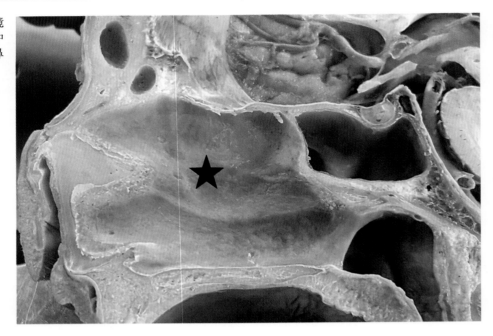

图 65.16　解剖标本显示内镜
下鼻中隔成形术的过程：正中
矢状位图片显示黏膜皮肤连接
处的 Killian 切口

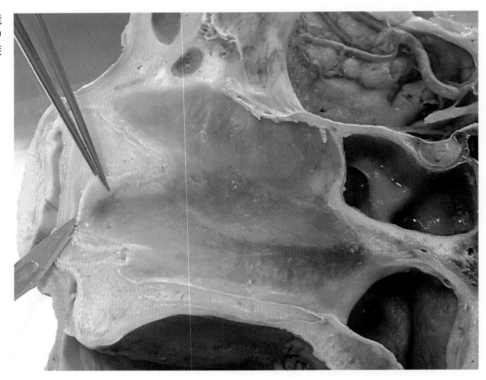

图 65.17 解剖标本显示内镜下鼻中隔成形术的过程：正中矢状位图片显示软骨黏膜的分离

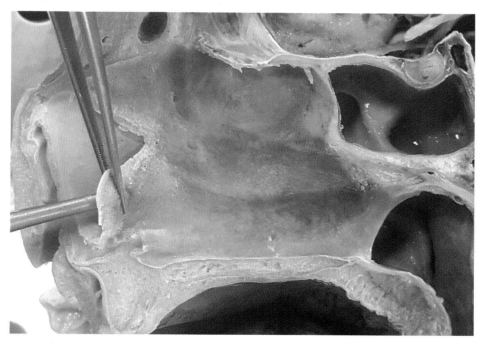

图 65.18 解剖标本显示内镜下鼻中隔成形术的过程：正中矢状位图片显示软骨黏膜的清晰分离

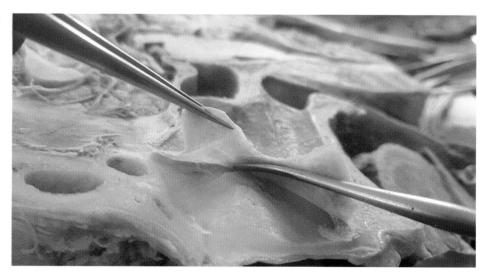

图 65.19 解剖标本显示内镜
下鼻中隔成形术的过程：正中
矢状位图片显示黏膜瓣反折后
暴露骨 – 软骨交界处（剥离器
所指）。注意，患者本身并无
此瓣的反折，此处是为了说明
解剖细节

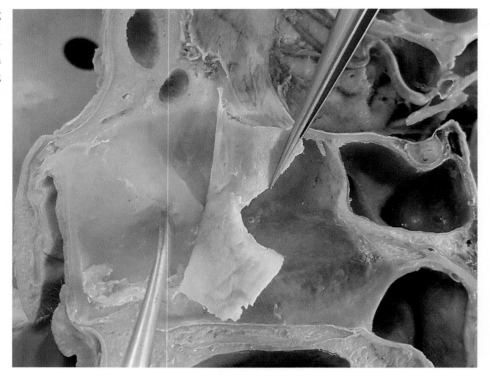

图 65.20 解剖标本显示内镜
下鼻中隔成形术的过程：正中
矢状位图片显示筛骨直板（探
针所指处）

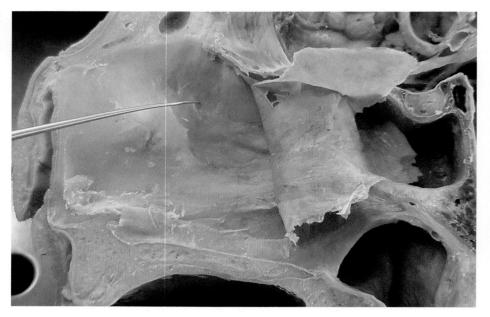

图 65.21　解剖标本显示内镜下鼻中隔成形术的过程：正中矢状位图片显示犁骨（探针所指处）

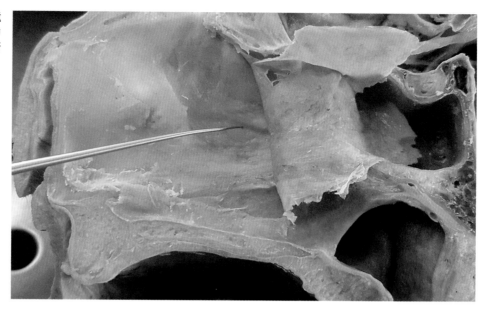

图 65.22　解剖标本显示内镜下鼻中隔成形术的过程：正中矢状位图片显示最初的骨－软骨分离

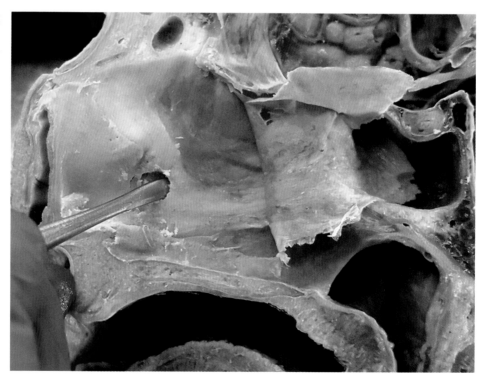

图 65.23　解剖标本显示内镜下鼻中隔成形术的过程：正中矢状位图片显示去除前段大部分骨质，以方便另一侧黏膜的分离

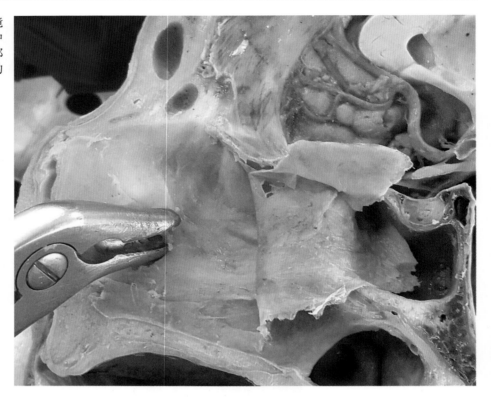

图 65.24　解剖标本显示内镜下鼻中隔成形术的过程：正中矢状位图片显示去除骨质以达到鼻中隔偏曲的矫正

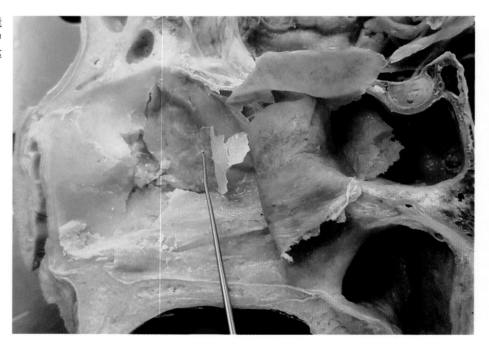

图65.25　解剖标本显示内镜下鼻中隔成形术的过程：正中矢状位图片显示鼻中隔成形术结束。注意两个鼻中隔黏膜瓣（黑色五角星）将彼此相对并贴合

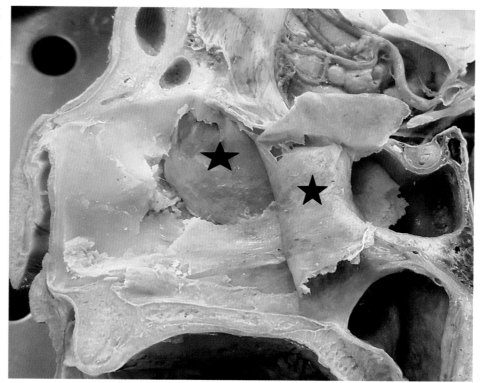

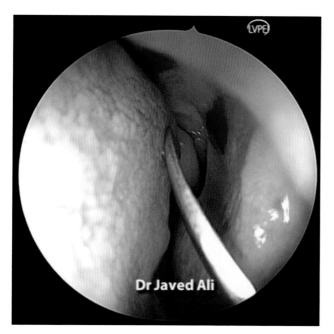

图65.26　内镜下鼻中隔成形术过程：左侧鼻腔内镜视图示明显的偏曲阻挡了中鼻甲处视野的良好呈现

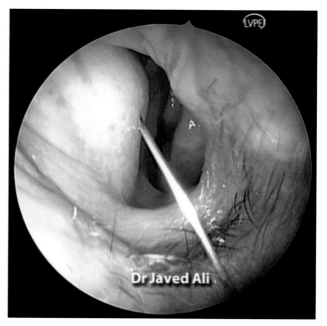

图65.27　内镜下鼻中隔成形术过程：左侧鼻腔内镜视图示在黏膜皮肤连接处浸润麻醉

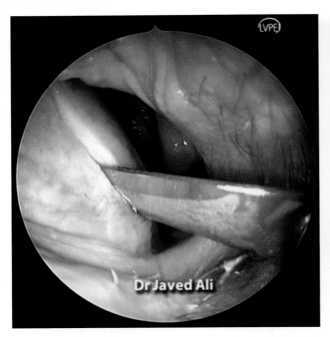

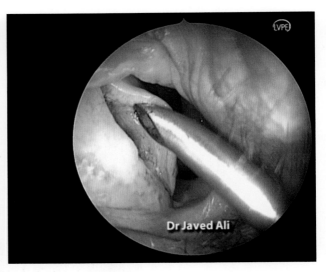

图 65.30　内镜下鼻中隔成形术过程：内镜视图显示在切开的瓣和下方的软骨间制造一个平面

图 65.28　内镜下鼻中隔成形术过程：左侧鼻腔内镜视图显示黏膜皮肤连接处的 Killian 切口

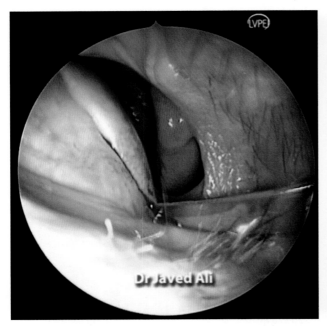

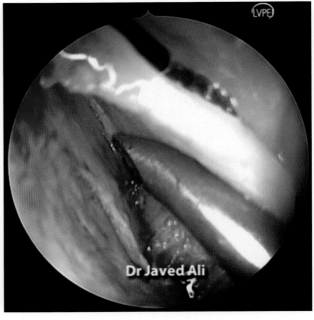

图 65.29　内镜下鼻中隔成形术过程：左侧鼻腔内镜视图显示 Killian 切口。注意切口不应损伤下方的四边形软骨，应该做理想的全长切口

图 65.31　内镜下鼻中隔成形术过程：内镜视图显示在 Wormald 吸引剥离器的帮助下，将软骨黏膜剥离干净

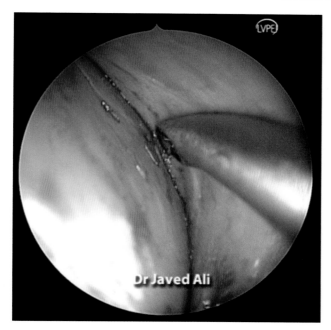

图 65.32 内镜下鼻中隔成形术过程：内镜视图显示软骨黏膜的进一步剥离，以暴露骨 – 软骨交界处

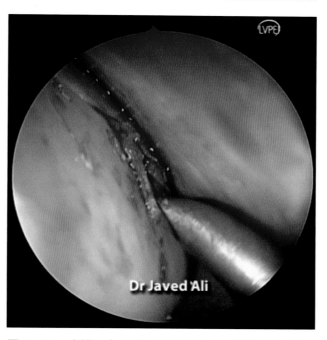

图 65.34 内镜下鼻中隔成形术过程：内镜视图显示骨 – 软骨交界处的离断

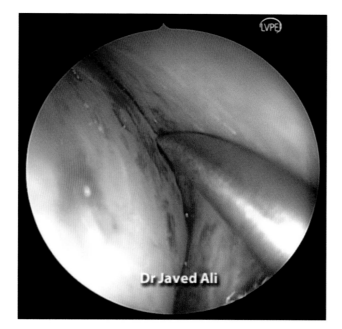

图 65.33 内镜下鼻中隔成形术过程：内镜视图显示软骨黏膜的进一步剥离，以暴露骨 – 软骨交界处并稍微超出此范围

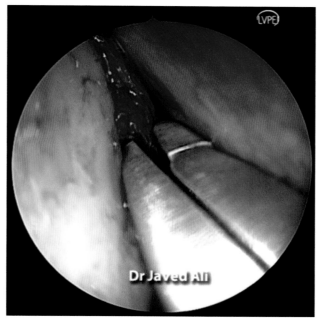

图 65.35 内镜下鼻中隔成形术过程：内镜视图显示用 Blakesley 钳将前段骨质去除

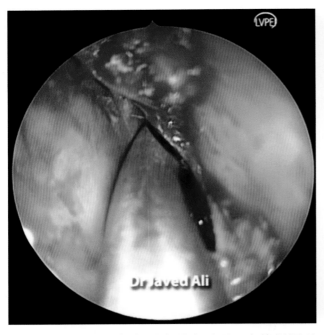

图 65.36 内镜下鼻中隔成形术过程：内镜视图示 Wormald 剥离器在对侧分离软骨黏膜

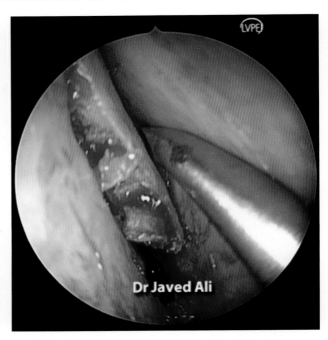

图 65.38 内镜下鼻中隔成形术过程：内镜视图示在骨–软骨交界处后方剥离软骨黏膜

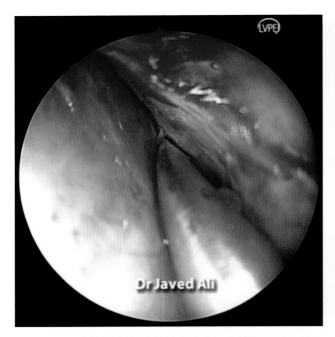

图 65.37 内镜下鼻中隔成形术过程：内镜视图示对侧软骨黏膜的进一步剥离，以在去除偏曲的骨质之前完全分离偏曲骨两侧的黏膜

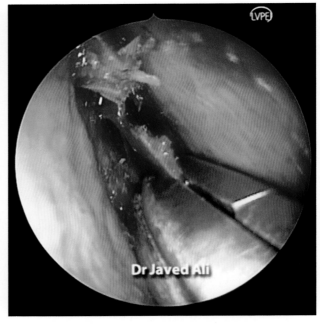

图 65.39 内镜下鼻中隔成形术过程：内镜视图示筛骨直板的去除

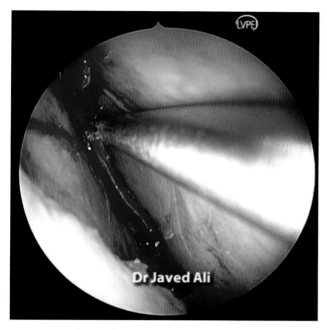

图 65.40　内镜下鼻中隔成形术过程：内镜视图示低处的犁骨

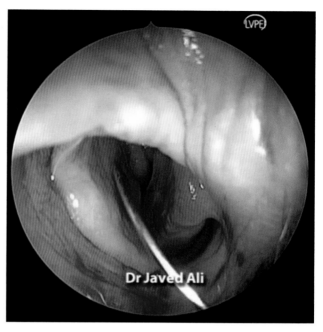

图 65.42　内镜下鼻中隔成形术过程：内镜视图示采用连续褥式缝合使黏膜瓣复位

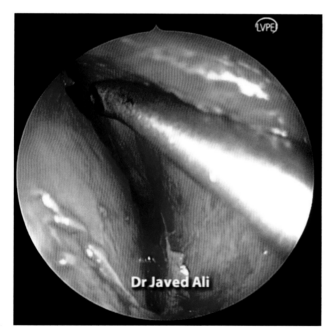

图 65.41　内镜下鼻中隔成形术过程：鼻中隔成形术结束时的内镜视图。注意整个四边形软骨被保留，无出血

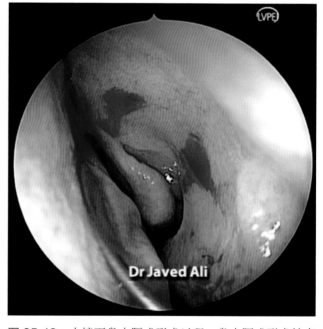

图 65.43　内镜下鼻中隔成形术过程：鼻中隔成形术结束时的内镜视图。注意制造出的空间和手术区域更易于内镜到达（与图 65.26 术前的图片对比）

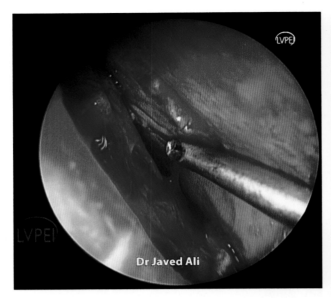

图 65.44　外伤后鼻中隔成形术的内镜视图。注意粘连，必须小心避免鼻中隔穿孔。同时注意与前面所述的常规病例相比，出血量增加

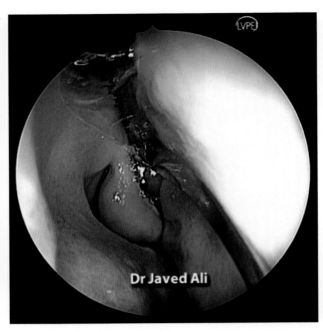

图 65.46　图 65.45 患者鼻中隔成形术后的右侧鼻腔内镜视图。注意：成功使手术操作更容易到达鼻腔外侧壁，中鼻甲完整可见

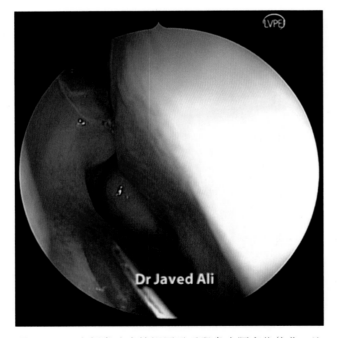

图 65.45　右侧鼻腔内镜视图示后段鼻中隔高位偏曲。注意中鼻甲的内侧面及其腋部不可见

辅助性内镜手术：中鼻甲成形术

内镜下泪囊鼻腔吻合术是常见的泪道手术。在内镜检查过程中鼻腔解剖变异并不罕见，并且可能需要与内镜泪囊鼻腔吻合术同时解决，以简化手术并获得更好的结果。在鼻科中，几乎一半的泪道疾病患者需要做辅助手术[1]。这些手术大多数旨在改善鼻腔外侧壁的通达性，例如鼻中隔成形术和中鼻甲成形术[1-3]。中鼻甲的气化并不罕见。据报道，泡状鼻甲发生率为 14%~53%，随解剖学定义的不同而变化[2]。最近的一项研究报道，在高达 6% 的内镜泪囊鼻腔吻合术病例中，必须同时进行中鼻甲成形术[1]。减少泡状中鼻甲的手术方法已报道了很多种。所有方法均有一个共同原则，即切除外侧面或基板，并尽可能多的保留内侧基板。鉴于此内侧部分长入颅底，应始终避免对其过度操作。

参考文献

1. Ali MJ, Psaltis AJ, Wormald PJ. The frequency of concomitant adjunctive nasal procedures in powered endoscopic dacryocystorhinostomy. Orbit. 2015,34:142–145.
2. Stallman JS, Lobo JN, Som PM. The incidence of concha bullosa and its relationship to nasal septal deviation and paranasal sinus disease. AJNR Am J Neuroradiol. 2004,25:1613–1618.
3. Ali MJ, Psaltis AJ, Wormald PJ. Long-term outcomes in revision powered endoscopic dacryocystorhinostomy. Int Forum Allergy Rhinol. 2014,4:1016–1019.

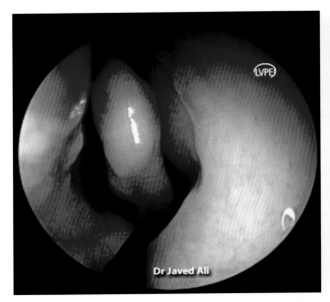

图 66.1 左侧鼻腔内镜视图显示正常的中鼻甲

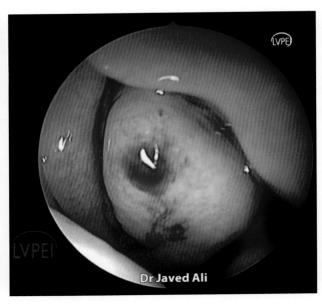

图 66.3 右侧鼻腔内镜视图显示泡状鼻甲。注意鼻腔被鼻甲占据的范围，与图 66.1 和图 66.2 进行比较

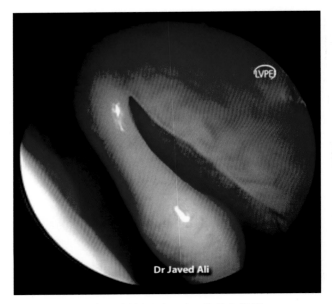

图 66.2 左侧鼻腔内镜视图显示正常的中鼻甲

图 66.4 副鼻窦 CT 扫描，冠状位，显示左侧的泡状中鼻甲，与正常的右侧作比较

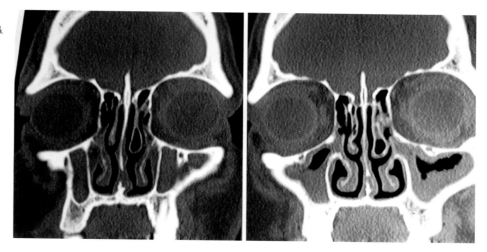

图 66.5 解剖标本显示中鼻甲成形术的过程：外侧壁正中矢状位的图片显示在中鼻甲的头端做切口

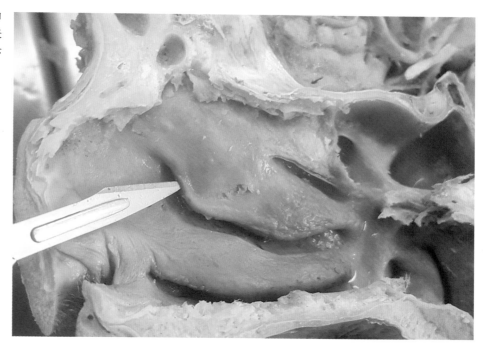

图 66.6 解剖标本显示中鼻甲成形术的过程：外侧壁正中矢状位的图片显示黏膜下剥离以分离鼻甲骨

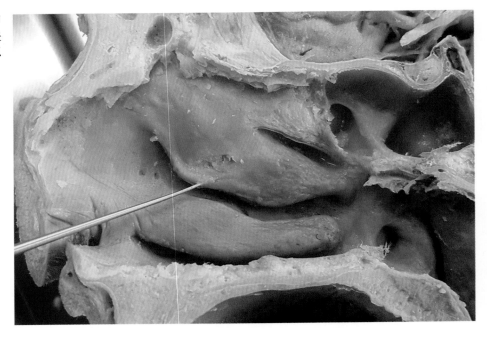

图 66.7 解剖标本显示中鼻甲成形术的过程：外侧壁正中矢状位图片显示暴露的鼻甲骨

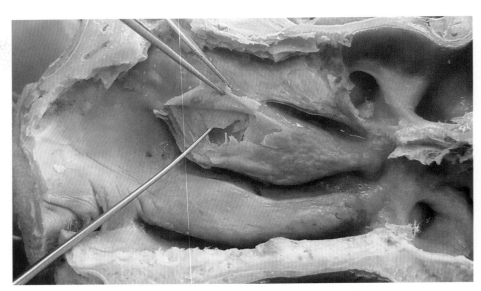

图66.8 解剖标本显示中鼻甲成形术的过程：外侧壁正中矢状位的图片显示去除鼻甲骨

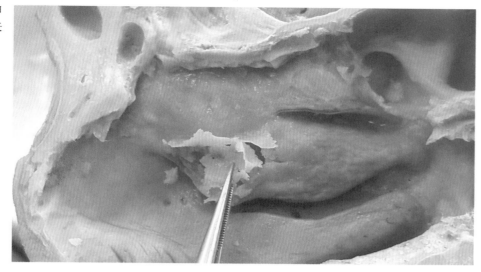

图66.9 解剖标本显示中鼻甲成形术的过程：外侧壁正中矢状位的图片显示将要塌陷的鼻甲

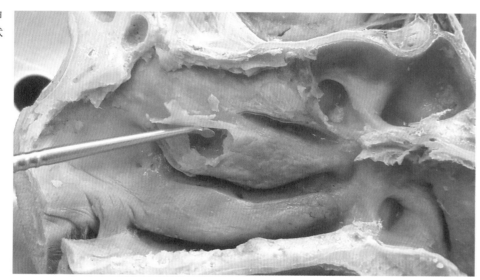

图66.10 解剖标本显示中鼻甲成形术的过程：外侧壁正中矢状位的图片显示在塌陷的鼻甲表面卷起剥离的黏膜。注意，MT头端体积的缩小，与图66.5进行比较

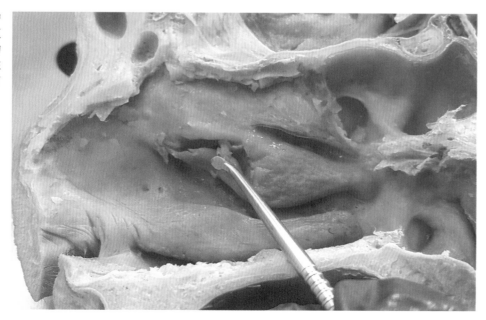

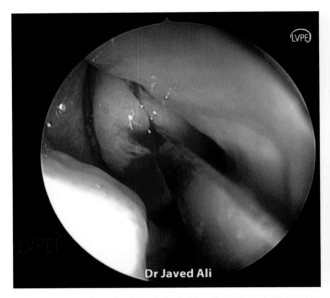

图 66.11　中鼻甲成形术手术过程：右侧鼻腔内镜视图显示在中鼻甲头端做纵行切口

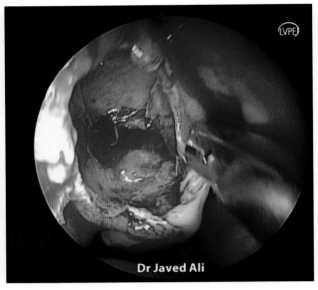

图 66.13　中鼻甲成形术手术过程：右侧鼻腔内镜视图显示鼻甲开口扩大

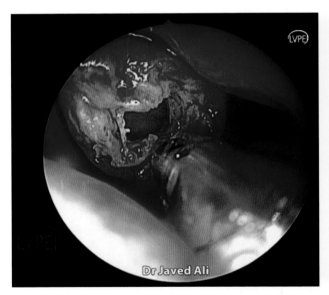

图 66.12　中鼻甲成形术手术过程：右侧鼻腔内镜视图显示在黏膜下切开鼻甲

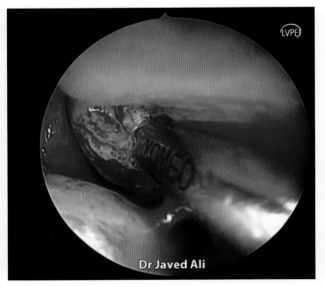

图 66.14　中鼻甲成形术手术过程：右侧鼻腔内镜视图显示使用电动切割器切除部分鼻甲

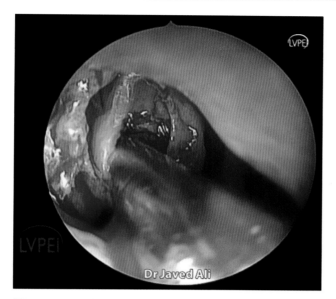

图66.15 中鼻甲成形术手术方法：右侧鼻腔内镜视图显示使用电动切割器切除部分鼻

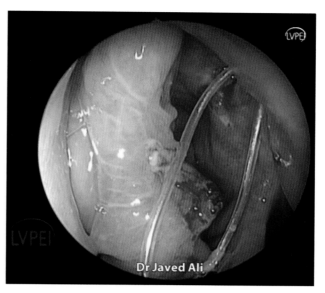

图66.17 中鼻甲成形术手术方法：中鼻甲成形术后1周的内镜视图。注意中鼻甲头端体积显著缩小

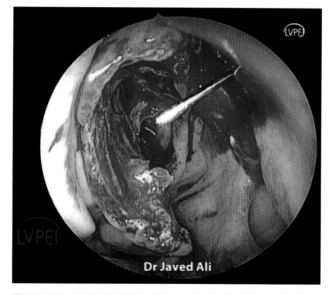

图66.16 中鼻甲成形术手术方法：中鼻甲成形术结束时的内镜视图。注意中鼻甲体积已成功缩小

辅助性内镜手术：
下鼻甲成形术

在内镜检查中遇到解剖变异的情况并不少见，这可能需要在泪道手术中同时对其进行处理，以使手术操作更加容易，并取得更好的效果。在决定切除部分鼻甲之前，应对患者进行适当的评估，并尝试药物治疗。药物治疗无效的患者，在其他致病因素已被排除的情况下（过敏、鼻窦炎等），切除部分下鼻甲使其体积缩小是一种有效的治疗方法，可以改善患者的鼻道通气，提高患者的生活质量[1-3]。如果下鼻甲肥大很严重，患者可能需要做鼻甲成形术来获得适宜的空间进行其他手术，如鼻中隔成形术、成人鼻泪管阻塞的球囊扩张术等。

参考文献

1. Fradis M, Golz A, Danino J, et al. Inferior turbinectomy versus submucosal diathermy for inferior turbinate hypertrophy. Ann Otol Rhinol Laryngol. 2000,109:1040–1045.
2. Hamerschimidt R, Hamerschmit R, Moreira AT, et al. Comparison of turbinoplasty surgery efficacy in patients with and without allergic rhinitis. Braz J Otorhinolaryngol. 2016,82:131–139.
3. Brunworth J, Psaltis AJ, Wormald PJ. Adjunctive endonasal proce- dures with dacryocystorhinostomy. In: Ali MJ, editor. Principles and practice of lacrimal surgery. New Delhi: Springer. 2015:267–278.

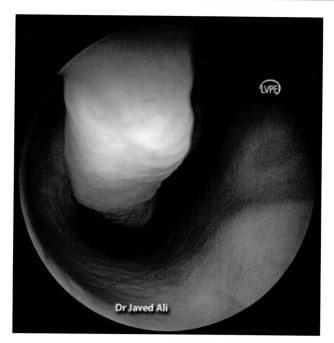

图 67.1 右侧鼻腔内镜视图示正常的下鼻甲形态

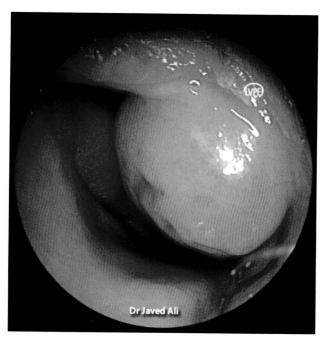

图 67.3 左侧鼻腔内镜视图示下鼻甲肥大

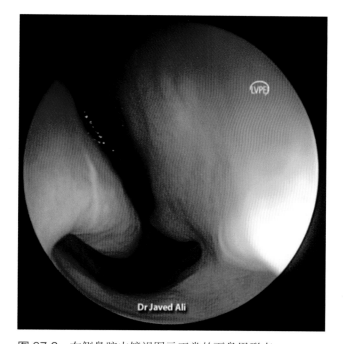

图 67.2 右侧鼻腔内镜视图示正常的下鼻甲形态

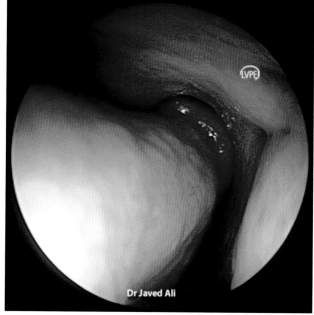

图 67.4 左侧鼻腔内镜视图示重度下鼻甲肥大

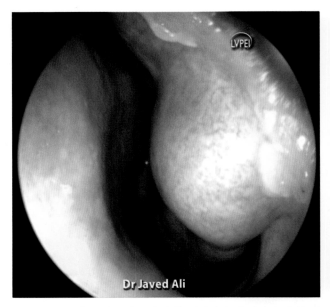

图 67.5　下鼻甲成形术：鼻内镜下示左侧鼻腔内肥大的下鼻甲

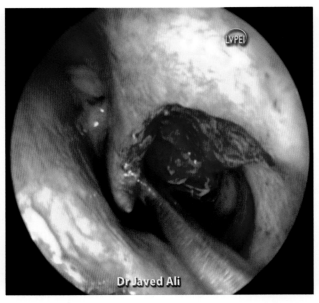

图 67.7　下鼻甲成形术：左侧鼻腔术中照片示分离黏膜下组织，游离下鼻甲骨，并去除下鼻甲骨

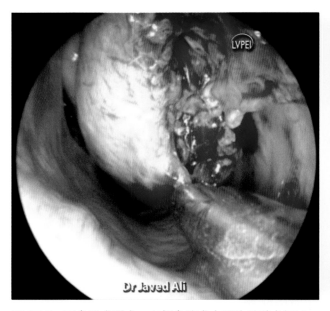

图 67.6　下鼻甲成形术：左侧鼻腔术中照片示手术切口，正在清除下鼻甲头部的黏膜下组织

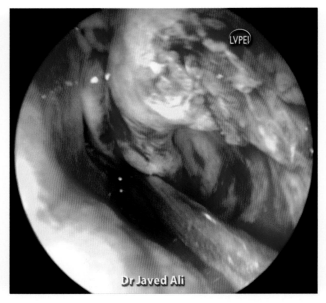

图 67.8　下鼻甲成形术：术中照片示黏膜边缘向外侧卷曲。可见下鼻甲体积缩小，鼻腔空间增大

泪囊摘除术

泪囊摘除术（dacryocystectomy，DCT）就是将泪囊完全摘除的手术。泪囊摘除术适应证包括：泪囊恶性肿瘤、复发性泪囊炎伴严重的干眼症或瘢痕性自身免疫性结缔组织病（如 Wegener 肉芽肿）、合并体质虚弱的系统性疾病和易出血体质、多次失败的泪囊鼻腔吻合术、严重的萎缩性鼻炎等。只有恶性肿瘤是绝对适应证，其余均为相对适应证[1-3]。泪囊摘除术有两个明确的目标：一是要有一个清楚的泪囊切除层面，避免损伤眶周组织和周围的骨组织；二是完整切除沿着鼻泪管的泪囊囊腔，不留下任何残余。因为这两个目标都可以经过外路切除术很好的实现，因此，外路是首选手术入路。当然也有例外的内镜 DCT 的适应证[3]。摘除全部泪囊组织后应进行组织病理学检查。

参考文献

1. Ali MJ. Dacryocystectomy: Goals, indications, techniques, and complications. Ophthal Plast Reconstr Surg. 2014,30:512–516.
2. Pujari A, Ali MJ, Mulay K, Naik MN, et al. The black lacrimal sac: a clinicopathological correlation of a malignant melanoma with anterior lacrimal crest infiltration. Int Ophthalmol. 2014,34:111–115.
3. Shams PN, Selva D. An endoscopic endonasal approach to dacryo- cystectomy. Orbit. 2013,32:134–136.

图片提供者：Ali MJ. Ophthal Plast Reconstr Surg, 2014,30:512–516.[1]

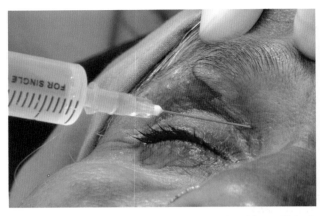

图 68.1   泪囊摘除术：术中照片示右眼滑车下神经阻滞麻醉

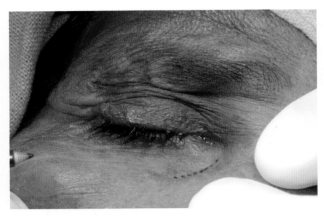

图 68.3   泪囊摘除术：术中照片示内眦下方皮肤弧形切口的标记

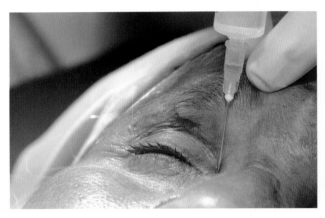

图 68.2   泪囊摘除术：术中照片示局部浸润麻醉

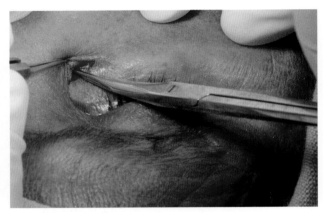

图 68.4   泪囊摘除术：术中照片示使用肌腱剪分离皮下组织

图 68.5 泪囊摘除术：术中照片示骨膜切口

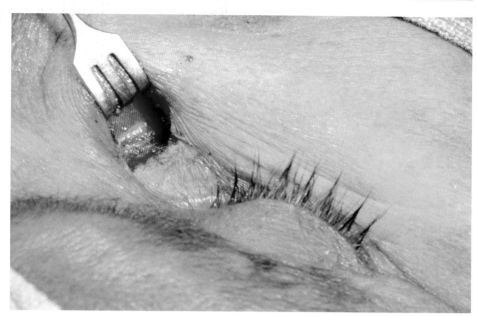

图 68.6 泪囊摘除术：术中照片示切开分离内眦组织，以暴露包括泪囊底在内的整个泪囊

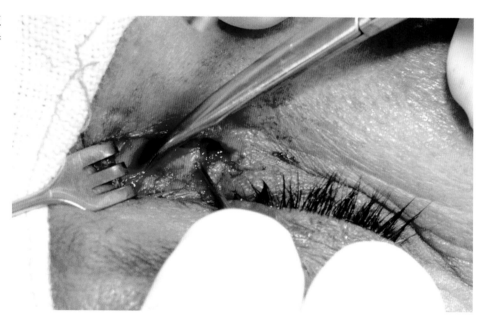

图 68.7　泪囊摘除术：术中照片
示泪囊侧壁在骨膜的投影位置

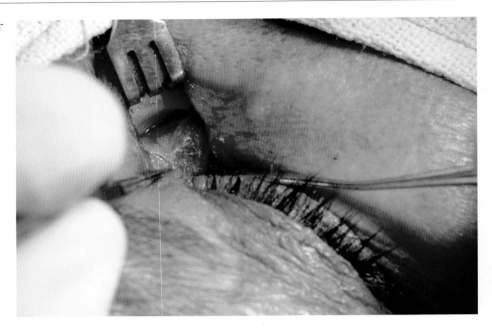

图 68.8　泪囊摘除术：术中照
片示解剖游离泪囊周围，分离
泪囊侧壁与眶骨膜

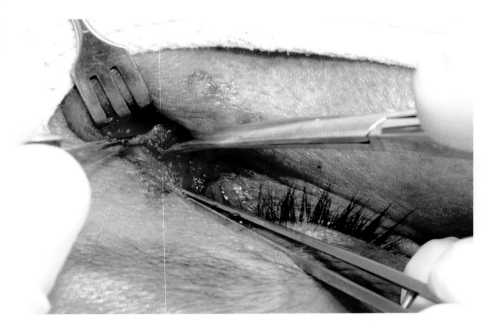

图 68.9　泪囊摘除术：术中照片示分离暴露泪囊于鼻泪管交界处

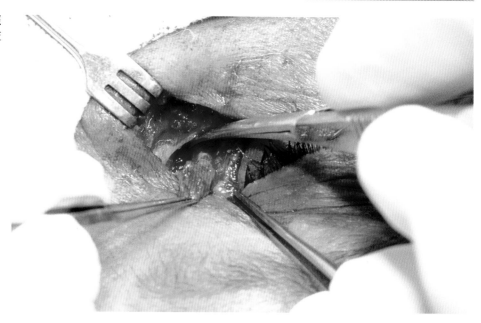

图 68.10　泪囊摘除术：术中照片示分离并摘除泪囊组织

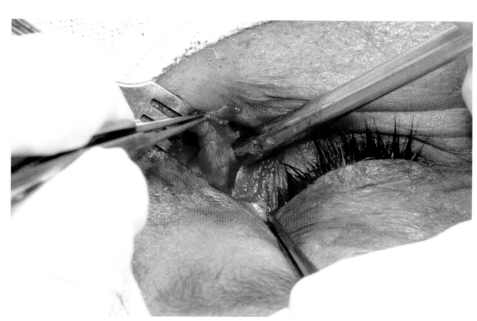

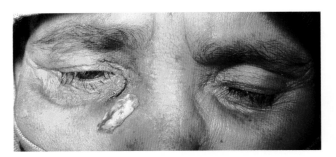

图 68.11　泪囊摘除术：术中照片示完整摘除的右侧泪囊

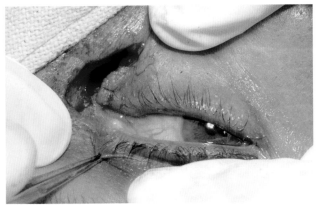

图 68.14　泪囊摘除术：术中照片示右上泪点烧灼后变白

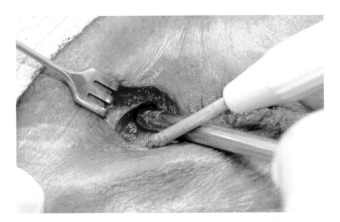

图 68.12　泪囊摘除术：术中照片示摘除泪囊后暴露的泪囊窝

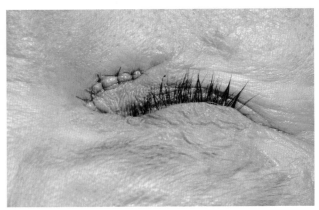

图 68.15　泪囊摘除术：术中照片示缝合切口，手术结束

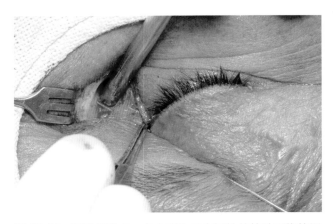

图 68.13　泪囊摘除术：术中照片示在探针的辅助下烧灼泪小管和泪总管内口的操作

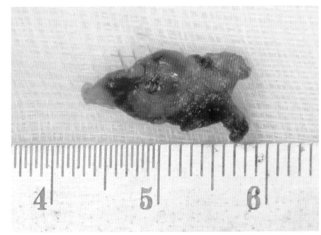

图 68.16　常规泪囊摘除术后的泪囊大体标本

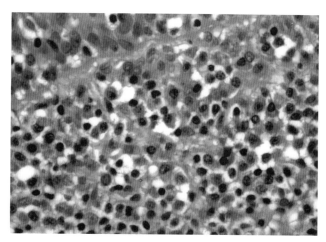

图 68.17 慢性泪囊炎的显微镜下照片。可见慢性炎症的组织病理学特征

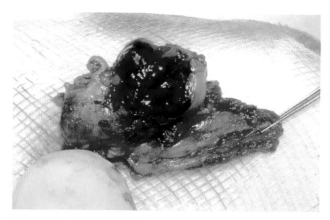

图 68.19 扩大泪囊摘除术：大体标本照片示泪囊内黑色肿块，可见扩大切除的软组织范围

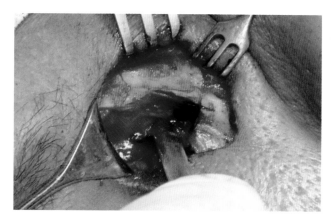

图 68.18 扩大泪囊切除术：术中照片示一个恶性黑色素瘤患者附加切除了上颌骨额突

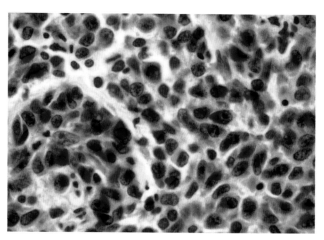

图 68.20 图 68.19 切除病灶的免疫组化显微照片。可见 HMB-45 染色显示肿瘤细胞染色阳性，与泪囊恶性黑色素瘤的诊断一致（HMB-45 染色，×400）

假性泪道疾病

假性泪道疾病并不罕见[1-3]。它们可能会有与泪道病相似的外部表现或体征。该类病被误诊为先天性鼻泪管阻塞（CNLDO）的比较常见，包括不易发现的泪道疾病，如泪点不完全管道化和泪道壁发育不良，这些都很容易被忽视，从而错误地将患者诊断为CNLDO[3]。鼻腔内的问题，如过敏性鼻炎、泪道骨壁发育不全或其他鼻黏膜炎性疾病也可能与CNLDO有相似的眼部表现。另外，如先天性青光眼（牛眼）、新生儿结膜炎和眼表的炎症性疾病，也会表现为新生儿溢泪、分泌物多，有时轻微的内侧睑缘粘连也会被误认为是CNLDO。

很多情况可能被误诊为先天性泪囊囊肿，包括皮样囊肿、脑膨出、脑膜膨出、鼻胶质瘤、深部血管瘤和淋巴瘤等。神经胶质异位是一种罕见的头颈部疾病，是存在于不同位置的源自成熟中枢神经系统组织的迷芽瘤，基本与神经系统无连续性。如果这种情况发生在泪囊窝的区域，它可能与泪囊囊肿相似，尽管它与泪道系统没有任何交通[1]。因此，在泪囊囊肿的鉴别诊断中牢记这一点是很重要的，并且需要详细的影像学检查来确定囊肿的界限和范围，然后再切除和做组织病理学验证。很罕见的泪囊内泪腺迷芽瘤也可以表现为泪囊囊肿，常伴有相关的眼睑异常可以为诊断提供证据。儿童发生的皮样囊肿也因为酷似泪囊黏液囊肿而值得重视，成人也有可能存在被忽视的泪囊囊肿。罕见情况下，睫毛膏或眼妆材料会因为泪液冲洗而逐渐沉积在泪囊上皮和上皮下组织内，可能出现浅蓝色到黑色的颜色异常区域。它们大多是扁平的，也有少数可能会局部隆起被怀疑恶性肿瘤。所有偶然发现的可疑病变都应该进行活检，并且根据组织病理学检查结果进一步进行处置。

参考文献

1. Ali MJ, Kamal S, Vemuganti GK, et al. Glial heterotropia or ecto- pic brain manifesting as a dacryocystocele. Ophthal Plast Reconstr Surg. 2015,31:e26–28.
2. Ali MJ, Mishra DK. Lacrimal sac wall granuloma simulating a neo- plasm. Ophthal Plast Reconstr Surg. 2016,32:e165.
3. Kamal S, Ali MJ, Gupta A, et al. Lacrimal and nasal masquerades of congenital nasolacrimal duct obstructions: etiology, management and outcomes. Int Ophthalmol. 2015,35:807–810.

图 61.21、图 69.32 来自 Ali, et al Ophthal Plast Reconstr Surg, 2015, 31:e26-28 和 Ophthal Plast Reconstr Surg, 2016,32:e165.[1, 2]

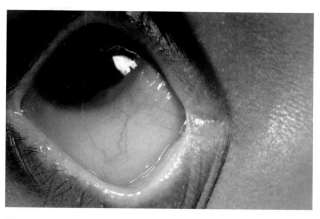

图 69.1　容易与先天性鼻泪管阻塞混淆的常见泪道与鼻腔疾病

1. 泪点发育不全
2. 泪点不完全管道化
3. 泪点狭窄
4. 泪小管壁发育不全
5. 单泪小管阻塞
6. 泪囊前狭窄
7. 过敏性鼻炎
8. 鼻腔外侧壁发育异常
9. 神经胶质异位症
10. 功能性溢泪

图 69.4　图 69.2 和图 69.3 患者的照片，高倍镜下，清楚地显示内眦角睑缘粘连

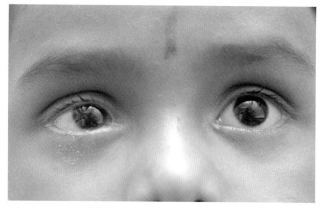

图 69.2　双眼照片示：儿童期轻微的内眦部睑缘粘连容易被误诊为先天性鼻泪管阻塞

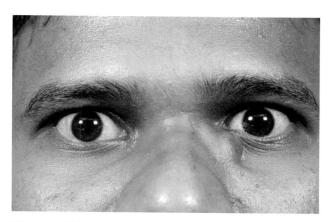

图 69.5　貌似泪囊黏液囊肿的皮样囊肿病例研究：照片示左侧泪囊区肿胀，触诊类似于黏液囊肿

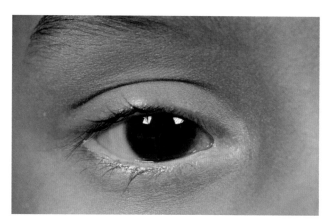

图 69.3　图 69.2 患者的右眼照片，可见睑缘粘连

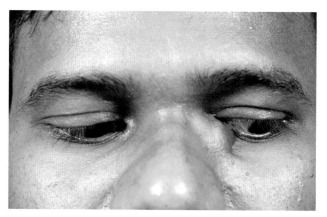

图 69.6　貌似泪囊黏液囊肿的皮样囊肿病例研究：照片示眼球转动时肿胀更明显，这提供了一条不符合泪囊黏液囊肿的证据

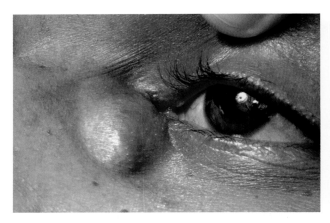

图 69.7 貌似泪囊黏液囊肿的皮样囊肿病例研究：图 69.5 和图 69.6 患者的照片。病变特写照片可见更多细节

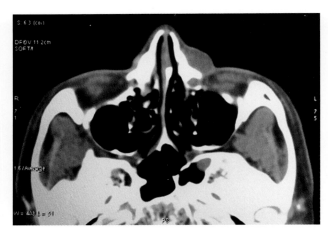

图 69.9 貌似泪囊黏液囊肿的皮样囊肿病例研究：CT 扫描，鼻泪管水平的水平位切面。可见在这里病变与骨性鼻泪管分开，且边缘强化。因此，详细阅读所有层面图片以获知病变特性非常重要

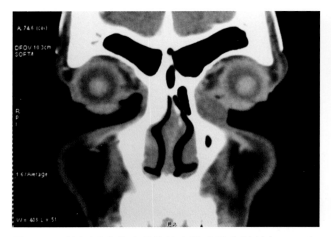

图 69.8 貌似泪囊黏液囊肿的皮样囊肿病例研究：CT 扫描，冠状位，显示病变位于泪囊窝，不能清楚地与下方的泪道组织区分，这可能误导外科医生认为它是黏液囊肿

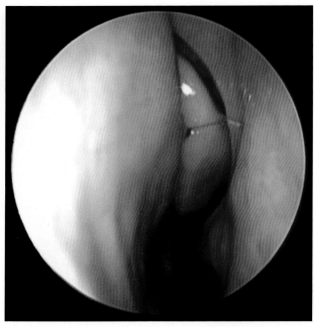

图 69.10 貌似泪囊黏液囊肿的皮样囊肿病例研究：左侧鼻腔内镜下图像示中鼻甲及中鼻甲腋前部区域的正常镜下表现

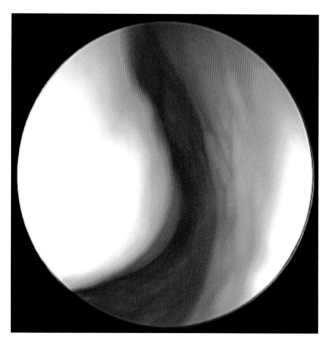

图 69.11　貌似泪囊黏液囊肿的皮样囊肿病例研究：左侧下鼻道的内镜下图像，未见鼻泪管异常

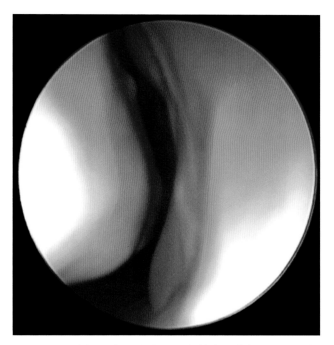

图 69.12　貌似泪囊黏液囊肿的皮样囊肿病例研究：左侧鼻内镜下图像示为下鼻道，可见鼻泪管明显流出冲洗液

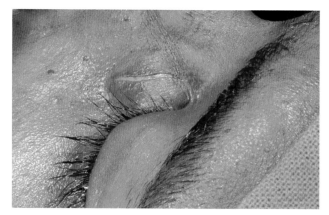

图 69.13　貌似泪囊黏液囊肿的皮样囊肿病例研究：术中照片示病灶上方皮肤的浅层切口，避免导致病灶破裂

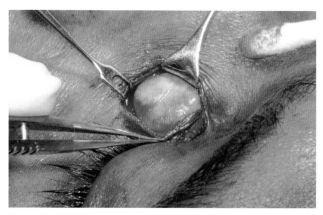

图 69.14　貌似泪囊黏液囊肿的皮样囊肿病例研究：术中照片示病变周围易于分离

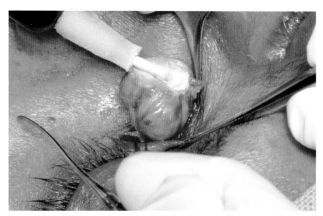

图 69.15　貌似泪囊黏液囊肿的皮样囊肿病例研究：术中照片示为冷冻法辅助娩出病变

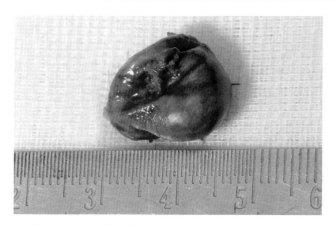

图 69.16　貌似泪囊黏液囊肿的皮样囊肿病例研究：切除送病理学检查的皮样囊肿标本大体外观

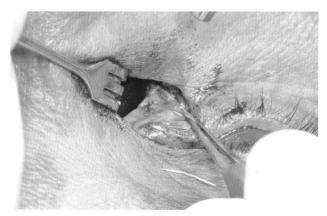

图 69.19　图 69.18 中患者的术中照片，高倍镜下图像，可见中央的变色区域，其中一处已经轻度隆起

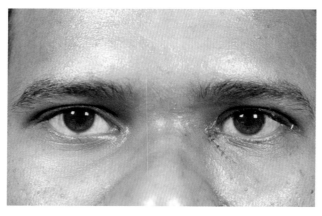

图 69.17　貌似泪囊黏液囊肿的皮样囊肿病例研究：与图 69.5 和图 69.6 对比，术后第 5 天时照片示病情已经好转

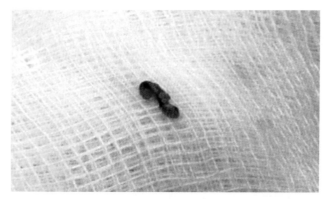

图 69.20　隆起的色素性病变的大体标本，经活检证明是色素的沉积

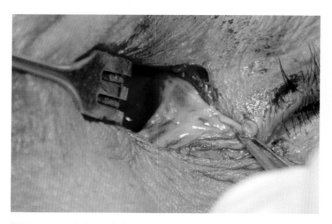

图 69.18　右侧泪囊术中照片，可见呈蓝黑色的颜色改变

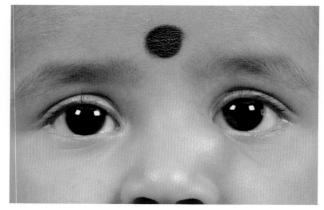

图 69.21　貌似泪囊囊肿的神经胶质异位症：一名婴幼儿患者的临床照片显示病变位于左侧泪囊区

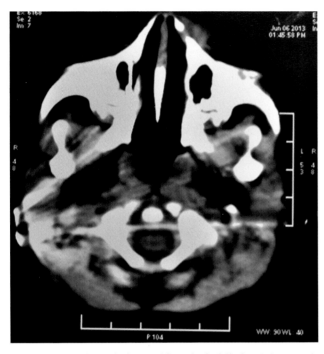

图 69.22 貌似泪囊囊肿的神经胶质异位症：图 69.21 患者 CT 扫描水平位切面。可见病变与泪道紧密相邻，但独立于泪道系统

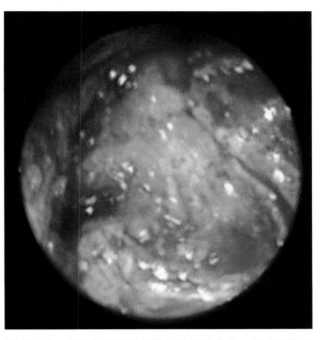

图 69.24 貌似泪囊囊肿的神经胶质异位症：病变切除后的内镜检查图像。可见下方骨质的缺损和正常的侧壁黏膜

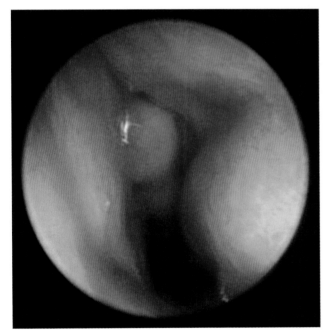

图 69.23 貌似泪囊囊肿的神经胶质异位症：左侧鼻腔内镜检查显示正常，没有任何肿块

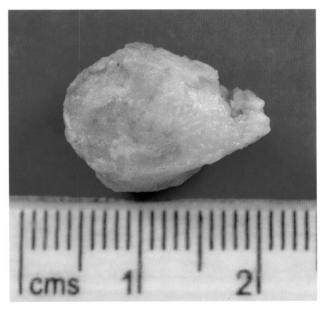

图 69.25 貌似泪囊囊肿的神经胶质异位症：切除病灶的大体标本外观

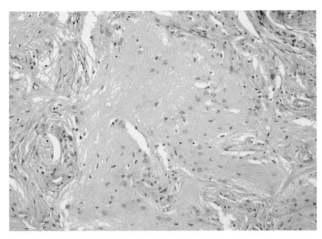

图 69.26 貌似泪囊囊肿的神经胶质异位症：显微照片示成熟的神经组织散布于纤维组织间（HE 染色，×100）

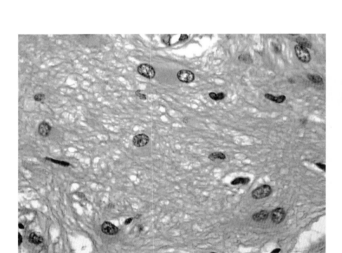

图 69.27 貌似泪囊囊肿的神经胶质异位症：显微照片示嗜酸性纤维网络中有大量卵圆形的星形胶质细胞（HE 染色，×400）

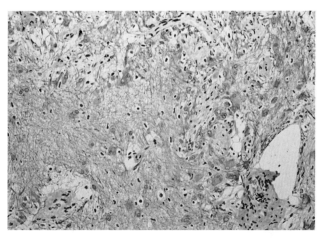

图 69.28 貌似泪囊囊肿的神经胶质异位症：显微照片示对胶质纤维酸性蛋白（GFAP）呈阳性免疫反应（GFAP，×400）

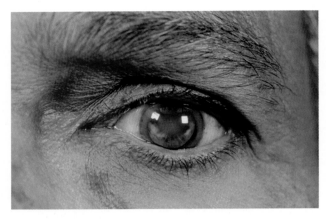

图 69.29 貌似恶性肿瘤的泪囊肉芽肿：患者左眼照片所示为迅速生长的泪囊区病变。可见内眦韧带下方的泪囊充盈

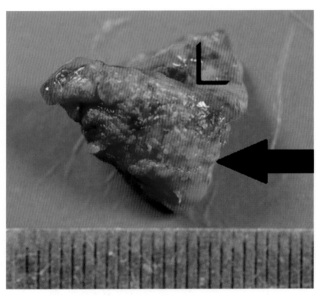

图 69.30 貌似恶性肿瘤的泪囊肉芽肿：大体病理标本示泪囊壁（L 区）及泪囊壁上隆起的大块肿物（黑色箭头）

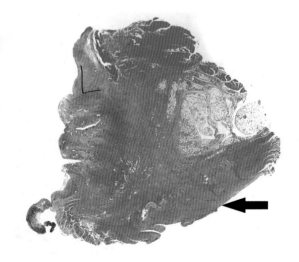

图 69.31 貌似恶性肿瘤的泪囊肉芽肿：整体切面示泪囊壁（L 区）及病变（黑色箭头）

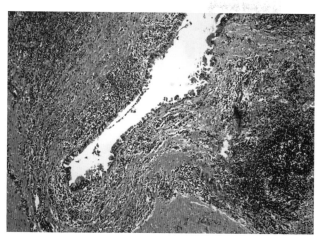

图 69.32　貌似恶性肿瘤的泪囊肉芽肿：显微照片示囊壁有慢性炎症浸润和纤维化，周围是排列有序的肉芽肿（HE 染色，×100）

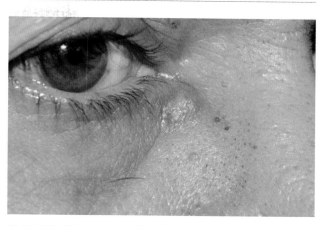

图 69.34　图 69.33 中患者右眼的照片。详细的病史采集和仔细的查体可以排除急性泪囊炎

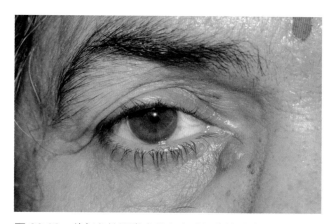

图 69.33　貌似急性泪囊炎的右内眦部疖肿照片

无鼻畸形和泪道疾病

先天性无鼻畸形或鼻发育不全是一种极为罕见的疾病，其特征是外鼻和鼻腔结构的软组织缺失，可伴有多种颅面部和眼部畸形[1-3]。先天性无鼻畸形可以是完全的，也可以是部分的。据报道，许多眼部异常与无鼻畸形有关，包括小眼球、小角膜、葡萄膜缺损、晶状体脱位、内眦异位、连眉、小睑裂、宽眶上裂，以及罕见的无眼畸形等[1-3]。常见的泪道病有黏液囊肿、鼻泪管缺失导致泪囊下方为盲端，骨性泪道不发育。伴有完全性无鼻畸形的泪道疾病非常难处理，需要在鼻再造手术后才能处理。经对侧鼻腔入路的泪囊鼻腔造口术已成功应用于单侧无鼻畸形患者[2]。最近有影像引导下的泪道手术成功治疗了这种疾病的报道[3]。

参考文献

1. Ali MJ. Bilateral lacrimal mucoceles in a setting of congenital arhinia. Ophthal Plast Reconstr Surg. 2014,30:e167.
2. Sherafat H, Mehta JS, Rose GE. Dacryocystorhinostomy in patients lacking ipsilateral nasal cavity. Br J Ophthalmol. 2007,91:307–309.
3. Ali MJ, Singh S, Naik MN. Image-guided lacrimal drainage sur- gery in congenital arhinia-microphthalmia syndrome. Orbit. 2017,36:137.

图片提供者：Ali et al. Ophthal Plast Reconstr Surg, 2014,30:e167 和 Orbit, 2017,36:137.[1, 3]

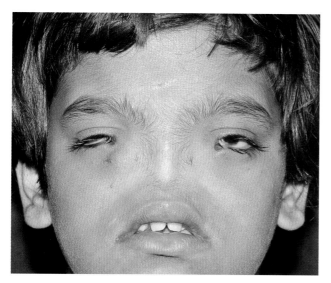

图 70.1 无鼻畸形病例 1：完全无鼻畸形合并双侧泪囊黏液囊肿的患者照片

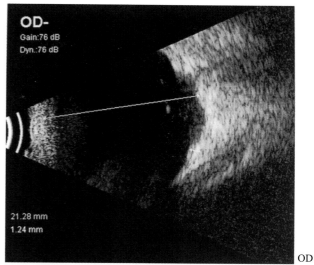

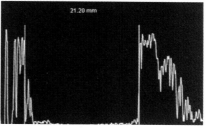

图 70.4 无鼻畸形病例 1：图 70.1 患者的右眼 B 超扫描照片。可见伴有脉络膜缺损

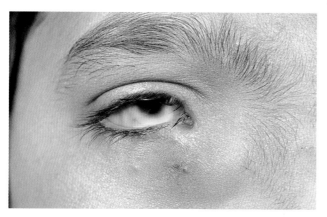

图 70.2 无鼻畸形病例 1：图 70.1 患者的右眼照片。可见泪囊黏液囊肿和小眼球

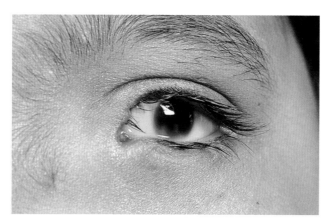

图 70.3 无鼻畸形病例 1：图 70.1 患者的左眼照片。可见明显的溢泪、泪囊黏液囊肿和小眼球

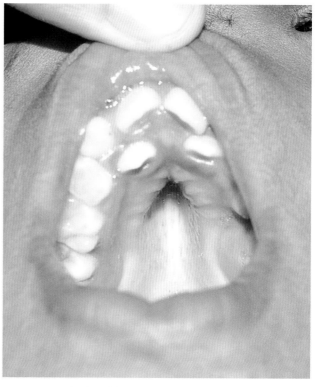

图 70.5 无鼻畸形病例 1：图 70.1 患者的照片。可见上腭高拱和牙列不齐

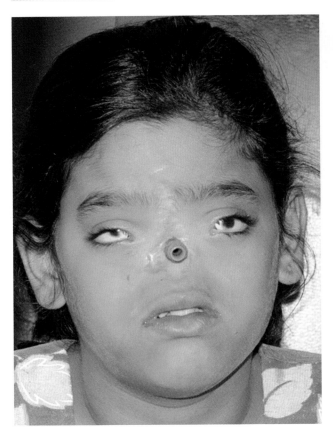

图 70.6 无鼻畸形病例 1：图 70.1 患者的照片。初步鼻重建术后，泪道异常将在鼻再造术后处理

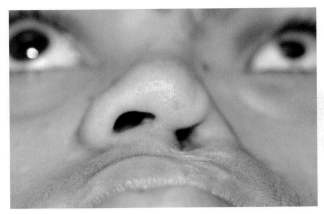

图 70.8 无鼻畸形病例 2：仰视的照片显示：左半侧无鼻畸形合并发育不全的鼻孔，以及既往唇裂手术的上唇瘢痕。同时，可见左侧的小眼球

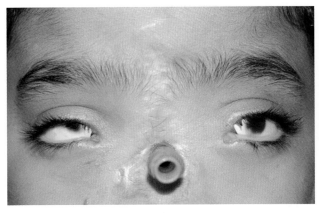

图 70.7 无鼻畸形病例 1：图 70.1 患者的照片。初步鼻重建术后，可见通气装置

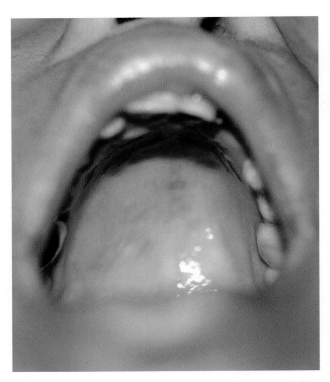

图 70.9 无鼻畸形病例 2：图 70.8 患者的照片示上腭高拱

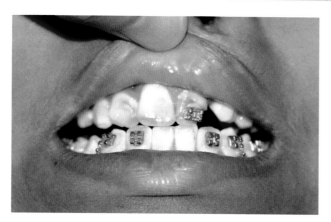

图 70.10 无鼻畸形病例 2：图 70.8 患者的照片，可见正在进行的牙列不齐矫正治疗

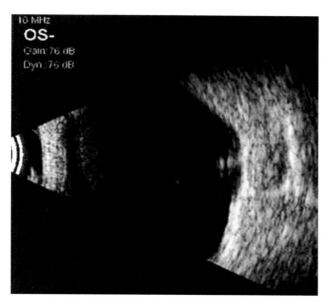

图 70.11 无鼻畸形病例 2：左眼小眼球的 B 超扫描，可见巩膜缺损

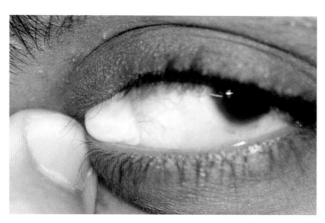

图 70.12 无鼻畸形病例 2：图 70.8 患者的照片，按压左侧泪囊时可见大量的黏液反流

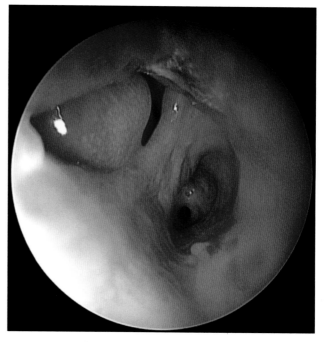

图 70.13 无鼻畸形病例 2：内镜图像示左侧鼻腔闭锁，鼻结构缺失，伴有狭小的近乎闭锁的后鼻孔。可见畸形的鼻中隔，有前下方缺损

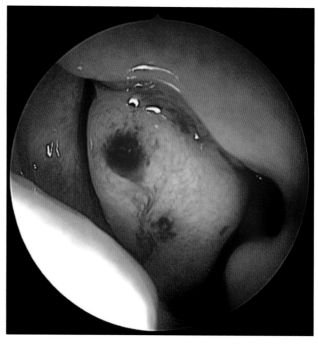

图 70.14 无鼻畸形病例 2：内镜图像示右侧鼻腔结构发育良好，伴有明显的中鼻甲和下鼻甲肥大

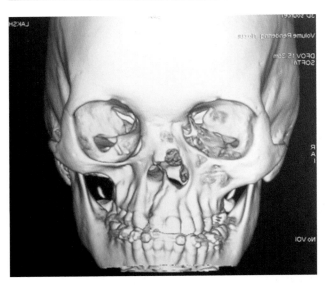

图 70.15 无鼻畸形病例 2：颅面骨的 CT 扫描 3D 重建，可见明显的左侧上颌骨和骨性鼻腔发育不全

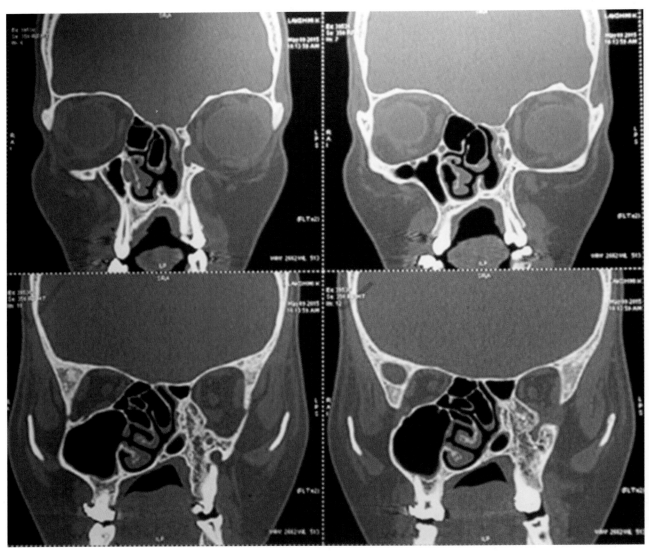

图 70.16 无鼻畸形病例 2：CT 扫描冠状位切面显示，左侧上颌窦和筛窦缺失，可见左侧不规则的上颌骨额突与额骨的鼻突在靠近眉间处融合

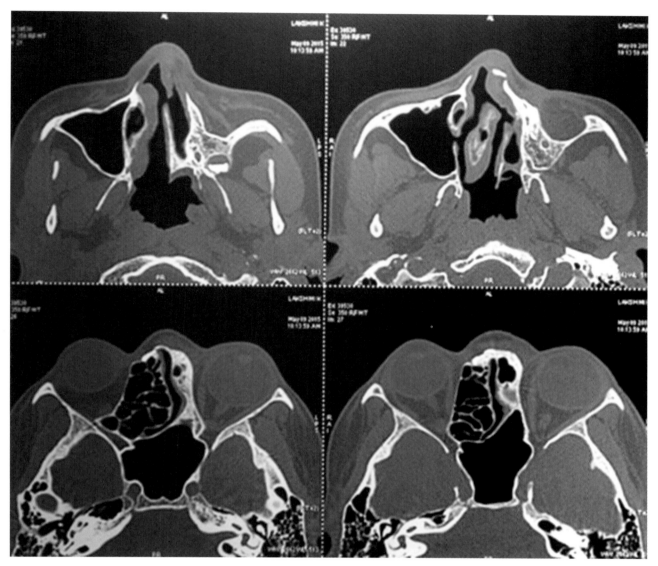

图 70.17 无鼻畸形病例 2：CT 扫描水平位切面显示，严重畸形、偏曲的鼻中隔和同侧的副鼻窦缺失

图 70.18 无鼻畸形病例 2：导航计算机对面部特征的三维重建。与图 70.8 比较

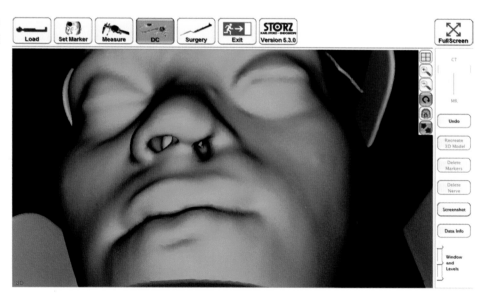

图 70.19 无鼻畸形病例 2：CT 扫描的一张冠状位切面，演示了手术医生在计算机上设定的 DCR 手术路径，穿过鼻中隔进入对侧鼻腔。除了导航方面的优势，如果手术医生偏离了这条路径，计算机还有提醒功能

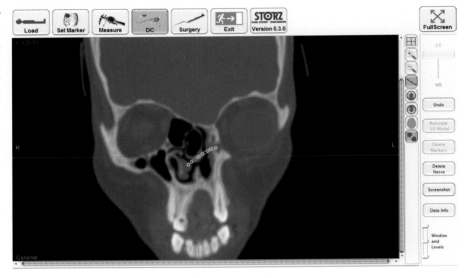

图 70.20 无鼻畸形病例 2：设计手术吻合路径的导航计算机三维重建

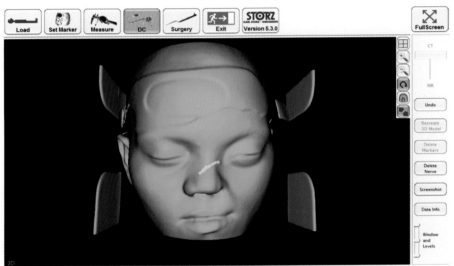

图 70.21 无鼻畸形病例 2：内镜下示左侧泪囊前方及上方厚而扁平的骨质

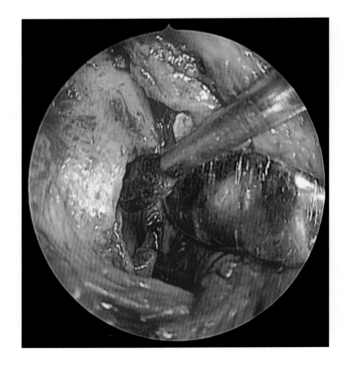

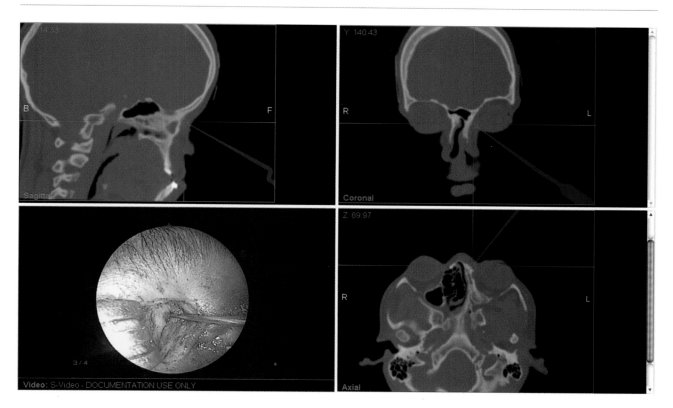

图 70.22 无鼻畸形病例 2：开启术中的同步影像引导，证实此骨为上颌骨额突，顶端在眉间部融合。注意冠状位、水平位和矢状位 CT 切面的十字交叉线位置，表示额突及其顶端的融合

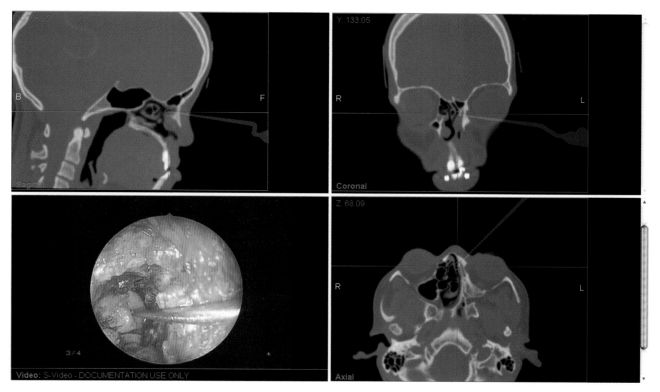

图 70.23 无鼻畸形病例 2：开启术中的同步影像引导，去除骨质后的图像引导示暴露的鼻黏膜是畸形的鼻中隔，位于原有的鼻中隔缺损后上方。可见所有 CT 切面的十字准线的位置及右鼻腔的开口水平

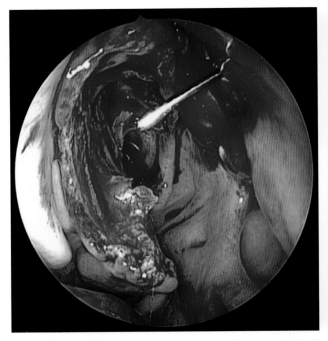

图 70.24 无鼻畸形病例 2：鼻内镜下图像显示已完成部分右侧中鼻甲成形术，清理了计划鼻中隔开口的前方区域

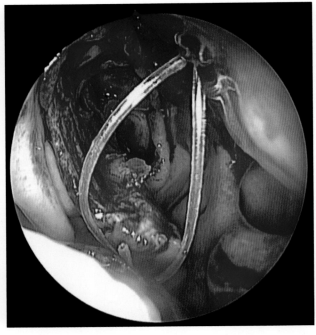

图 70.26 无鼻畸形病例 2：右侧鼻腔内镜图像显示，穿过了鼻中隔开口的 23G Crawford 人工泪管

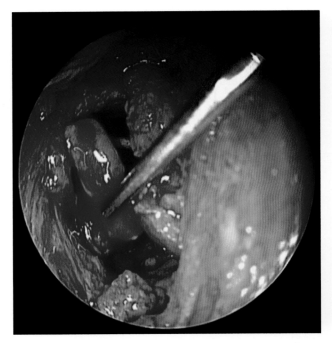

图 70.25 无鼻畸形病例 2：内镜下显示隆起的鼻中隔前部（探头所指）和泪囊前瓣

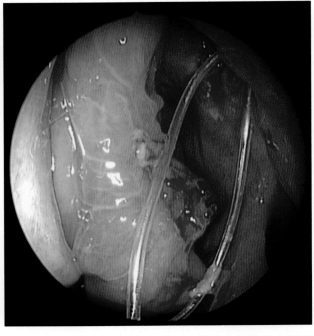

图 70.27 无鼻畸形病例 2：术后 4 周的右侧鼻腔内镜图像。可见人工泪管在位，邻近黏膜愈合好

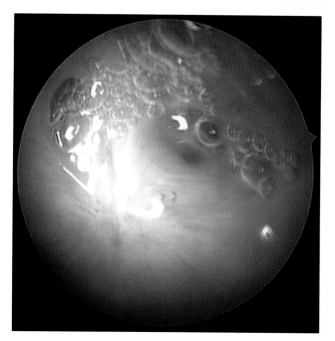

图 70.28 无鼻畸形病例 2：应用 70° 镜头的鼻内镜图片可见鼻中隔内的造口和内镜荧光素染料消失试验阳性

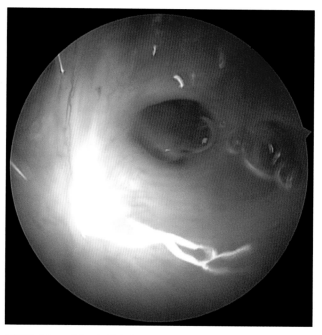

图 70.29 无鼻畸形病例 2：术后 6 个月，应用 70° 镜头的鼻内镜照片可见形成的稳定吻合口和泪总管内口在隔膜壁上保持开放状态

菌血症可以定义为血液中存在活的细菌。泪道探通是治疗先天性鼻泪管阻塞的公认方法之一。考虑到泪道探通是对黏膜组织的侵入性操作，就有可能导致菌血症，这也可能会成为严重的并发症，因为大多数患者的年龄在1~3岁。泪道探通后发生的菌血症在多个研究中都有报道，发生率在4%~22.5%之间[1-5]。分离到的微生物包括金黄色葡萄球菌、草绿色链球菌、肺炎链球菌，以及广泛种类的α链球菌属、γ链球菌属和流感嗜血杆菌[1-4]。由于已知这些微生物是感染性心内膜炎的致病因素，如果计划对儿童急性泪囊炎或其他伴有高危因素的病例，如心脏发育异常者进行医学干预，应提倡预防性应用抗生素。此外，在常规泪囊鼻腔吻合术后未发现有菌血症风险，因此，在常规手术后预防性的全身应用抗生素可能是不必要的[5]。

参考文献

1. Ganguly A, Ali MJ, Padmaja K, et al. Bacteremia following naso- lacrimal duct probing: is there a role of preoperative antibiotic pro- phylaxis? Ophthal Plast Reconstr Surg. 2016,32:90–92.
2. Baskin DE, Reddy AK, Chu YI, et al. The timing of antibiotic administration in the management of infant dacryocystitis. J AAPOS. 2008,12:456–459.
3. Grech V, Sammut P, Parascandolo R, et al. Bacteral endocarditis following lacrimal duct probing. J Pediatr Ophthalmol Strabismus. 2001,38:49–50.
4. Ali MJ. Pediatric acute dacryocystitis. Ophthal Plast Reconstr Surg. 2015,31:341–347.
5. Ali MJ, Ayyar A, Motukupally SR. Bacteremia during dacryocysto- rhinostomy: results of intra-operative blood cultures. J Ophthalmic Inflamm Infect. 2014,4:27–30.

图片 71.4 ~ 图 71.10 来自 Ali, et al. J Ophthalmic Inflamm Infect, 2014,4:27–30 [5]
和 Ganguly, et al., Ophthal Plast Reconstr Surg, 2016,32:90–92.[1]

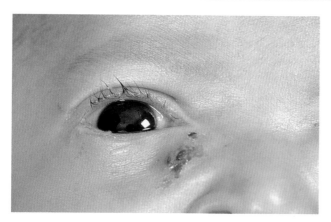

图 71.1 菌血症易感病例：一名婴幼儿急性泪囊炎患者的照片

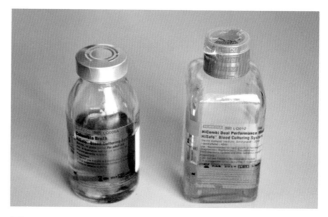

图 71.4 菌血症诊断：哥伦比亚血琼脂培养基（左）和双基培养瓶

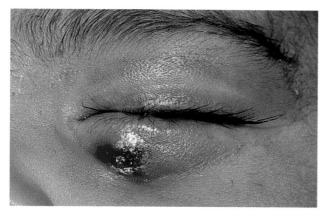

图 71.2 菌血症易感病例：婴幼儿左侧泪道脓肿并发自发性瘘的照片

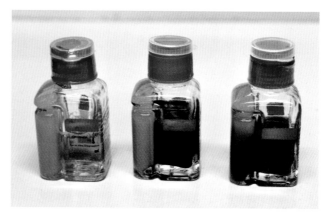

图 71.5 菌血症诊断：接种后不同时间段的双基培养瓶

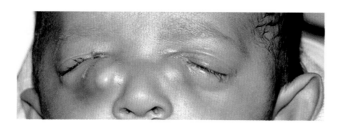

图 71.3 菌血症易感病例：新生儿双侧泪囊囊肿的照片

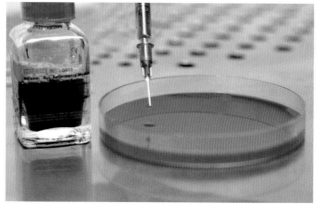

图 71.6 菌血症诊断：从接种的双基培养瓶中取出培养的子代菌

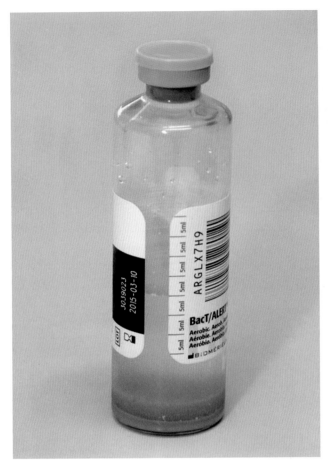

图 71.7 BacT® 培养瓶。注意底部的透气传感器

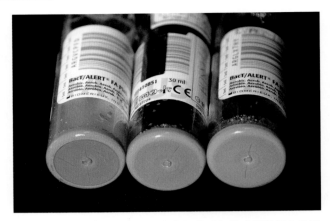

图 71.9 BacT® 培养瓶。注意底部的透气传感器的颜色差异

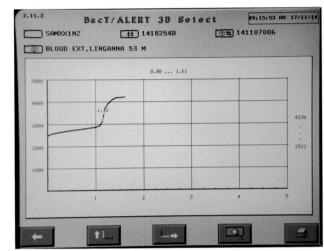

图 71.10 BacT® 微生物检测系统控制面板，标记阳性结果

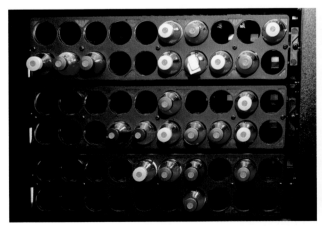

图 71.8 BacT® 微生物检测系统。可以在任何特定的时间封装多个此类培养瓶

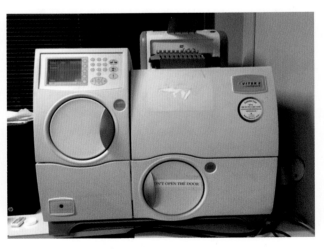

图 71.11 VITEK2® 微生物鉴定系统

手术中器械断裂的报道很少[1-3]，在整形外科文献中，发生率为 0.18%~0.35%。术中器械断裂是一种严重的并发症，尤其是在内镜手术中。笔者在内镜泪囊鼻腔吻合术中做上方的骨质磨削时有一次器械断裂的经历。涉及的器械是 15° 高速 DCR 磨钻（Medtronic, Jacksonville, USA）。在磨削骨质时，器械的近 2/3 和远 1/3 处突然断裂。幸运的是，在断裂后，远端钻头的头端被卡在了上颌骨额突处，及时阻止了它的运动。谨慎取出与鼻中隔接触的钻头远侧断端，轻轻吸引并耐心取出四散的金属碎片。重要的是要明确，在任何器械断裂之后，首先要做的是确保不遗漏断裂的残片。应该对组织进行全面仔细的检查，以评估任何需要及时处理的组织损伤。发生的每一次类似事件都需要记录在设备使用日志中，并查明其原因。还应定期检查所有的器械设备，评估所有金属疲劳或轻微的变形迹象。及时通知制造商是一种好的做法，他们也要调查和评估情况。

参考文献

1. Ali MJ, Naik MN. Intraoperative instrument fracture during endo- scopic dacryocystorhinostomy. Ophthal Plast Reconstr Surg. 2017,33:e27.
2. McGuigan MB, Louca C, Duncan HF. The impact of frac- tured endodontic instruments on treatment outcome. Br Dent J. 2013,214:285–289.
3. Angmo D, Khokar SK, Ganguly A. Intraoperative fracture of phaco- emulsification tip. Middle East Afr J Ophthalmol. 2014,21:86–88.

图 72.4、图 72.7 和图 72.10 来自 Ali, et al. Ophthal Plast Reconstr Surg, 2017,33:e27.[1]

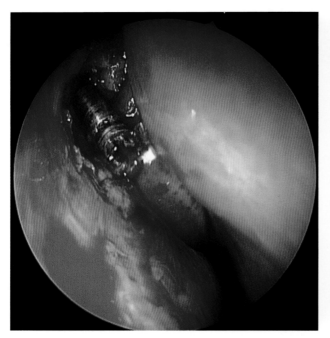

图 72.1　右侧鼻腔内镜下所见，器械断裂的当时。注意 DCR 高速钻头的远侧断端

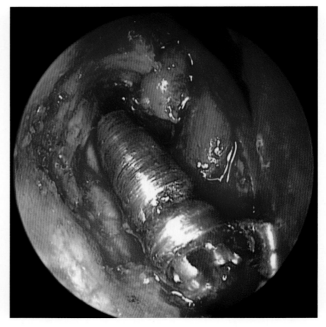

图 72.3　右侧鼻腔内镜下图片，可见钻头断裂远端的另一端紧贴鼻中隔

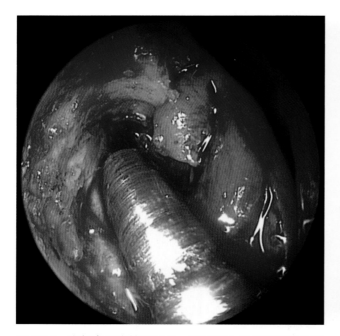

图 72.2　右侧鼻腔内镜下图片，可见钻头远侧断端的头部嵌在上颌骨额突内

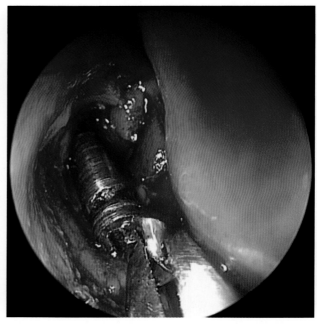

图 72.4　右侧鼻腔内镜下图片，示使用 Blakesley 钳小心地取出断裂的钻头

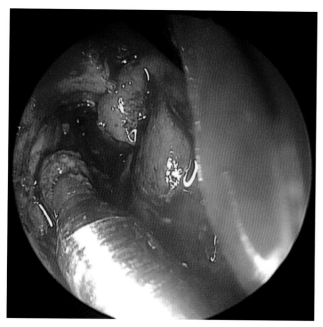

图 72.5 右侧鼻腔内镜下图片。当断裂的钻头尖端被取出时，见邻近的组织没有受到任何创伤

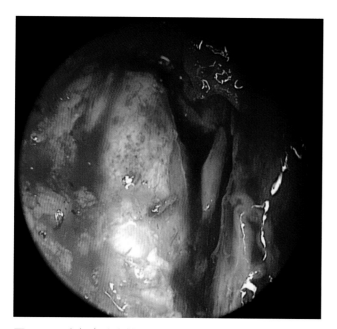

图 72.6 右侧鼻腔内镜下图片。可以看到飞溅的金属碎屑

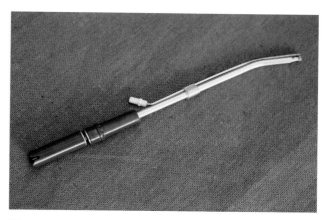

图 72.7 一个正常的 15° DCR 高速钻头及其带灌注的保护套管

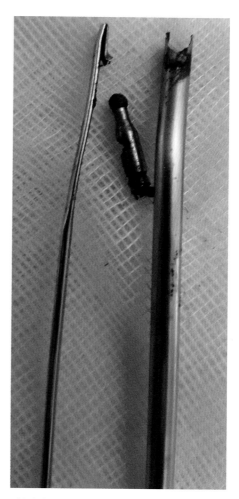

图 72.8 钻头断裂后器械部件的拆解

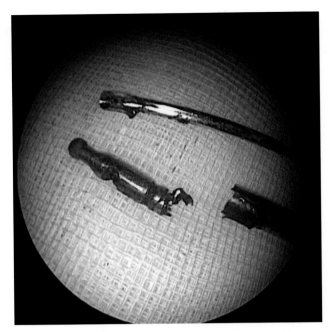

图 72.9　特写视图显示钻头断裂部位和断开的灌注管

泪道系统肿瘤

源于泪道系统近端的肿瘤并不常见，即使发生也通常是良性的，特别是在泪点开口处。虽然泪囊和鼻泪管的肿瘤很少见，但是一般 30%~40% 为良性，60%~70% 为恶性[1-3]。70% 的肿瘤起源于上皮。大多数良性病变是鳞状细胞乳头状瘤。上皮的恶性肿瘤一般包括鳞状细胞癌和移行细胞癌，也有的是鼻窦–鼻腔的肿瘤或全身恶性肿瘤的转移瘤[1-5]。

泪囊肿瘤仅占头颈部肿瘤的少数，在其早期阶段，它们很少被怀疑或诊断，而且症状轻微的患者常被漏诊。最常见的临床表现是泪囊饱满隆起，表现为肿块，通常位于内眦韧带上下。它可能会表现为溢泪，少数情况也会表现为慢性泪囊炎[1-5]。通常都是单侧发生，如有血泪、内眦部饱满隆起、泪道系统局部欠通畅等，应引起怀疑。表面皮肤的毛细血管扩张或皮肤溃疡、眼球移位（外上方）和局部淋巴结肿大是晚期表现，并不少见[1-5]。早期诊断可以通过高度可疑的临床表现、影像学检查和易行的组织活检来完成。

参考文献

1. Heindl LM, Junemann AGM, Kruse FE, et al. Tumors of the lacri- mal drainage system. Orbit. 2010,29:298–306.
2. Pe'er JJ, Stefanyszyn M, Hidayat AA. Nonepithelial tumors of the lacrimal sac. Am J Ophthalmol. 1994,118:650–658.
3. Stephanyszyn MA, Hidayat AA, Pe'er JJ, et al. Lacrimal sac tumours. Ophthal Plast Reconstr Surg. 1994,10:169–184.
4. Pujari A, Ali MJ, Mulay K, et al. The black lacrimal sac: a clinico- pathological correlation of malignant melanoma with anterior lacri- mal crest infiltration. Int Ophthalmol. 2014,34:111–115.
5. Mishra DK, Ali MJ, Bhargava A, et al. Acute dacryocystitis as a presenting sign of chronic lymphocytic leukemia. Clin Exp Ophthalmol. 2016,44:67–69.

图 73.12 ~ 图 73.16 和 73.44 ~ 图 73.65 来自 Ali, et al., Int Ophthalmol. 2014, 34:111–115 [4], Int Ophthalmol, 2017（Epub）和 Mishra, et al. Clin Exp Ophthalmol, 2016,44: 67–69.[5]

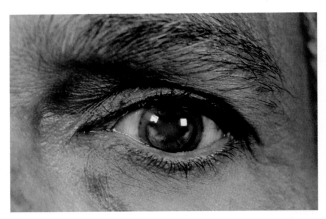

图 73.1　患者左眼的照片，在泪囊区有一个坚硬的，不断长大的肿块

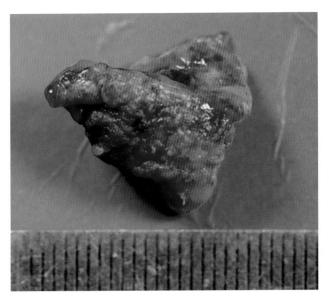

图 73.2　图 73.1 患者切除的病灶大体标本照片

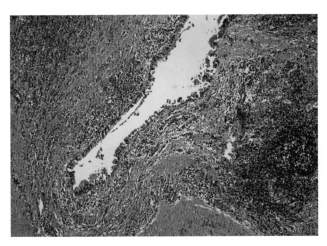

图 73.3　图 73.1 和 73.2 患者切除病灶的显微镜下照片，组织病理学特征符合泪囊壁肉芽肿

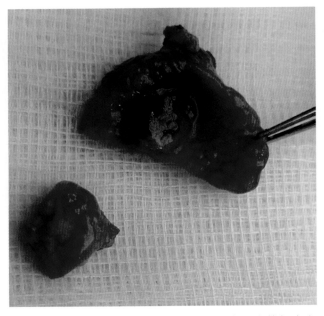

图 73.4　因怀疑有肿物病变而切除的泪囊壁大体标本之一。可见中央隆起的红黑色病变，后来证实为肉芽肿伴内部出血

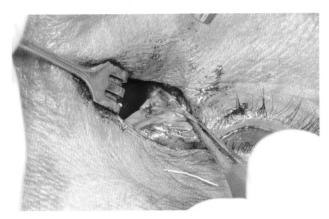

图 73.5　右侧外路泪囊鼻腔吻合术术中照片。在泪囊鼻腔吻合术中发现隆起的黑色病变，因疑似肿瘤而切除

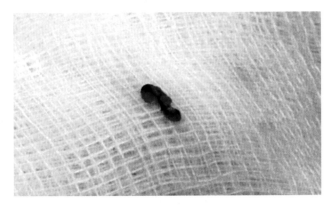

图 73.6　图 73.5 患者切除病灶的大体标本。这后来被证实是色素沉着，可能是由于长期画眼妆导致。黏膜色素沉着并不少见，但病变的隆起使其可疑

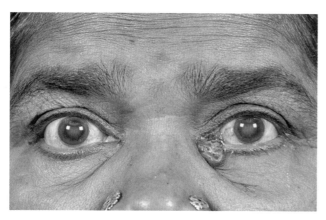

图 73.7　左内眦基底细胞癌患者的照片

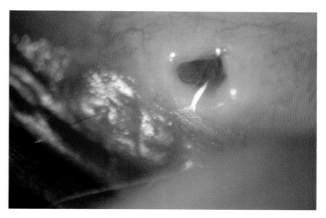

图 73.10　图 73.9 患者的裂隙灯显微镜照片。详细地显示了色素性乳头状瘤

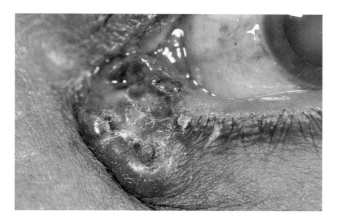

图 73.8　图 73.7 患者的照片。高倍镜图像示近端泪道完全被肿瘤侵袭

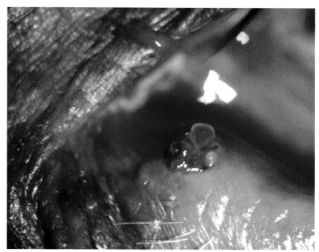

图 73.11　左下睑裂隙灯显微镜照片，可见突出于泪点外的胶冻样的乳头状瘤

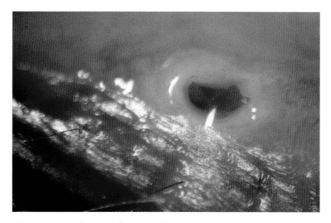

图 73.9　泪点的裂隙灯显微镜照片。可见扩张的泪点下方泪小管中有一色素性鳞状细胞乳头状瘤

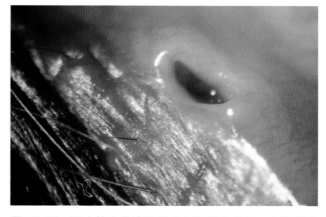

图 73.12　泪小管内色素性鳞状细胞乳头状瘤：左下泪点的裂隙灯显微镜照片显示，一色素性肿物生长突出至扩张的泪点开口处

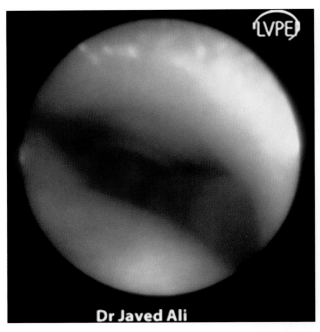

图 73.13 泪小管色素性鳞状细胞乳头状瘤。高分辨率泪道内镜图像近距离显示了泪小管垂直部，可见在泪小管垂直部内侧壁附近有棕红色的病灶向下延伸，壶腹部也有扩张

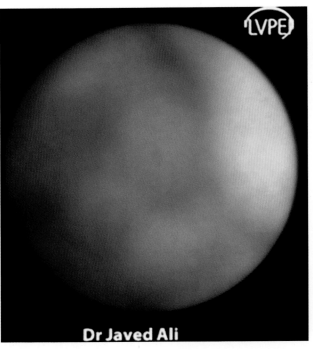

图 73.15 泪小管内色素性鳞状细胞乳头状瘤：高清泪道内镜下泪小管水平部的照片，显示肿物延伸至泪小管深部。可见随着病变向深部扩展，管腔内逐渐被填满

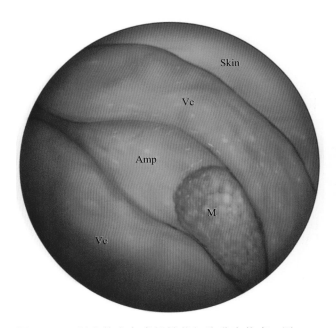

图 73.14 泪小管内色素性鳞状细胞乳头状瘤：图 73.13 中高清泪道内镜照片的示意图。可见泪小管垂直部（Vc）、壶腹（Amp）和肿物（M）

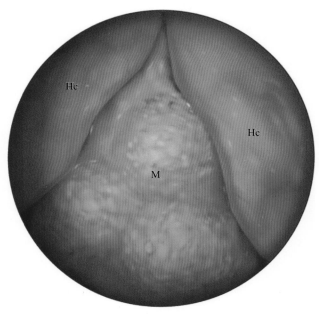

图 73.16 泪小管内色素性鳞状细胞乳头状瘤：图 73.15 中高清泪道内镜照片的示意图。可见泪小管水平部的上皮（Hc）和肿物（M）

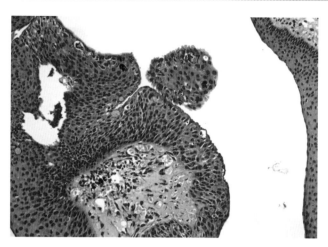

图 73.17　泪小管内色素性鳞状细胞乳头状瘤：图 73.12 和图 73.13 中病变的显微镜下照片，确认了鳞状细胞乳头状瘤诊断，可见上皮内大量的色素沉着（HE 染色，×100）

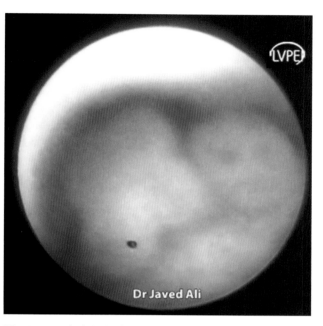

图 73.19　多病灶的弥漫性泪小管内乳头状瘤：图 73.18 中患者的高分辨率泪道内镜照片，为泪小管水平部近端的镜下图像，可见多叶状乳头状瘤样白中带粉的病灶充满整个泪小管腔，以及表面散在的红色斑点样的血管叶

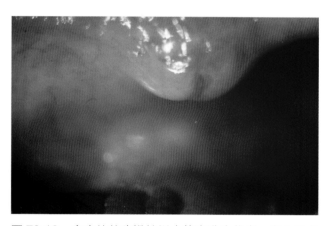

图 73.18　多病灶的弥漫性泪小管内乳头状瘤：右上泪点的裂隙灯显微镜照片。可见环绕泪点的组织因内部肿物的影响而增大

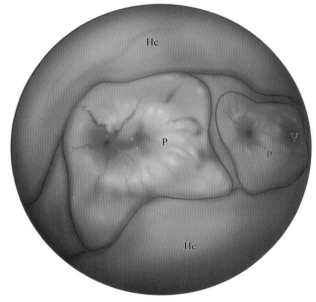

图 73.20　多病灶的弥漫性泪小管内乳头状瘤：图 73.19 的示意图。可见泪小管水平部的管壁（Hc），多灶的乳头状瘤（P）和血管叶（V）

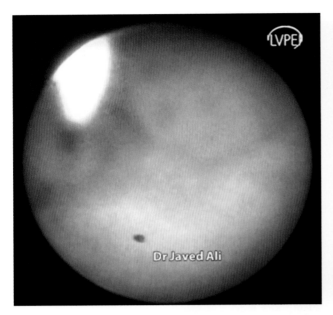

图 73.21　多病灶的弥漫性泪小管内乳头状瘤：在泪道内镜下经泪小管注射干扰素 α-2b。可见 30G 的针头从上方进入管腔内

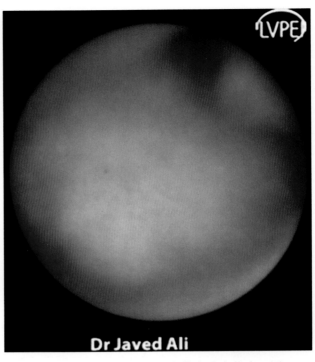

图 73.23　多病灶的弥漫性泪小管内乳头状瘤：图 73.21 患者的高分辨率泪道内镜照片。可见注射治疗 1 个月后泪小管水平部的肿物融合，病灶变圆，血管叶减少。然而，该病变对随后的多次干扰素治疗没有进一步的反应，最终手术切除病灶

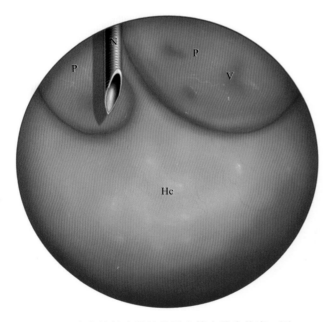

图 73.22　多病灶的弥漫性的泪小管内乳头状瘤：图 73.21 的示意图，可见使用的针头（N）自上方进入、乳头状瘤（P）和血管叶（V）

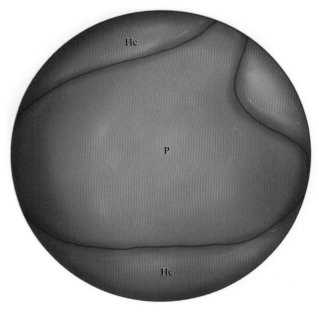

图 73.24　多病灶的弥漫性泪小管内乳头状瘤：图 73.23 的示意图。可见融合的病灶（P），呈圆形的外观，以及泪小管管壁（Hc），典型的血管叶消失

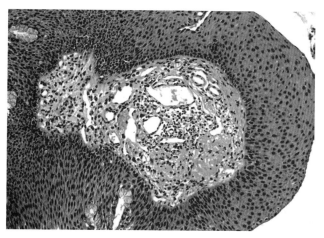

图 73.25 多病灶的弥漫性泪小管内乳头状瘤：图 73.23 患者切除病灶的显微镜下照片，可见泪小管复层鳞状上皮的息肉样增生和乳头状叶，下层基质显示薄壁血管增生和浆细胞性淋巴细胞浸润

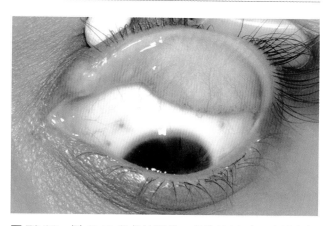

图 73.28 图 73.27 患者的照片。高倍镜显示上睑最内侧部分的肿块，侵犯了泪点及泪点周边，其余眼睑正常。对病变进行了活检

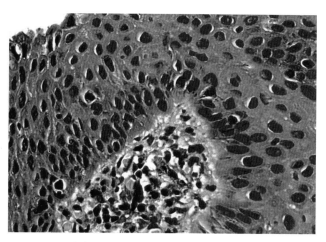

图 73.26 多病灶的弥漫性泪小管内乳头状瘤：高倍显微镜照片证实诊断为鳞状乳头状瘤

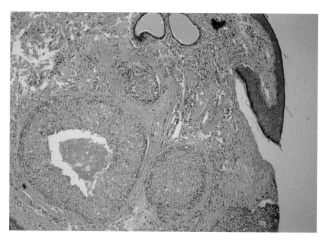

图 73.29 图 73.28 病变活检的显微镜下照片，特征性的粉刺样改变确诊为皮脂腺癌，累及了内侧眼睑及近端泪道系统（HE 染色，×100）

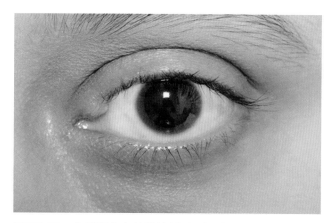

图 73.27 左侧泪点旁的肿块累及了泪点

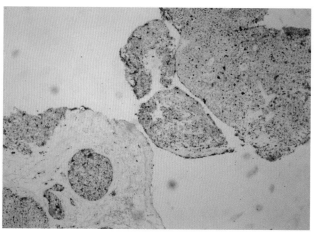

图 73.30 图 73.28 病变活检的显微镜下照片，可见皮脂腺癌特有的油红 O 染色阳性（油红 O 染色，×40）

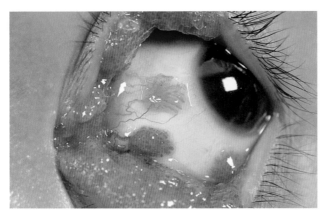

图 73.31　累及泪道系统的多灶性弥漫性鳞状乳头状瘤：左眼照片示多灶性弥漫性鳞状细胞乳头状瘤，累及眼睑、近端泪道系统和眼表

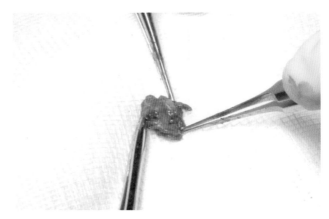

图 73.34　累及泪道系统的多灶性弥漫性鳞状乳头状瘤：泪囊壁的大体标本，显示广泛的乳头状瘤。患者接受了干扰素和手术切除联合治疗

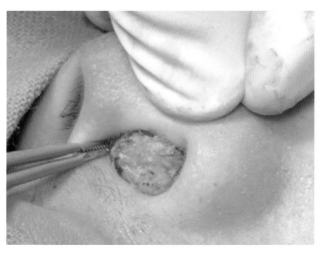

图 73.32　累及泪道系统的多灶性弥漫性鳞状乳头状瘤：照片示乳头状瘤广泛累及左侧鼻腔并从鼻孔突出

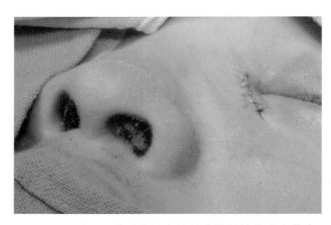

图 73.35　累及泪道系统的多灶性弥漫性鳞状乳头状瘤：图 73.31~ 图 73.34 中患者的术后照片。与图 73.32 比较可见干净的鼻腔

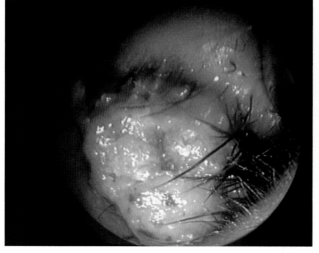

图 73.33　累及泪道系统的多灶性弥漫性鳞状乳头状瘤：左侧鼻腔的内镜视图可见肿物填满了鼻腔

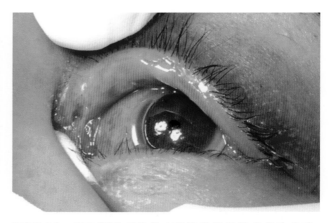

图 73.36　累及泪道系统的多灶性弥漫性鳞状乳头状瘤：图 73.31~ 图 73.34 中患者的左眼术后照片。与图 73.31 比较

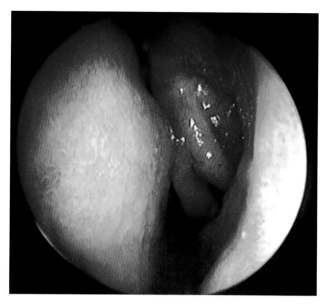

图 73.37 累及泪道系统的多灶性弥漫性鳞状乳头状瘤：图 73.31~ 图 73.34 中患者术后左侧鼻腔的内镜视图，可见鼻腔已清理干净

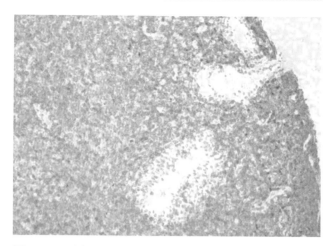

图 73.40 图 73.38 和图 73.39 中病变活检的免疫组织化学显微照片，可见白细胞共同抗原（leucocyte common antigen，LCA）呈弥漫性阳性反应

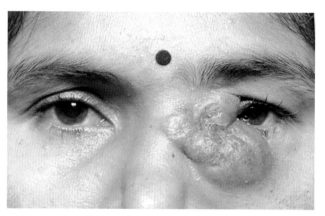

图 73.38 拟诊为左侧急性泪囊炎合并面部蜂窝织炎的患者照片。既往无溢泪病史，无痛感，但肿块生长迅速，质硬，不支持该诊断

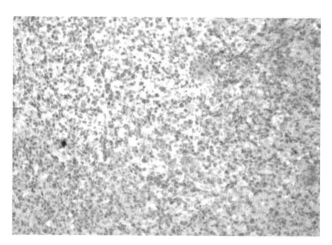

图 73.41 图 73.38 和图 73.39 中病变活检的免疫组织化学显微照片，可见 Ki-67 的强阳性反应。最终诊断为非霍奇金淋巴瘤

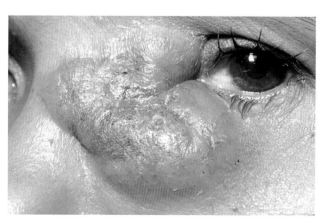

图 73.39 图 73.38 患者的左眼照片。高倍镜下可见泪囊区不规则肿块，位于内眦上下

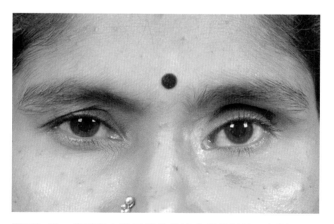

图 73.42 非霍奇金淋巴瘤患者治疗后的照片。与图 73.38 对比

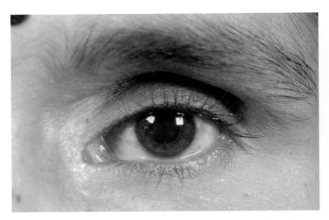

图 73.43　霍奇金淋巴瘤患者治疗后的照片。与图 73.39 对比

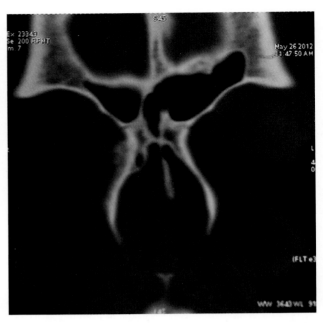

图 73.46　泪囊恶性黑色素瘤：图 73.44 患者的眼眶 CT 扫描，水平位骨窗，可见泪囊增大，为一个等密度肿物

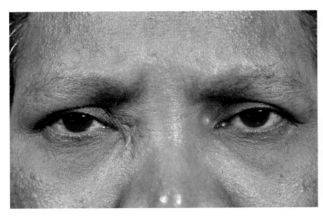

图 73.44　泪囊恶性黑色素瘤：转诊来的患者疑似泪囊恶性肿瘤，经皮肤切口活检术后照片。可见泪囊区域的陈旧瘢痕和内眦韧带表面及其上方的隆起

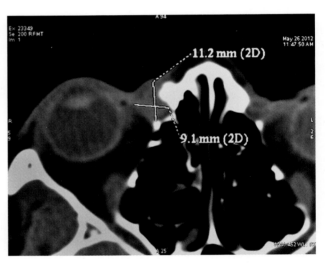

图 73.47　泪囊恶性黑色素瘤：图 73.44~图 73.46 患者的眼眶 CT 扫描，冠状面骨窗，可见泪前嵴处有不规则病变，伴表面浸润

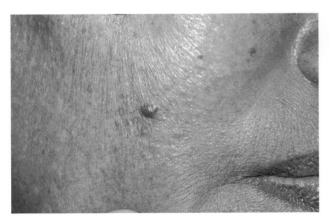

图 73.45　泪囊恶性黑色素瘤：图 73.44 患者右侧面颊的照片。可见较多的皮肤痣

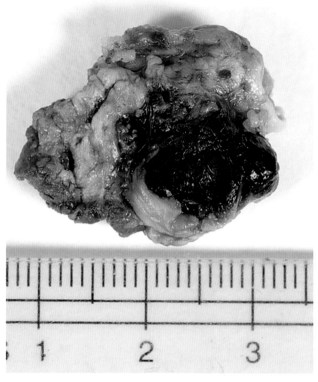

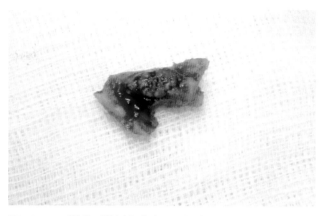

图 73.50　泪囊恶性黑色素瘤：骨性病变切除后的大体标本

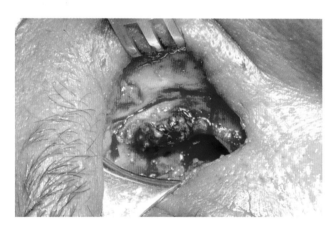

图 73.48　泪囊恶性黑色素瘤：图 73.44~图 73.47 患者的泪囊扩大切除后的大体标本。可见泪囊内的黑色肿瘤和扩大的手术范围

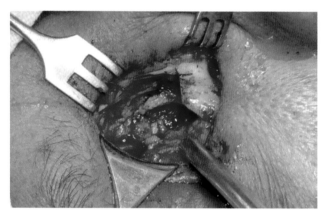

图 73.51　泪囊恶性黑色素瘤：骨性病变被广泛切除后的术中照片

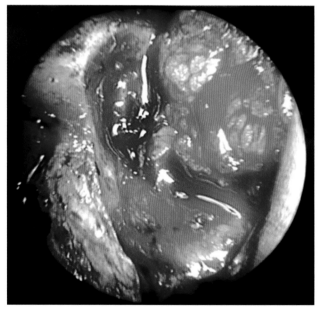

图 73.49　泪囊恶性黑色素瘤：泪囊切除后的术中照片，显示泪前嵴上有一个黑色的肿块。注意病变周围宽大的手术切除边界

图 73.52　泪囊恶性黑色素瘤：右侧鼻泪管的内镜视图，在扩大的泪囊切除术结束时，附近没有发现残留的肿瘤

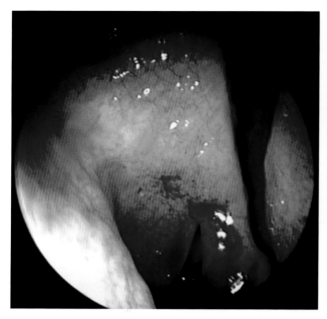

图 73.53 泪囊恶性黑色素瘤：中鼻道的内镜视图，在扩大的泪囊摘除术结束，可见正常的鼻腔表现

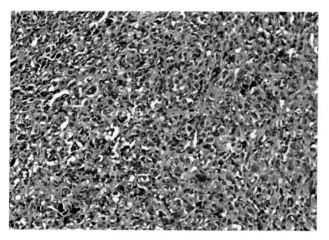

图 73.54 泪囊恶性黑色素瘤：图 73.48 切除病变的显微镜照片，显示铺满了细胞质内含黑色素的肿瘤细胞（HE 染色，×100）

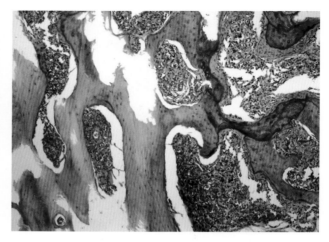

图 73.55 泪囊恶性黑色素瘤：图 73.50 中切除的骨质病变显微镜下照片，显示含有色素的肿瘤细胞浸润骨髓腔，取代了骨髓成分（HE 染色，×40）

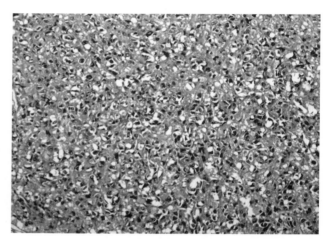

图 73.56 泪囊恶性黑色素瘤：图 73.48 中切除病变的显微镜下照片。高锰酸盐漂洗后细胞质内未见色素，证实为黑色素细胞的色素（HE 染色，×100）

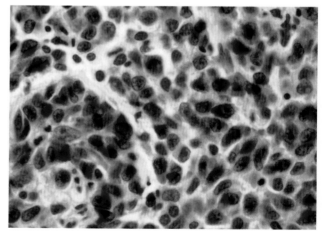

图 73.57 泪囊恶性黑色素瘤：图 73.48 中切除病变的免疫组化显微照片。可见肿瘤细胞 HMB-45 染色阳性（HMB-45 染色，400）

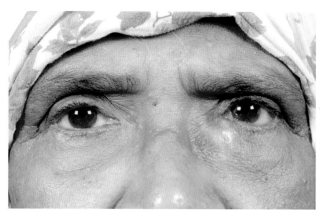

图 73.58 表现为急性泪囊炎的慢性淋巴细胞白血病（chronic lymphocytic leukemia，CLL）：患者照片可见左侧急性泪囊炎，保守治疗无效

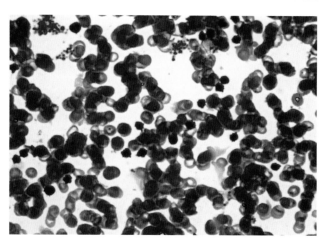

图 73.60 表现为急性泪囊炎的 CLL：图 73.58 患者周围血涂片的显微照片，可见显著的淋巴细胞增多（Lieshman 染色，×100）

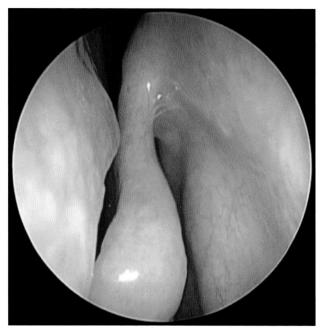

图 73.59 表现为急性泪囊炎的 CLL：图 73.58 患者的左侧鼻腔的内镜视图，为正常表现

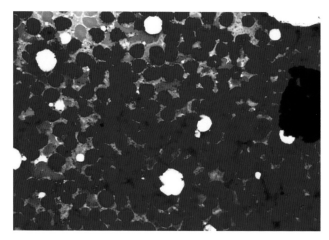

图 73.61 表现为急性泪囊炎的 CLL：图 73.58 患者骨髓的显微照片，可见明显的淋巴细胞增生（Giemsa 染色，×400）

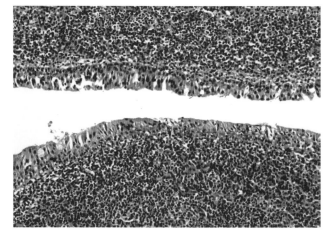

图 73.62 表现为急性泪囊炎的 CLL：泪囊壁的显微照片可见弥漫性的上皮下淋巴细胞浸润（HE 染色，×100）

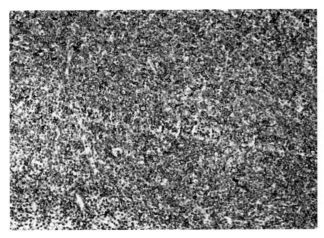

图 73.63　表现为急性泪囊炎的 CLL：泪囊壁的免疫组化显微照片显示 CD20 阳性反应（CD20，×100）

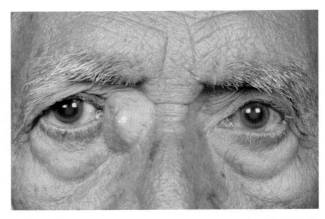

图 73.66　泪囊移行细胞癌：照片显示右侧内眦部有一大肿块，并延伸至内眦之上

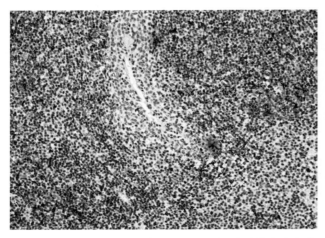

图 73.64　表现为急性泪囊炎的 CLL：泪囊壁的免疫组化显微照片显示 CD5 细胞阳性反应（CD5，×100）

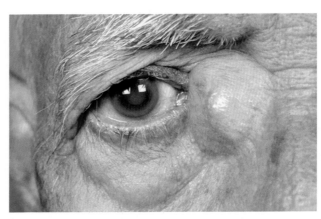

图 73.67　泪囊移行细胞癌：图 73.66 患者的高倍照片。可见病变的特征性的进展

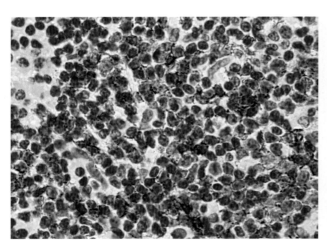

图 73.65　表现为急性泪囊炎的 CLL：泪囊壁的免疫组化显微照片显示 CD23 细胞阳性反应（CD23，×400）

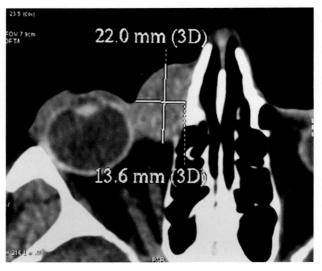

图 73.68　泪囊移行细胞癌：图 73.66 和图 73.67 患者的 CT 扫描水平位。可见泪囊窝的大块肿物

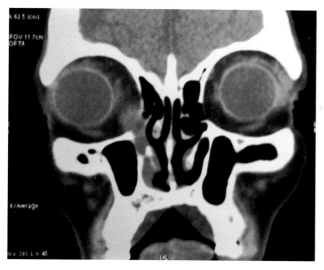

图 73.69　泪囊移行细胞癌：CT 扫描冠状位，显示泪囊肿物明显地沿着上颌骨内的鼻泪管延伸至下鼻道

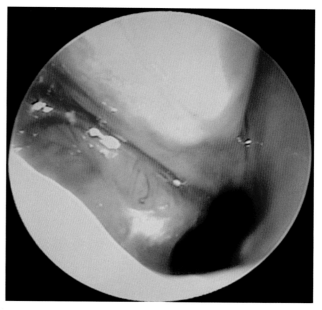

图 73.71　泪囊移行细胞癌：图 73.66 患者右侧鼻腔的内镜视图。可见下鼻道内有富含血管的大块肿物，与图 73.69 和 73.70 中影像学检查表现一致

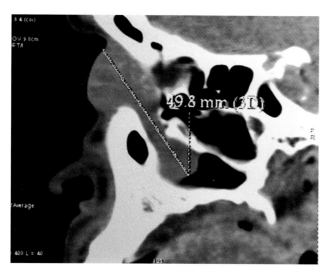

图 73.70　泪囊移行细胞癌：CT 扫描矢状位，显示泪囊肿物明显地沿着上颌骨的骨性鼻泪管延伸至下鼻道

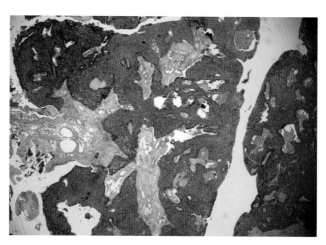

图 73.72　泪囊移行细胞癌：图 73.66~ 图 73.71 中患者病灶活检的显微照片。显示多层上皮细胞失去成熟的排列，由极性紊乱的肿瘤细胞浸润，中度多形性，有大量核分裂相

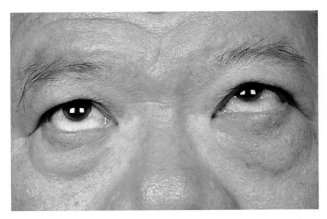

图 73.73   泪道系统发生的鳞状细胞癌：患者左侧轻度眼球突出伴向上移位的，可见泪囊区饱满

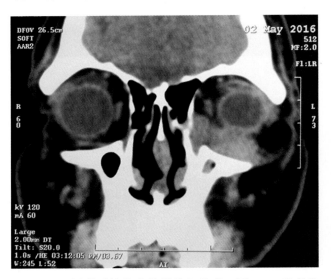

图 73.74   泪道系统发生的鳞状细胞癌：图 73.73 患者的 CT 扫描冠状位。可见左眶内下部肿物，泪囊扩张，泪囊窝内有一个大的病变，并向近端骨性鼻泪管内延伸

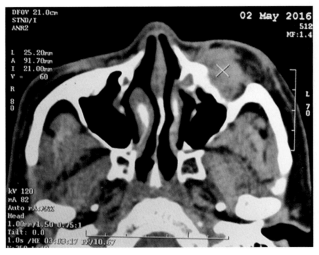

图 73.75   泪道系统发生的鳞状细胞癌：图 73.73 和 73.74 患者的 CT 扫描水平位。与健康的右侧进行比较可见左侧远端骨性鼻泪管扩张

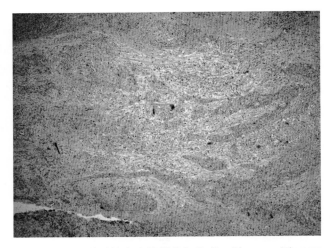

图 73.76   泪道系统发生的鳞状细胞癌：图 73.73~ 图 73.75 中患者切除标本活检的显微镜下照片。可见中分化的鳞状细胞癌，聚集成片的肿瘤细胞（HE 染色，×100）

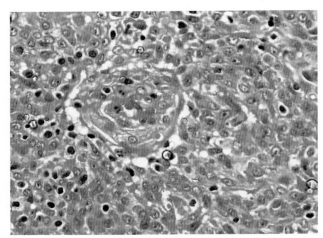

图 73.77   泪道系统发生的鳞状细胞癌：中度分化的鳞状细胞癌的显微照片，显示癌细胞轻度多形性和散在的有丝分裂

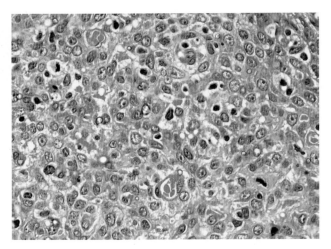

图 73.78   泪道系统发生的鳞状细胞癌：中度分化的鳞状细胞癌的显微照片，可见多角形细胞轻度多形性和散在的有丝分裂

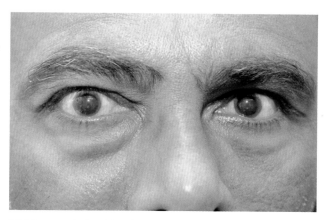

图 73.79 患者照片示轻度的右眼球突出、溢泪、轻度的眼球偏斜

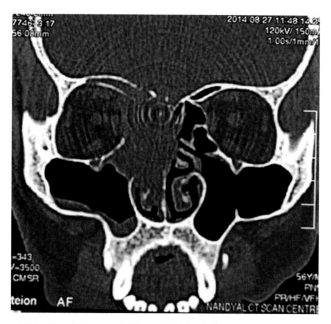

图 73.80 图 73.79 患者 CT 扫描冠状位。可见明显的右侧鼻窦-眼眶病变累及泪道系统。活检证实为鳞状细胞癌

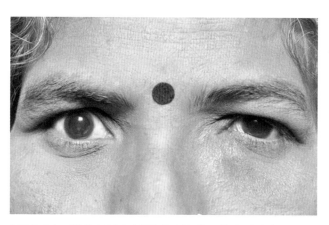

图 73.81 照片显示左侧泪囊区饱满，伴有眼球突出和偏斜移位

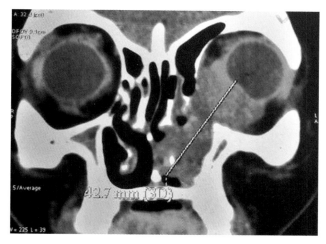

图 73.82 图 73.81 患者 CT 扫描冠状位。可见明显的左侧鼻窦-眼眶病变累及泪道系统。活检证实为鳞状细胞癌

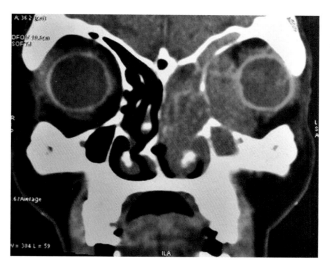

图 73.83 鼻窦-眼眶非霍奇金淋巴瘤患者的 CT 扫描冠状位，可见眼眶内的病灶蔓延并累及泪道系统

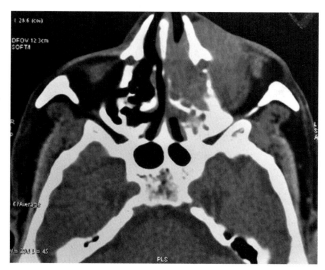

图 73.84 图 73.83 患者 CT 扫描水平位。可见骨性鼻泪管位于病灶中心，完全被肿物包绕

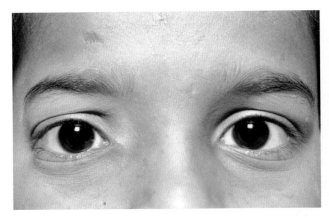

图 73.85　累及泪道系统的骨纤维结构发育不良患者照片：可见溢泪、右侧内眦距增宽、眼球突出和泪囊区饱满

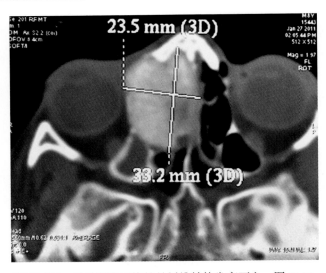

图 73.88　累及泪道系统的骨纤维结构发育不良：图 73.85~图 73.87 中患者的 CT 扫描水平位。显示了骨化性病变的范围

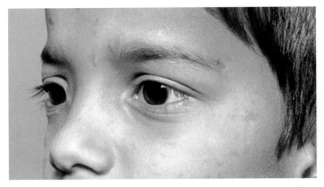

图 73.86　累及泪道系统的骨纤维结构发育不良：图 73.85 患者照片，侧面照片示泪囊区饱满

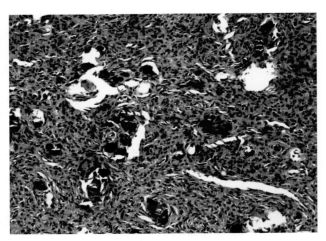

图 73.89　累及泪道系统的骨纤维结构发育不良：图 73.87 和图 73.88 患者的活检病灶显微镜下照片，与骨纤维结构发育不良的沙砾样改变一致（HE 染色，×100）

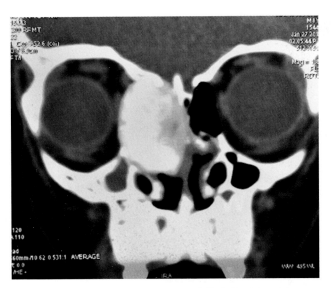

图 73.87　累及泪道系统的骨纤维结构发育不良：图 73.85 和 73.86 患者的 CT 扫描冠状位。可见累及筛窦、眼眶和泪道系统的骨化的肿物病变

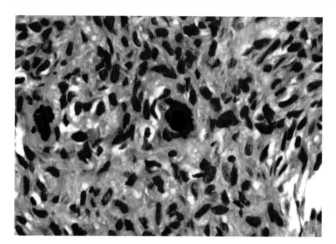

图 73.90　累及泪道系统的骨纤维结构发育不良：图 73.87 和 73.88 病变活检的高倍镜下照片，与骨纤维结构发育不良的沙砾样改变一致（HE 染色，×400）

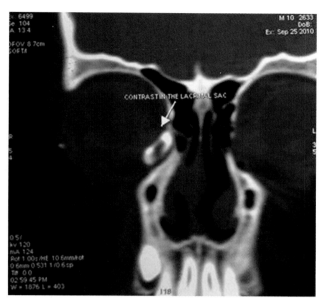

图 73.92　内镜下行鼻泪管及周围组织活检：图 73.91 患者的 CT 泪囊造影冠状位，显示泪囊充盈正常

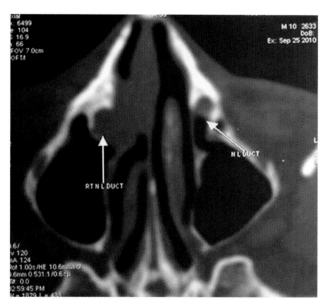

图 73.91　内镜下行鼻泪管及周围组织活检：CT 扫描水平位。继发性鼻泪管阻塞的 14 岁患者鼻泪管水平切面。可见弥漫性的不明肿物病变累及鼻泪管周围区域，骨性鼻泪管后壁裂开，膜性鼻泪管组织受累

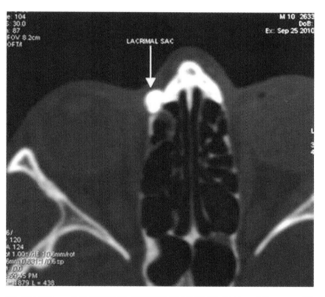

图 73.93　内镜下行鼻泪管及周围组织活检：图 73.91 患者的 CT 泪囊造影水平位，显示泪囊均匀充盈

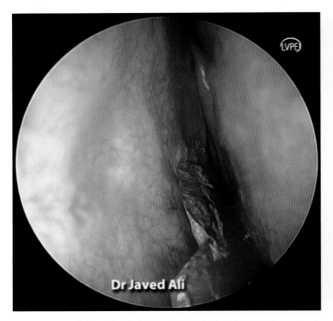

图 73.94　内镜下行鼻泪管及周围组织活检：图 73.91 患者的右侧鼻腔内镜下视图。在骨性鼻泪管水平的水平切口。注意与后上方中鼻甲的相对位置

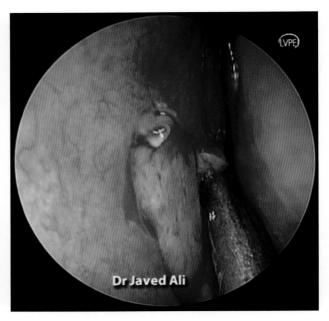

图 73.96　内镜下行鼻泪管及周围组织活检：可见一矩形的黏膜翻转，暴露出骨性鼻泪管

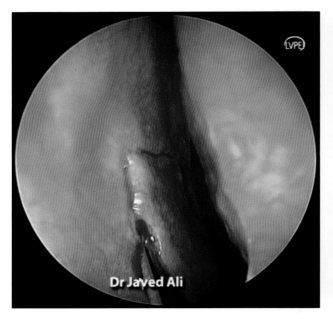

图 73.95　内镜下行鼻泪管及周围组织活检：在骨性鼻泪管水平的垂直切口

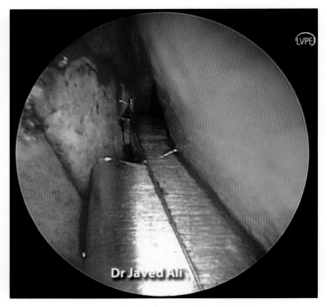

图 73.97　内镜下行鼻泪管及周围组织活检：以内镜手术用咬骨钳切取骨性鼻泪管的活检组织

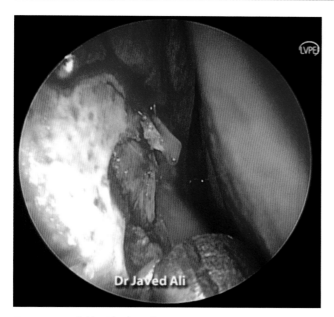

图 73.98　内镜下行鼻泪管及周围组织活检：去除骨质后暴露的膜性鼻泪管组织

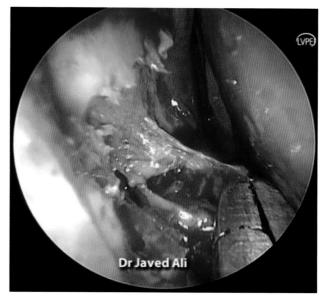

图 73.100　内镜下行鼻泪管及周围组织活检：鼻泪管内侧壁的矩形切除，使用筛窦钳抓住黏膜

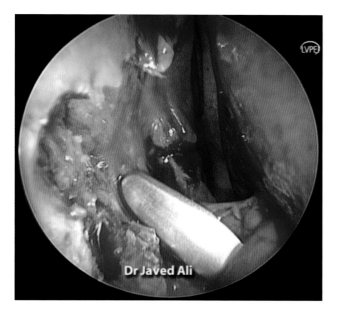

图 73.99　内镜下行鼻泪管及周围组织活检：在膜性鼻泪管软组织内侧壁做一个矩形切口，取活检组织

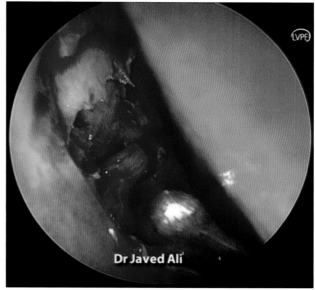

图 73.101　内镜下行鼻泪管及周围组织活检：复位鼻黏膜瓣以利于早期的愈合

手术的准确性和精确性是外科医生所期望的，他们都希望获得更好的治疗效果。立体定向技术有助于准确地实现这一目标。术语"图像引导的泪道定向技术（image-guided dacry-olocalization，IGDL）"的含义是使用立体定向导航技术治疗泪道病[1-5]。许多系统可用于导航引导，导航有电磁模式和光学两种模式。电磁系统利用离手术区域非常近的磁场发生器，包括一个需要围绕在患者额头上的头戴式标记线圈。光学模式利用红外线进行导航，不需要头戴式线圈，因此安装更简单。将影像数据上传到软件中，然后通过多个点定位患者的位置，设置好机器进行导航。影像引导的手术治疗继发性泪道阻塞的效果令人满意；其中很大部分是外伤后的病例。对于鼻内镜下解剖结构严重混乱、泪囊移位、眶周组织残缺、附近的脑膨出和上颌骨切除术后的病例，可采用图像引导下的鼻内镜泪囊鼻腔造口术。在所有这些病例中，立体定向技术可以精确定位泪囊，有利于手术过程中对任何步骤的修正。

参考文献

1. Day S, Hwang TN, Pletcher SD, et al. Interactive image-guided dac- ryocystorhinostomy. Ophthal Plast Reconstr Surg. 2008,28:338–340.
2. Ali MJ, Naik MN. Image-guided dacryolocalization (IGDL) in trau- matic secondary acquired lacrimal drainage obstructions (SALDO). Ophthal Plast Reconstr Surg. 2015,31:406–409.
3. Ali MJ, Singh S, Naik MN. Image-guided lacrimal drainage surgery in congenital arhinia-microphthalmia syndrome. Orbit. 2017,36:137.
4. Ali MJ, Singh S, Naik MN, et al. Interactive navigation-guided ophthalmic plastic surgery: navigation enabling of endoscopes and their use in endoscopic lacrimal surgeries. Clin Ophthalmol. 2016,10:2319–2324.
5. Ali MJ, Singh S, Naik MN, et al. Interactive navigation-guided oph- thalmic plastic surgery: the utility of 3D-CT DCG guided dacryo- localization in secondary acquired lacrimal duct obstructions. Clin Ophthalmol. 2017,11:127–133.

图 74.21~ 图 74.48 来自 Ali, et al. Clin Ophthalmol, 2016, 10: 2319–2324; Clin Ophthalmol, 2017,11:127–133 和 Orbit, 2017,36:137.[3-5]

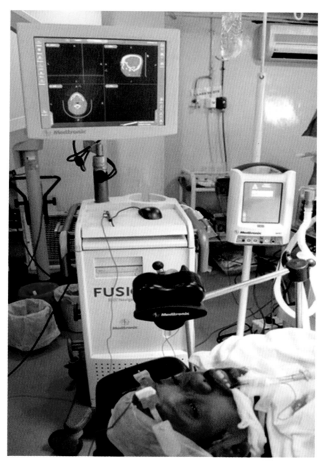

图 74.1 电磁导航系统：电磁导航系统运行中，注意将宽大的电磁线圈（黑色）置于患者头部附近

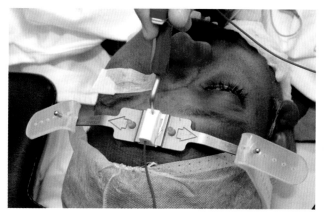

图 74.2 电磁导航系统：电磁导航系统使用的导航头圈。图片显示开始的校准过程，将追踪器放置在线圈中心的指定位置

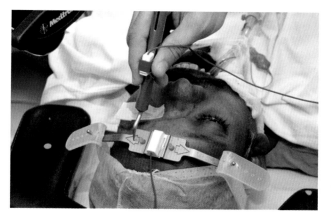

图 74.3 电磁导航系统：线圈上许多区域都很灵敏，可以像使用触摸屏一样完成校准过程

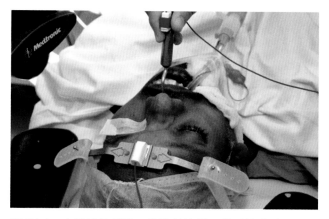

图 74.4 电磁导航系统：先进行注册。然后被激活的追踪器需要放置在预先指定的点上，或划过预先指定的路径使计算机适应患者的解剖。注意追踪器置于鼻尖上

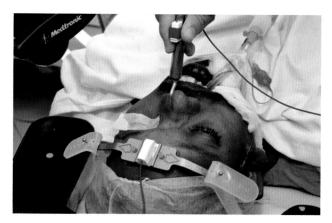

图 74.5 电磁导航系统：注册过程，追踪器正通过鼻腔外侧壁定位内眦

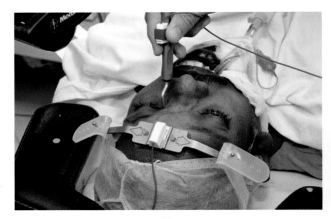

图 74.6　电磁导航系统：注册过程，追踪器置于内眦

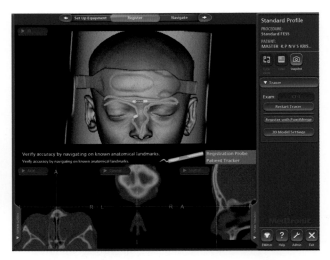

图 74.8　电磁导航系统：图示的精度校准操作在注册后进行。这里的追踪器正在触碰鼻梁。如果效果不满意，可能需要重复注册操作过程

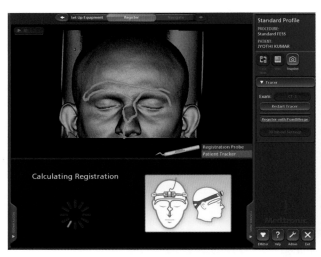

图 74.7　电磁导航系统：一旦计算机识别出患者身上所有预先指定的点，电磁导航系统的控制台就开始计算注册。可见绿色的轨迹

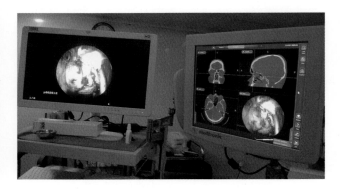

图 74.9　电磁导航系统：集成了导航系统和内镜系统

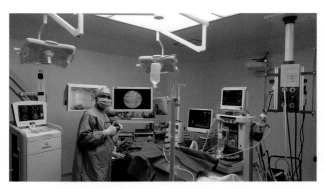

图 74.10　一套现代泪道手术配套系统整合了导航、内镜和电钻系统

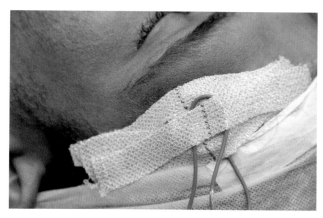

图 74.11 光学导航系统：光学系统不需要复杂的头圈，一个精巧的圆盘就足够了。与图 74.2 线圈对比

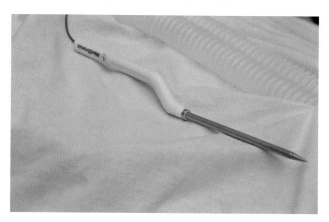

图 74.13 综合导航系统中的电磁追踪器

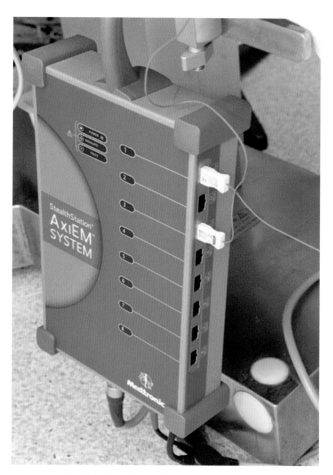

图 74.12 综合导航系统（光学＋电磁）的电磁导航模式

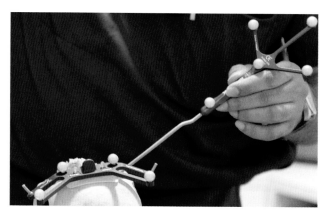

图 74.14 光学导航系统追踪器及其独特的头带。与图 74.2 和 74.13 中电磁导航系统追踪器比较

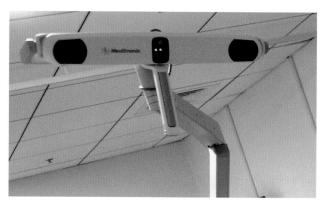

图 74.15 光导航信号接收器，一端与光学追踪器连接，另一端和主机系统连接

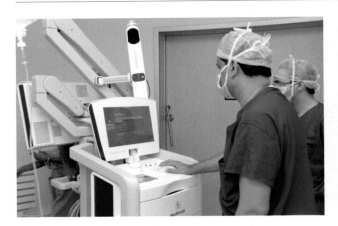

图 74.16　StealthStation S7® 导航系统的控制台

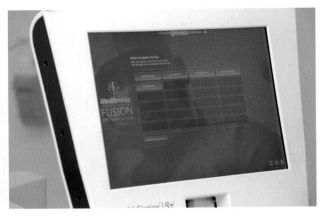

图 74.17　StealthStation S7® 导航系统的工作站。可选择多种模式（如头颈外科或耳鼻喉科），并可根据外科医生的需要个性化定制程序

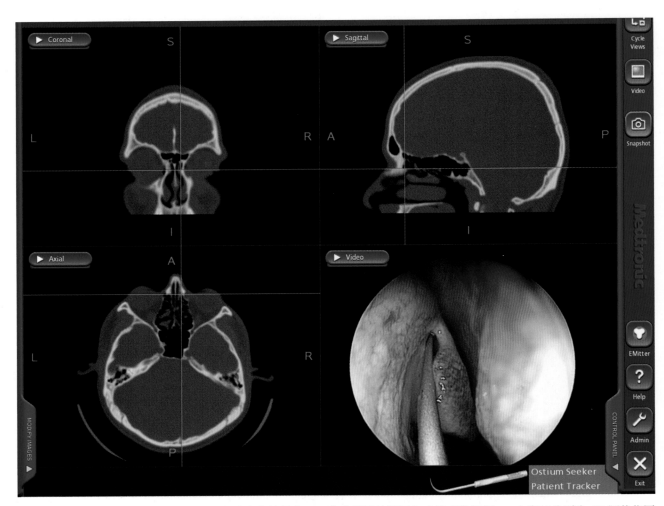

图 74.18　一例常规的原发性鼻泪管阻塞手术中导航窗口，集成了导航视图与内镜系统视图。4 个窗口分别为 CT 冠状位图像（左上角）、CT 矢状位图像（右上角）、CT 水平位图像（左下），内镜视图所示为追踪器的位置。可见追踪器位于中鼻甲腋，与泪囊窝相邻。追踪器的准确位置由 CT 图像中十字交叉点（绿线）显示

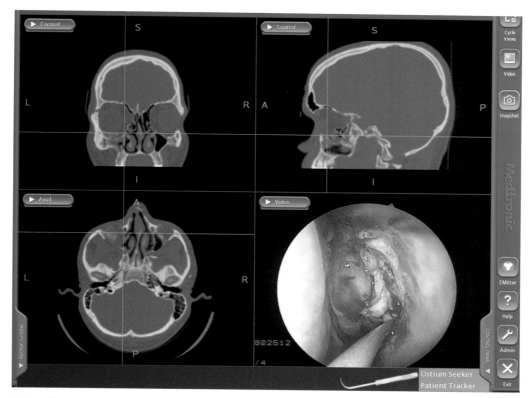

图 74.19　继发性鼻泪管阻塞的术中图像引导窗口：医生正在评估骨孔的安全下限

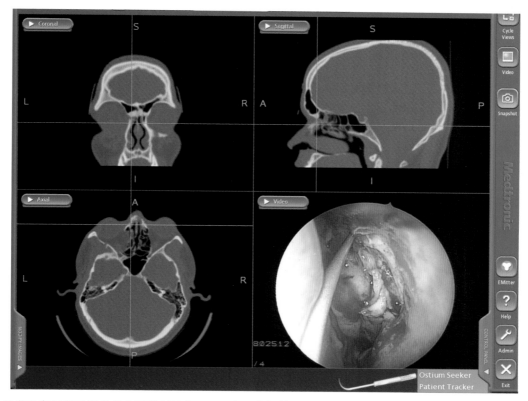

图 74.20　继发性鼻泪管阻塞的术中图像引导窗口：医生正在评估骨孔的安全上限

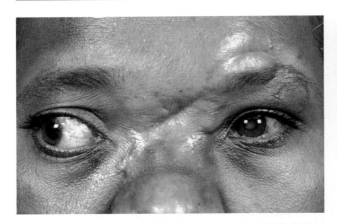

图 74.21　外伤继发性泪道阻塞（SALDO）的图像引导的泪道定向技术（IGDL）：照片示明显的鼻梁塌陷、面部瘢痕、右侧内眦距增宽和外斜视

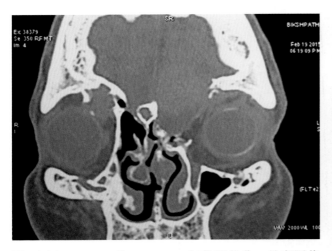

图 74.22　SALDO 的 IGDL：CT 扫描冠状位，骨窗图像示严重的鼻眶筛骨骨折及颅底骨折。可见左侧大片的脑膨出

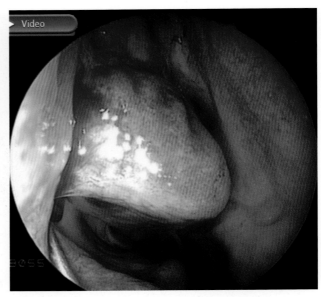

图 74.23　SALDO 的 IGDL：图 74.21 和 74.22 患者的右侧鼻腔内镜下视图，可见明显紊乱的解剖结构、骨折的中鼻甲和粘连

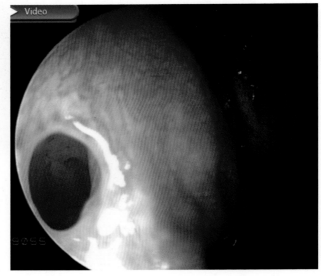

图 74.24　SALDO 的 IGDL：图 74.23 患者的右侧鼻腔内镜下视图，可见假吻合口

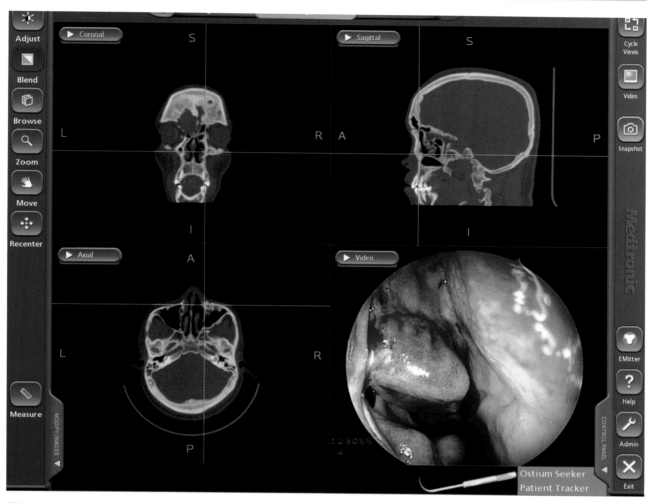

图 74.25 SALDO 的 IGDL：图 74.21~74.24 患者的术中引导视图，显示移位的鼻泪管位置，注意追踪器的后外侧方向与中鼻甲头部的关系。追踪器穿过了假吻合口（箭头），可见解剖结构明显紊乱的鼻腔外侧壁

图 74.26　SALDO 的 IGDL：
图 74.21~ 图 74.25 患者的术
中引导视图，定位显示宽厚的
上颌骨额突邻近移位的泪囊窝

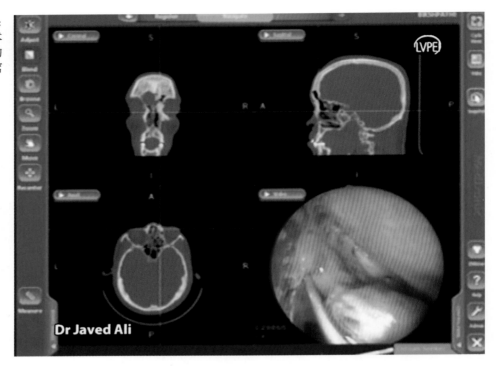

图 74.27　SALDO 的 IGDL：
图 74.21~ 图 74.26 患者的术
中引导视图，显示泪囊窝的动
态定位追踪。可见经过泪总管
的探针位置很高，邻近额窦
开口

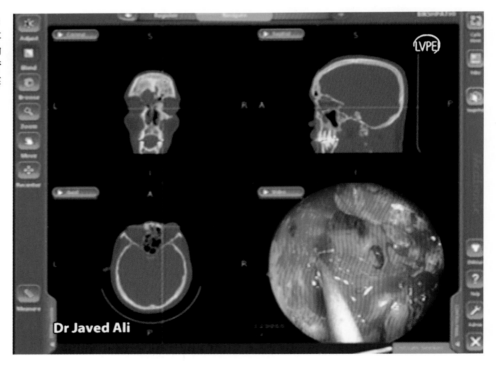

图 74.28　SALDO 的 IGDL：图 74.21~74.27 中患者的术中引导视图示打开的泪囊（泪道探针）在额窦引流通路附近的位置（导航追踪器显示）

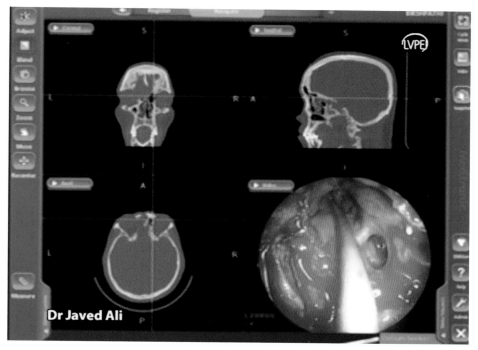

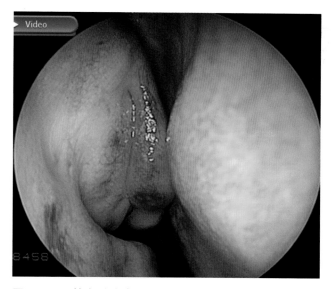

图 74.29　筛窦黏液囊肿继发的泪道阻塞导航视图：右侧鼻腔的内镜图像，可见一个巨大的筛窦黏液囊肿阻塞了中鼻道

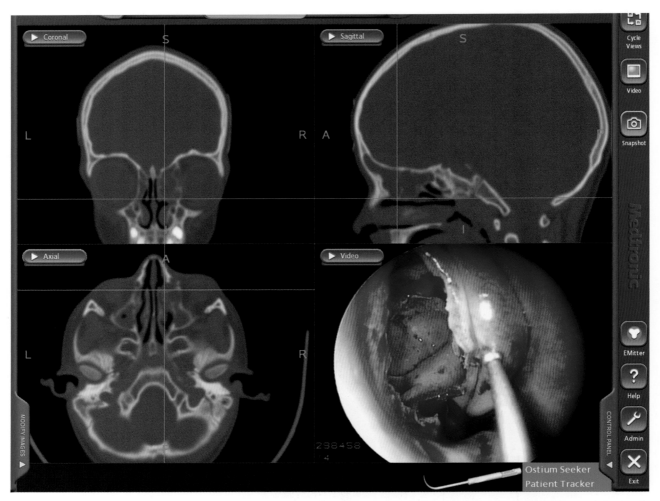

图 74.30　筛窦黏液囊肿继发的泪道阻塞导航视图：黏液囊肿开创减压后的影像导航视图。可见追踪器触碰到中鼻甲，在 CT 扫描的所有切面中均准确显示

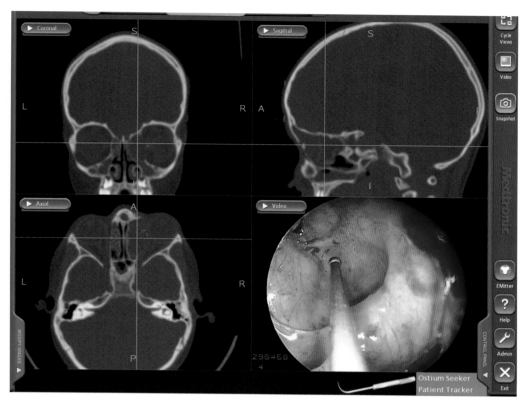

图 74.31 筛窦黏液囊肿继发的泪道阻塞导航视图：图 74.29 和 74.30 中患者的影像导航视图。可见影像学图片和内镜下追踪器在黏液囊肿腔内的位置

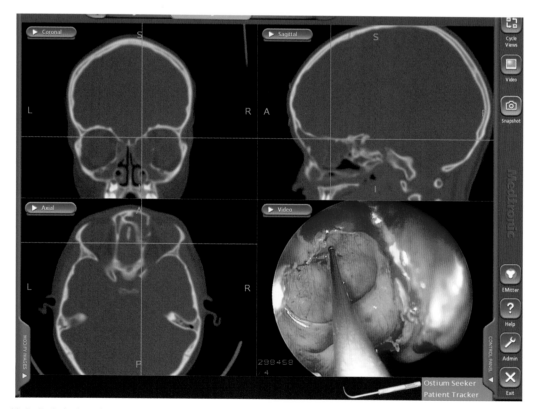

图 74.32 筛窦黏液囊肿继发的泪道阻塞导航视图：图 74.29~74.31 中患者的影像导航视图。可见追踪器正在颅底非常重要的解剖标志上

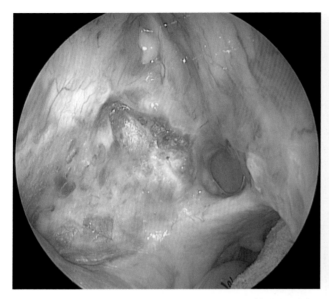

图 74.33　CT–泪道造影（CT-DCG）引导的立体定向手术：右侧鼻腔内镜视图显示上腭缺损、上颌窦侧壁骨板外露、外侧壁解剖结构改变。患者的泪道阻塞继发于上颌窦恶性肿瘤的上颌骨切除术

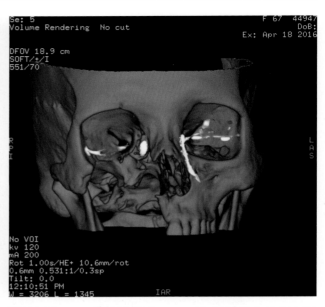

图 74.34　CT–泪道造影（CT-DCG）引导的立体定向手术：图 74.33 中患者的 3D CT–泪囊造影，可见右侧上颌骨缺损，右侧泪囊扩大，泪囊鼻泪管交界处阻塞。左侧泪道造影表现正常

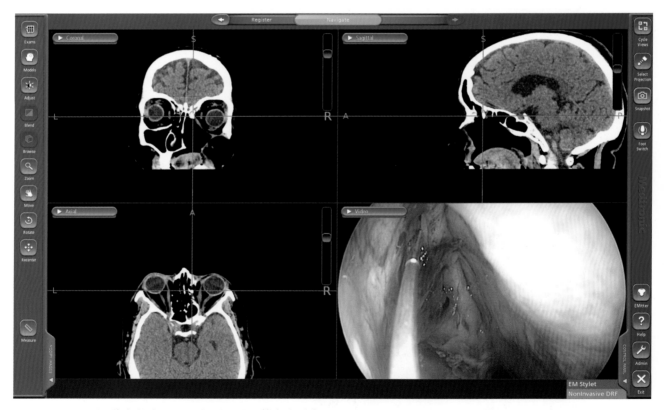

图 74.35　CT–泪道造影（CT-DCG）引导的立体定向手术：图 74.33 和 74.34 中患者的图像引导的泪道定向技术视图，显示冠状位（左上）、矢状位（右上）、水平位（左下）CT 图像和内镜视图（右下），可见十字线的交点同步显示充满造影剂的泪囊在内镜下的定位

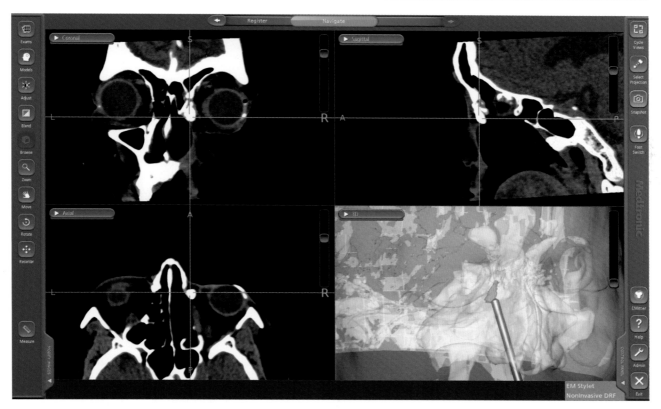

图 74.36　CT– 泪道造影（CT-DCG）引导的立体定向手术：图 74.33~74.35 中患者的图像引导的泪道定向技术视图，展示了 CT 泪囊造影（面板右下）三维重建虚拟模型引导的泪道定位。可见被染为红色病变的泪囊，被蓝色内镜探针动态定位

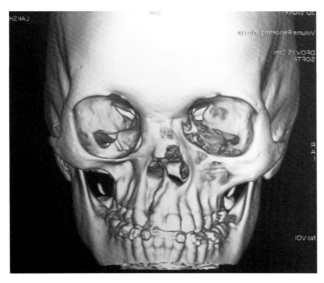

图 74.37　无鼻畸形患者的导航引导内镜下泪囊鼻腔造口术：颅面骨 CT 扫描三维重建，示显著的左侧上颌骨和骨性鼻腔发育不全

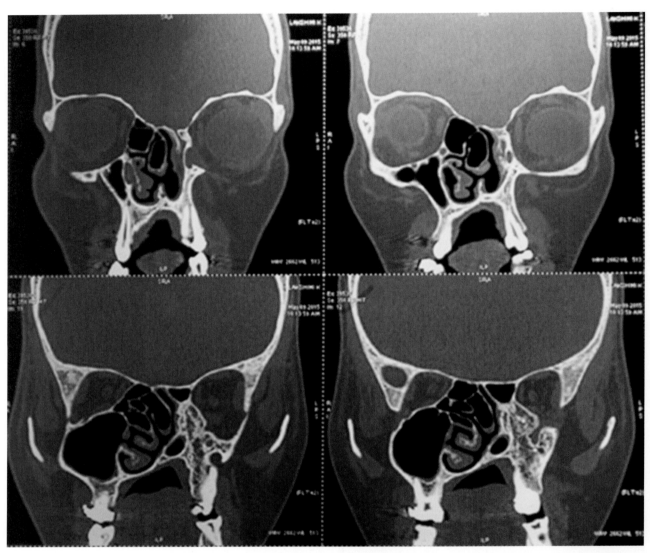

图 74.38　无鼻畸形患者的导航引导内镜下泪囊鼻腔造口术：CT 扫描冠状位，示左侧上颌窦和筛窦缺失。可见不规则的左侧上颌骨额突顶部与额骨鼻突在眉间处融合

图74.39 无鼻畸形患者的导航引导内镜下鼻腔泪囊造口术：CT扫描冠状位示外科医生为计算机设定的DCR手术入路，通过鼻中隔进入对侧腔。除了导航方面的好处，如果医生操作偏离这条路径，计算机还会发出警示

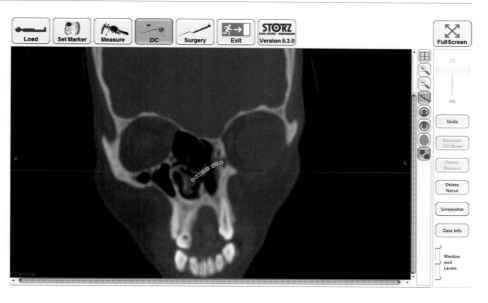

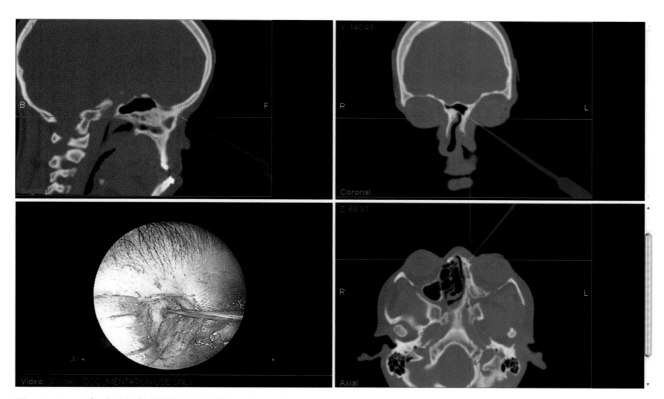

图74.40 无鼻畸形患者的导航引导内镜下鼻腔泪囊造口术：术中动态立体显示。影像引导证实此骨为上颌骨额突，顶部在眉间处融合。可见冠状位、水平位和矢状位CT切面上十字线的交点，表示额突及其顶端融合

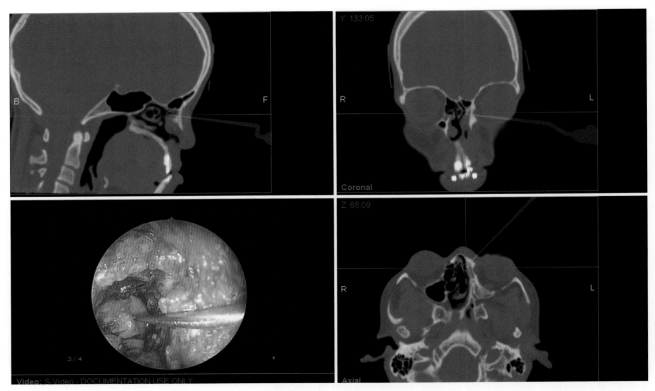

图74.41 无鼻畸形患者的导航引导内镜下泪囊鼻腔造口术：术中实时立体引导。制作骨孔后影像引导显示暴露的为变形鼻中隔的鼻黏膜，后上方是既往已有的鼻中隔缺损。注意所有 CT 切面的十字线交叉点的位置及开口进入右侧鼻腔的水平

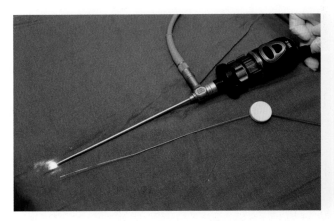

图74.42 组装和启用导航功能的内镜：照片显示常规的 4mm 0° Hopkins® 镜头安装在三芯片摄像头上，镜头旁边是纤细的电磁神经导航探针

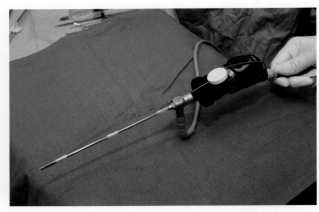

图74.43 组装和启用导航功能的内镜：导航的镜头上多处用胶布妥善固定着电磁探针

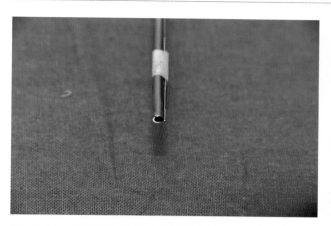

图 74.44 组装和启用导航功能的内镜：近距离高倍镜照片示探针尖端与镜头末端边缘齐平

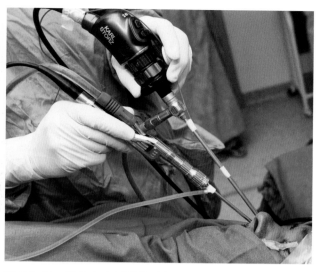

图 74.45 组装和启用导航功能的内镜：启用导航功能的内镜应用于使用动力系统的内镜下 DCR 手术

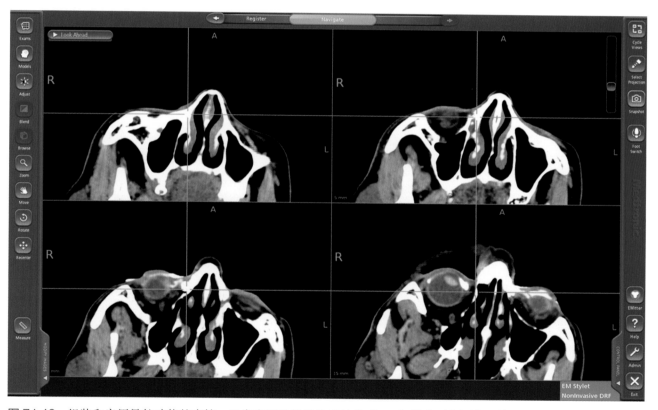

图 74.46 组装和启用导航功能的内镜：日常应用导航定位时的典型 CT 扫描水平位图像。第一个窗口（左上角）显示了探针当前的位置，在本例中为镜头的末端。随后的三个窗口分别显示了距离当前位置 5mm（右上）、10mm（左下）和 15mm（右下）处的解剖结构。可见在本例中从当前位置向前 10mm 处会到达泪囊

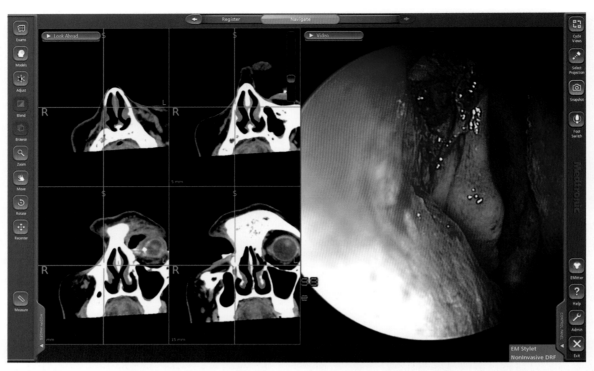

图 74.47　组装和启用导航功能的内镜："定位"软件窗口与同步内镜视图。可见骨性鼻泪管位于内镜镜头的当前位置（最右侧视窗）沿同一方向向前 15mm 处

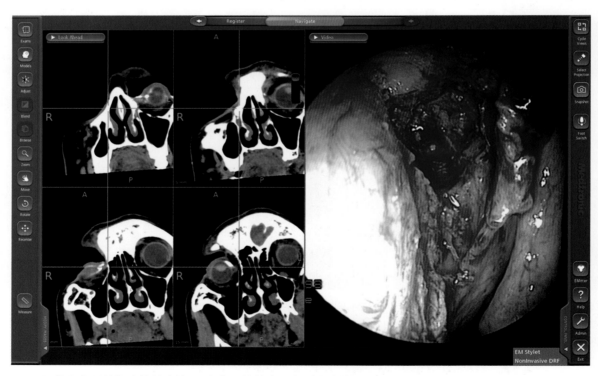

图 74.48　组装和启用导航功能的内镜："定位"软件窗口与同步内镜视图。注意 CT 窗口在 5mm（右上）处十字交叉线经过了泪囊的中央，这意味着前方 5mm 处的组织是泪囊。将此与内镜定位相关联（最右侧窗口）

以泪腺为靶点的治疗

某些类型的泪道疾病有顽固、令人烦恼的溢泪症状持续困扰着患者[1-5]。同样也有部分患者不能接受手术，例如结膜泪囊鼻腔吻合术（CDCR）的治疗，以及手术相关的问题，还有的患者是再次 DCR 或 CDCR 手术后又失败的。当所有这些治疗方法都失败时，以泪腺为靶点的治疗就成了可选方案，这种方法可以适度地减少眼泪的分泌。治疗有两种方式，一种是向泪腺内注射肉毒毒素，另一种是泪腺体积缩减术[1-5]。泪腺由第Ⅶ对脑神经的胆碱能纤维支配。在泪腺组织内注射肉毒毒素 A（botulinum toxin A，BTA）可能通过阻断乙酰胆碱在突触前释放，减少乙酰胆碱到达胆碱能神经纤维的神经肌肉终板而减少泪液的分泌。因此，在泪腺内注射 BTA 可作为味觉反射性流泪、无法解决的近端泪道系统阻塞、顽固的功能性溢泪等的替代疗法。有人将 BTA 注射入泪腺的疗效与 CDCR 进行过比较，BTA 注射治疗近端泪道阻塞所致溢泪患者的效果令人满意[1-4]。另一种方式的泪腺体积缩减术并没有得到很好的推广，特别是睑部泪腺切除术。但是笔者认为，不建议切除睑部泪腺，眶部泪腺的部分切除术在某些情况下可能有用。

参考文献

1. Singh S, Ali MJ, Paulsen F. A review on use of botulinum toxin for intractable lacrimal drainage disorders. Int Ophthalmol, 2017. (Epub)
2. Ziahosseini K, Al-Abbadi Z, Malhotra R. Botulinum toxin injection for the treatment of epiphora in lacrimal outflow obstruction. Eye (Lond). 2015,29:656–661.
3. Eustis HS, Baiuch A. Use of botulinum toxin injections to the lacrimal gland for epiphora in children with proximal obstruction of lacrimal drainage system. J Pediatr Ophthalmol Strabismus. 2012,16:e15–16.
4. Kaynak P, Karabulut GO, Ozturker C, et al. Comparison of botuli- num toxin-A injection in lacrimal gland and conjunctivodacryocys- torhinostomy for treatment of epiphora due to proximal lacrimal system obstruction. Eye (Lond). 2016,20:1–7.
5. Hornblass A, Guberina C, Herschon BJ. Palpebral dacryoadenectomy for epiphora. Ophthal Plast Reconstr Surg. 1988,4:227–230.

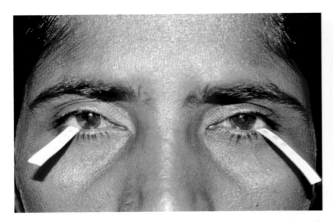

图 75.1　泪液分泌试验的照片。在优化以泪腺为靶点的治疗前，观察泪液分泌功能很重要

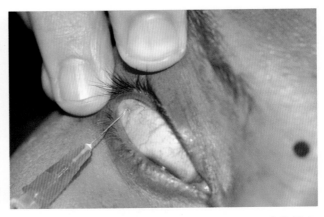

图 75.4　肉毒毒素注射技术：2.5 单位共 0.1ml 药物抽入细针头（27G 或 30G）的 1ml 注射器，最好是进入泪腺的中部以避免药液局部溢出

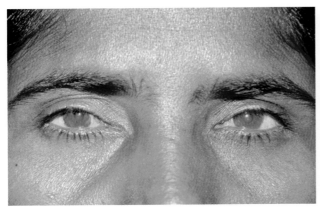

图 75.2　荧光素染色剂消失试验的照片。这个检查也可以帮助我们观测治疗后的泪液减少情况

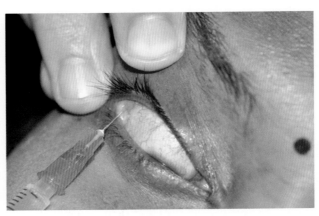

图 75.5　肉毒毒素注射技术：针尖位于泪腺实质内，应缓慢注射

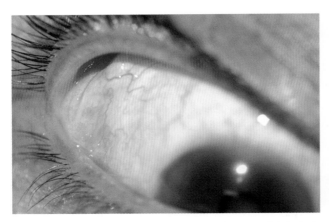

图 75.3　肉毒毒素注射技术：右上睑被提起，嘱患者往内下方看以暴露泪腺

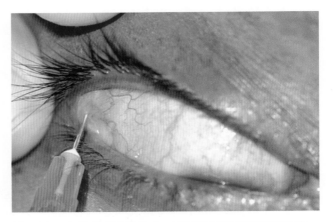

图 75.6　肉毒毒素注射技术：可见注射后泪腺轻微肿胀。重要的是注射后不能按摩此处，以防渗漏

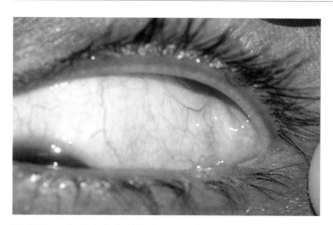

图 75.7 肉毒毒素注射技术：另一例的左眼泪腺注射

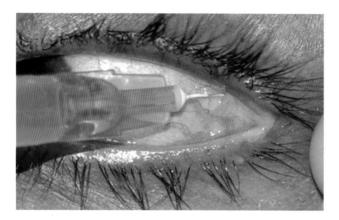

图 75.8 肉毒毒素注射技术：针头在泪腺实质内

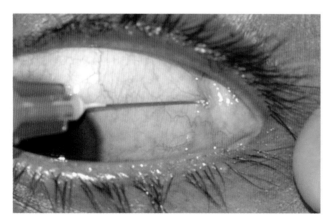

图 75.9 肉毒毒素注射技术：可见注射后泪腺轻度肿胀

图 75.10　前节光学相干断层
成像（anterior segment ocular
coherence tomography，AS-OCT）
图片显示注射前的泪河高度
（tear meniscus height，TMH）。
指定位置的 TMH（本例是垂直
下睑中轴处）可以用来监测肉
毒毒素注射对泪腺功能的影响

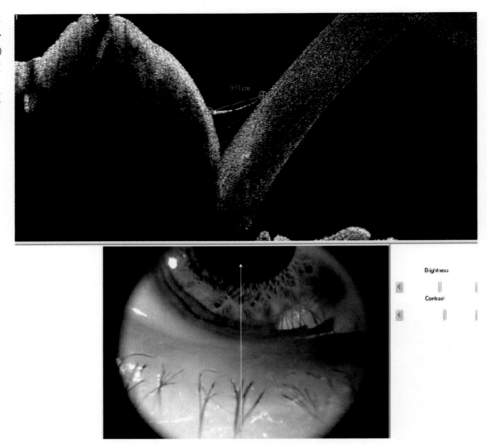

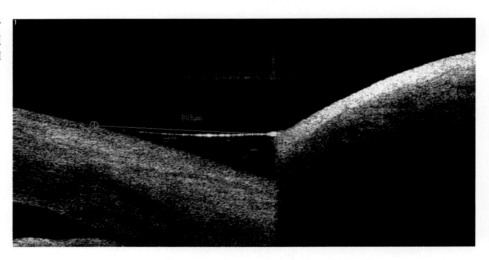

图 75.11　图 75.10 中患者注射
后 1 周的 AS-OCT 泪河高度照
片，可见肉毒毒素引起的 TMH
减低

图 75.12 图 75.10 和 图 75.11 中的患者注射后 4 周的 AS-OCT 泪河高度照片。可见肉毒毒素引起的 TMH 减低

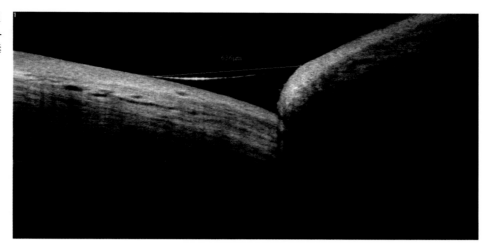

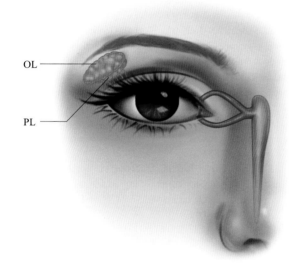

图 75.13 泪腺体积缩减术：泪腺前部的睑叶（palpebral lobe，PL）和后部的眶叶（ortital lobe，OL）示意图（图片提供者：Swati Singh, LJEI, Ambala）

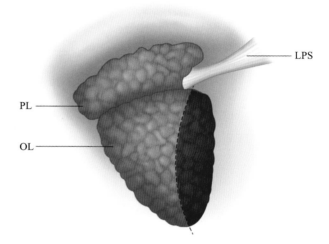

图 75.15 泪腺体积缩减术：示意图所示为腺叶纵向切除术（绿线下方区域）（图片提供者：Swati Singh, LJEI, Ambala）

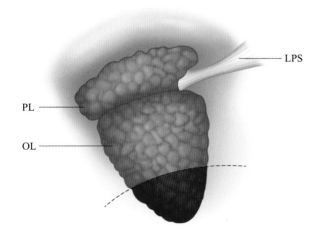

图 75.14 泪腺体积缩减术：示意图示缩减的目标主要是泪腺眶叶。所示为腺叶横向切除术（绿线下方区域）（图片提供者：Swati Singh, LJEI, Ambala）

生活质量和泪道疾病

泪道疾病不一定总是只有生理或功能方面的问题，它们可能有情感的、社会的、经济的问题，或是这些问题的综合。全面了解患者及陪护人员在药物或手术治疗前后对疾病的认知，对提高患者的总体满意度有重要作用。所有手术医生的理想目标是患者的满意，而不是手术客观的解剖恢复结果。正是在这种背景下，有效的生活质量（quality of life，QOL）问卷对卫生保健提供者很有帮助[1-5]，它们也是临床研究和效果标准量化的一个非常有用的工具。

参考文献

1. Holmes JM, Leske DA, Cole SR, et al. A symptom survey and quality of life questionnaire for nasolacrimal duct obstruction in children. Ophthalmology. 2006,113:1675–1680.
2. Bakri SJ, Carney AS, Robinson K, et al. Quality of life outcomes following dacryocystorhinostomy: external and endonasal laser techniques compared. Orbit. 1999,18:83–88.
3. Mansour K, Sere M, Oey AG, et al. Long term patient satisfaction of external dacryocystorhinostomy. Ophthalmologica. 2005,219:97–100.
4. Ali MJ, Honavar SG. Assessment of patient satisfaction following external versus transcanalicular dacryocystorhinostomy. Curr Eye Res. 2012,37:853.
5. Ali MJ, Iram S, Ali MH, et al. Assessing the outcomes of powered endoscopic dacryocystorhinostomy in adults using the lacrimal symptom (Lac-Q) questionnaire. Ophthal Plast Reconstr Surg. 2017,33:65–68.

图 76.6 和图 76.7 来自 Ali, et al. Ophthal Plast Reconstr Surg, 2017,33:65–68.[5]

图 76.1 专门为先天性鼻泪管阻塞（CNLDO）设计的简明 Holmes 问卷

1. 我孩子眼中涌出泪水（有 4 个子类型和 5 个参数评分）。
2. 泪水沿着我孩子面颊流下。
3. 我孩子眼角有黏液。
4. 我孩子眼睛看起来泪汪汪的。
5. 我孩子眼睛周围的皮肤是红色的。
6. 我孩子的眼球是红色的。
7. 我孩子揉眼睛。
8. 我孩子的单眼或双眼眼球外观异常。
9. 我孩子的单眼或双眼眼皮外观异常。
10. 我孩子因自己的眼睛而烦恼。
11. 孩子的眼部状况会影响他或她的日常生活。
12. 孩子的眼部状况会影响我的日常生活。
13. 我感觉我孩子的眼睛很好。
14. 我担心我孩子的眼睛。
15. 别人会评论我孩子的眼睛。
16. 我对我孩子的眼睛在照片上的样子感觉很好。
17. 别的孩子会取笑我孩子的眼睛。

图 76.2 简明 Glasgow 生活调查问卷。是对日常生活质量评估，而不是具体的对泪腺功能评估

1. 手术 / 干预的结果是否影响了你所做的事情？
2. 手术的结果是让你的整体生活更好还是更糟？
3. 手术后，你对未来的乐观态度增加了还是减少了？
4. 手术后，你和别人在一起的时候觉得尴尬多了还是少了？
5. 手术后，你的自信心是增加了还是减少了？
6. 手术后，你觉得与同事相处更简单了还是更难了？
7. 手术后，你的朋友对你支持多了还是少了？
8. 手术后，你拜访你的家庭医生多了还是少了？
9. 手术后，你对就业机会的信心是增加了还是减少了？
10. 手术后，你对自我的关注是多了还是少了？
11. 手术后，真正关心你的人是多了还是少了？
12. 手术后，你感冒或感染的次数多了还是少了？
13. 手术后，你因为任何原因服药的次数多了还是少了？
14. 手术后，不论任何原因你感觉更好了还是不好了？
15. 手术后，你从家人那里得到的支持多了还是少了？
16. 手术后，你因为健康问题带来的不便多了还是少了？
17. 手术后，你参加的社交活动是多了还是少了？
18. 手术后，你逃避社交场合的倾向性大了还是小了？

图 76.3 鼻泪管阻塞症状量化评分问卷。是针对鼻泪管阻塞的简明问卷

1. 流泪（每只眼 0~10 分）
2. 刺激症状
3. 疼痛
4. 分泌物
5. 水肿
6. 视力

图 76.4 简明泪道问卷（Lacrimal questionnaire, Lac-Q）。可见本问卷比鼻泪管阻塞症状量化评分问卷更全面，但仍有简单化特点。这个问卷在泪道医生中越来越受欢迎

泪道参数	特殊参数
1. 眼睛溢泪	1. 眼睛溢泪受到朋友或家人评论
2. 眼睑酸痛	2. 眼睛溢泪引起尴尬
3. 眼部黏糊	3. 眼睛溢泪妨碍日常生活
4. 内眦肿胀	4. 眼睛溢泪导致视力模糊
	5. 因眼睛溢泪而进行医学咨询

图 76.5　眼表疾病指数调查问卷。涉及溢泪引起的视觉相关和情绪方面的问题，而不只是关于泪道疾病本身的具体问题

1. 阅读能力
2. 日间驾驶情况
3. 夜间驾驶情况
4. 在电脑前工作情况
5. 观看电影时的情况
6. 工作相关的活动
7. 居家活动
8. 户外活动
9. 人际关系
10. 总体幸福感

图 76.6　内镜下泪囊鼻腔造口术前后生活质量评估。共 50 位患者在 3 次来访中的总评分变化

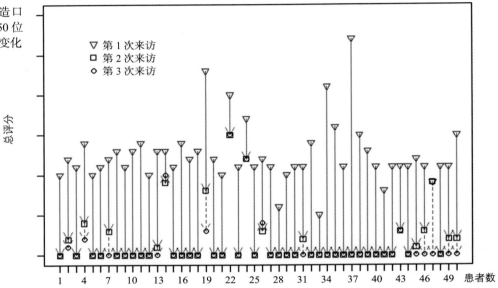

图 76.7　内镜下泪囊鼻腔造口术前后生活质量评估。共 50 位患者的社交能力评分在 3 次来访中的变化

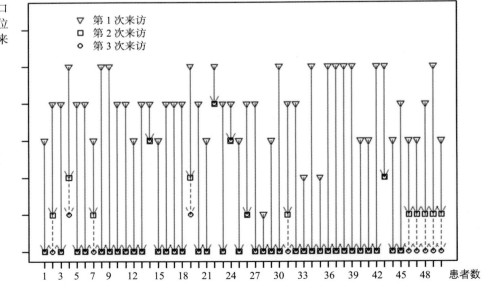

图谱练习题

在临床工作中遇到相似患者时，临床图谱具有发挥重要作用的潜力。本临床图谱末尾的练习题不仅可以评估对知识的掌握情况，而且对巩固记忆新知识也很重要。这里挑选了30张照片，难度从初级到高级水平，章末提供标准答案以供核对。

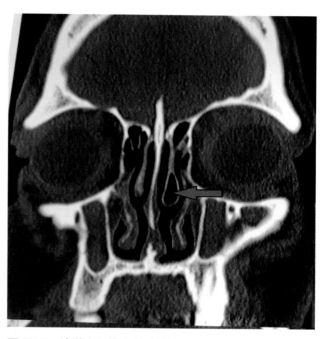

图 77.3 请说出红箭头所示结构的名称和病理学名称

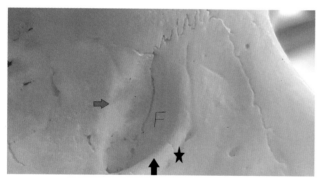

图 77.1 请说出由红箭头、黑箭头和黑色五角星表示的结构名称

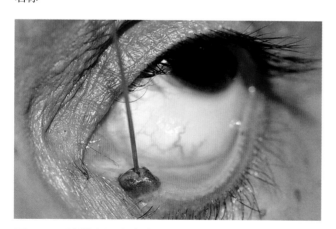

图 77.2 请说出泪点旁病变的名称，以及探针在诊断中有什么作用

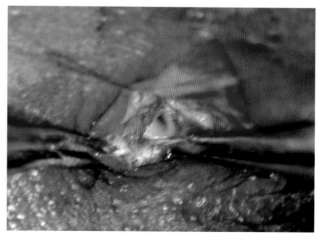

图 77.4 这是泪小管断裂评估或修复时遇到的典型体征，名称是什么

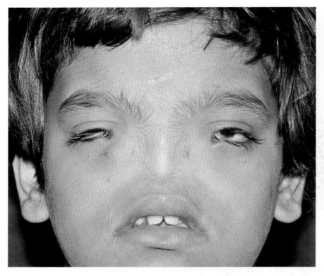

图 77.5　说出这个与复杂先天性鼻泪管阻塞相关的综合征的名称

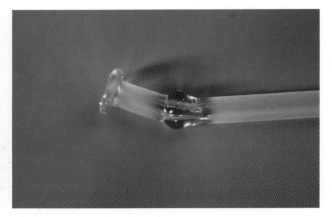

图 77.8　请说出这个耐热玻璃管的名称

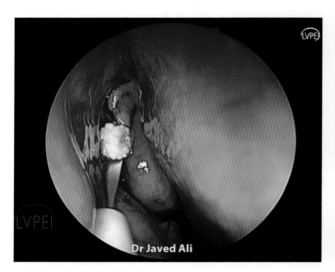

图 77.6　辨认一下在泪囊造口后排出的东西是什么

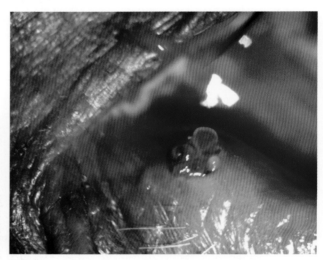

图 77.9　这个诊断是什么

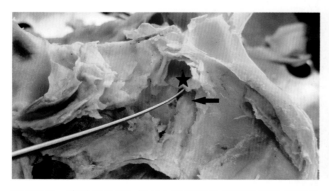

图 77.7　请说出 DCR 术中由黑色五角星和黑箭头标记的重要解剖结构

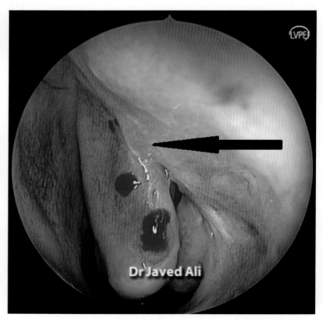

图 77.10　请明确 DCR 手术失败的原因（黑色箭头）

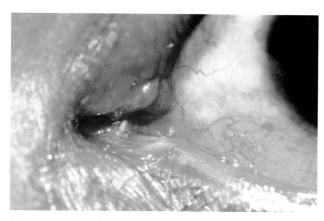

图 77.11 确认你在这个图中看到的 3 个异常

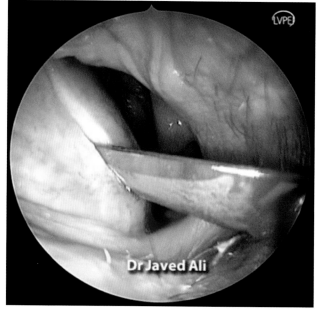

图 77.14 请说出手术切口名称，在哪种手术中采用

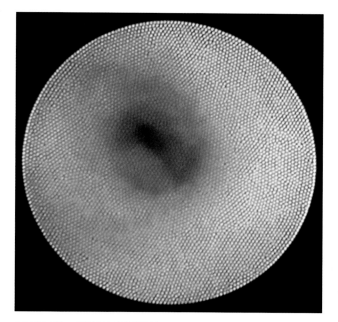

图 77.12 请评述这幅图片

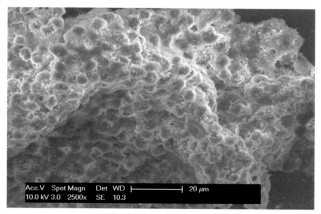

图 77.15 请评述这幅图片

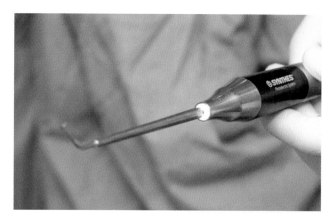

图 77.13 请辨认此器械

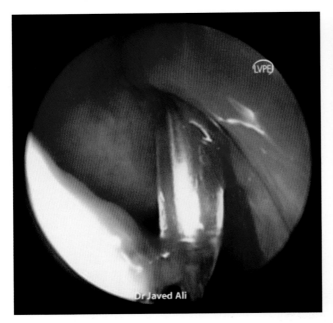

图 77.16 请说出正在演示的手术步骤

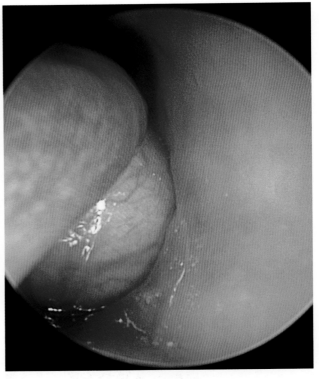

图 77.18 这是新生儿下鼻道的内镜图像，诊断是什么?

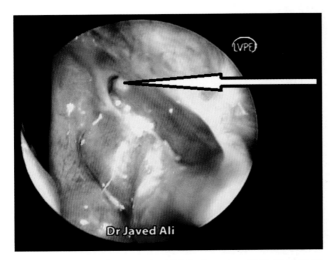

图 77.17 这是在 DCR 术后评估造口中，箭头指示的是什么

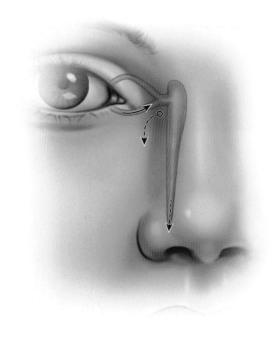

图 77.19 请解说一下这个泪道示意图

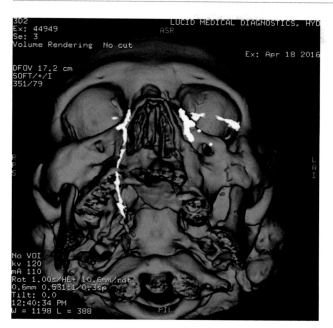

图 77.20　请评述一下这幅三维 CT 泪囊造影图片

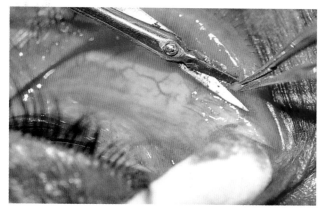

图 77.23　请辨认这个手术步骤

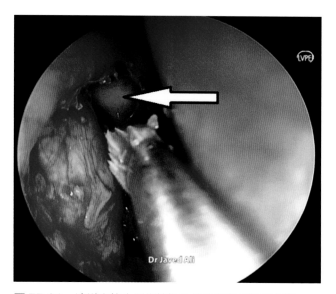

图 77.21　请说出箭头所指结构的名称和它在常规内镜 DCR 手术中的重要性

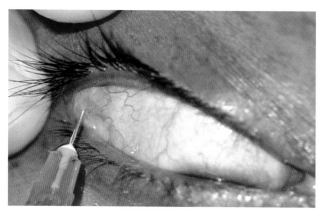

图 77.24　请说出正在进行的操作

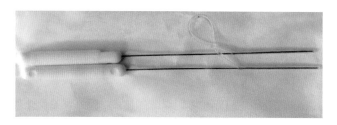

图 77.22　请辨认这个人工泪管

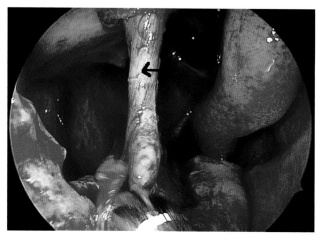

图 77.25　请辨认箭头所指的结构及其意义

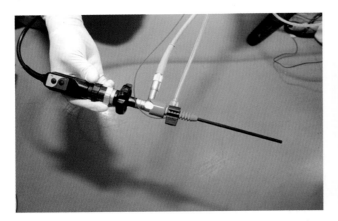

图 77.26 请解说一下对镜头所做的改良

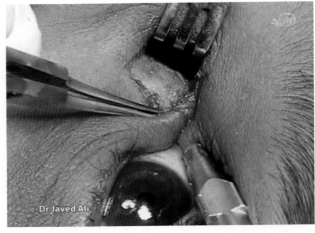

图 77.27 在外路 DCR 术中的这一步骤的目的及其意义是什么

图 77.28 这个基础科学实验应用 0.2mg/ml 丝裂霉素 C 的情况和未使用（untreated，UT）的情况对比证明了什么

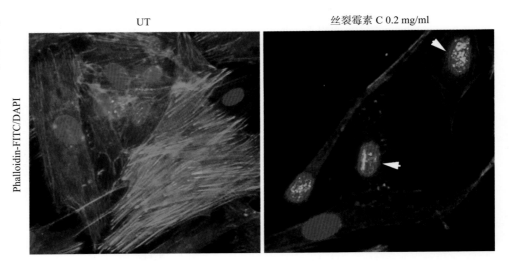

图 77.29 请辨认这个同时使用了多个探针的操作及其意义

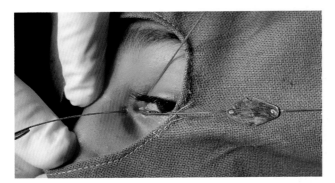

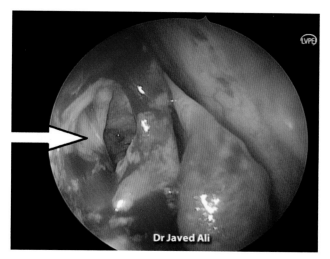

图 77.30 请识别被标记的结构和诊断

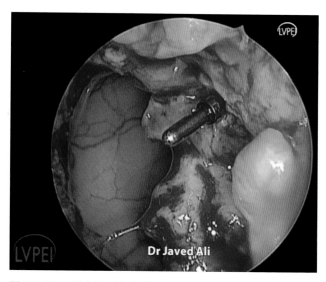

图 77.32 图中演示的操作名称是什么

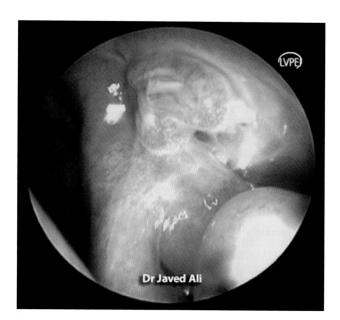

图 77.31 DCR 术后造口评估，诊断是什么

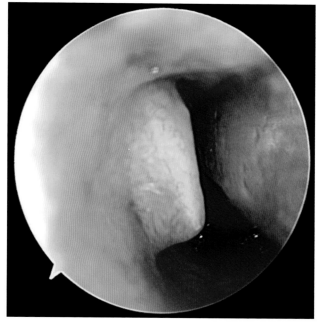

图 77.33 先天性泪道阻塞患儿下鼻道的内镜视图。图片显示的是什么

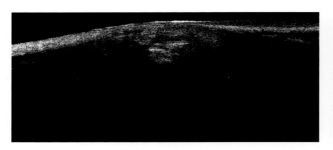

图 77.34 请解读这张泪点 OCT 检查的图片

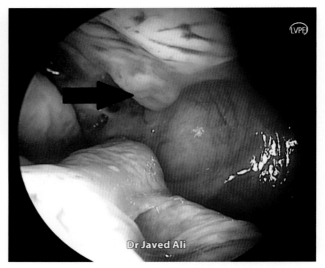

图 77.35 请识别箭头所指示的结构和它所表示的意义

图谱练习题答案

图 77.1：红色箭头，泪后嵴；黑色箭头，泪前嵴；黑色五角星，泪切迹；F，骨性泪囊窝。

图 77.2：泪点旁或环泪点痣。泪点在痣中保持开放状态；然而，在罕见的恶变中通常不会这样。

图 77.3：中鼻甲，泡状中鼻甲。

图 77.4：鱿鱼圈征（Calamari 征）。

图 77.5：先天性鼻缺损 – 小眼球综合征。

图 77.6：泪囊结石。

图 77.7：黑色箭头，泪囊；黑色五角星，鼻堤 / 鼻丘。

图 77.8：Gladstone-Putterman 结膜泪囊鼻腔吻合旁路义管。

图 77.9：累及泪点和泪小管垂直部的乳头状瘤。

图 77.10：中鼻甲 – 吻合口粘连。

图 77.11：硅胶人工泪管过紧、泪点和泪小管出现切割损害，以及泪点周围肉芽增生。

图 77.12：鼻泪管的泪道内镜图像，显示在前方管壁上有一黏膜皱褶。

图 77.13：超声泪囊鼻腔吻合术中使用的压电式手柄。

图 77.14：用于鼻内镜下鼻中隔成形术的 Killian 切口。

图 77.15：细菌生物膜的扫描电镜 3D 图像。

图 77.16：泪道球囊扩张成形术。

图 77.17：泪总管内口的黏膜栓阻塞。

图 77.18：先天性泪囊囊肿伴鼻腔的大囊肿。

图 77.19：经下泪点泪道冲洗，部分液体经泪囊瘘管流出，部分经鼻泪管排出。

图 77.20：三维 CT 泪囊造影，容积再现，一患者的右侧泪道系统和左侧在泪囊后水平的阻塞。

图 77.21：鼻丘 / 鼻堤。鼻堤的打开表明已经到达了泪囊底部。

图 77.22：经双泪小管推入的双节棍式人工泪管。

图 77.23：三剪式泪点成形术。

图 77.24：肉毒毒素泪腺内注射治疗难治性溢泪。

图 77.25：这个结构是鼻泪管，在泪道前方入路上颌窦病变手术中被保留。

图 77.26：镜头外套上了一个自我清洁系统，避免了术中手动清洁镜头的需求。

图 77.27：泪囊内使用黏弹剂填充，这样可以方便地造口，避免损伤泪囊侧壁。

图 77.28：丝裂霉素 C 对肌动蛋白细胞骨架的影响。

图 77.29：瘘管切除术。上下泪小管中放置探针是为了在手术中保护泪小管避免误伤。

图 77.30：泪囊，整个泪囊都在筛窦内。

图 77.31：进展中的吻合口肉芽肿。

图 77.32：使用 Sisler 泪道环钻的内镜 DCR 术。

图 77.33：内镜图像显示了鼻泪管中的探针顶起了鼻泪管末端黏膜，提示鼻泪管即将被探通。

图 77.34：频域 OCT 图片显示未管道化的泪点及其下方的多处高反射信号。这些是泪点角质化囊肿的典型表现。

图 77.35：内镜视图显示鼻泪管的断端，就在进下鼻道入口的上方。这主要发生在术后，是获得性泪道阻塞的一种医源性原因。